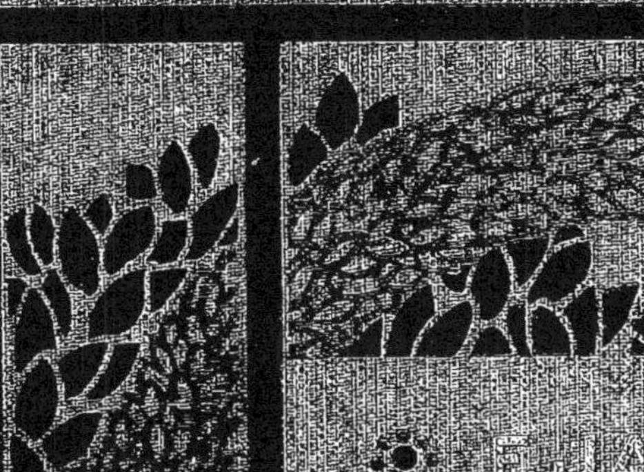
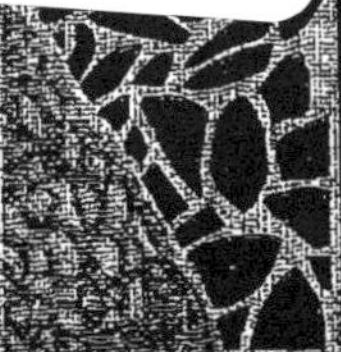

F. JAYLE

LA GYNÉCOLOGIE

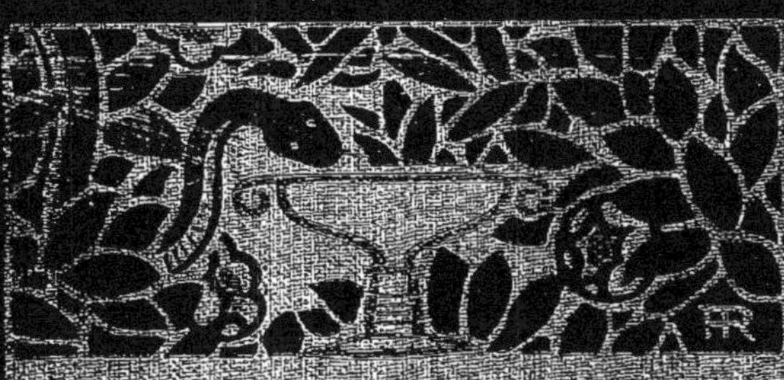

L'ANATOMIE MORPHOLOGIQUE DE LA FEMME

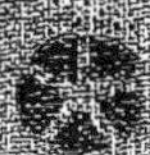

1898 1918

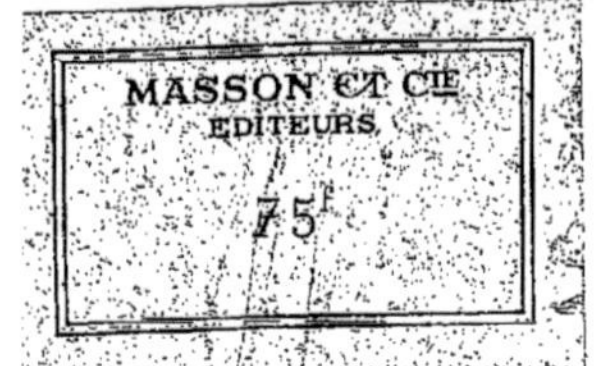
MASSON ET Cie
ÉDITEURS
75f

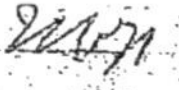

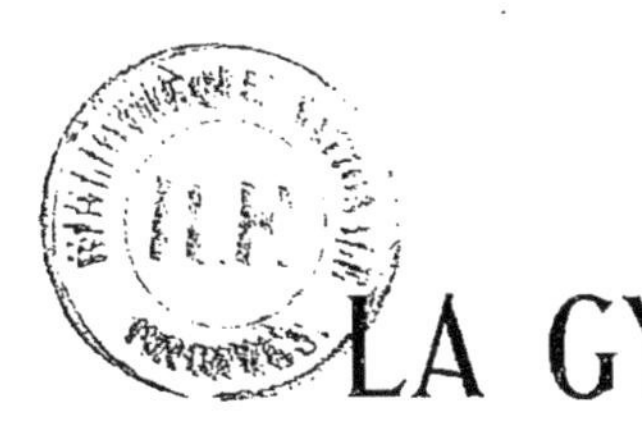

LA GYNÉCOLOGIE

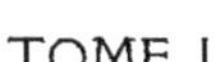

TOME I

L'ANATOMIE MORPHOLOGIQUE DE LA FEMME

IL A ÉTÉ TIRÉ DE CET OUVRAGE VINGT-CINQ
EXEMPLAIRES SUR PAPIER JAPON DES MANUFACTURES IMPÉRIALES, NUMÉROTÉS DE 1 A 25.

LA GYNÉCOLOGIE

PAR

F. JAYLE

CHEF DES TRAVAUX CLINIQUES
DE GYNÉCOLOGIE DE LA FACULTÉ A L'HÔPITAL BROCA

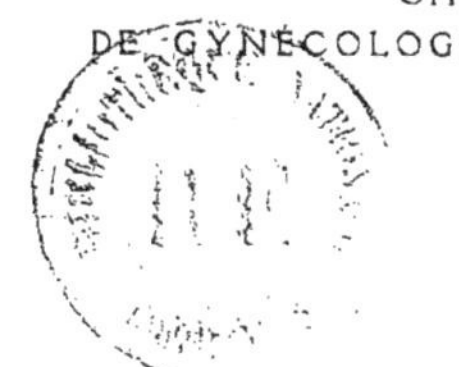

TOME I

L'ANATOMIE MORPHOLOGIQUE DE LA FEMME

ILLUSTRÉ DE 530 DESSINS EN 308 FIGURES
PAR HENRI BELLERY-DESFONTAINES,
HENRI RAPIN ET GABRIEL REIGNIER

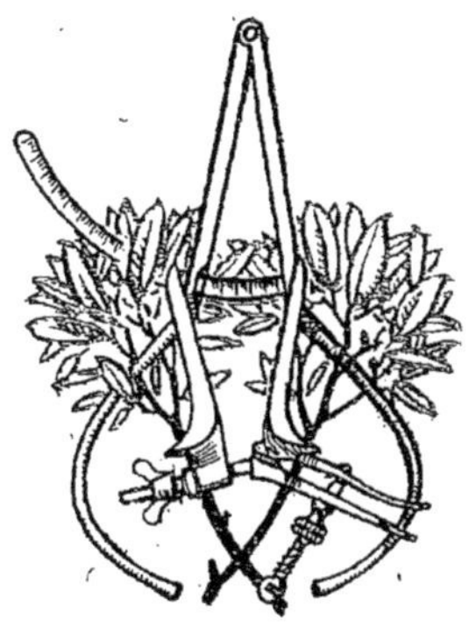

EN VENTE A PARIS

A LA LIBRAIRIE MÉDICALE MASSON & Cie, 120, B^D^ SAINT-GERMAIN
ET A LA LIBRAIRIE D'ART RENÉ HELLEU, 125, B^D^ SAINT-GERMAIN

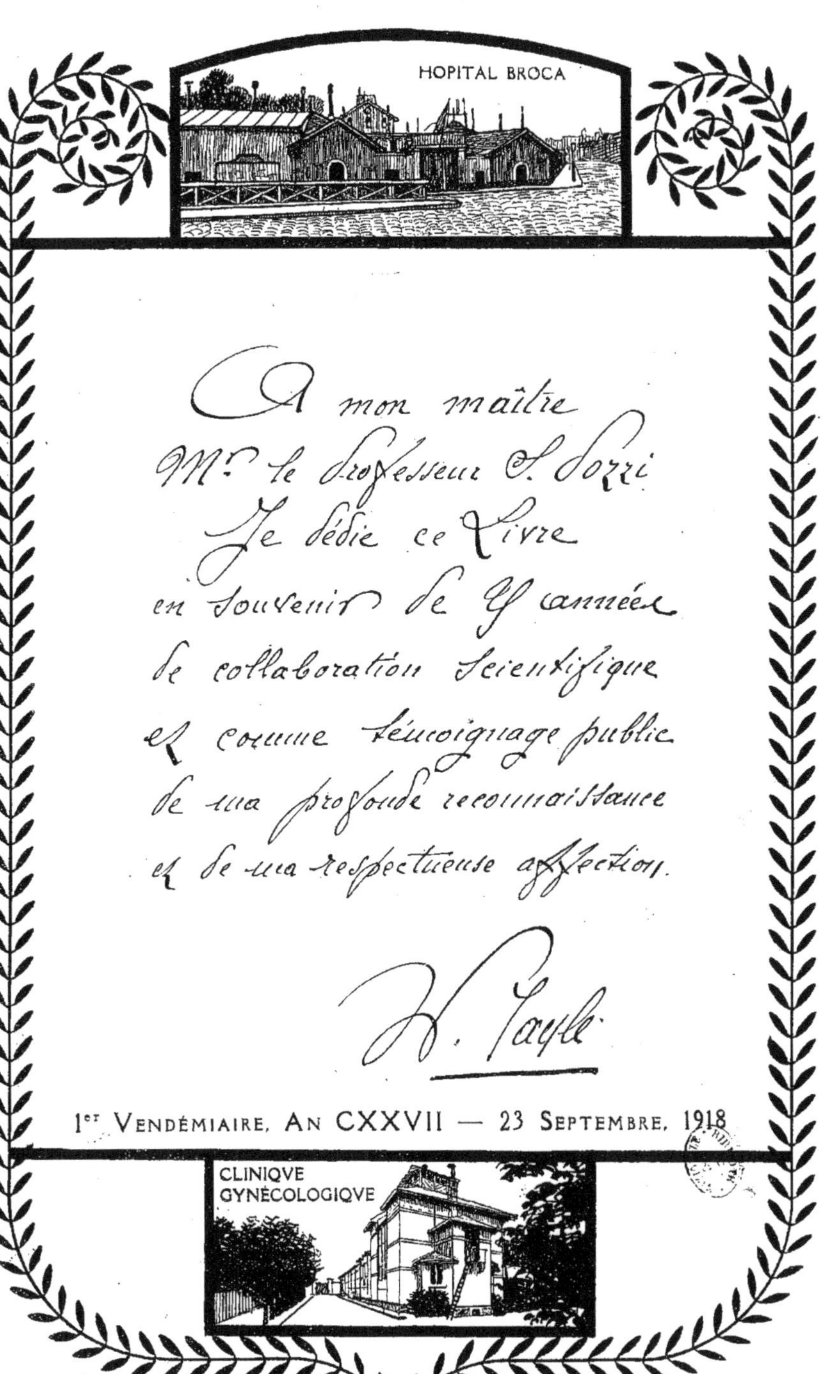

A mon maître
M. le Professeur S. Pozzi
Je dédie ce Livre
en souvenir de 8 années
de collaboration scientifique
et comme témoignage public
de ma profonde reconnaissance
et de ma respectueuse affection.

H. Bayle

1er Vendémiaire, An CXXVII — 23 Septembre, 1918

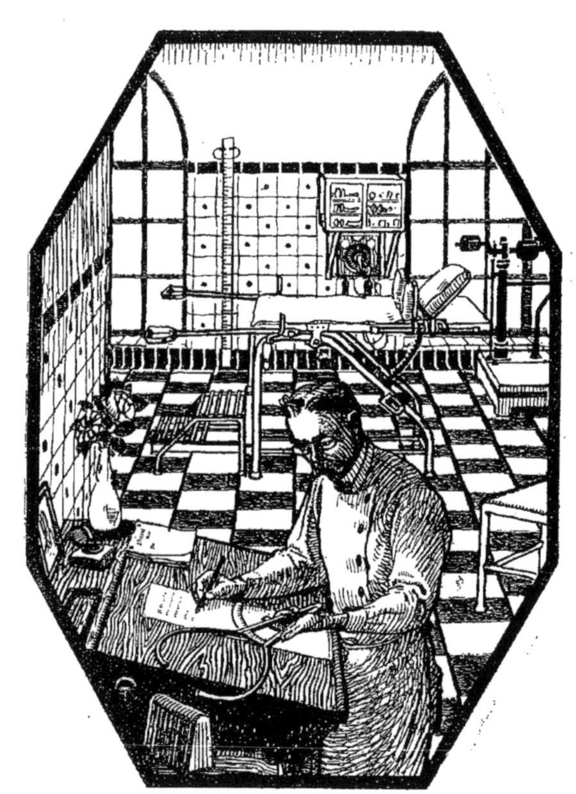

Celui qui s'habitue à suivre, n'ira jamais devant ô Michel-Ange
Rapin

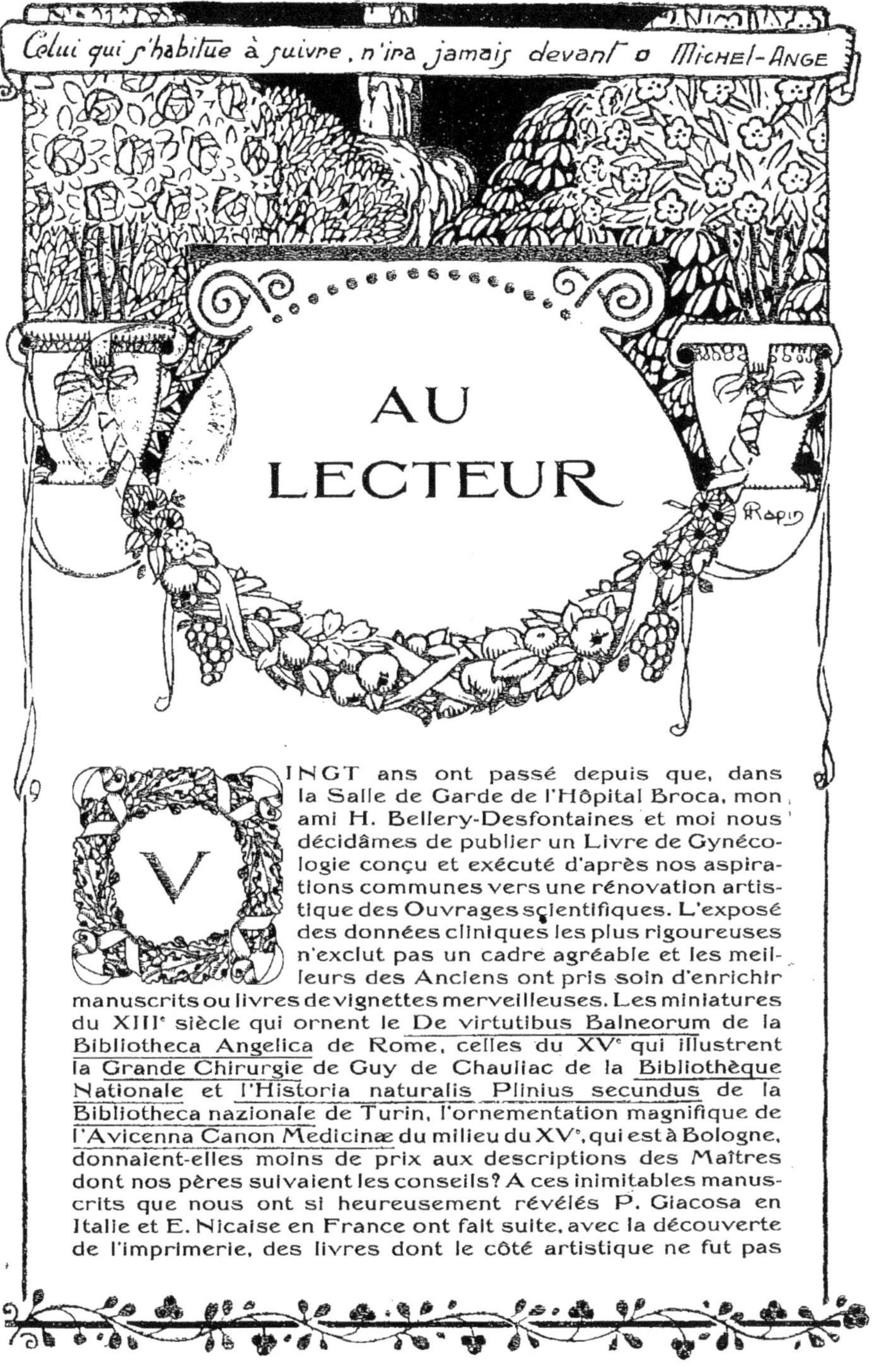

AU LECTEUR

VINGT ans ont passé depuis que, dans la Salle de Garde de l'Hôpital Broca, mon ami H. Bellery-Desfontaines et moi nous décidâmes de publier un Livre de Gynécologie conçu et exécuté d'après nos aspirations communes vers une rénovation artistique des Ouvrages scientifiques. L'exposé des données cliniques les plus rigoureuses n'exclut pas un cadre agréable et les meilleurs des Anciens ont pris soin d'enrichir manuscrits ou livres de vignettes merveilleuses. Les miniatures du XIIIe siècle qui ornent le De virtutibus Balneorum de la Bibliotheca Angelica de Rome, celles du XVe qui illustrent la Grande Chirurgie de Guy de Chauliac de la Bibliothèque Nationale et l'Historia naturalis Plinius secundus de la Bibliotheca nazionale de Turin, l'ornementation magnifique de l'Avicenna Canon Medicinæ du milieu du XVe, qui est à Bologne, donnaient-elles moins de prix aux descriptions des Maîtres dont nos pères suivaient les conseils? A ces inimitables manuscrits que nous ont si heureusement révélés P. Giacosa en Italie et E. Nicaise en France ont fait suite, avec la découverte de l'imprimerie, des livres dont le côté artistique ne fut pas négligé. Les Médecins français des XVIe, XVIIe et XVIIIe siècles n'étaient pas sans chercher la collaboration des peintres et des dessinateurs de leur temps; je n'en veux pour preuve que les Œuvres d'Ambroise Paré et la collection si précieuse des Anciennes Thèses doctorales devenues une suite de gravures inestimables et que l'Art seul a sauvées de l'oubli et de la destruction. A faire des livres en grand nombre et parfois hâtifs, les Médecins du XIXe siècle ont risqué de s'enliser dans le médiocre et de perdre le goût du Beau, c'est-à-dire du Vrai. L'esprit ne doit pas se perdre dans l'unique contemplation des faits expérimentaux, cliniques et thérapeutiques. Si je dois dévoiler toute ma pensée, je redirai avec Anatole France : « Pour ma part, s'il me fallait choisir entre la Beauté et la Vérité, je n'hésiterais pas; c'est la Beauté que je garderais, bien certain qu'elle porte en elle une Vérité plus haute et plus profonde que la Vérité même; j'oserai dire qu'il n'y a de Vrai au monde que le Beau. »

Voilà pourquoi j'ai tenté de donner un caractère artistique à un humble ouvrage de Médecine. J'aime à penser que le Lecteur ami se plaira à retrouver une suite aux vieilles coutumes de la « doulce France » dont le rayonnement par le monde fut toujours fait d'audace et de bravoure, d'atticisme et de politesse.

Une conception quelque peu particulière de la Gynécologie, que m'ont donnée vingt-cinq années de longues et patientes recherches exclusivement consacrées à cette Branche de la Science Médicale, m'engage aussi à cette publication. En l'exposant dans un raccourci synthétique dès le début de ce Livre, je cherche à placer d'emblée le Lecteur dans le point de vue d'où je juge les Affections Gynécologiques.

La Glande Ovarienne, puisant ses forces dans les Humeurs héréditaires et acquises de l'Organisme, régit l'ensemble du Corps et commande l'Appareil Génital de la Femme. La perfection de son état s'allie à la plénitude de la Santé et à la régularité de forme et de fonctionnement du Système reproducteur. La déchéance de ses tissus entraîne des modifications pathologiques de l'État général et des altérations des Organes de copulation et de gestation. En substituant au vieux dicton Tota Mulier in Utero le nouvel adage Tota Mulier in Ovario, j'ai voulu indiquer une orientation nouvelle dans la conception physiologique, pathologique et thérapeutique du Système génital féminin.

L'étude de toute la Gynécologie est à reprendre et à approfondir du point de vue ovarien. La question fondamentale qui se pose est d'établir comment, par l'action de l'Organisme sur l'Ovaire et par l'influence de l'Ovaire sur l'Organisme, le Système Génital parcourt sans encombre le cycle régulier de sa vie propre ou subit, en une ou plusieurs de ses parties, une altération qui conditionne une Maladie.

La Vérité de la contagion de la Septicémie puerpérale, de la Gonococcie aiguë et de la Syphilis a conduit les Médecins à admettre l'Infection directe et locale à la base de toutes les Maladies non néoplasiques de l'Appareil Génital féminin. L'observation quoti-

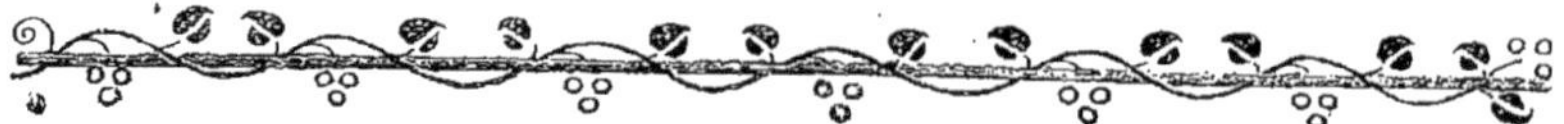

dienne démontre en effet qu'un agent microbien peut envahir successivement les divers segments du Système reproducteur. Mais l'étude approfondie prouve non moins clairement que l'Infection génitale ascendante n'est pas la seule cause de maintes Lésions ovariennes, utérines, vaginales, vulvaires, et que, si elle survient, sa force ascensionnelle est en rapport inverse de la résistance du Sujet. La pensée dominante de cet Ouvrage sera de démontrer que l'Organisme, par la qualité de ses Humeurs héréditaires et acquises agissant sur l'Ovaire d'une part, et par l'excitant trophique qu'il reçoit lui-même de la Glande ovarienne d'autre part, commande dans son ensemble le développement des Affections Gynécologiques. A la conception du Microbe régentant la Pathologie génitale, j'opposerai l'Idée de l'Organisme gouvernant la Nosogénie féminine. De cette orientation pathogénique dérivent une Prophylaxie et une Thérapeutique spéciales, méconnues et conséquemment inappliquées.

Les Maladies Gynécologiques sont essentiellement des Maladies dégénératives ou d'abâtardissement : les causes vraies de leur développement et de leur fréquence sont la déchéance de la Lignée, de l'Individu, de la Glande trophique du Système reproducteur.

Tout être humain doit être envisagé du point de vue de la Lignée dont il est le produit. Or la Lignée dégénère, si les descendants se transplantent en dehors des conditions de leur Milieu ancestral. Les Races humaines actuelles sont conditionnées par leurs Hérédités ; elles ont des qualités de forme et de couleur visibles et partant appréciables ; elles ont des qualités humorales et sécrétoires inaccessibles à nos sens, mais dominantes : celles-là sont définitives pour l'individu, celles-ci sont essentiellement modifiables par l'air, la température, la réverbération solaire, l'alimentation, les intoxications et les infections. La Transplantation, faite sans souci des Milieux, détermine dans les Humeurs des changements nocifs parce que contraires aux Habitudes ancestrales, Habitudes devenues lentement, dans la suite des siècles, des nécessités vitales. Il suffirait de transposer, place pour place, les 3 grands embranchements humains pour assister à leur presque totale disparition : seuls, quelques Types particulièrement robustes résisteraient et finiraient par acquérir de nouvelles propriétés humorales qui leur permettraient de vivre, d'engendrer et de recommencer de nouveaux Types de Race.

Ces données, que personne ne discute pour les Races, s'appliquent aux Familles d'un Pays. Sans doute la descente de la Montagne dans la Plaine ne provoque pas dans les Humeurs et les Sécrétions internes des modifications aussi marquées que le passage de la Zone tempérée terrestre à la Zone torride, bien qu'elle en détermine de fâcheuses ; mais, dans les Transplantations familiales, un autre élément intervient. Ces Transplantations, en vertu de notre état social, se font toujours dans un sens déterminé : de la Campagne vers la grande Ville. La Famille passe brusquement de la Vie de Liberté à la Vie d'Encagement. A l'Encagement viennent s'ajouter immédiatement : un changement profond du Régime alimentaire, des Intoxications résultant des gaz méphitiques constants dans les agglomérations humaines, des Infections causées par tous les parasites microbiens que le soleil ne peut détruire dans des mai-

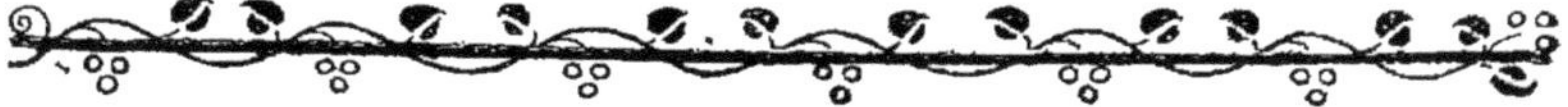

sons bâties toujours par quelque côté contre la Lumière. La Famille transplantée dans ces conditions, qui sont les habituelles, perd de ses qualités de résistance; ses Produits, conçus dans un état d'infériorité humorale, ont toutes chances d'être affaiblis et le sont généralement. La deuxième génération résiste encore assez pour donner naissance à une troisième, mais celle-ci marque la fin de la Famille dans la très grande majorité des cas. Les Habitudes ancestrales étaient telles que la Vie n'a pu se prolonger au delà de trois quarts de siècle à un siècle.

La Déchéance de l'Individu comporte les mêmes causes que celles de la Famille, quand il est transplanté; mais, s'il reste autochtone, il peut aussi dégénérer. Les causes de Déchéance sont en rapport soit avec un changement de Vie, soit avec une modification de l'Alimentation. L'Homme des Champs ne pénètre pas impunément dans l'Usine, même bâtie en pleine campagne; le rayonnement brûlant des fours à charbon diffère par plus d'un point des chauds rayons solaires et le maniement de la charrue et de la bêche suscite d'autres mouvements que le déclanchement du marteau-pilon. Mais c'est surtout dans la modification de l'alimentation que réside la cause de la Déchéance autochtone: à la nourriture végétarienne et peu alcoolisée que nécessite, par atavisme, la qualité de ses Humeurs, l'Homme substitue une alimentation carnée trop abondante et agrémentée d'alcools et d'éthers aussi variés que néfastes. Lentement son Organisme s'intoxique et fatalement dégénère. Ses Enfants portent le poids de cette dégénérescence et le transmettent à leur tour, en l'aggravant souvent par la pratique des mêmes habitudes. Plus lentement que dans le cas de transplantation, mais tout aussi sûrement, la Famille s'éteint.

Par quel processus la Déchéance de la Lignée ou de l'Individu conduit-elle si rapidement à l'extinction de la Famille? Par le plus sûr: la Déchéance de l'Ovaire. Depuis plus de 25 ans, je soutiens et j'ai démontré que l'Ovaire est à la fois l'Organe noble par excellence de la Femme et le Centre trophique de l'Appareil Génital. La déficience de la Glande Ovarienne se traduit par des Troubles trophiques, circulatoires et nerveux, imprimant à la fois au Corps et à l'Appareil Génital des modifications de forme et de valeur physiologique: Du point de vue de la Reproduction, l'Ovaire déficient donne des Ovules de moins en moins fécondables; si des Produits surviennent, leur développement est de plus en plus irrégulier et la Mort les emporte souvent dans leur jeune âge, surtout si à la Déchéance de la Mère s'ajoute la Déchéance du Père.

Pourquoi la Déchéance de la Lignée et de l'Individu conduit-elle fatalement à la Déchéance de l'Ovaire? Parce que la Glande Ovarienne est, avec le Système nerveux, l'Organe le plus sensible à l'Intoxication générale et à l'Infection. Tout Empoisonnement aigu ou chronique, par les voies digestive ou pulmonaire, retentit sur l'Ovaire ; toute Maladie, aiguë ou chronique, le frappe. Sous une autre forme, je dirai que toute modification humorale le touche. Les Sociétés, au fur et à mesure qu'elles avancent en âge et en vieillesse, se plaisent à entourer de protections multiples les faibles, les tarés, les dégénérés. La Nature, en Mère sage et prévoyante de l'Espèce,

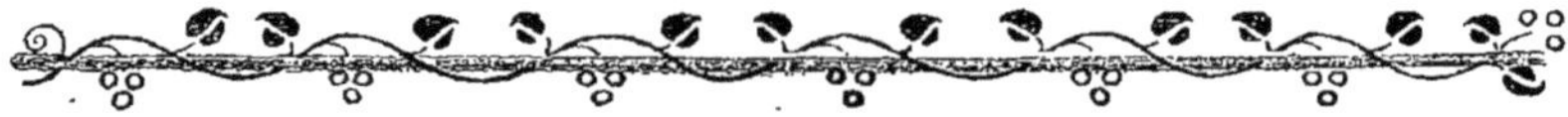

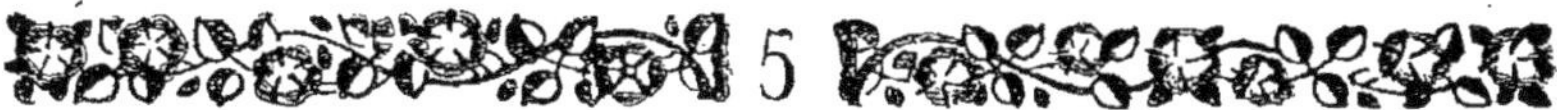

frappe l'Ovaire à chaque cause de Déchéance, amenant ainsi fort heureusement la disparition fatale des dystrophiques, en les condamnant à la non-reproduction.

A ceux que l'Observation humaine ne suffit pas à convaincre et qui ne veulent admettre la justesse d'une Idée clinique qu'autant qu'elle est corroborée par des Expériences, sur des lapins, des poules ou des crocodiles, je dirai: Injectez de la toxine tétanique à des poules, comme l'a fait Matchinsky, et vous constaterez que les Ovaires enferment une dose de toxine de beaucoup supérieure à celle de tous les autres Organes; inoculez une souris avec une émulsion préparée avec ces Ovaires et vous verrez la souris mourir; examinez au microscope les Ovaires et vous trouverez une grande quantité d'Ovules en dégénérescence. Recommencez l'expérience avec la toxine diphtérique ou intoxiquez vos animaux par l'arsenic et vous trouverez les Ovaires atteints de même façon. — Examinez, comme Mingazini, les Ovaires de reptiles, les uns libres, les autres en captivité; vous trouverez chez les seconds un nombre considérable de folicules atrophiés. — Nourrissez des poules exclusivement avec de la viande crue, comme Frédéric Houssay: en 6 générations, vous n'aurez plus un poulet.

L'Observation humaine et l'Expérimentation s'accordent donc pour démontrer l'extrême sensibilité de l'Ovaire à toute modification humorale causée par un Changement du Milieu ancestral, une Intoxication ou une Infection. Atteinte dans ses éléments nobles, la Glande Ovarienne perd de sa triple valeur de Génératrice d'Ovules, de Directrice de l'Equilibre Féminin, de Centre trophique de l'Appareil Génital.

Les Ovules, amoindris dans leur qualité, ressemblent aux œufs des poules soumises à une nourriture carnée exclusive; leur fécondation devient faible et finalement nulle. L'absence de Grossesse ne va pas toujours sans encombre pour la Femme; la vie de l'Appareil Génital nécessite les grands changements de circulation que donne la Maternité. Sans parler des Troubles généraux qui rendent souvent anormale par quelque côté la Femme inféconde, la Stérilité favorise les Congestions passives, la Sclérose, le développement des Fibromes. Et voilà toute une série d'Affections Gynécologiques nombreuses qui sont autochtones et dues à l'Organisme lui-même.

L'Equilibre du Corps féminin nécessite, en particulier, pour se maintenir, le fonctionnement régulier de son Système endocrine, dont l'Ovaire paraît bien être la Glande principale, soit par ses propres fonctions, soit par l'excitation qu'elle reçoit de la Thyroïde, de l'Hypophyse, de la Surrénale. Au fonctionnement régulier de la Glande Ovarienne est due la périodicité, l'abondance et la durée de la Menstruation, saignée nécessaire à la santé de la Femme. L'avance comme le retard de l'Hémorragie Cataméniale, sa diminution comme son excès, sa brièveté comme sa prolongation se traduisent par des troubles Trophiques, généraux et locaux. L'État général se modifie dans le sens de l'Adipose ou de l'Amaigrissement auxquels se joint l'Hypotonie musculaire. Si l'Adipose reste sans influence directe marquée sur l'Appareil Génital, il n'en est

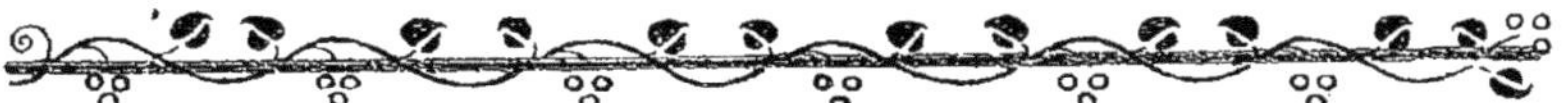

pas de même pour l'Amaigrissement et l'Hypotonie musculaire. L'Amaigrissement amène les Déviations et les Prolapsus. L'Hypotonie musculaire, par l'affaiblissement de la sangle abdominale et du plancher pelvien, par le défaut de contractilité des muscles lisses de l'Appareil Génital, devient la cause d'un très grand nombre de troubles : Congestion chronique et Leucorrhée incessante, retard et imperfection de la Subinvolution utérine avec, comme suites, Varices pelviennes, Déviations, Hypertrophies de l'Utérus et des Ovaires. Ainsi naissent, par l'altération de la Santé générale, un grand nombre de Maladies génitales.

La Trophicité du Système reproducteur est liée à l'état de l'Ovaire : Vulve, Vagin, Utérus et Trompes sont les annexes de la Glande Ovarienne; ils n'existent que pour elle. Leur état de santé dépend de leur Glande directrice, leur Centre trophique. C'est l'inexistence de cette notion qui a conduit à tant d'erreurs pathogéniques et thérapeutiques sur les Inflammations chroniques du Canal génital : Kraurosis, Sclérose vaginale, Kystes du Col, nombre d'Ulcérations cervicales, Hypertrophie muqueuse et musculaire de l'Utérus ; toutes ces lésions sont d'ordre trophique.

Mainte Affection gynécologique reconnaît donc pour cause primitive la Déficience de l'Ovaire et la Déchéance de l'Organisme. Tantôt la Lésion est curable, tantôt elle est passive d'amélioration, tantôt elle est irrémédiable. Le pronostic est lié à l'Organisme. S'agit-il d'un Sujet transplanté, dans de mauvaises conditions de Milieu, ou autochtone mais intoxiqué, la guérison surviendra définitive, si l'on peut le replacer dans les conditions de Milieu et d'Alimentation commandées par son Hérédité, à la condition que les Lésions soient encore légères. Est-on en présence de Lésions déjà anciennes mais encore réparables, le retour aux conditions de Milieu donnera une amélioration importante et les produits ultérieurs, au lieu de continuer la dégénérescence, se régénéreront, l'Hérédité ancienne l'emportant sur l'Hérédité récente. Si les Lésions sont définitives, tout espoir de guérison spontanée est évidemment perdu.

A côté des Affections gynécologiques dues à la Déchéance nouvellement acquise de l'Organisme, il en est d'autres de cause Héréditaire. Tout Être est la reproduction de ses Ancêtres, avec prédominance de quelques caractères de l'un ou de plusieurs d'entre eux. La prédisposition morbide est un héritage comme la forme du squelette. L'existence de Familles à Tumeurs est indéniable; la difficulté est de connaître les ascendants au-delà du 2me degré.

A ces causes fondamentales des Maladies Gynécologiques, j'en ajoute une dernière qui mérite d'être étudiée : certains Croisements de Races. Le développement intensif des moyens de transport favorise les unions entre les Races humaines. Or, pour les animaux domestiques, il est amplement démontré que, tout comme pour les plantes, certaines Races ne s'accoutument pour ainsi dire jamais à certains climats ; le croisement d'une race étrangère non acclimatable à une race autochtone donne ou des produits revenant peu à peu à la race autochtone ou des produits abâtardis. Il en est de même pour les Races humaines.

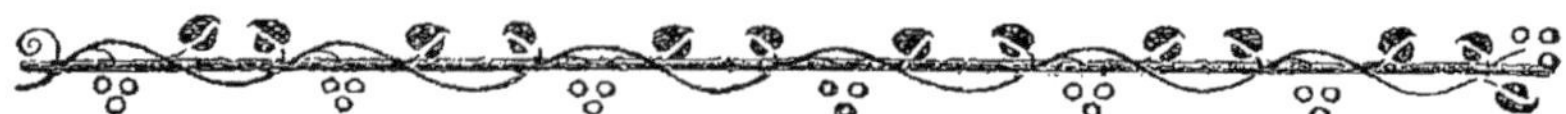

La Déchéance de l'Ovaire et la Prédisposition héréditaire sont donc les causes de la plupart des Affections Gynécologiques.

Les partisans de la Théorie microbienne objecteront que les Salpingites et les Ovarites sont bien le fait de l'invasion microbienne puisqu'on trouve le Micro-organisme à leur niveau. Cette objection n'est pas péremptoire. Certainement il y a des Salpingites et des Ovarites à Streptocoque, à Staphylocoque, à Gonocoque, à Bacterium coli, etc., et j'ai été un des premiers à trouver ces Microbes dans les Trompes et les Ovaires, il y a 25 ans. Mais cet envahissement microbien ascendant est lui-même sous la dépendance de l'Organisme. Plus une Société humaine contient de Sujets tarés, débiles et aneumériques, plus elle présentera de Salpingites. A Madagascar, mon ami Fontoynont m'a signalé que la Blennorrhagie est pour ainsi dire endémique, ce qui n'empêche pas la Salpingite d'être si exceptionnelle qu'il en compte les cas, parce que les Sujets sont robustes. Qu'on veuille bien étudier, en France, les Blennorrhagiennes, en mesurant leur Thorax et leur Bassin, en étudiant la valeur de leur Système endocrine, de leurs Muscles et de leur Appareil circulatoire, et l'on verra que le Microbe n'arrive guère à entamer même le Col chez les Sujets sains.

L'Ovarite chronique est la signature soit d'une Infection générale (tuberculose larvée ou évolutive, syphilis, fièvre typhoïde, diphtérie, scarlatine, etc.), soit d'une Intoxication (alcoolisme, absorption fréquente d'air vicié, excès de nourriture, etc.), soit d'une Hérédité. De même la Salpingite chronique est l'apanage des femmes diminuées dans leur résistance physique et dont l'Ovaire, Centre trophique de la Trompe comme de tout le Système génital, est déjà déficient. Sans doute, un Streptocoque, un Gonocoque, en état de virulence extrême, peut envahir, voire en quelques jours, Vagin, Utérus, Trompe, Ovaire, et même déterminer, chez une Femme saine, une péritonite aiguë ; mais ce fait reste exceptionnel, tandis que la marche torpide des Ovarites et des Salpingites en rapport avec une Infection génitale directe est d'observation courante : l'ascension microbienne se fait à pas lents et ne se produit que par l'état d'hypo-fonction générale et génitale de l'Organisme attaqué.

La cause réelle des Affections gynécologiques étant dans l'Organisme même, la première connaissance que doit avoir un Médecin est celle du Corps humain en général et de l'Appareil Génital en particulier. L'Anatomie du Cadavre est certes indispensable à savoir jusqu'au jour où des procédés d'investigation permettront de lui substituer avec avantage l'étude des Organes internes sur le Vivant. Dès maintenant, elle est totalement insuffisante et demande à être complétée par l'étude de l'Aspect extérieur du Corps, c'est-à-dire l'Anatomie Morphologique. En Gynécologie, et j'ajouterai en Médecine, les données fournies par l'Anatomie Morphologique sont capitales pour la compréhension et la thérapeutique des Maladies. Pour juger d'une Métrite, d'une Salpingite, d'une Sclérose génitale, il ne s'agit pas seulement de pratiquer un toucher ou d'étudier des coupes au microscope; il faut encore et toujours interroger l'Organisme et situer le Sujet dans sa Lignée et dans son Milieu en

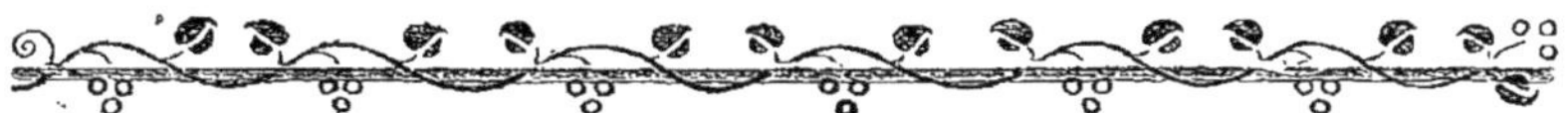

dépistant ses Hérédités ancestrales et ses conditions de Vie.

Cette Idée directrice m'a conduit à consacrer tout un Volume à l'Étude Morphologique du Corps de la Femme, parce que je considère cette Étude comme la Base même de la Science gynécologique.

Tant dans le Plan que dans la Présentation de cet Ouvrage, je me suis complètement affranchi des Règles classiques, dans le but d'éviter la banalité, la répétition, la copie.

Je ne suivrai donc le Plan d'aucun Traité. Deux buts particuliers seront poursuivis : l'un est, des points de vue anatomique et pathologique, de substituer partout, dans toutes les descriptions, au Type d'unicité les Types de diversité; l'autre, d'insister sans cesse sur l'importance de la Méthode et de donner des Techniques précises d'examen et de thérapeutique.

La Bibliographie tient une place restreinte; je l'ai réduite à un court Index placé à la fin du Volume et mentionnant les principaux Ouvrages et Mémoires consultés. En se reportant à ces Travaux, le Lecteur trouvera les indications bibliographiques de détail qui pourraient l'intéresser. Toutes les fois que j'ai pu le faire, j'ai rattaché l'état de nos connaissances actuelles à celui dont s'enorgueillissaient nos Anciens; les Vivants tirent trop souvent du silence éternel des Morts la supériorité qu'ils ne manquent jamais de s'attribuer.

La Présentation de l'Ouvrage est adéquate aux ressources de notre temps. Je me suis gardé d'emprunter quoi que ce soit à la facture habituelle. Le Papier choisi, à base de chiffons, est mat et légèrement teinté; il a été fabriqué en Ile-de-France par les Papeteries du Marais. Les Caractères sortent tous de la Fonderie Parisienne G. Peignot et Fils, dirigée par cet Artiste si regretté qu'était Georges Peignot, tombé avec ses trois frères au Champ d'Honneur et dont la mémoire reste sacrée. Les pages de Titre et l'Adresse au Lecteur sont en caractères de Bellery-Desfontaines; le texte courant, les grands titres de chapitre et les en-têtes de page sont en Della-Robbia; les italiques ont été dessinés par Auriol; les caractères gras des divisions et subdivisions de chapitres sont de Grasset.

Mon si cher et regretté ami, H. Bellery-Desfontaines, dont le haut esprit artistique était toujours ouvert à toutes les nouveautés, établit le Plan de la Page et commença les Dessins, dont les premiers datent de vingt ans. Seule, la disparition prématurée de Bellery eût mis fin à mon projet, si je n'avais trouvé en son disciple, H. Rapin, le précieux collaborateur capable de continuer la tâche commencée et en G. Reignier le dessinateur impeccable qui participa aux premiers essais et ne m'a jamais marchandé son concours.

Le Plan de la Page a eu pour but de réaliser une construction typographique solide, nette et élégante. La Solidité est assurée par les encadrements vigoureux des Dessins et leurs dimensions qui sont soit égales à la justification du Texte, soit inférieures, mais permettant toujours un habillage : la Page est pleine, sans aucun

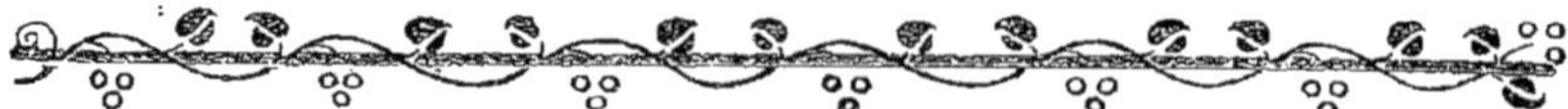

blanc dû au manque de largeur d'un cliché. La Netteté a été cherchée par le choix judicieux de Caractères nouveaux, une pagination marquée par des Chiffres de grand format, l'usage de Capitales pour les mots principaux des phrases. L'Élégance a conduit à l'établissement d'un Titre courant ornemental et à l'emploi du Rouge.

Les Dessins sont de la main de H. Bellery-Desfontaines, H. Rapin et G. Reignier. Ils sont tous à la plume, à l'exception de quelques-uns qui sont au lavis. Je n'ai pas inséré une seule Photographie et je ne puis m'empêcher de faire remarquer toute l'infériorité des clichés photographiques dont le grand succès ne tient qu'à une apparence de vérité et surtout au peu d'effort et de temps qu'ils demandent aux Auteurs. La Photographie met tout sur le même plan, déforme à plaisir, grossit ce qui est inutile et omet souvent de faire ressortir le principal caractère de l'objet. La Figure ne doit être, comme un Caractère d'imprimerie, qu'un moyen d'exprimer sa pensée à autrui; il faut donc qu'elle soit parlante, que par l'importance des traits elle gradue la valeur de ses parties, qu'elle attire l'attention sur les points principaux comme le ferait l'Auteur par ses paroles et par ses gestes, s'il lui était donné de l'expliquer au Lecteur. Pour qu'un Dessin soit exact, il faut l'exécuter soi-même ou s'astreindre à une collaboration étroite avec l'Artiste à qui l'on dicte en quelque sorte sa pensée. Le Travail ainsi compris est long et ardu : une Description est toujours faite assez vite; il n'en va plus ainsi d'un Dessin, même d'un bon schéma, quand on veut lui donner toute sa clarté et sa simplicité. Le demi-millier de Dessins personnels qui illustrent le seul premier Volume n'a pu être réuni que par des efforts constants durant une période de vingt années.

Les Légendes, écrites à la main dans un but artistique, sur un modèle de Bellery, comportent une innovation : un raccourci d'observation; le tirage en rouge des Titres a été exécuté pour leur donner plus de relief et rehausser la tonalité de la Page.

Les Dessins représentant la Figure totale du Corps sont tous établis suivant une même échelle; d'une façon générale, les Dessins d'un Chapitre sont de même proportion.

A part 7 Figures, dont 5 se rapportent à des Hermaphrodites et 2 à la reproduction de Gravures anciennes, je n'ai rien emprunté aux Auteurs étrangers. La Science Française perd de son prestige à s'abriter sous l'égide de noms, certes respectés, mais dont l'invocation n'est nullement nécessaire pour se faire comprendre.

Les Clichés ont été exécutés par la Maison Reymond, où MM. Verdoux et Brossier furent pour moi des collaborateurs avertis.

Des Ornements très simples, la plupart de Bellery-Desfontaines, les autres de Rapin, et un Tirage à double couleur ont été adoptés pour donner au Livre un aspect agréable, sans avoir nullement la prétention d'en faire une Œuvre d'Art.

Pendant la Mise à exécution, j'ai trouvé en cet incomparable Éditeur d'Art qu'était C. Pelletan les conseils les plus autorisés que son gendre, R. Helleu, a bien voulu continuer à me donner. M. P. Masson m'a fait l'amitié, qui me touche, de prendre la Vente sous sa puissante égide, et MM. Engel ont réalisé l'élégante Reliure dessinée par Rapin.

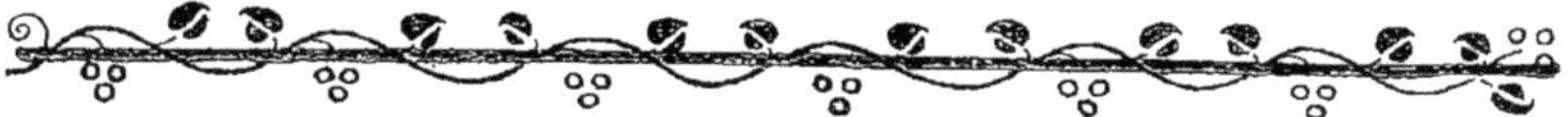

L'Impression a été exécutée par les soins de M. L. Maretheux dont le dévouement et la bienveillance ne m'ont jamais fait défaut. Auprès de lui, j'avais mon ami M. Pactat qui n'a cessé de s'intéresser à la publication de ce Livre. Le pressier, M. Ad. Petit, a veillé avec une attention inlassable au tirage de chaque feuille. Et je n'ai garde d'oublier la vaillance des compositrices parisiennes et des metteurs en pages qui, sous leur toit de verre, continuaient à aligner posément les lettres et les lignes, quand les obus de Bertha, tombant alentour, semblaient sonner le Gong gigantesque de la Dévastation.

Cet Ouvrage comprendra 3 Volumes. Le Temps qui me sera nécessaire pour mener mon projet à bonne fin se traduit par un nombre d'années dont je me hâte de ne pas envisager l'importance. Mais chaque Volume se suffit à lui-même et je puis me permettre, sans léser le Lecteur dans ses intérêts et sans l'allécher par la promesse d'une suite prochaine, de lancer le Tome premier en demandant aux Cieux de se montrer favorables.

SUB DIVUM OMINIBUS.

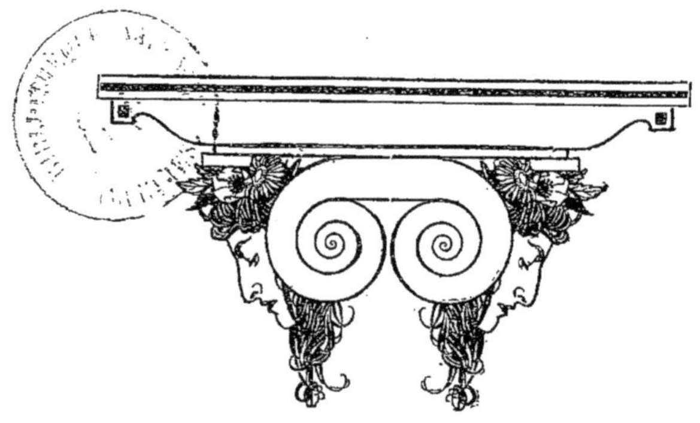

L'ÉTUDE DE LA GYNÉCOLOGIE

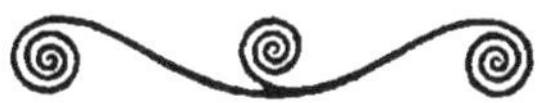

La Gynécologie est la Science des Maladies de l'Appareil génital de la Femme.

On peut aussi la définir, du point de vue pratique, l'Art de guérir ou de soigner les Femmes atteintes, dans leur état de santé générale ou locale, par une affection de l'Appareil génital. Cet Art est basé sur la connaissance de l'ensemble de la Médecine et plus particulièrement de l'Anatomie, de la Pathologie et de la Thérapeutique gynécologiques. Il nécessite du jugement, du sens et de l'habileté manuelle, qualités dont l'importance égale celle de la valeur scientifique pure.

I. QUAND DOIT-ON COMMENCER L'ÉTUDE DE LA GYNÉCOLOGIE ?

La Gynécologie est considérée, sous les points de vue universitaire et hospitalier, comme une dépendance de la Médecine, de la Chirurgie ou de l'Obstétricie. Son autonomie n'étant pas reconnue, il est facile de prévoir qu'avant de commencer son étude il faut avoir fait preuve d'une instruction étendue dans l'une des trois Branches médicales qui l'ont prise en tutelle.

Sans doute, quelques Gynécologues et autres Spécialistes d'étroite envergure se sont créés, ces derniers trente ans, en dehors des règles traditionnelles; mais il faut reconnaître que, manquant totalement de science et de méthode, ils ont eu l'air de prouver, par leur existence même, que l'indépendance des Spécialistes était à rejeter définitivement. Ne se sont-ils pas réduits, pour la plupart, à l'étude d'un organe en soi, comme si l'Économie n'était qu'un assemblage d'appareils indépendants! Les Médecins, imbus de Pathologie générale, n'ont pas manqué de juger à sa valeur l'erreur grossière de ces Spécialistes ; mais ils n'ont trouvé comme remède que de leur imposer l'étude complète de leurs propres connaissances. Les Chirurgiens ont agi de même. Si bien que le Spécialiste apprécié est devenu un dérivé soit des uns, soit des autres. Il reste d'ailleurs incomplet, parce qu'il est ou Médecin ou Chirurgien. J'oserai dire que précisément il n'est pas Spécialiste, puisqu'il n'est pas à la fois Médecin et Chirurgien.

D'autre part, nombre d'esprits éclairés, comprenant d'une manière fâcheuse les Spécialités, soutiennent qu'il faut se spécialiser tard, très tard, pour avoir plus d'idées générales. Je pense que le cercle dans lequel doit se mouvoir une intelligence n'a d'autres bornes que celles de cette intelligence même. Si tant de spécialistes et aussi de non-spécialistes rétrécissent le champ de leurs pensées, la cause ne tient pas à leur âge. La pleine compréhension d'une seule branche de la Médecine restera l'apanage des cerveaux bien doués.

L'idée de l'atermoiement me semble une conséquence de l'esprit de Classicisme. A trop orienter les esprits, à les charger des idées adoptées, à les maintenir dans des règles étroites, on aboutit le plus souvent à les amoindrir en initiative, en spontanéité, en innovation, toutes formes essentielles de la personnalité. Quelques-uns des plus grands noms dont se réclament avec fierté la Médecine et la Chirurgie françaises ne sont-ils pas justement ceux d'hommes que ne dirigea aucune Ecole séculaire, aucune Théorie traditionnelle? Si Ambroise Paré eut le courage de substituer la ligature des vaisseaux à la cautérisation massive des plaies dans les amputations, ne dut-il pas son audace, pour une bonne part, à sa situation de simple barbier qui ne l'avait courbé sous aucune influence scholastique? Pasteur aurait-il accompli son œuvre puissante et révolutionnaire s'il avait été médecin et par conséquent instruit et dressé suivant les idées médicales adoptées comme vraies par tous ses contemporains? De même, ne faut-il pas attribuer à l'absence du Classicisme en Amérique les points que marquent si fréquemment les Chirurgiens du Nouveau Monde au Tableau des Idées nouvelles? Nous ne devons pas oublier que le centenaire de la première ovariotomie a été fêté à New-York, que l'anesthésie générale nous vient de Boston, que l'appendicectomie est d'importation transatlantique. Les données et les solutions des problèmes médicaux changent avec les générations et un trop grand rattachement des esprits au passé menace le présent et compromet l'avenir.

Par ces diverses causes : dépendance universitaire et hospitalière de la Gynécologie, mauvaise orientation des Spécialistes, esprit de Classicisme, le début tardif des études gynécologiques est devenu un fait acquis. Pour le justifier, il reste à affirmer magistralement que l'étude des Spécialités ne saurait être entreprise avec fruit qu'au bout de longues années. Et comme le disait familièrement un Maître de la Faculté de Paris, « il suffit que nous couvrions une Erreur de notre robe rouge pour qu'elle soit immédiatement traitée comme une Vérité ».

Mais toutes les causes de retard dans le début des études gynécologiques peuvent être supprimées. Supposons la Gynécologie indépendante, l'étroitesse d'esprit des Spécialistes disparue, l'esprit de Classicisme abandonné. Les entraves enlevées la route est libre et peut se parcourir de bonne heure.

Le conseil que je donne est donc d'aborder la Gynécologie en pleine jeunesse. C'est d'ailleurs un principe de vie, qu'il faut entreprendre le plus tôt possible ce que l'on est bien décidé à faire.

Les années scolaires de Médecine terminées, ou l'Internat des hôpitaux atteint, le futur Gynécologue doit immédiatement commencer les études complémentaires que nécessite sa Spécialité. Il importe de se borner dans les digressions anatomiques ou pathologiques sur les sujets complètement étrangers aux Maladies de l'Appareil génital de la femme, parce que le temps nous est mesuré et que la Gynécologie est déjà si vaste par elle-même que la vie d'un homme ne permet que de l'effleurer. Je ne veux pas dire que le Gynécologue doit se désintéresser ni de la Médecine générale, ni de la Chirurgie générale, ni de certaines Spécialités; la manière dont je comprends son instruction et son développement est la preuve de l'étendue de culture que j'assigne à ce médecin spécialisé. Mais j'estime qu'il n'y a aucun intérêt à apprendre *à fond* telle partie de la Médecine dont l'étude ne doit pas être poursuivie : à quoi servira au Gynécologue d'avoir su dans leurs infinis détails les ligaments du coude, les muscles du larynx ou les divers types d'arthrites, d'amyotrophies, de névrites?

Nos examens scolaires et post-scolaires faussent souvent le jugement : exiger telle connaissance anatomique ou pathologique pour le décernement de tel grade ne signifie nullement qu'il y a une raison scientifique d'imposer cette connaissance.

Si j'insiste avec force sur la nécessité de délimiter le champ d'action du Gynécologue, c'est que, le temps manquant à tous pour tout apprendre, j'ai remarqué que maint médecin sait mainte chose inutile et ignore telle donnée générale, tel détail pratique nécessaire à sa spécialité. Il faut vivre sa vie et non pas celle des autres; ainsi j'ai fait et voulu faire.

L'idée de commencer jeune l'étude d'une partie de la Médecine n'est certes pas nouvelle. Il n'est pas difficile de trouver dans l'histoire de la Médecine des hommes qui se sont illustrés et qui, de très bonne heure, ont commencé leurs recherches scientifiques. Bichat, familiarisé avec l'art médical dès son enfance, par son père, suit à dix-sept ans des cours d'anatomie; à vingt-deux ans, il devient, à l'hôpital et en ville, l'assistant du célèbre Desault; à vingt-six ans, il ouvre son premier cours public d'anatomie; à trente ans, il publie le *Traité des membranes*, les *Recherches physiologiques sur la vie et la mort*, l'*Anatomie générale*. Il meurt en pleine gloire et en pleine jeunesse dans sa trente et unième année! S'il a donné la preuve de son génie, c'est qu'il commença de bonne heure, qu'il ne subit aucune entrave administrative, qu'il concentra son intelligence, son temps et son travail sur l'Anatomie et la Physiologie, et qu'ayant obtenu, sans diplôme dit-on, la place de médecin de l'Hôtel-Dieu, il put disposer d'un matériel considérable et pratiquer une centaine d'autopsies par mois.

Guy Patin soutint son Doctorat à vingt et un ans et Flourens à dix-neuf ans; Antoine Louis était Chirurgien militaire à vingt ans. Cette absence d'études classiques prolongées empêcha-t-elle le premier de devenir l'Immortel Doyen de la Faculté, le second de gagner une renommée universelle et l'Institut à trente-quatre ans, le troisième de jouer à l'Académie de Chirurgie le rôle brillant que l'on sait?

Ni Trousseau ni Velpeau ne furent Internes; l'Agrégation leur échut cependant à vingt-cinq et vingt-neuf ans, le Professorat à trente-huit et trente-neuf ans. Les Chaires de la Faculté comptèrent jadis des Maîtres qui étaient loin d'avoir blanchi sous le harnois; lors de leur nomination Duméril avait vingt-sept ans, Andral trente et un ans, Bérard trente-quatre ans, Cruveilhier trente-quatre ans, Wurtz trente-six ans, Bouillaud trente-sept ans, Denonvilliers trente-huit ans.

Au début de l'Académie de Médecine, les hommes tout jeunes sont en nombre : Breschet a trente-sept ans; Cloquet, trente et un ans; Lisfranc, trente et un ans; Rayer, trente ans! Ce dernier est nommé médecin d'hôpital après être entré à l'Académie.

Tous ces noms n'ont-ils pas été et ne sont-ils pas restés illustres? La célébrité de la plupart de ces Anatomistes, Médecins, Chirurgiens, ne tient-elle pas précisément à ce qu'ils ont pu disposer, en pleine activité, d'un outillage scientifique considérable et qu'ils ont rempli leurs fonctions pendant de longues années?

Même de nos jours, malgré les Institutions universitaires, on voit quelques jeunes hommes localiser rapidement leurs études et leurs recherches dans une seule branche scientifique. Charles-Auguste Fleig, à peine âgé de vingt ans, commence ses premières recherches sur la survie des organes et des tissus; en étudiant les sécrétions intestinales, il découvre la Sapocrinine; par toute une série de travaux il force l'attention, et quand la Mort vient injustement le ravir à vingt-neuf ans, il est connu et regretté de tous ceux qu'intéressent la Physiologie et la Pathologie générale. Étudiant à la Faculté de Montpellier, Fleig *s'était spécialisé de bonne heure* et « il semblait n'avoir qu'à continuer sa route pour arriver aux plus hautes situations » (H. Roger).

Les circonstances de la vie influent sur la mentalité. Le nombre des médecins est actuellement considérable et les éléments de travail passent lentement de main en main; il ne faut pas déduire de ce double fait que l'atermoiement est une heureuse condition de la vie intellectuelle.

Les barrières administratives ne favorisent pas le développement de l'esprit scientifique; elles ne sont que d'ordre social défensif. A chacun de les franchir de haute lutte ou de les tourner

II. COMMENT DOIT-ON COMPRENDRE L'ÉTUDE DE LA GYNÉCOLOGIE ?

La Gynécologie ne saurait s'isoler de toutes les autres branches médicales ; elle est même étroitement liée avec quelques-unes d'entre elles. L'idéal serait de les posséder intégralement, mais il ne peut plus être atteint. Le progrès incessant des sciences a eu pour conséquence d'établir en Médecine des divisions de plus en plus nombreuses. Ainsi se sont constitués des sortes de départements scientifiques dont l'importance et le développement se sont accrus dans de telles proportions que tout l'ensemble de la Médecine n'était pas plus difficile, jadis, à connaître, que ne l'est aujourd'hui un seul de ces départements. L'avantage de cette évolution est la connaissance approfondie des détails. Le défaut est la perte de toute vue générale. Il est assez facile de parer à ce défaut et le moyen est de ne pas se limiter à l'étude exclusive d'un segment de la science médicale. Par des clartés de tout l'ensemble de la Médecine et plus particulièrement de certaines parties, variables suivant la Spécialité choisie, chacun saura se garder d'un isolement dangereux. Et cela ne veut point dire qu'il faut se spécialiser tard. Je répète que l'attente est inutile, mais il importe d'avoir une bonne compréhension de ce qu'est une Spécialité. Le but du médecin spécialisé n'est pas d'isoler de l'Économie le système qu'il étudie, mais tout au contraire d'établir les rapports de ce système avec l'Organisme. La connaissance très exacte qu'il acquiert de son domaine délimité doit être complétée par l'intelligence des relations de son champ d'étude avec tous les autres. Bien plus, il ne peut défricher du terrain qu'en utilisant les méthodes ou les instruments recommandés par ses voisins.

L'exercice d'une Spécialité médicale implique la connaissance particulière de certaines autres branches de la Médecine dont le nombre et le choix dépendent de son objet particulier.

Le Gynécologue, avant de pratiquer sa Spécialité, doit se perfectionner en Médecine générale, en Chirurgie générale, en Obstétricie et en quelques Spécialités. Son instruction terminée, il gardera un contact *constant* avec ces diverses branches. N'apprenant ou n'ayant appris que ce qui lui est nécessaire, il n'a rien à en oublier; au contraire, il continuera à parfaire ses connaissances dans ces diverses parties de la Médecine et il suivra avec intérêt, en se les assimilant, les progrès ou les changements que le temps leur apporte.

J'estime, en outre, qu'il gagne à tenir commerce avec les Sciences, l'Art, les Lettres et qu'il ne saurait rester indifférent à la Sociologie.

Gynécologie et Médecine générale. — Le Gynécologue doit, en tout premier lieu, recevoir une instruction solide en Médecine générale. Plus il aura l'esprit médical, plus il s'élèvera dans la connaissance de sa Spécialité, et mieux il pourra plus tard en traiter les points obscurs et les éclairer lui-même.

Le Gynécologue ne doit pas, en effet, s'en tenir à l'étude étroite de l'Appareil génital féminin; il entreprendra l'observation de tout l'Organisme et de ses modifications sous l'influence des Maladies génitales.

L'erreur qui a séparé la Gynécologie de la Médecine provient des Médecins eux-mêmes, qui n'ont pas compris à temps les rapports de l'Appareil génital de la femme avec l'Organisme. En essayant d'esquisser ces rapports, j'espère montrer combien la Gynécologie tient à la Médecine.

L'Appareil génital féminin se compose d'un organe noble, l'Ovaire, et d'organes annexes, l'Utérus, le Vagin, la Vulve et les Seins.

L'organe noble, l'Ovaire, a une double fonction; l'une, générale; l'autre, spéciale. Par sa fonction spéciale, qui est de donner des ovules, l'ovaire a une individualité propre. Par sa fonction générale, il se rattache au système glandulaire de l'organisme au même titre que le corps thyroïde, les capsules surrénales, la pituitaire, et ne doit pas en être séparé. Les maladies de ce système méritent d'être groupées et étudiées dans leurs analogies et leurs dépendances; descriptions et comparaisons sont-elles possibles sans la connaissance de la Médecine générale?

Des organes annexes, l'un, l'Utérus, participe à un phénomène physiologique important, la menstruation. La manière dont s'accomplit le flux menstruel dépend de l'état de l'ovaire, d'une part, de l'état de l'utérus, d'autre part. Si ce dernier organe est malade, il en résulte des troubles qui se traduisent à peu près régulièrement par un excès de perte de sang. L'organisme en est éprouvé et nombre de symptômes en sont la suite; les principaux sont un état d'anémie chronique et une diminution à la résistance des infections. L'anémie chronique influe à son tour sur l'appareil circulatoire. Finalement surviennent des dégénérescences d'organes dont les médecins méconnaissent d'autant mieux la cause initiale qu'ils ne la cherchent pas systématiquement.

Si l'Ovaire est atteint, le plus ordinairement la déplétion sanguine est insuffisante et irrégulière : des symptômes d'ordre congestif et d'ordre trophique se montrent, en même temps qu'apparaissent des symptômes d'ordre nerveux que l'on a rattachés trop souvent à une névrose essentielle.

D'autre part, la situation intra-abdominale de l'Utérus et des Ovaires a pour résultat de compliquer leur inflammation chronique d'une péritonite chronique. Cette péritonite agit lentement sur le système digestif, déterminant : gastrite, entérite, hépatite, dénutrition générale. Fréquemment, la relation entre ces divers troubles et la cause première passe inaperçue, d'autant plus qu'elle est souvent difficile à reconnaître, parce qu'il n'existe pas toujours de grosses lésions macroscopiques génitales.

Enfin l'innervation sympathique des organes génitaux explique qu'en cas de dégénérescence inflammatoire chronique peuvent parfois survenir des troubles réflexes à distance, influençant le système nerveux général, provoquant du côté du cœur des palpitations, du côté du poumon des accès d'oppression et même de la toux, du côté de l'estomac un état nauséeux, du côté de l'intestin soit du relâchement, soit de la contraction spasmodique.

Ainsi, Gynécologie et Médecine générale sont dans une étroite dépendance : l'ovaire appartient au système glandulaire de l'économie; la fonction menstruelle a une action importante sur l'état de l'organisme; le système nerveux général se laisse influencer par la glande ovarienne; les viscères abdominaux, estomac, intestin, foie, s'enflamment chroniquement à la suite des lésions de l'appareil génital; le cœur et le poumon présentent eux-mêmes quelques symptômes réflexes.

Cette dépendance s'accroît encore du fait de l'influence de l'État général sur l'Appareil génital. Cette influence est connue en principe, mais elle reste à être précisée en pratique. L'on n'a pas assez mis en vedette ni étudié le retentissement sur l'Ovaire des maladies infectieuses aiguës et chroniques ou des intoxications chroniques; les relations restent à préciser entre l'Ovaire et les autres glandes vasculaires; les rapports sont à fixer entre la crase du sang, la tension artérielle, l'état anatomique des parois vasculaires et la menstruation. Le développement des inflammations génitales, leur tendance à la chronicité, leur résistance aux diverses thérapeutiques sont en rapport, sans doute, avec des causes d'ordre local, mais aussi avec l'état général. Le rétrécissement de la cage thoracique, par exemple, est une cause de déchéance fonctionnelle des poumons d'abord, de tous les organes ensuite; il entraîne une diminution de la force de résistance à l'infection. A la première cause occasionnelle, l'Appareil génital se laisse envahir par un microorganisme de virulence faible et ne sait plus s'en défaire. Telle métrite post-puerpérale, telle annexite n'a pris naissance et ne s'est développée que parce que le thorax est trop étroit, l'expansion pulmonaire faible, l'hématose chroniquement insuffisante. L'infection locale existe, mais elle n'est que le facteur second. La cause première de la maladie, c'est l'étroitesse de la poitrine.

Le Gynécologue qui n'est pas imbu des connaissances et de l'esprit de la Médecine générale ne peut comprendre la Gynécologie. Sans doute, il saura reconnaître une métrite, un fibrome, un cancer; certainement il pourra faire adroitement des pansements, voire même réussir les opérations les plus difficiles; mais il gardera la mentalité du chirurgien-barbier; il ne saura jamais s'élever à la compréhension des phénomènes qui régissent l'évolution de l'organisme féminin ni en saisir l'enchaînement régulier. Par la méconnaissance des lois physiologiques, il n'estimera que les faits premiers qui le frappent; les faits seconds lui échapperont. Pour lui, la réussite opératoire consiste dans le succès immédiat de l'intervention, alors qu'elle implique essentiellement la stabilité d'un nouvel état, supérieur à l'ancien, et la disparition des troubles antérieurs sans leur remplacement par d'autres postérieurs. Habitué à l'étroitesse de son champ opératoire, il n'a cure d'ausculter le cœur ni d'interroger le foie : il perd une aortique pour l'avoir inutilement mise en position déclive et une hépatique pour l'avoir non moins inutilement chloroformée. Il se console parce que d'autres agissent de même. Bien heureuse la glycosurique qui vient le consulter pour une diabétide vulvaire, si elle échappe à la résection de la vulve!

La Médecine générale doit être cultivée par le Gynécologue et elle doit l'être toute sa vie. Il ne s'agit pas d'avoir, à un moment donné, étudié la Médecine générale; il faut s'y intéresser toujours, car elle change constamment, en vertu des progrès scientifiques. Pour prendre un exemple, à quoi sert-il en 1913 d'avoir connu vingt ans auparavant la question du sang, si l'on ne s'en est plus occupé? On ignorera toutes les recherches récentes sur la coagulation et on ne saura pas en tirer les applications pratiques qui peuvent faire diminuer, après une opération, les chances d'insuccès. Comprendra-t-on davantage le système glandulaire qui doit désormais prendre sa place à côté du système osseux, du système musculaire, du système séreux et autres systèmes?

Je résumerai en une définition les rapports de la Gynécologie et de la Médecine générale : le Gynécologue est un Médecin qui applique spécialement à l'étude de l'Appareil génital l'esprit et les connaissances de la Médecine générale.

Je me permettrai d'ajouter que s'il est fâcheux que nombre de Gynécologues ne soient pas Médecins, il est encore plus regrettable de voir tant de Médecins généraux ignorer toute la Gynécologie. On entend souvent parler d'imposer aux Gynécologues la connaissance de la Médecine générale, mais on oublie toujours de demander aux Médecins quelque étude de Gynécologie. La raison? Elle est dans Saint Mathieu : *Quid autem vides festucam in oculo fratris tui, et trabem in oculo tuo non vides?*

Gynécologie et Chirurgie. — La Thérapeutique gynécologique est d'ordre chirurgical dans la moitié des cas. L'ignorance de la Chirurgie pour un Gynécologue équivaut à celle du Laboratoire pour un Médecin général. La manière de juger de la valeur d'un traitement ne consiste pas à le faire appliquer par autrui. Le fait d'être obligé de recourir à une assistance étrangère pour pratiquer une intervention invite souvent à s'en passer et il peut en résulter quelque dommage pour la malade : les soins médicaux ne doivent jamais se substituer aux opérations indiquées, parce qu'ils ne reculent l'acte chirurgical que pour le rendre plus important ou plus aléatoire.

La Chirurgie, nécessaire pour assurer les meilleurs traitements de nombre de maladies gynécologiques, a encore pour avantage de donner à celui qui la pratique des connaissances anatomo-pathologiques étendues. Les opérations sont des autopsies sur le vivant, des biopsies : pour bien comprendre la faiblesse ou l'écartement des releveurs, il faut les avoir vus, touchés, saisis, suturés au cours d'une périnéorraphie; pour juger de la valeur des rétrécissements et des coudures du col et de ses orifices, il importe de les avoir dilatés, sectionnés, détruits; pour avoir une notion juste et précise de la diversité des lésions tubaires ou ovariennes, de la fréquence des altérations dégénératives du muscle utérin, du polymorphisme des inflammations du péritoine pelvien, il est nécessaire d'avoir exécuté des laparotomies par centaines, chez des sujets de tout âge, de tempéraments différents, atteints des maladies les plus variées.

La Chirurgie s'impose donc au Gynécologue au même titre que la Médecine générale. Mais il ne faut pas confondre, comme on le fait volontiers en France, Chirurgie gynécologique et Pathologie externe. La Chirurgie gynécologique n'a aucun rapport avec la Chirurgie du pied, ni avec la Chirurgie de la tête, ni avec la Chirurgie des fractures. Sans doute, il n'y a que des avantages à avoir des clartés de l'ensemble de l'art opératoire, mais exiger du Gynécologue la connaissance approfondie de l'Anatomie des membres, lui imposer l'étude des Maladies du cou, le juger sur la description qu'il pourra faire des Ostéites du crâne, c'est fatalement l'encercler dans la Chirurgie et l'exposer à négliger les diverses autres branches de la Pathologie, dont l'intérêt est cependant pour lui de tout premier ordre. On ne peut pas tout apprendre ni tout savoir; le temps manque, il faut en prendre son parti et se limiter à l'utile immédiat. Il est plus profitable au Gynécologue d'étudier certaines Dermatoses et d'avoir un aperçu de la Psychothérapie que d'apprendre les exostoses de l'orbite ou de s'adonner à l'exécution de la désarticulation tarso-métatarsienne de Lisfranc.

La partie de la Chirurgie à laquelle doit s'intéresser particulièrement le Gynécologue a été parfaitement précisée par mon maître M. le professeur Pozzi. La Revue qu'il fonda, en voulant bien utiliser ma collaboration assidue, en a tracé les limites depuis longtemps; elle comprend : la Chirurgie de l'appareil génital proprement dit, la Chirurgie abdominale, la Chirurgie des voies urinaires de la femme. Au delà, rien n'est de trop à connaître, mais rien n'est indispensable à savoir.

Le Gynécologue n'a donc pas à s'enquérir de toute la Chirurgie et c'est une première raison pour ne pas faire synonyme Gynécologue et Chirurgien.

En outre, son instruction opératoire doit être un peu spéciale, en ce sens que la meilleure Chirurgie gynécologique est de tendance conservatrice. Les interventions d'exérèse, pour la réussite desquelles l'habitude des amputations des membres, sans être nécessaire, est cependant d'une influence heureuse, ne constituent que la part la plus restreinte des opérations gynécologiques. Les interventions d'ordre plastique, ou réparatrices, sont indiquées dans la grande majorité des cas, et ne sont pas, à mon avis, exécutées en assez grand nombre. La réfection d'un col ou d'un périnée, la résection d'un ovaire ou d'une trompe demandent des qualités spéciales de patience, de finesse de doigté, de justesse dans la minutie, que ne requiert pas à un si haut degré l'ablation d'un kyste de l'ovaire ou l'extirpation d'un utérus enclavé. Et je trouve dans cette prépondérance de la Chirurgie réparatrice en Gynécologie une seconde raison différenciant la Chirurgie gynécologique de la Chirurgie générale.

De ce que le Gynécologue doit être Chirurgien, il ne s'ensuit pas que la Gynécologie soit une branche et une dépendance de la Chirurgie, pas plus qu'elle n'est une division de la Médecine générale (V. p. 25).

Gynécologie et Obstétricie. — Tout Gynécologue doit connaître à fond une moitié de l'Obstétricie et peut ignorer complètement l'autre moitié. Ayant étudié avec soin, il y a quelque vingt ans, l'Art des accouchements dans son ensemble, je me permets d'énoncer cette proposition. Le mécanisme de la parturition, le diagnostic des présentations, les manœuvres et opérations obstétricales, l'élevage du nourrisson importent peu au Gynécologue. En revanche, les signes de la grossesse pendant les quatre premiers mois, les modifications que détermine le développement d'un fœtus utérin sur les métrites, les fibromes et les annexites, les grossesses ectopiques, l'infection puerpérale, l'involution utérine sont tout autant de questions dont l'intérêt est capital pour lui et dont la méconnaissance peut le conduire aux pires erreurs.

En pratique, l'Obstétricie n'est pas à scinder en deux parties, au point de vue de son étude première : le Gynécologue doit l'apprendre en son entier. Mais, en ce qui concerne l'étude seconde, c'est-à-dire continuée et approfondie, on ne peut soutenir qu'il existe un rapport étroit ou une dépendance intime entre la Gynécologie et toute la partie de l'Obstétricie qui concerne, par exemple, le mécanisme de l'accouchement ou l'hygiène du nouveau-né.

La Gynécologie et l'Obstétricie constituent, au point de vue scientifique, deux branches distinctes de la Médecine. Si, à tort, elles sont réunies dans certains pays, et spécialement chez les Allemands, la cause en tient à l'esprit de tradition qui leur est particulièrement cher (V. p. 28).

Gynécologie et autres Spécialités. — Le Gynécologue, imbu de l'esprit médical, expert dans l'art de la chirurgie, instruit en obstétricie, doit compléter son éducation théorique et technique par la connaissance, sommaire mais précise, de quelques autres Spécialités.

La *Pathologie du Tube digestif* nécessite une étude approfondie. La bouche, l'estomac, l'intestin, le foie méritent un examen particulier dans toutes les affections chroniques de l'utérus, des trompes et des ovaires.

La prescription d'un régime alimentaire termine la plupart des ordonnances gynécologiques.

La *Pathologie des Voies urinaires* n'est pas moins apparentée avec la Gynécologie, tant au point de vue du diagnostic que de la thérapeutique.

Le méat et l'orifice vulvaire, l'urètre et le vagin, l'utérus et la vessie sont dans un état de connexion intime qui explique aisément le retentissement de l'inflammation de l'un de ces organes sur l'autre, par voie de contiguïté ou de continuité.

Les névralgies lombaires, de cause utérine, tubaire, ovarienne, peuvent induire en erreur, et faire croire à une maladie de l'appareil urinaire dont l'état est cependant normal. Le diagnostic différentiel de la « douleur de rein » est souvent d'autant plus délicat à établir qu'une lésion rénale peut compliquer une affection génitale.

La *Dermatologie* et la *Syphiligraphie* éclairent nombre d'affections vulvaires et il est indispensable d'en connaître les données principales.

La *Pathologie nerveuse* touche par plus d'un point à la Gynécologie. La doctrine de l'Insuffisance ovarienne a quelque peu bouleversé le cadre des névroses essentielles. D'autre part, le tabes, les myélites, les névrites périphériques doivent pouvoir être dépistées par le Gynécologue, s'il ne veut s'exposer parfois à de grossières erreurs.

La *Pathologie nasale* et *laryngée* mérite, par certains côtés, d'être prise en considération au point de vue gynécologique. Des congestions de la muqueuse pituitaire, par exemple, résultent d'un trouble physiologique de l'ovaire ou de l'utérus : telles les épistaxis, dites utérines. En plus, de l'état des fosses nasales, du cavum et du larynx, dépend le développement de la cage thoracique. J'ai déjà indiqué que la résistance de l'organisme à l'infection est liée à ce développement et que le degré de vulnérabilité de l'Appareil génital lui est inversement proportionnel.

La *Pathologie oculaire* et la *Pathologie auriculaire* ont des liens moins étroits avec la Gynécologie. Cependant certains phénomènes morbides d'ordre visuel ou auditif sont liés à des états pathologiques de l'ovaire ou de l'utérus. Le Gynécologue doit en être averti.

Gynécologie et Sciences. — Le Gynécologue qui peut s'intéresser aux *Sciences* en tirera toujours quelque profit pour lui-même et pour la pratique de sa Spécialité.

Pour n'avoir en *Chimie* que des notions rudimentaires, le Gynécologue se prive certainement de l'appoint de maint agent précieux ou utilise les substances actives de telle manière qu'il les transforme en substances inertes, voire parfois nocives. Le sublimé est antimicrobien : on le prescrit en injections vaginales et on oublie ou on ignore que, si la sécrétion utérine est abondante, le sublimé est précipité par les matières albuminoïdes en albuminate de mercure dont l'action est nulle. La teinture d'iode est un bon topique médicamenteux ; mais on omet trop souvent qu'à peine préparée elle se décompose et donne naissance à de l'acide iodhydrique qui est un corrosif. La gaze iodoformée gagne à être stérilisée : que de fois la met-on dans une étuve à 100 degrés et plus, d'où elle ressort en lambeaux, brûlée par l'iode libre dégagé sous l'action de la chaleur !

L'ignorance de la *Physique* serait de nos jours plus fâcheuse encore que celle de la Chimie. Toute une Thérapeutique active, la *Thérapeutique physique*, dont cette science est la base, vient d'être en partie renouvelée des Anciens, en partie créée de toutes pièces, et je m'honore, pour ma part, de la préconiser depuis bientôt vingt ans.

L'Aérothermothérapie remplace avantageusement maint médicament stupéfiant ; la Sismothérapie régularise des circulations locales entravées et tonifie des systèmes nerveux et musculaires mieux que ne savaient le faire les drogues des Anciens ; la Cryothérapie augmente constamment son champ d'action, supplantant de très vieux remèdes, de séculaire prescription ; la Photothérapie a solutionné de nombreux problèmes thérapeutiques restés insolubles. C'est à l'Électricité sous toutes ses formes, isolée ou combinée à la Lumière, au Froid, à la Chaleur, que souvent s'adressera le Thérapeute moderne pour le soulagement ou la guérison de multiples affections relevant encore soit de la Pharmacie Galénique soit de la Chirurgie.

La Gynécologie est peut-être la branche médicale la plus tributaire de la Physique. C'est surtout par l'Aérothermothérapie, par l'Électrothérapie, par la Radiothérapie que le Gynécologue progressera dans l'Art de guérir les affections atteignant l'ensemble de l'Appareil génital interne, contre lesquelles son arme la plus sûre, et aussi la plus antiphysiologique, est actuellement l'opération mutilante de la castration.

La *Météorologie* a plus d'importance qu'on ne croit dans la Thérapeutique des maladies chroniques. Peu s'en occupent avec soin. Le Médecin se contente de savoir que la température du soir est plus élevée que celle du matin, et l'acquis de ce fait observé tous les jours ne l'incite pas à l'étude du retentissement sur l'organisme des conditions météorologiques. Et cependant, de même que l'habitant des tropiques ne vient pas impunément se fixer dans les régions froides, de même le montagnard éprouve quelque dommage à descendre dans la plaine. En les renvoyant simplement dans leur pays d'origine, j'ai donné le meilleur conseil de thérapeutique à certains malades abreuvés de drogues inutiles. C'est de même par le retour au sol natal que les femmes de nos pionniers du centre africain se guérissent des métrorrhagies incoercibles qui les prennent parfois sous ces latitudes brûlantes.

La Climatothérapie et l'Héliothérapie méritent plus l'attention du Gynécologue que la Posologie de l'Hydrastis canadensis ou de l'Hamamelis virginica. L'influence du Climat, pour connue qu'elle soit, ne saurait être trop mise en évidence pour l'amélioration de nombre de troubles fonctionnels de l'appareil ovario-utérin. Les bains d'air et de soleil ont une efficacité thérapeutique que n'avaient pas négligée les Anciens. Prônés à nouveau depuis quelques années, ils apportent dans certains états chroniques des modifications heureuses que j'ai maintes fois constatées, pour ma part, en Gynécologie; la connaissance de leur action bienfaisante mérite d'être précieusement retenue. La Thérapeutique très simple de la Vie au grand air vaut mieux que maint remède chimique, galénique, opothérapique, pour la cure des dysménorrhées, des aménorrhées, des stases et des congestions pelviennes.

La *Botanique* est totalement négligée de nos jours. Les Anciens attribuaient aux plantes toutes les vertus, nous les leur refusons toutes, et on a quelque compassion pour une malade qui prend en injection une infusion de plantes. De vieux et excellents topiques, le vin aromatique, l'onguent populeum, le styrax, sont délaissés. On leur reproche d'être septiques alors qu'ils possèdent des propriétés antimicrobiennes incontestables. Ne va-t-on pas jusqu'à stériliser le vin, qui pourtant détruit de lui-même tous les microbes virulents!

A un point de vue différent, d'autres Branches scientifiques sont intéressantes à connaître par quelque côté. C'est ainsi qu'il est bon d'avoir un léger aperçu de *Mécanique* : en tenant compte de ses lois fondamentales, le Gynécologue s'épargnera souvent des difficultés opératoires et améliorera sa technique. Dans la construction des instruments nouveaux, il s'inspirera avec succès des connaissances, même superficielles, qu'il peut avoir en cette science.

Je me risque à parler d'*Astronomie*. Sans doute, il ne s'agit pas de faire revivre l'antique doctrine galénique de l'Influence de la Lune sur les Humeurs. Mais quelques clartés sur les Mondes ont d'abord pour avantage de donner à l'esprit un degré appréciable de calme philosophique, dont l'influence heureuse se traduit en Médecine par la patience, la modestie et la bonté. A ceux qui pourraient croire que l'étude du Ciel puisse enfanter le découragement, je redirai avec l'auteur du Jardin d'Epicure : *Ce qui est admirable, ce n'est pas que le champ des étoiles soit si vaste; c'est que l'homme l'ait mesuré.* Une excursion en Astronomie mathématique a aussi pour résultat d'ancrer fortement dans l'esprit cette idée que la Science la plus précise qui soit ne comporte aucune expérimentation. Et cette idée, d'ordre général, est profitable au Médecin qui, imbu des sciences biologiques, a une tendance toute naturelle à ne voir que l'Expérience et à lui attribuer la plupart du temps une valeur absolue alors que cette valeur n'est que relative.

Gynécologie et Art. — Le Gynécologue, comme tout Médecin, gagne à aiguiser son esprit, à l'affiner par le culte de l'Art. Les Peintres et les Sculpteurs savent ce qu'ils ont gagné et gagneront encore au commerce de la Médecine; mais les Médecins n'ont pas su tirer de leurs relations heureuses avec ces grands Artistes une orientation vers des idées neuves et intéressantes.

L'Anatomie morphologique et l'Anthropométrie nécessitent l'étude des Lois des proportions du Corps que les Artistes ont établies et suivies depuis la plus haute antiquité. Les Anatomistes, en limitant leurs recherches, d'ailleurs fructueuses, aux organes et aux régions, ont omis, en somme, d'apprendre et d'enseigner les caractères de normalité du Corps humain; tout au contraire, les grands Artistes de tous les temps ont mis leurs soins à rechercher et à fixer les règles de construction de la figure humaine. En s'inspirant des données scientifiques des premiers et des lois artistiques des seconds, le Médecin parviendra à la connaissance complète du Corps, tant dans ses détails que dans son ensemble.

Par la pratique de l'Art se développe la conception du Nu, soit de la forme du corps. A l'Anatomie du cadavre s'ajoute l'Anatomie du vivant, dont l'importance a toujours été négligée jusqu'à ce jour, malgré les conseils de quelques chirurgiens comme Gerdy, ou de pathologistes comme Charcot; mais *on est élevé et dressé à fond dans la religion du cadavre envisagé sous tous ses aspects, et on ne se préoccupe pas de ce qui mériterait d'être appelé l'anatomie biologique, qui est la seule qu'on ne devrait pas ignorer* (Lannelongue).

A goûter l'harmonie du système osseux et des masses charnues au point de vue plastique, on se prend à rechercher les lois physiologiques, qui régissent l'accroissement et le fonctionnement tant du squelette que des muscles. Tout se tenant dans la Nature, le culte de la Beauté corporelle se confond avec la conservation de la Santé physique et morale : *mens sana in corpore sano.*

Par la pratique renaissante de l'hydrothérapie et des exercices musculaires ordonnés, le Médecin s'instruit des bienfaits de l'hygiène et de la gymnastique; par l'observation attentive de la Vénus de Milo ou du jeune Éphèbe d'Athènes, il se pénètre également de la nécessité d'un parfait développement du corps, pour réaliser le type de la Santé aussi bien que de la Beauté. Les peintures des vases grecs sont, pour qui veut les lire, le Traité de culture physique le plus beau, le plus vrai et le plus complet.

La fréquentation des Beaux-Arts invite à l'Observation autant que la Clinique; elle fournit au Médecin une occasion de délassement, en continuant à former la faculté maîtresse de son esprit : le Sens.

Pour cultiver le goût, il faut s'exercer à voir ainsi qu'à sentir et à juger du beau par inspection comme du bon par sentiment.

Cette pensée de J.-J. Rousseau se résume en quelque sorte dans ce vers aussi juste que concis de Béranger :

Savoir choisir, voilà le goût.

En Thérapeutique, parmi les moyens recommandés, ne faut-il pas aussi « choisir » le plus indiqué, et juger « du bon par sentiment »?

2

La connaissance des règles de l'Esthétique n'est sans doute pas nécessaire au Laboratoire; mais elle est encore d'une heureuse influence dans la conception de certaines Techniques opératoires. Faut-il ajouter qu'elle préside avec avantage à l'édification des Cliniques privées ou publiques?

Gynécologie et Lettres, Histoire, Langues. — Le Gynécologue en s'intéressant à la *Littérature*, et plus particulièrement aux auteurs de style sobre et précis, gagnera, avec l'acquisition de quelques belles pensées, la faculté d'écrire, sinon avec élégance, tout au moins avec clarté. Si les œuvres de tant de médecins passés, et peut-être présents, sont d'une lecture si peu captivante, la faute en est plus à la négligence de la forme qu'au défaut de qualité du fond. A connaître les Maîtres de notre langue, on apprend à se défendre de la longueur fastidieuse des descriptions, de l'incorrection des phrases et de la mauvaise acception des mots.

Sans s'adonner à l'*Histoire*, il est bon d'être curieux du passé. En consultant les vieux livres, on suit mieux les progrès de la Médecine et on se préserve de faux jugements.

Il suffit de quelque commerce avec les Anciens pour se rendre compte que la marche de la Médecine ne saurait se traduire graphiquement par une ligne régulièrement montante; je la figurerais volontiers en une spirale ascendante. Comme le touriste curieux qui s'engage dans l'escalier d'une vieille tourelle moyenâgeuse, le savant ne monte à travers les âges qu'en tournant sur lui-même, sans s'apercevoir toujours que le spectacle d'en haut ne diffère de la vue d'en bas que par quelques degrés d'incidence et de rayonnement.

Bien des idées dites modernes, nombre de techniques réputées nouvelles se retrouvent dans la poussière des vieux parchemins. Ainsi Erasistrate expliquait à ses élèves, trois siècles avant notre ère, la cirrhose que nous appelons de Laënnec; Bouchut est devenu le père du tubage, que recommandait déjà Avicenne; Chassaignac a découvert des drains que Guy de Chauliac appelait des « *tentes cannelées* »; Récamier a inventé le spéculum retrouvé dans les fouilles de Pompéi, et Trendelenburg une position que figurait Rolandus. On peut répéter avec Armand Delpeuch: *De toutes les sciences, la Médecine est celle où le défaut d'archives bien ordonnées, où le manque d'une histoire bien faite est le plus sensible et le plus à regretter. Aucune n'est plus oublieuse de son passé ni plus injustement.*

L'Histoire est la documentation dans le temps; elle a son pendant dans la documentation dans l'espace, qui est la connaissance de la *Littérature étrangère contemporaine*. Puisque le malheur de notre époque est de manquer d'un langage scientifique universel, il devient nécessaire de savoir, tout au moins, une des principales langues vivantes actuelles. La mentalité médicale et chirurgicale varie plus qu'on ne pense avec les peuples. Les théories sont partout les mêmes; mais les applications diffèrent suivant les pays. Pour la bonne pratique de son art, le Gynécologue se doit d'être couramment informé des méthodes de thérapeutique employées à l'étranger. *Timeo medicum unius libri atque unius loci.*

Gynécologie et Sociologie. — Le rôle du Médecin, et du Gynécologue en particulier, est d'ordre social par quelque côté.

Ce n'est pas par le perfectionnement des méthodes opératoires ni par la connaissance de plus en plus approfondie de la physiothérapie ou de la pharmaco-dynamique que s'obtiendra l'amélioration de la santé de la Femme, considérée du point de vue gynécologique. Les conditions de la vie moderne sont le facteur le plus important du développement des affections de l'Appareil génital féminin. Étudier ces conditions, dégager toutes les causes sociales d'influence pernicieuse sur le système ovario-utérin, chercher et trouver les moyens de parer à la dégénérescence, chaque jour plus fréquente, de la glande ovarienne, tel est le but élevé que doit se proposer d'atteindre le Gynécologue.

Sans doute, il ne lui appartient pas de rédiger les lois protectrices de la santé de la Femme, mais il lui revient de contribuer à en faire apparaître la nécessité et de les soutenir quand elles sont promulguées.

Le Gynécologue, orienté vers la Sociologie, saura voir dans maintes maladies le résultat d'une institution sociale vicieuse, et il aspirera à l'établissement d'une prophylaxie d'ordre législatif autrement efficace que celle obtenue par l'application des préceptes médicaux.

Même des cas individuels réclament cette mentalité particulière que je voudrais voir chez tout Gynécologue. Le diagnostic d'un début de grossesse chez une jeune fille apeurée comporte d'autres recommandations que celles que prescrit la Thérapeutique; il importe de sauver une vie qui commence et souvent de parer à un coup de désespoir de la mère. L'entreprise d'une intervention grave chez une mère de famille entraîne à des considérations qui ne relèvent ni de la Médecine, ni de la Chirurgie, un traitement palliatif imparfait, mais sans aléa, considéré du point de vue familial, pourra être préféré avec raison à un traitement curatif, mais dangereux.

Le résultat éloigné d'une opération mutilante chez une jeune femme doit s'entrevoir par le côté matrimonial; la réussite de la Chirurgie n'est, en effet, complète que si l'organisme ne se sent diminué en aucune de ses fonctions.

Ainsi envisagé du point de vue social, familial ou matrimonial, maint problème gynécologique comporte une solution parfois différente de celle que dicterait la Thérapeutique pure, mais plus juste parce que plus adéquate à l'intérêt vital.

III. COMMENT FAUT-IL ORGANISER LES ÉTUDES COMPLÉMENTAIRES DE L'ÉLÈVE GYNÉCOLOGUE ?

La manière dont il faut comprendre l'étude de la Gynécologie, que je crois avoir suffisamment expliquée dans tous ses détails, implique une méthode d'instruction qui est assez facile à préciser. Si j'avais à donner un programme pour l'étude de la Gynécologie à un étudiant ayant terminé sa scolarité, ou à un Interne des Hôpitaux nouvellement promu, je le formulerais ainsi :

Matière		Durée	Total
Médecine générale		1 an.	4 ans.
Chirurgie générale		1 —	
Gynécologie chirurgicale	15 mois.	18 mois.	
Gynécologie médicale	3 —		
Obstétricie		6 —	
Pathologie du tube digestif		2 —	1 an.
Pathologie des voies urinaires		3 —	
Dermatologie et Syphiligraphie		2 —	
Pathologie nerveuse		3 —	
Pathologie nasale et laryngée		1 —	
Pathologie oculaire		1 —	
			5 ans.

Les six dernières matières, dont la durée d'études est de un an, nécessitent, pour l'Interne des Hôpitaux, une année supplémentaire, à moins que des circonstances favorables lui permettent de gagner cette année en suivant des cours l'après-midi.

Les études scolaires comprenant quatre à cinq années, la durée totale du temps exigé pour remplir ce programme est de neuf à dix ans, durée moyenne ordinaire d'une instruction solide pour une partie quelconque de la Médecine. La scolarité pouvant être terminée, ou l'Internat acquis, de vingt-quatre à vingt-cinq ans, le futur Gynécologue aborde dès cet âge, c'est-à-dire en pleine jeunesse, les diverses branches médicales dont la connaissance est nécessaire à la pratique de son art; il ne perd pas son temps à l'acquisition de connaissances scientifiques sans doute intéressantes en elles-mêmes, mais n'ayant que des rapports lointains ou sans intérêt avec sa Spécialité.

Ce programme d'études une fois rempli, les recherches personnelles, qui sont le but suprême de tout Médecin, peuvent être entreprises avec succès. Il importe de remarquer que le jeune Spécialiste ainsi préparé n'a guère encore que vingt-huit ou vingt-neuf ans.

IV. QUELLES ÉTUDES DOIT CONTINUER LE GYNÉCOLOGUE DURANT LA PRATIQUE DE SON ART?

Instruit suivant la méthode que je préconise, le Gynécologue s'intéressera toute sa vie aux diverses branches médicales qu'il a dû étudier pour apprendre sa Spécialité.

A l'inverse du Médecin et du Chirurgien, qui, spécialisés tard, sont obligés d'abandonner à jamais toute une partie de leur bagage scientifique, devenu inutile bien qu'ayant coûté travail et temps, le Gynécologue, spécialisé tôt mais intelligemment, n'a rien à retrancher à l'étendue et à la variété de ses connaissances scolaires. Tandis que les premiers, dressés suivant la *méthode classique*, sont fatalement incomplets, qui en Médecine, qui en Chirurgie, le second, élevé suivant la *méthode rationnelle*, n'a pas de lacune. Tous ont fourni sensiblement le même travail; mais ceux-là l'ont dispersé sur quantité de points étrangers à la Gynécologie, tandis que celui-ci a consacré tous ses efforts à l'étude unique, mais complète, de sa Spécialité.

Le Gynécologue, dont l'instruction première a été bien comprise, n'a donc qu'à poursuivre toute sa vie le développement des études qui ont déterminé la formation de son esprit. Se perfectionnant sans cesse en Médecine, en Chirurgie, en Obstétricie, il évoluera dans la Thérapeutique suivant toutes les idées médicales, chirurgicales, obstétricales, dont la valeur lui échappera d'autant moins qu'il en suivra facilement les transformations et les changements. Médecin autant que Chirurgien, il n'omettra pas de connaître tous les progrès du traitement médical; mais Chirurgien autant que Médecin, il suivra attentivement le développement des méthodes opératoires pour pratiquer, dans toute sa perfection, à l'heure propice, l'intervention nécessaire, réparatrice ou mutilante.

Une excellente manière pour le Gynécologue, comme pour tout Médecin, de s'élever dans la connaissance de sa Spécialité, est de reprendre, à pied d'œuvre, l'étude anatomo-pathologique et clinique de chacune des maladies qu'il observe. La plupart des descriptions didactiques méritent d'être retouchées, parfois refondues, parce qu'elles sont inexactes ou incomplètes. Les réactions morbides changent, en effet, avec la résistance des êtres, et cette résistance varie elle-même avec les époques et les conditions de vie, si bien que chaque génération humaine mérite une description nosologique quelque peu particulière; en plus, nombre de données classiques, établies sur des affirmations magistrales, gagnent à être corroborées par des faits. En jetant le doute scientifique sur l'ensemble de ses connaissances scolaires, le Gynécologue s'oblige à un long et minutieux travail de revision dont le résultat sera, en même temps qu'une connaissance intime de la pathologie féminine, une mise au point plus juste ou même une conception nouvelle de quelques-unes des maladies dont il aura entrepris l'étude de contrôle.

Ce travail de revision et de perfectionnement conduit tout naturellement à l'élaboration d'articles, de mémoires, de livres. Et le conseil de publier ne saurait être donné avec trop d'insistance : l'esprit se rouille quand la main n'écrit plus.

Tant par l'esprit de continuité de ses études que par le caractère novateur et personnel de ses recherches et de ses publications, le Gynécologue acquerra, au fur et à mesure du développement de la pratique de son Art, une individualité scientifique intéressante.

D'autre part, ses connaissances générales en Art, en Littérature, en Histoire, en Sciences, en Sociologie, bien orientées dès sa jeunesse, se complèteront par le temps et l'expérience. Et il importe d'attacher une valeur à ces connaissances parce qu'elles élargissent le mieux l'esprit, modifient bien des concepts, dans un sens juste, élèvent l'âme aux hauteurs sereines de la philosophie, rendant l'homme meilleur, compatissant et de commerce agréable.

Je voudrais encore insister sur un mode d'instruction et de perfectionnement : le *Voyage* à l'étranger. *Pendant quinze à vingt ans, tout médecin doit s'imposer de sortir chaque année de son pays,* ne fût-ce que pour une courte période de temps. Quand l'âge a mûri l'esprit et que l'expérience acquise est déjà considérable, il est encore utile d'aller au loin chercher des visions nouvelles ou différentes. A voir les autres peuples, à visiter les institutions concurrentes, à coudoyer les savants de toutes les Nations, on se défend de la Routine, et on se garde de la contemplation de son Moi.

V. COMMENT PEUT-ON PERSÉVÉRER DANS L'ÉTUDE DE LA GYNÉCOLOGIE ?

La Gynécologie peut être cultivée avec ténacité et profit dans le calme d'un hôpital fermé aux étudiants. Au Médecin ainsi isolé il faudra une grande force de volonté pour continuer ses recherches durant de longues années.

La meilleure manière de poursuivre l'étude d'une science est, à mon sens, de l'enseigner. Par les élèves, maint problème se pose et se résout qui resterait sans recherche et sans solution. L'effort que réclame pour être exposée toute question d'anatomie, de clinique ou de thérapeutique, a souvent pour résultat de l'éclairer par quelque côté non encore mis en lumière et de la présenter sous un angle nouveau et intéressant. A montrer son savoir en technique clinique ou opératoire, on se perfectionne dans la délicatesse du doigté et dans la justesse du coup d'œil. La nécessité de guider un jeune élève inexpérimenté, tant dans la percussion de la poitrine ou du ventre que dans le toucher vaginal, invite le Maître à analyser, décomposer, coordonner les mouvements de la main et des doigts; une plus grande simplification en est toujours l'avantage, la découverte d'un procédé nouveau parfois le résultat.

Faut-il ajouter que le stimulus de l'enseignement favorise les recherches et devient la source d'un plaisir délicat : « *In hoc gaudeo aliquid discere, ut doceam : nec me ulla res delectabit licet eximia sit et salutaris, quam mihi uni sciturus sim* ». L'esprit humain n'a pas changé depuis les temps où Sénèque écrivait cette belle pensée, et nous pouvons redire avec lui que les connaissances les plus précieuses ne sauraient donner de contentement profond si l'on devait les garder jalousement pour soi.

La manière d'enseigner fut longtemps dogmatique. Peut-être garde-t-elle trop souvent encore cette allure, par suite d'une influence atavique. L'important est cependant de développer la faculté de l'Observation. Le but principal du Maître ne doit pas être tant de chercher à inculquer ses idées dans l'esprit des élèves qu'à les amener à bien voir et comprendre les faits sur lesquels elles sont basées. *Je sais que la vérité est dans les choses, et non dans mon esprit qui les juge, et que, moins je mets du mien dans les jugements que j'en porte, plus je suis sûr d'approcher de la vérité* (J.-J. Rousseau).

Les Leçons magistrales sont toujours profitables; elles permettent mieux que le Livre d'attirer l'attention sur les points principaux d'une description, comportent une originalité plus grande et donnent la possibilité de présenter des aperçus plus nouveaux parce que plus récents. Mais elles doivent être complétées par la Clinique proprement dite.

L'étude du malade se fait de deux manières :

L'une, classique et ordinaire, consiste à montrer à l'élève un cas pathologique dont tous les éléments de diagnostic lui sont expliqués; elle a le désavantage de ne susciter aucun effort;

L'autre, moderne, et à laquelle je me suis toujours attaché depuis longtemps, procède d'un point de vue différent. Elle tend à développer l'esprit de recherche et d'observation. L'élève est mis en présence du malade; à lui de l'étudier et de porter tel diagnostic qu'il lui plaît. Le Maître confirme ou rectifie le diagnostic et, dans le cas d'erreur, l'élève reprend son examen jusqu'à ce qu'il ait reconnu toutes les fautes qu'il a commises.

Ces deux méthodes d'étude clinique peuvent sans doute s'unir en se complétant. On peut soutenir que la première est préférable pour les débutants, la seconde pour les élèves plus avancés. Toutes mes préférences vont cependant à la seconde, dans tous les cas, à la seule condition que l'étudiant connaisse les règles précises et rigoureuses d'une bonne méthode d'observation.

Tant en Clinique qu'au Laboratoire, le meilleur enseignement revêt le caractère d'une collaboration. A tous d'étudier, les aînés guidant les plus jeunes et recevant parfois, en échange de leurs conseils précieux, quelque idée novatrice dont le mûrissement se traduit par un petit progrès scientifique.

VI. POURQUOI LA GYNÉCOLOGIE N'EST PAS ENCORE UNE SPÉCIALITÉ INDÉPENDANTE?

La Gynécologie n'a pas encore gagné en France son indépendance. Malgré son importance devenue si considérable dans les grandes agglomérations des villes, ni les Universités ni les Administrations hospitalières ne se sont encore décidées à créer un corps autonome de Gynécologues. Médecins, Chirurgiens et Accoucheurs entendent être Gynécologues, si les circonstances ou la curiosité scientifique les dirige vers les affections génitales féminines.

La raison de cet état mineur de la Gynécologie me paraît s'expliquer par la connaissance de son évolution à travers les âges, et je voudrais, dans une sorte de raccourci historique, montrer la raison et la puissance des liens qui ont tour à tour enchaîné cette Spécialité à la Médecine, à la Chirurgie et à l'Obstétricie.

Rapports historiques de la Gynécologie avec la Médecine et la Chirurgie. — La manière dont la Gynécologie a été étudiée, exercée, enseignée au cours des siècles, a varié suivant la conception générale de la pratique de la Médecine aux diverses Époques, depuis Hippocrate jusqu'à nos jours.

La Conception Antique et Grecque tendait à l'Unité dans l'enseignement et la pratique de la Médecine; elle paraît bien avoir été régie par un esprit d'individualisme marqué que l'on a vu reparaître, dans les temps modernes, à la Révolution. Hippocrate traite à la fois de la Médecine et de la Chirurgie, et chacun sait que Galien fut, dans sa jeunesse, Chirurgien de la caserne des gladiateurs de Pergame, avant d'établir ce fameux système doctrinal qui le fit régner en maître de la Science Médicale, du VIe au XIIIe siècle.

Le Médecin Grec soignait ou opérait suivant les indications; il garda cette manière d'envisager la Thérapeutique, quand le sceptre médical passa, de Grèce, à Alexandrie avec les Ptolémées vers le IIIe siècle avant J.-C., puis à Rome, au premier siècle de notre ère, après Asclépiade.

Les Arabes, qui durent leurs succès dans les sciences principalement aux auteurs grecs qu'ils traduisirent, gardèrent l'antique tradition : la Chirurgie d'Albucasis n'est qu'une partie du Tesrif, véritable Encyclopédie médicale, et le Canon d'Avicenne est un Traité complet de toute la Médecine à son époque.

La Gynécologie grecque, romaine, arabe, pas plus qu'aucune autre branche, n'est donc pas divisée en médicale et chirurgicale, soit dans son étude, soit dans la pratique de sa thérapeutique.

Mais lorsque le centre des études scientifiques se trouva transporté dans l'Europe occidentale, les savants et les médecins subirent l'influence de l'Église, à laquelle d'ailleurs ils appartenaient. La Médecine prend dès lors une allure exclusivement spéculative et philosophique; l'expérience est exclue et avec elle les manœuvres manuelles.

En conséquence de cette Conception Ecclésiastique, la Chirurgie n'est plus exercée par les Médecins; elle est abandonnée à des praticiens, tenus en tutelle : les Chirurgiens et les Barbiers. Ainsi fut partagée la Thérapeutique et, par voie de retour, la Pathologie elle-même. En même temps, et toujours sous l'influence des idées dogmatiques, l'esprit d'individualisme disparaît et se trouve remplacé par le principe corporatif : la Faculté des Médecins, le Collège des Chirurgiens se forment, chacun avec des privilèges qu'il s'agit de défendre sans trêve parce qu'ils se heurtent sans cesse.

Du XIIIe siècle, qui vit naître la Faculté de Médecine de Paris, jusqu'à la Révolution, Médecins et Chirurgiens se disputent donc l'exercice de toutes les branches médicales dont la Thérapeutique est mixte et relève tantôt des uns, tantôt des autres. Les « Maladies des Femmes », tant par leur importance que par leur caractère propre d'être essentiellement tributaires d'un traitement médico-chirurgical, sont naturellement soignées par tous.

La pré-Renaissance et la Renaissance elle-même ne donnent aucune individualité à la Gynécologie. Si le XVIIe siècle, avec Guillemeau, et le XVIIIe, avec Mauriceau, voient s'accomplir le premier essai d'affranchissement de l'Obstétricie, la Gynécologie ne profite pas de ce mouvement d'émancipation et reste sous la tutelle des Médecins et des Chirurgiens;

bien mieux, elle ne trouve dans les nouveaux Accoucheurs qu'une troisième série de Maîtres

Pour juger de la réalité de ce triple parrainage, il suffit de consulter les vieux livres. Pendant qu'Astruc, Professeur Royal de Médecine et *Médecin* consultant du Roi, écrit un Traité des Maladies des Femmes (1765), Dionis, Premier *Chirurgien* de feues Mmes les Dauphines, et Chirurgien Juré à Paris, consacre, dans son Cours d'Opérations de Chirurgie (1760), un chapitre aux « Opérations sur la Matrice », un second aux « Accouchemens qui demandent le Chirurgien », et un troisième « aux suites des Accouchemens, descentes ou chutes de Matrice qui en arrivent »; de son côté, Levret, *Accoucheur* de Mme la Dauphine, publie ses « Observations sur la cure radicale de plusieurs Polypes de la Matrice » (1759).

La Révolution, brisant à la fois la Vieille Faculté et le Collège de Chirurgie, fit renaître l'esprit d'individualisme et tendit à établir l'Unité médicale antique. *En rendant la Chirurgie à la Médecine et la Médecine à la Chirurgie, on se rapproche de la nature, dont les anciens étaient moins éloignés que nous et dont on s'est écarté mal à propos après eux* (Vicq d'Azyr, 1790).

Médecine et Chirurgie furent si bien liées au début du XIXe siècle que l'on vit Trousseau nommé le même jour Agrégé de Médecine de la Faculté de Paris et Chirurgien en chef de l'hôpital de Tours, et Récamier aborder la Thérapeutique chirurgicale des affections utérines dans la Clinique médicale de l'Hôtel-Dieu, dont il était professeur.

La Gynécologie, profitant de ce mouvement, faillit être orientée dans sa voie véritable justement par Récamier, qui, Médecin, pratiqua le curettage, l'amputation du col et l'hystérectomie vaginale.

Mais l'ère de la pratique médico-chirurgicale personnelle devait être courte. Dès le second tiers du XIXe siècle, le système des Concours scinde à nouveau le corps médical en Médecins et Chirurgiens. La Gynécologie se reprend à osciller des uns aux autres. Lisfranc, Amussat, Velpeau, Nélaton, sont Chirurgiens et Gynécologues. Huguier, Gallard, Bernutz, Goupil, Siredey, Nonat, sont aussi Gynécologues, mais Médecins. Courty, dont le Traité eut tant de vogue, est professeur de clinique à Montpellier, et il écrit en 1872 : « L'étude des maladies de la femme se concentre aujourd'hui dans les mains des gynécologistes, c'est-à-dire des médecins qui s'occupent spécialement des maladies utérines. »

Si l'ère antiseptique se fût ouverte du temps de Récamier, les Médecins Gynécologues fussent devenus des Médecins opérateurs, préparés qu'ils étaient à la Thérapeutique chirurgicale, à cette époque. Mais, sous le coup des désastres provoqués par la septicémie et la pyohémie, ils renoncèrent successivement à l'hystérectomie, puis à l'amputation du col, enfin au simple curettage, se bornant à l'étude clinique, aux recherches anatomo-pathologiques cadavériques, à la thérapeutique purement médicale. Entre leurs mains devenues débiles, la Gynécologie était condamnée à la stagnation.

Avec Pasteur, les Chirurgiens s'emparent de la Gynécologie et lui donnent un essor inconnu dont ils ont justement profité. Pendant trente ans, la Thérapeutique gynécologique est essentiellement d'ordre chirurgical; le traitement opératoire de toutes les affections de l'Appareil génital féminin est abordé, perfectionné, solidement établi.

Aujourd'hui, les recherches de laboratoire et le point de vue médical reprennent leur rang et leur importance. Quelques Médecins s'adonnent même avec persévérance et succès à la Gynécologie, mais malheureusement au seul point de vue médical. Enfin les Accoucheurs, qui viennent de conquérir très justement leur franchise, s'y intéressent de si près qu'ils voudraient l'absorber. Et nous voilà revenus au temps d'Astruc, de Dionis et de Levret!

Rapports historiques de la Gynécologie et de l'Obstétricie. — L'union de la Gynécologie à l'Obstétricie s'éclaire à la lumière historique, tout comme se comprend son partage entre Médecins, Chirurgiens et Accoucheurs par l'étude des conceptions et organisations médicales à travers les âges. L'ignorance de l'Anatomie, de la Physiologie et de la Pathologie des organes génitaux et, sans doute aussi, la rareté relative des complications obstétricales et des affections gynécologiques chez les peuples robustes que furent les Grecs, les Arabes et les Français du Moyen Age, ne permirent pas de scinder, faute d'importance, la Gynécologie et l'Obstétricie, qui furent confondues sous le nom générique de « Maladies des Femmes ».

Dans l'Ancienne Médecine grecque, puis arabe, les Maladies de l'Appareil génital de la Femme ne font guère l'objet que de courts chapitres dans les Traités généraux, et elles se résument dans l'étude sommaire des inflammations, des descentes, de la menstruation, de la stérilité et de l'accouchement.

Avec la Renaissance commencent à paraître des ouvrages plus complets, mais traitant toujours à la fois des Accouchements et des Affections gynécologiques. Le *Traité de Mercatus*, grand in-folio de 310 pages à texte très serré, écrit à la fin du XVIe siècle, peut être pris comme modèle du genre; son titre en indique clairement le contenu :

DE MULIERUM AFFECTIONIBUS, *Libri Quator.*

Quorum.	I. *Mulierum.* II. *Virginum et Viduarum.* III. *Sterilium et Pregnantium.* IV. *Puerperarum et Nutricum.*	*Passiones morbos ac symptomata tractant.*

Au XVIIe siècle, Gynécologie et Obstétricie continuent à faire l'objet d'un seul et même livre : *Les Maladies des Femmes* par Ettmuller, comprennent, par exemple, dix chapitres allant « Des Vices du flux menstrual et du Pucelage perdu » aux « Vices de l'accouchement et de l'alaitement ».

Au XVIIIe siècle, l'étude des Maladies des Femmes prend de plus en plus d'importance. Le *Traité d'Astruc*, paru en 1763, peut être regardé comme résumant sur ce sujet les connaissances scientifiques de cette époque. Il comprend cependant toujours et l'Obstétricie et la Gynécologie.

Ce n'est qu'au XIXe siècle que la Gynécologie se sépare de l'Obstétricie et devient enfin l'objet de Traités spéciaux. Il semblerait dès lors que la Gynécologie doive s'individualiser et devenir une branche médicale distincte. Nullement.

En Allemagne, pays de tradition, elle demeure affiliée à l'art des Accouchements.

En France, comme je viens de le montrer, elle reste sous la tutelle de la Médecine jusqu'à l'ère antiseptique et ne s'en dégage que pour devenir une dépendance de la Chirurgie. Ces dernières années, l'idée de réunir la Gynécologie à l'Obstétricie a pris consistance, surtout à Paris. Cette union serait néfaste aux deux spécialités et si la seconde a besoin de prendre quelque ampleur, c'est vers la Puériculture, branche toute nouvelle et de si grande importance, qu'elle doit s'élargir.

Cet aperçu historique montre pourquoi et comment la Gynécologie s'est trouvée partagée, depuis des siècles, entre les Médecins, les Chirurgiens et les Accoucheurs, chacun la revendiquant tantôt en totalité, tantôt en partie. Etudiée par tout le monde, elle n'est finalement enseignée et pratiquée dans son ensemble par personne, Elle a toujours manqué d'Unité et ce défaut se retrouve de nos jours : maint Traité actuel de Gynécologie s'intitule encore Médico-Chirurgical et nécessite la collaboration d'un Médecin et d'un Chirurgien. Nul plus que mon Maître, M. le Professeur Pozzi, n'a cessé de démontrer que la Gynécologie, au lieu d'être « morcelée et démembrée entre Chirurgiens, Médecins et Accoucheurs », doit constituer au contraire « une Branche définie et distincte de l'Art de guérir ».

Les temps sont amplement révolus pour que la Conception Grecque de l'Unité de l'enseignement et de la pratique de la Médecine soit reprise en ce qui concerne toutes les Branches médicales qui relèvent à la fois de la Médecine et de la Chirurgie et que nous désignons actuellement sous le nom de Spécialités. S'il est incontestable que les progrès simultanés de toutes les Sections médicales ont tellement agrandi le domaine et reculé les limites de notre Art, qu'il n'est plus permis à un nouvel Hippocrate de le connaître en son entier, il n'en est pas moins vrai que chaque Spécialité doit être comprise suivant la conception antique de la Médecine générale.

Première de toutes les Spécialités, la Gynécologie demande donc, pour être étudiée, enseignée et exercée dans toute son ampleur et son intégralité, des Médecins qui se réclament de l'École d'Hippocrate, ou, pour rappeler deux grands Français, empreints de l'esprit individualiste de la Révolution des Chirurgiens à la Trousseau ou des Médecins à la Récamier.

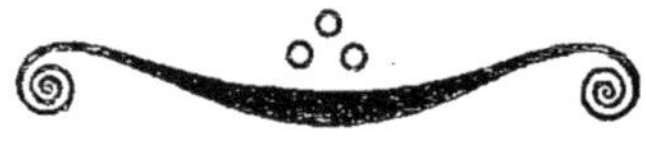

L'ANATOMIE MORPHOLOGIQUE DE LA FEMME

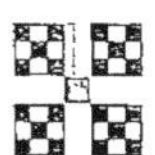

Les auteurs qui font précéder la Pathologie gynécologique d'un aperçu anatomique se bornent à rappeler les principales notions de configuration ou de rapports intéressant les divers segments de l'Appareil génital. Aucun d'eux, élargissant le cadre descriptif, n'a entrepris l'étude générale du Corps de la Femme.

Voulant nettement montrer, dès le début de mon ouvrage, que la Gynécologie ne doit pas se restreindre à l'étude spéciale des Maladies du système génital féminin, mais qu'elle doit s'élever à la connaissance des rapports qu'ont ensemble la Santé générale et la Santé génitale, je consacre le premier chapitre à l'Anatomie morphologique de la Femme. Pour apprécier la valeur d'un organisme, il ne suffit pas, en effet, d'interroger ses viscères, il faut encore juger de son Anatomie extérieure. Cette Anatomie extérieure ou morphologique a ses lois, mais les médecins omettent communément de les apprendre. Tel qui rougirait d'ignorer les rapports précis de l'uretère et de l'artère utérine, souvent ne sait dire si la largeur des épaules l'emporte sur celle des hanches ou si le milieu de la hauteur totale du corps passe par le pubis ou l'ombilic.

L'omission de l'Anatomie morphologique en Médecine tient à ce que toutes les descriptions pathologiques visent beaucoup plus la maladie que le malade. Qu'il s'agisse de pneumonie ou de fièvre typhoïde, comme de métrite ou de cancer du col, le sujet attaqué par l'élément infectieux ou néoplasique est supposé d'une résistance toujours égale, alors qu'il est d'une vulnérabilité essentiellement dissemblable. Cependant les effets objectifs et subjectifs d'une même maladie varient suivant les organismes, et lorsque le médecin borne ses recherches à l'examen de l'organe atteint, il se condamne à une étroitesse de vues qui se traduit à chaque instant par une erreur de jugement ou une faute de thérapeutique.

Sans doute la Clinique ne néglige ni le cœur, ni le poumon, ni le foie, ni les reins, mais elle ne s'inquiète pas assez du squelette, des muscles, de la graisse et de la peau, c'est-à-dire de l'Aspect général du Corps. Or, de l'étude de cet aspect peut se déduire souvent la valeur de résistance des individus.

Du point de vue gynécologique, il y a un intérêt supérieur à considérer une malade dans l'ensemble de son Organisme, à la peser, à la mensurer, tant au point de vue de sa poitrine, de son bassin et de ses hanches que de sa stature totale. Je ne connais pas de livre où l'on enseigne cette pratique, et cependant combien de médecins écrivent sur la Gynécologie !

Nombre d'inflammations génitales ne surviennent et ne se prolongent que par la faiblesse générale du Corps. Des exercices musculaires appropriés, des cures d'air ou d'eaux, des régimes alimentaires ont raison d'états chroniques contre lesquels les soins locaux sont insuffisants. Le Sanatorium et le Gymnase doivent doubler la Salle d'opérations gynécologiques, même la remplacer souvent.

La Prophylaxie a encore plus à bénéficier que le traitement topique, de l'examen du Corps dans son ensemble. Tous les enfants, voire tous les adultes, gagneraient à subir une « revision annuelle » scoliose, déformations thoraciques, ptoses, surcharge graisseuse, faiblesse musculaire, tares acquises de toutes sortes, seraient évitées ou amoindries dans leur développement. Par l'habitude du Nu, les médecins modifieraient heureusement leur mentalité en matière d'hygiène; ils comprendraient mieux que le gymnase est la prophylaxie des congestions pelviennes et des ptoses abdominales aussi bien que de la tuberculose. Les enfants et les adultes, perdant toute pudeur de convention, habitueraient leur corps entier à l'usage de l'eau, assoupliraient leurs muscles, développeraient leur poitrine et restitueraient à la peau son rôle bienfaisant de perspiration lente et continue. Rendus plus forts, ils éviteraient de devenir la proie des maladies et la Femme ne serait plus l'*éternelle blessée.*

Imbu de ces idées générales, le Gynécologue ne restreindra donc pas son examen à l'appareil génital; non seulement il l'étendra aux viscères, mais il le complètera par la recherche des caractères de normalité morphologique du squelette, des muscles et de la peau; de son étude ainsi poursuivie d'un système particulier à l'ensemble de tout l'organisme, il saura tirer des déductions de diagnostic, de pronostic et de thérapeutique, éclairées à la lumière de la pathologie spéciale et marquées au coin de la pathologie générale.

La dénomination *Anatomie morphologique* n'a guère été employée; je la choisis parce qu'elle me paraît claire et de définition précise; elle signifie: étude de la forme du corps, en son tout et en ses différentes parties. L'Anatomie morphologique est distincte de l'Anatomie descriptive et de l'Anatomie topographique; elle diffère de l'une et de l'autre par son objet, qui se limite à la connaissance de l'aspect extérieur du Corps humain, d'où le nom d'*Anatomie externe* qui lui a été parfois donné. Elle se base sur les données principales d'ostéologie et de myologie de l'Anatomie descriptive, mais elle prend son individualité dans l'étude particulière des caractères morphologiques et des lois des proportions dont s'inquiètent les Artistes, ce qui lui a valu d'être dénommée *Anatomie plastique* ou *artistique*. A l'inverse des Anatomies descriptive et topographique qui exigent la dissection du cadavre, elle se réclame surtout de l'examen du *sujet vivant*.

Le sujet vivant mérite d'être considéré à l'état de repos et à l'état de mouvement, et l'on conçoit ainsi que l'Anatomie morphologique peut comporter un développement fort étendu. Du point de vue gynécologique, l'étude morphologique du Corps se restreint notablement; elle peut se limiter à un aperçu de la Morphologie générale de la Femme et à la description détaillée du Ventre, des Reins, du Bassin et de l'Appareil génital externe. En revanche, elle ne saurait se confiner au type normal et beau, tel que l'entendent les Artistes. Elle ne peut se désintéresser des déformations causées par l'âge, ou par la valeur du système adipeux, ou par l'état des muscles.

L'Anatomie morphologique de la Femme est donc pour le Médecin l'étude des formes du Corps de la Femme, du début de la période adulte à l'extrême vieillesse.

Pour être complète, l'Anatomie morphologique de la Femme devrait s'étendre aux différentes races : blanche, jaune, noire. Mais je n'oublie pas que je m'adresse à des médecins français; cette étude se bornera donc à la description morphologique de la Femme de race blanche; je noterai seulement, à l'occasion, les différences que présentent les Femmes de race nègre ou jaune.

Je divise ce chapitre en trois parties. La première est consacrée à l'Anatomie morphologique générale du Corps de la Femme, d'abord à l'état de parfait développement et avant l'apparition de tout symptôme de déchéance, puis suivant les modifications de forme subies du fait de l'âge ou des altérations des systèmes adipeux, musculaire et osseux. Les deux autres parties ont pour objet la description détaillée des Régions qui intéressent plus spécialement le Gynécologue.

Ces trois parties reçoivent les titres suivants :

1° Anatomie morphologique du Corps de la Femme;

2° Anatomie morphologique du Ventre, des Reins et du Bassin de la Femme;

3° Anatomie morphologique de l'Appareil Génital externe de la Femme.

Je regrette de n'avoir trouvé dans les auteurs ni le plan ni les éléments complets de l'étude que j'entreprends. Il en résulte une description qui a le défaut d'être personnelle en beaucoup de points sur un sujet très difficile. L'étude morphologique de la Femme mérite d'être faite dans tous ses détails; j'ai conscience de ne l'avoir qu'ébauchée, mais j'ai l'espoir qu'elle sera reprise et complétée.

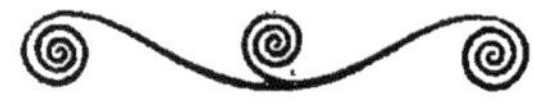

ANATOMIE MORPHOLOGIQUE DU CORPS DE LA FEMME

Le Corps de la Femme présente, suivant les races, les familles et les types, des caractères distinctifs si tranchés qu'il semble de prime abord impossible ou inutile de chercher à établir un type de description basale. Cependant il suffit d'analyser un certain nombre de sujets pour se rendre compte que les différences de taille, de poids, de linéaments n'empêchent chaque individu d'obéir à des Lois de proportion que les Artistes ont établies à travers les âges et que les Anatomistes et Anthropologistes de nos jours cherchent à codifier scientifiquement. Il résulte de cette double constatation qu'il y a lieu d'étudier les Mesures de proportion du Corps de la Femme, d'une part, et les principaux Types féminins, d'autre part.

Quelles que soient ses particularités de type, de famille, de race, le Corps de la Femme présente, en outre, des caractères propres d'aspect cutané et de conformation extérieure générale qui le différencient nettement du Corps de l'Homme. On donne à ces caractères le nom de sexuels secondaires.

Enfin les organes génitaux, en constituant le sexe lui-même, établissent les caractères primaires essentiellement invariables de la Femme, comme de l'Homme. Il semblerait qu'ils doivent constamment commander tous les caractères morphologiques secondaires; cependant les sujets atteints de malformations et atrophies génitales présentent cette particularité troublante que l'habitus extérieur de leur Corps est souvent inadéquate à leur sexe.

Ces diverses considérations me conduisent à diviser cet aperçu morphologique général du Corps de la Femme en cinq parties, avec les titres suivants :

1° Les Mesures de proportion du Corps de la Femme, d'après les Canons artistiques;

2° Les Mensurations anthropométriques du Corps de la Femme;

3° Les Types féminins divers ;

4° Les Caractères Sexuels secondaires ;

5° Les Caractères Sexuels primaires.

L'étude de ces cinq chapitres est basée sur des documents qui sont ici rassemblés pour la première fois et sur mon observation personnelle.

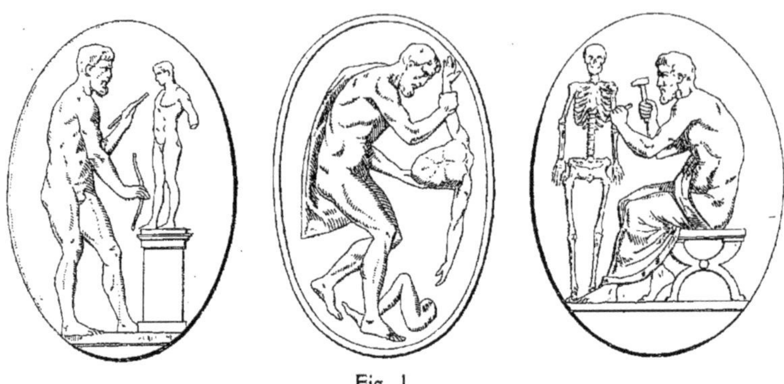

Fig. 1.

Prométhée mesurant une statue, pesant des membres, modelant un squelette. — D'après des pierres gravées antiques.

I. LES MESURES DE PROPORTION DU CORPS DE LA FEMME, D'APRÈS LES CANONS ARTISTIQUES

Les Artistes amenés à figurer des types féminins, tant en sculpture qu'en peinture, se sont attachés à composer, d'après les types divers qu'ils observaient, un type idéal dont ils calculaient les proportions de manière à rendre l'effet de Beauté qu'ils cherchaient. Ce type a varié d'abord suivant les époques, reflétant à la fois la mentalité de l'artiste et du milieu dans lequel il vivait, et la race humaine qui servait à l'établir; ainsi les Égyptiens se sont souvent inspirés de la race noire, les Primitifs grecs ont copié les Égyptiens, les Grecs de Périclès ont subi l'influence des Corps magnifiquement développés par les Jeux que leur offraient leurs contemporains. Il s'est modifié ensuite suivant les Artistes, surtout depuis la Renaissance, d'après l'idéal qu'ils se faisaient de la figure humaine; certains d'entre eux, tel Albert Dürer, ont même construit des Canons différents dans le but d'établir convenablement un rapport entre la Figure et l'Idée à réaliser.

Les Canons des Artistes ont donc varié avec les époques et avec les Artistes eux-mêmes. Ils répondent à des sujets choisis et, encore, pour chacun d'eux, toutes les imperfections sont éliminées. Leurs proportions sont seulement approximatives et ne sont pas toujours justes; néanmoins il importe de les savoir, d'abord pour comprendre la valeur des œuvres des Anciens, ensuite par ce que, dans leur ensemble, elles donnent, sous des formules simples, une moyenne de vérité suffisante.

Le type normal du Corps féminin est donc un type idéal, qui a légèrement varié au cours des siècles suivant la conception que peintres et sculpteurs se faisaient de la Beauté. Il élimine par avance toutes les déformations dues à l'âge, si bien qu'il est, en réalité, celui de la Femme adulte et jeune.

La figure de ce type normal est établie d'après un système de proportions entre les divers segments du Corps humain.

Proportions du Corps humain. — L'étude du Nu démontre rapidement, tout aussi bien au Médecin qu'à l'Artiste, qu'un corps sain et régulièrement construit présente entre ses divers segments des rapports de proportion qu'on ne peut modifier sans aussitôt détruire l'harmonie de l'ensemble : *Les choses de vray proportionnées ont de coutume de sembler belles* (Albert Dürer).

A chercher ces proportions du Corps dont dépendent la Beauté pour les Artistes, la Santé pour les Médecins, nombre d'esprits se sont attachés, voire passionnés, depuis les premières civilisations jusqu'à notre époque.

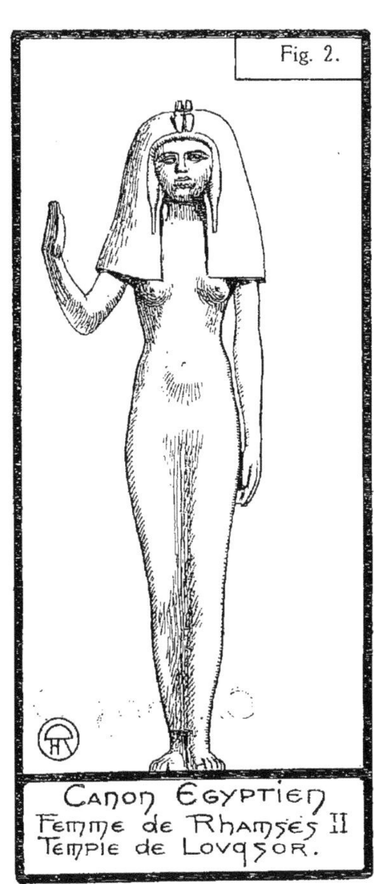

Fig. 2.

Canon Egyptien
Femme de Rhamsès II
Temple de Louqsor.

Les Artistes ont établi, les premiers, les règles de construction du Corps humain. De l'étude attentive de leurs modèles, ils ne tardèrent pas à déduire que les différences de hauteur ou de largeur entre les sujets bien conformés tiennent à une augmentation ou à une diminution proportionnelle de chacun des segments du Corps. Ils conclurent donc qu'il existe une proportion fixe entre les diverses parties d'un sujet, que des rapports constants se découvrent entre le doigt, la main, le pied, la tête, le tronc, etc., etc. Prenant pour unité de mesure une de ces parties, ils calculèrent d'après des modèles d'aspect normal et harmonieux, combien

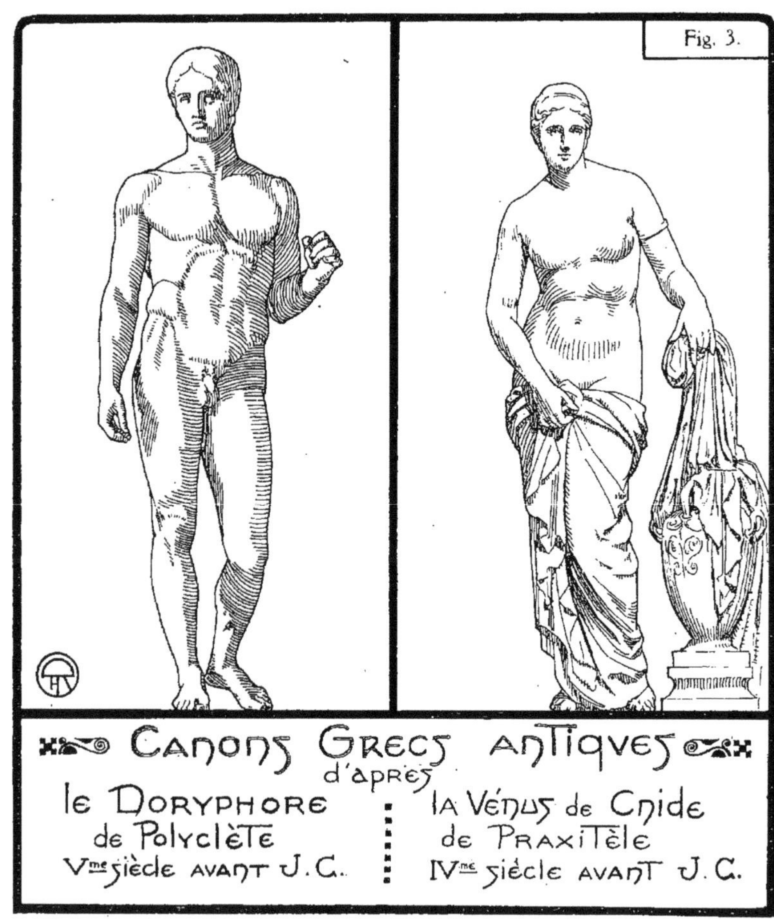

Canons Grecs antiques d'après
le Doryphore de Polyclète Vme siècle avant J.C. — la Vénus de Cnide de Praxitèle IVme siècle avant J.C.

cette unité de mesure se retrouvait *en moyenne* dans chacune des autres parties du Corps.

D'après cette moyenne, fut établie une figure que nous désignons sous le nom de Canon (κανών, règle, modèle), l'unité de mesure prenant le nom de *Module* (*modulus*, mesure).

Le Canon ainsi composé est le *Canon artistique*; il a varié légèrement suivant l'idéal des principaux artistes. Le *Module* a changé souvent.

Les Indous ont partagé la hauteur du Corps en 480 parties, dont 70 pour la tête, 25 pour le cou, 163 pour le tronc et 222 pour le membre inférieur, à partir du bas-ventre.

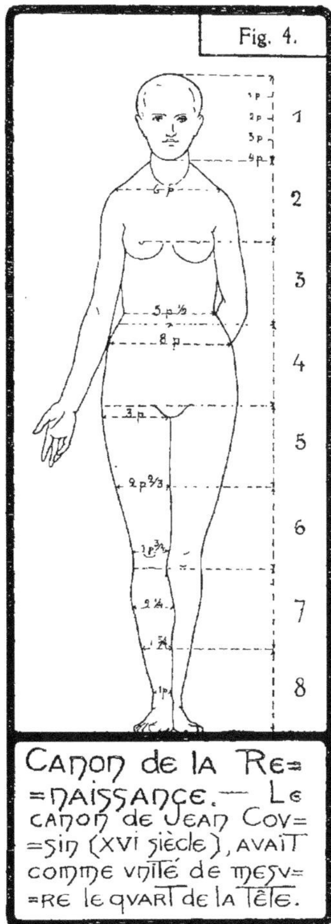

Canon de la Renaissance. — Le canon de Jean Cousin (XVI siècle), avait comme unité de mesure le quart de la tête.

Les anciens Égyptiens paraissent avoir établi plusieurs méthodes de mensuration de la figure humaine, depuis 3.000 ans avant l'ère chrétienne; Leipsius leur attribue trois Canons différents. Le module qu'ils employèrent reste à préciser : Diodore de Sicile rapporte qu'ils divisent la stature en vingt et une parties et un quart; Leipsius décrit un Canon de l'époque des Ptolémées, partageant en vingt et une parties la hauteur du Corps, dont le pied forme la septième; Ch. Blanc pense que le module choisi est la longueur du doigt médius (de l'articulation métatarsophalangienne à l'extrémité du doigt), qui serait compris 19 fois dans la hauteur totale du Corps. La statue de la Femme de Rhamsès II, reproduite ici, donne assez bien l'idée des proportions de la Femme chez les Artistes de l'ancienne Égypte; elle peut être prise comme type du Canon féminin égyptien (fig. 2).

Les Grecs admirent, dit-on, les uns la largeur de la main ou la palme (Canon de Polyclète), d'autres la longueur du pied ou la hauteur de la tête (Canon de Lysippe). J'ai choisi deux statues antiques (fig. 3), comme types de Canons grecs, masculin et féminin, sans pouvoir dire d'ailleurs quel fut le module choisi pour leur construction.

A la Renaissance, le Canon prend une allure scientifique avec Alberti, Léonard de Vinci, Albert Dürer, Jean Cousin (fig. 4).

Alberti choisit comme module le pied, qu'il estime la 6e partie de la Hauteur, et admet que la Tête est contenue 7 fois 1/2 dans la Hauteur.

Léonard de Vinci calcule 10 Faces dans la Hauteur.

La très grande majorité des Artistes modernes adoptent la longueur de la Tête comme module, suivant ainsi les données établies par des Médecins qui construisirent des Canons auxquels on donne leur nom : canon de Gerdy [1829], canon de Richer [1890].

Le module *Tête* est le plus communément employé, le plus simple et le plus facile à retenir.

Le Canon féminin. — Le Canon féminin se confond avec le Canon masculin dans l'ensemble de sa construction, mais il s'en distingue par des particularités. Les rapports des mesures de longueur ou de hauteur sont identiques dans les deux sexes; ceux de largeur sont différents.

Sans entrer dans les détails des mensurations, je rapporte les données principales du Canon féminin contemporain établi d'après le module « Tête » (fig. 6).

Rapports de hauteur et de longueur du corps. — La hauteur du Corps est égale à la largeur totale, les bras en croix. Cette règle des Artistes ne serait juste, d'après les Anthropologistes, qu'une fois sur dix; suivant Topinard, la grande Envergure est de 104, si la Taille est considérée comme valant 100, mais cette assertion ne me paraît pas non plus exacte.

L'égalité de l'Envergure et de la Taille permet d'inscrire le Corps dans un carré, bien connu depuis le dessin qu'en donna Léonard de Vinci, pour l'Homme. J'ai construit, pour la Femme, une figure analogue (fig. 5), et j'ajoute que Vitruve avait déjà indiqué la formule de ce carré : *si a pedibus imis ad summum caput mensum erit, eaque mensura relata fuerit ad manus pansas, invenietur eadem latitudo uti altitudo, quemadmodum areæ, quæ ad normam sunt quadratæ.*

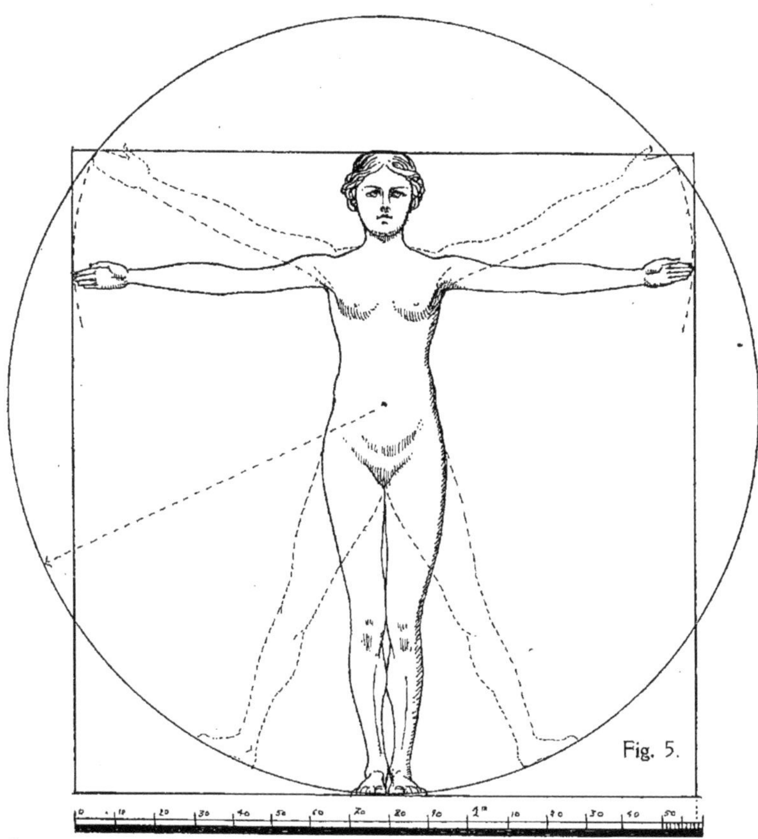

Fig. 5.

Le « Carré des Anciens », d'après Léonard de Vinci — Le sujet s'inscrit dans un carré, si les membres infé-rieurs sont dans l'axe du corps et les membres supé-rieurs perpendiculaires à cet axe. Il s'inscrit dans un cercle dont le centre est au nombril et dont la péri-phérie est atteinte par l'extrémité des mains et des pieds, si les membres sup^{rs} étendus sont élevés jusqu'à la hauteur d'une ligne horizontale tangente au vertex, les membres infér^{rs} étant proportionnellement écartés.

Le Milieu de la Hauteur totale correspond au pubis ou, point de repère plus facile à trouver, un peu au-dessous de la limite supérieure des poils du pénil quand cette limite est elle-même normale.

La Hauteur du Tronc, mesurée de la 7e cervicale au sommet du sacrum, est le tiers de la hauteur totale.

La Hauteur totale du Corps est égale à 7 fois 1/2 celle de la Tête. Cette règle se déduit de l'étude des statues égyptiennes, d'après Jomard et Audran, et de quelques statues grecques. Le Canon des ateliers (XIXe siècle) indique cette proportion; de même, le Canon italien du XVe siècle d'Alberti et le Canon « moyen » de notre contemporain Richer.

Le Canon scientifique indique 7 Têtes 1/2, mais admet que la mesure de 8 Têtes existe pour les individus de haute taille et celle de 7 Têtes pour ceux de petite taille.

Il existe des Canons artistiques à 8 Têtes : le Canon romain de Vitruve, le Canon de Jean Cousin (XVIe siècle fig. 4), le Canon de Gerdy (début du XIXe siècle), le Canon « athlétique » de Richer. Certaines statues grecques, tel l'Hercule Farnèse, mesurent 8 Têtes.

En revanche, le Canon indou donne seulement 6 Têtes 5/6.

Sur des statues grecques on a relevé la proportion de 7 Têtes 2/3.

En Prusse, Shadow (début du XIXe siècle) a admis 7 Têtes 1/3 et, en Belgique, Quetelet (XIXe siècle) 7 Têtes.

En divisant la hauteur totale du Corps par la hauteur totale de la Tête, vue de face, et en commençant par le vertex, on obtient 8 segments, dont l'inférieur ou le dernier est égal seulement à la moitié d'un des autres, d'après le Canon féminin contemporain (fig. 6). Chaque segment est dénommé « Tête » et est numéroté de haut en bas; le premier s'appelle première Tête; le second, deuxième Tête; le troisième, troisième Tête, etc. De très nombreuses mensurations ont établi des rapports entre la situation de certaines parties du Corps et ces divers segments. J'indique les principaux points de repère fixés d'après ces rapports.

La première Tête comprend naturellement la Tête elle-même, c'est-à-dire la distance comprise entre deux plans horizontaux, passant l'un par le vertex, l'autre juste au-dessous de l'éminence mentonnière.

La deuxième Tête se termine légèrement au-dessous des mamelons.

L'union des trois quarts supérieurs et du quart inférieur de la troisième Tête correspond à la crête iliaque et au coude.

La troisième Tête finit un peu au-dessous de l'ombilic, dont la situation varie d'ailleurs légèrement suivant les types.

La base de la quatrième Tête est au niveau du pli fessier et de l'articulation du poignet.

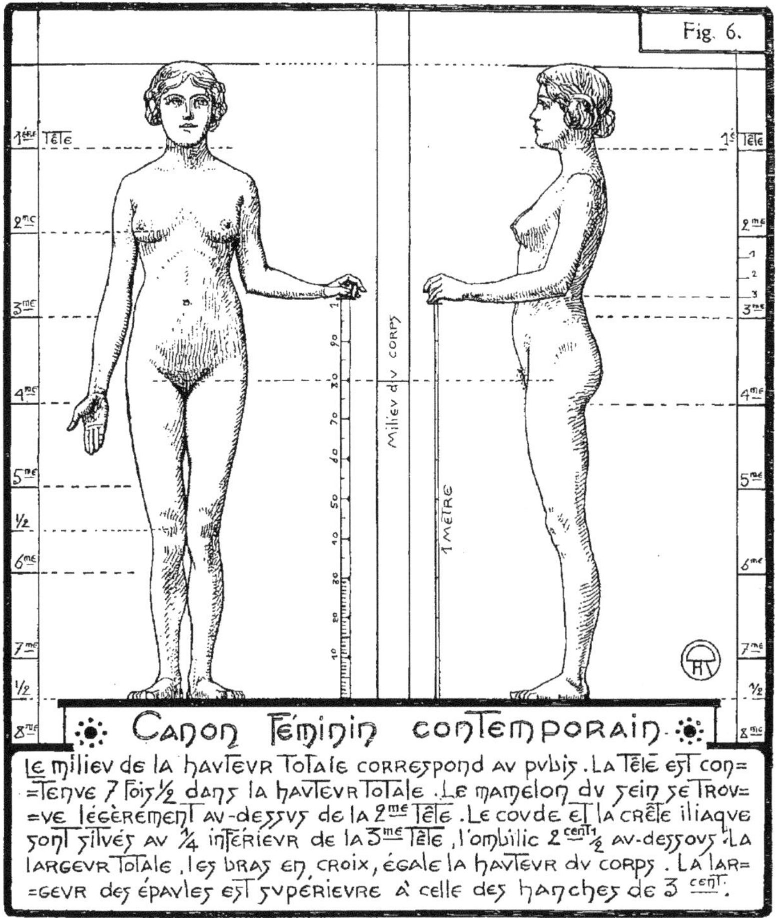

Fig. 6.

Le milieu de la sixième Tête est en rapport avec l'articulation du genou.

Relativement aux *membres*, ont été établis les points de repère et les rapports suivants :

La longueur du membre supérieur, de l'acromion au bout du médius, égale environ Trois têtes et 1/3. Lorsque le bras est naturellement pendant, l'extrémité des doigts correspond à la moitié de la cuisse.

Le coude, à l'état de flexion, répond à la crête iliaque, passant par un plan supérieur de 2 centimètres environ à l'ombilic.

La longueur du membre inférieur est de quatre Têtes (jusqu'à l'articulation de la hanche). L'interligne articulaire du genou partage cette longueur en deux parties égales : deux Têtes pour la jambe, deux Têtes pour la cuisse.

Rapports de largeur du tronc. — La plus grande largeur du tronc répond aux épaules, la plus petite à la base inférieure du thorax.

Les Artistes du Moyen-Age, nombre de ceux de la Renaissance et même des XVIIe et XVIIIe siècles, inscrivaient le Tronc dans un ovoïde dont ils tournaient l'extrémité en haut pour l'Homme, en bas pour la Femme. La figure était vraie pour l'Homme, dont les épaules sont plus larges que les hanches, mais fausse pour la Femme, dont le diamètre bitrochantérien n'est pas supérieur au diamètre biacromial. Cette notion erronée est encore courante, même parmi les Médecins, et il importe de la détruire. Sappey, puis A. Topinard en ont nettement démontré l'inexactitude. Les Artistes contemporains l'ont d'ailleurs à peu près complètement abandonnée.

La largeur des épaules est supérieure dans les deux sexes à la largeur des hanches, mais les rapports entre ces deux largeurs varient chez l'Homme et chez la Femme. Je n'ai pas trouvé ces rapports précisés chez les Artistes.

Caractères de normalité dans la station debout. — Deux caractères importants de normalité sont à observer dans la station debout : les points de contact des membres inférieurs, l'état de cambrure de la région lombaire.

1) Points de contact des membres inférieurs. — Dans la station debout, le Corps étant vu de face, les talons rapprochés, on relève quatre points de contact entre les membres inférieurs : tiers supérieur de la cuisse, genoux, mollets, chevilles. Si les pieds sont en abduction et que les talons soient légèrement écartés, les chevilles ne se touchent plus, mais les trois autres points sont toujours en contact (fig. 7).

2) Cambrure des reins. — Dans la station debout, le Corps, vu de profil, dessine toujours chez la Femme une forte cambrure des reins due à la cambrure lombaire et à l'inclinaison du bassin. En appliquant sur le point le plus saillant du sacrum une règle plate dont une extrémité porte au niveau de la dixième dorsale, on juge de la valeur de la cambrure; on peut en mesurer la concavité, en plaçant un décimètre sur cette règle,

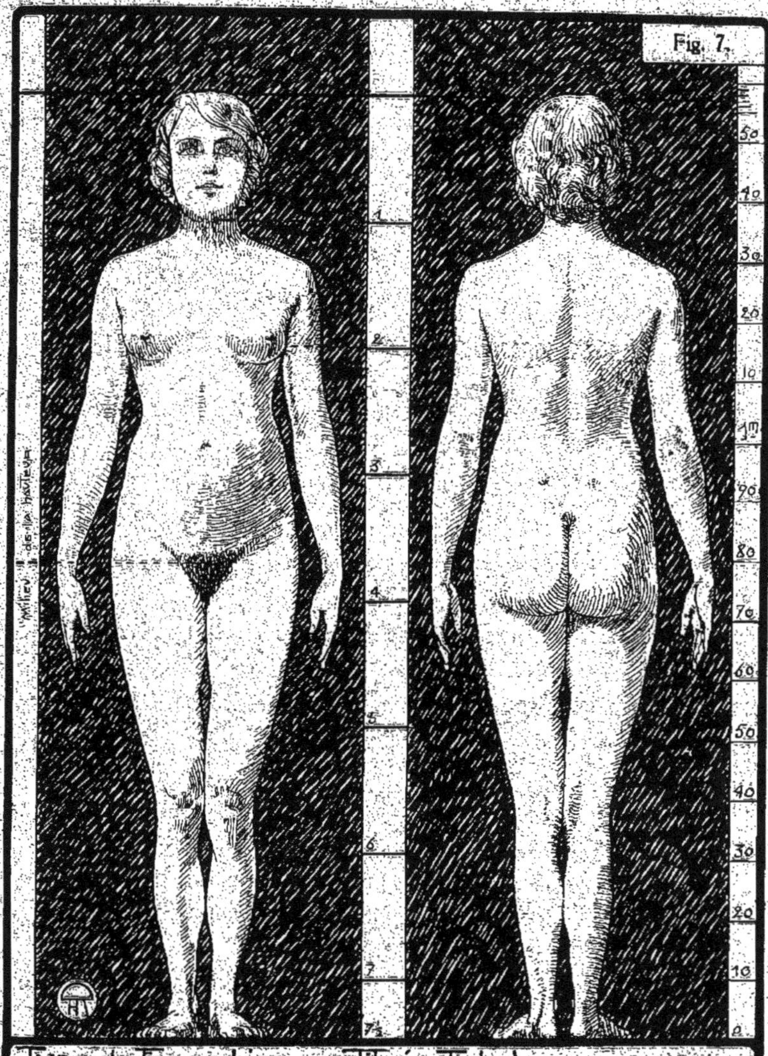

Type de femme bien constituée et de bonnes propor=
=tions.— Femme de 19 ans, nullipare. Taille : 1m57. Poids : 52kil 300.
Vue de face :: Remarquer que le milieu de la stature corres=
=pond au pubis et que la hauteur du corps est égale à
7 fois ½ celle de la tête
Vue de dos :: Remarquer que la largeur des épaules est
supérieure à la largeur des hanches.

perpendiculairement et au niveau du point le plus profond de la cambrure : à 4 centimètres, on peut tenir la cambrure comme trop forte.

L'exagération de la cambrure est souvent le résultat de la faiblesse des muscles vertébraux et abdominaux ou est liée au rachitisme.

Dans la position debout, vue de profil (fig. 8), l'importance de la cambrure s'apprécie aisément.

II. LES MENSURATIONS ANTHROPOMÉTRIQUES DE LA FEMME

Les Médecins, et en particulier les Anthropologistes, ont, dans ces derniers temps, cherché à contrôler les données établies par les Artistes. Ils ont mesuré un grand nombre de sujets et vérifié anatomiquement tous les rapports de proportion entre les divers segments du corps. La première conclusion est qu'il y a autant de Canons que de types humains, conclusion qui se dégage aussi des œuvres des Artistes. La seconde est qu'en établissant une *moyenne* on parvient à tracer une figure dite normale ou moyenne, désignée sous le nom de *Canon scientifique* ou *anthropométrique*.

Le Canon scientifique et les Canons artistiques sont établis de façon très différente. Le premier recherche une *moyenne*, obtenue par de multiples mensurations; il tend à la précision mathématique. Les seconds sont la traduction par l'image de types humains *de choix*, avec une interprétation plutôt idéale, variant avec les époques et les Artistes; ils gardent presque tous quelque caractère d'imprécision.

Les Canons artistiques et le Canon scientifique ne sont pas rigoureusement semblables. Du point de vue de la Clinique, la connaissance des principales règles des Canons artistiques est suffisante, à condition de la compléter par les données des Anthropologistes; il importe d'ailleurs d'ajouter qu'il n'existe pas de Canon scientifique européen méthodiquement déterminé.

Le Canon des proportions du Corps pour l'Anthropologiste est, suivant la définition de Topinard, une figure verticale de l'Homme divisée en cent parties, dans lesquelles sont représentés les segments du Corps, chacun

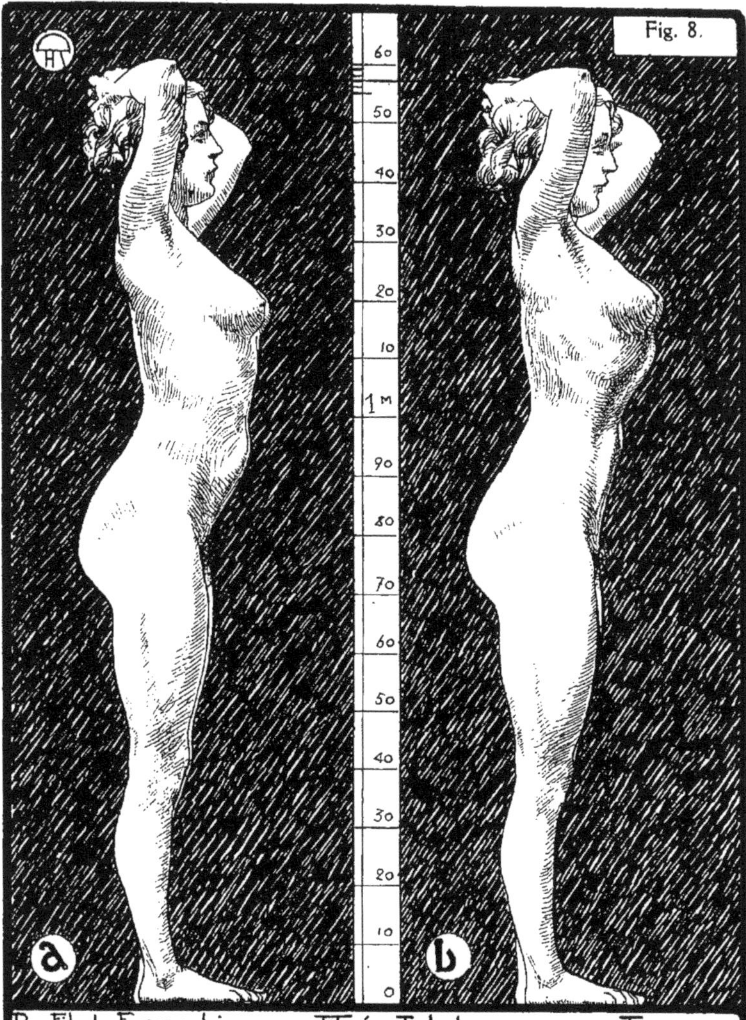

Profil de femme bien constituée et de bonnes proportions — Femme de 19 ans, nullipare. Taille : 1m57. Poids : 52kil. 300.

a :: Station debout, à l'état de repos ; remarquer la tension naturelle des muscles droits dans leur portion sous-ombilicale : ventre nettement relevé, soutenu par la sangle musculaire.

b :: Station debout, à l'état de contraction des muscles abdominaux : la saillie du ventre disparaît totalement.

avec le nombre de ces parties qui entrent dans sa composition, dans le sens vertical aussi bien que dans le sens transversal (fig. 9).

Les recherches anthropométriques ont principalement trait à l'Homme. Les études sur la Femme ne sont faites que par comparaison, tablent sur des chiffres minimes, et les plus précises, telles que celles de Sappey, portent sur le cadavre.

Au point de vue gynécologique, j'ai cru intéressant de mesurer des malades atteints d'affections génitales diverses, cancer excepté. Je donne les résultats que j'ai obtenus, comme complément aux quelques notions bien rudimentaires que nous possédons sur l'Anthropométrie de la Femme, sur la Gynécométrie.

Les premiers essais de mensuration du corps humain paraissent remonter à la fin du XVIIIe siècle et sont dus à Tenon (1783). Au cours du XIXe siècle, un assez grand nombre de statistiques anthropométriques ont été dressées en Europe et en Amérique. Je leur emprunterai les données principales de mensuration du corps de la Femme qu'elles renferment, en les rapprochant de celles du corps de l'Homme.

HAUTEUR TOTALE OU TAILLE

Tenon, en 1783, mesura la Taille de 60 hommes et de 60 femmes de vingt-cinq à quarante-six ans, habitant le village de Massy, près Paris. Il obtint les moyennes suivantes :

	Hommes	Femmes
Taille moyenne	$1^m,665$	$1^m,506$
— maxima	$1^m,854$	$1^m,671$
— minima	$1^m,543$	$1^m,380$

Sappey a mesuré les principales parties du corps chez 40 hommes de vingt et un à soixante-dix-huit ans et 40 femmes de vingt-deux à soixante-dix ans; je relève les résultats suivants :

	Hommes	Femmes
Taille moyenne	$1^m,692$	$1^m,589$
— minima	$1^m,54$	$1^m,45$
— maxima	$1^m,86$	$1^m,71$

Merkel admet que la Hauteur moyenne du corps est de $165^{cm},5$ pour l'homme et de 158 centimètres pour la femme.

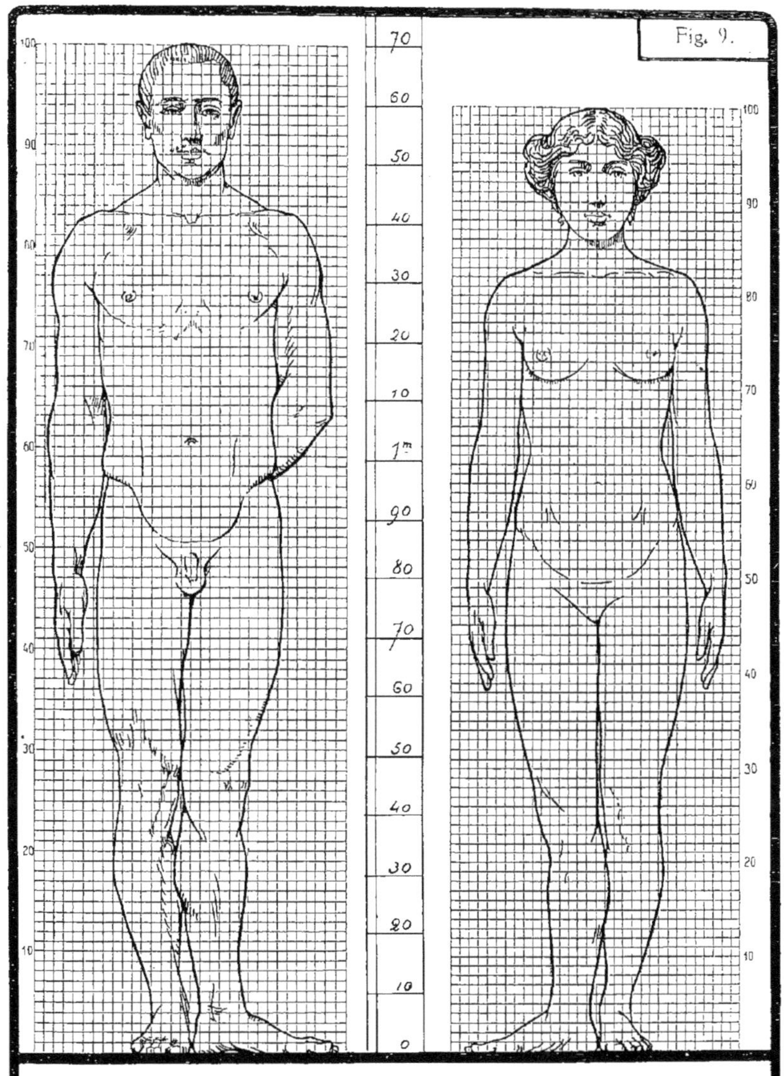

Le canon anthropométrique Européen chez l'Homme et chez la Femme, d'après des documents empruntés à Quetelet, Sappey, Feré et Topinard. —

Stratz, chez 25 femmes bien proportionnées, relève une Taille variant de 155 centimètres à 170 centimètres.

A. Marie et Mac-Auliffe, se basant sur 255 mensurations de femmes françaises âgées de vingt et un ans à cinquante ans, provenant de divers points du territoire et appartenant à toutes les classes sociales, ont trouvé une Taille moyenne de 1m,57, avec un minimum de 1m,38 et un maximum de 1m,82.

Taille de 0m,05 en 0m,05	Nombre des observations	Taille moyenne	Envergure	Buste
1m,38 à 1m,42	3	1m,405	1m,396	0m,756
1m,43 à 1m,47	20	1m,457	1m,458	0m,789
1m,48 à 1m,52	45	1m,506	1m,520	0m,820
1m,53 à 1m,57	64	1m,550	1m,555	0m,821
1m,58 à 1m,62	76	1m,597	1m,597	0m,849
1m,63 à 1m,67	32	1m,650	1m,638	0m,872
1m,68 à 1m,72	12	1m,688	1m,667	0m,889
1m,73 à 1m,77	2	1m,742	1m,740	0m,900
1m,78 à 1m,82	1	1m,785	1m,745	0m,885

J'ai mesuré 126 Françaises, atteintes d'affections gynécologiques diverses (cancer excepté), dans la station debout habituelle, le sujet se tenant simplement bien droit. Pour 36 d'entre elles, j'ai pris en même temps la mensuration de la Taille, en disant au sujet de redresser le tronc, au maximum, en contractant les muscles abdominaux et en relevant les épaules.

J'insiste sur la nécessité, en Gynécométrie, d'indiquer les conditions de milieu et, s'il y a lieu, l'état pathologique des femmes dont on relève les mensurations.

1° Taille en station debout habituelle. — Je divise les sujets en deux groupes : avant et après 40 ans.

a) *Françaises de moins de 40 ans.* — Le premier groupe comprend 100 femmes : 6 de 17 à 19 ans; 40 de 20 à 24 ans; 22 de 25 à 29 ans; 14 de 30 à 34 ans; 18 de 35 à 39 ans.

La moyenne générale est de 1m,554, avec un minimum de 1m,40 (23 ans) et un maximum de 1m,68 (24 ans).

Les moyennes ne varient pas beaucoup avec les âges : 17 à 19 ans, 1m,5425; 20 à 24 ans, 1m,557; 25 à 29 ans, 1m,55; 30 à 34 ans, 1m,5557; 35 à 39 ans, 1m,5559; de 17 à 19 ans, le chiffre obtenu est légèrement plus faible parce que la croissance n'est pas complète.

J'ai groupé ces 100 cas par Taille de 5 en 5 centimètres et par période de 5 ans, pour obtenir un pourcentage :

NOMBRE TOTAL : 100.

Taille de 5 en 5 centimètres	15 à 19 ans	20 à 24 ans	25 à 29 ans	30 à 34 ans	35 à 39 ans	Pourcentage
1m,38 à 1m,42	»	1	»	»	»	1 %
1m,43 à 1m,47	»	3	2	»	1	6
1m,48 à 1m,52	2	8	6	6	5	26
1m,53 à 1m,57	3	9	8	3	7	30
1m,58 à 1m,62	1	14	5	4	3	27
1m,63 à 1m,67	»	4	1	1	2	8
1m,68 à 1m,72	»	1	»	»	»	1
Moy. : 1m,554	6 cas	40 cas	22 cas	14 cas	18 cas	

b) *Françaises de 40 à 80 ans.* — Mes mensurations portent sur 26 sujets : la moyenne est de 1m,545 de 40 à 49 ans (9 cas), de 1m,54 de 50 à 59 ans (11 cas), de 1m,52 de 60 à 69 ans (2 cas), de 1m,45 de 70 à 80 ans (4 cas, dont 2 de 1m,38).

2° TAILLE EN STATION DEBOUT, AVEC REDRESSEMENT MAXIMUM DU TRONC. — Chez tout sujet non scoliotique, la Taille exacte est obtenue par la mensuration à l'état habituel de station droite. Mais si la colonne vertébrale est déviée, la Taille s'élève par la contraction énergique des muscles du tronc qui redresse plus ou moins l'axe des vertèbres, surtout chez les sujets jeunes; le redressement atteint son maximum chez les ptosiques jeunes, par la diminution ou la disparition de la lordose qui accompagne la ptose.

La comparaison entre la Taille en station debout ordinaire et la Taille en station debout avec redressement maximum du tronc a donné les résultats suivants sur 31 cas observés de 16 à 56 ans :

Augmentation de la Taille par redressement, en centimètres.

0 centimètre	1 cas.	0,7 centimètre	3 cas.
0,1 —	1 —	1 —	2 —
0,2 —	5 —	1,5 —	1 —
0,3 —	1 —	2 —	1 —
0,4 —	2 —	3 —	1 —
0,5 —	13 —	Moy. : 0,5 centimètre.	31 cas.

La moyenne est de 1/2 centimètre avec un minimum de 0 et un maximum de 3. Les trois augmentations marquées : 1 cm. 5, 2 et 3 centimètres, sont relevées chez des femmes jeunes (16, 26 et 29 ans).

TAILLE MOYENNE DE LA FEMME FRANÇAISE. — Nous ne possédons pas de statistiques étendues, en quantité suffisante, pour assigner un chiffre précis à la Taille moyenne de la Femme française.

Tenon donne comme moyenne $1^m,506$ (chiffre trop faible, résultant d'une série particulière); Sappey, $1^m,589$; Topinard, $1^m,54$; A. Marie et Mac-Auliffe, $1^m,57$ (V. p. 48 et 50).

Mes mensurations, portant sur 109 cas de 17 à 49 ans, donnent, suivant divers classements par âge, les résultats suivants :

109 sujets	de 17 à 49 ans	ont une moyenne de	$1^m,553$
100 —	17 à 39	—	$1^m,554$
103 —	20 à 49	—	$1^m,554$
63 —	25 à 49	—	$1^m,552$

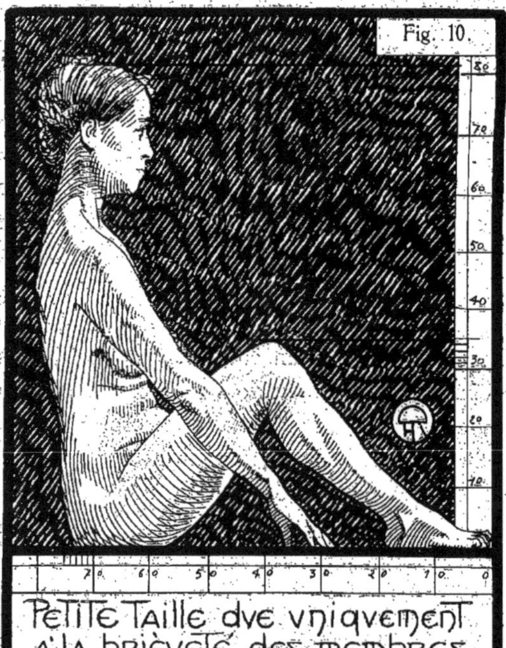

Fig. 10.

Petite Taille due uniquement à la brièveté des membres inférieurs. — Femme de 39 ans ; Taille : 1m47. Envergure : 1m48 ; Hauteur de Tête : 21 c. Hauteur de Buste : 0m81 c. Poids : 46 kil. Hauteur du sol au pubis : 0m68. Hauteur du pubis au vertex : 0m79. La Taille d'après le buste serait : 0m79 x 2 = 1m58. (Taille normale).

Les mensurations de Mac-Auliffe ont été prises dans l'état de redressement du tronc. J'ai remarqué (V. p. 51) que ce redressement donne, en moyenne, 1/2 centimètre de plus à la Taille, ce qui, chez mes sujets, donnerait environ $1^m,56$.

La conclusion de mes mensurations serait que, dans la position droite, suivant l'état de redressement du tronc, la Taille moyenne oscille de $1^m,55$ à $1^m,57$.

La taille euméRique et la taille aneumérique. — La Hauteur de la Taille est déterminée par la longueur du Tronc et des Membres Inférieurs dont les proportions respectives sont fixées par les Lois de proportion (V. p. 37).

Je donne le nom de *Taille euмérique* (εὖ, bien; μέρος, partie, rapport) à la Taille dont la Tête, le Tronc et les Membres inférieurs sont en harmonie de hauteur, en bons rapports de proportion, et celui de *Taille aneumérique* à la Taille dont un des segments présente une longueur disproportionnée par rapport aux autres. Manouvrier, sous les noms de brachyskèle et de macroskèle, F. Regnault, de latiforme et de longiforme, ont établi des Types humains d'après l'aspect des membres ou du tronc. Avant eux, Quetelet, suivi d'autres auteurs, avait remarqué que « les têtes et les torses varient peu d'un individu à l'autre et que l'inégalité de la Taille provient surtout des jambes et des cuisses ». Mais ces Anthropologistes ont vu surtout dans l'allongement ou le raccourcissement des membres inférieurs une influence de milieu : « L'homme des champs reste plus petit que l'homme des villes, surtout si le dernier se trouve dans l'aisance et si les parties inférieures du corps peuvent se développer avec facilité. »

F. Regnault a eu soin, cependant, de classer à part les « dysharmoniques (brévimembres, longimembres) » de cause parfois pathologique.

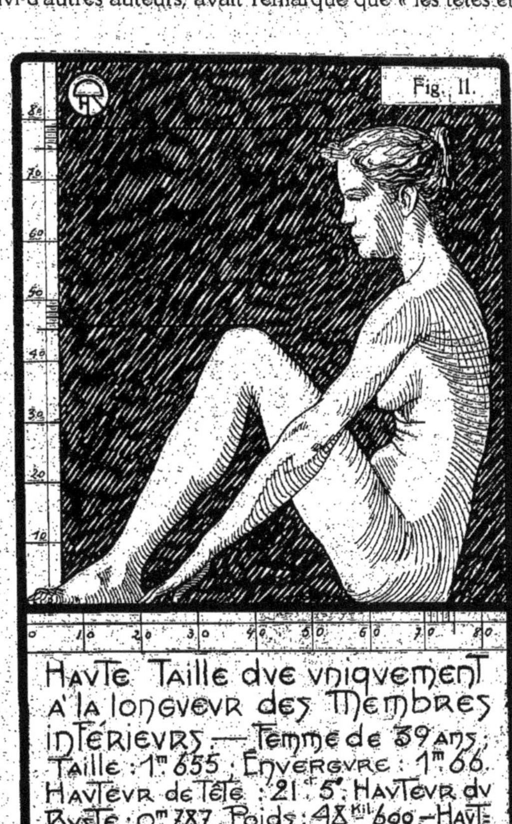

Fig. II.

Haute Taille due uniquement à la longueur des Membres inférieurs. — Femme de 39 ans ; Taille : 1m 655. Envergure : 1m 66. Hauteur de Tête : 21c 5. Hauteur du Buste : 0m 787. Poids : 48kil 600 — Hauteur du pubis au vertex : 0m 765. La Taille d'après le buste ne serait que : 0m 765 × 2 = 1m 53. (petite Taille).

Je pense que, lorsque la disproportion est accentuée entre le Buste et les Membres inférieurs, il y a un défaut de construction du corps, d'ordre dystrophique.

La *Taille euménique* a pour caractère que son Milieu correspond au Pubis (V. p. 65). Suivant les races et les individus, elle est Grande, Moyenne, Petite, et des chiffres ont été assignés à chacune de ces Tailles (V. ci-dessous).

La *Taille aneuménique* a le caractère inverse : son Milieu ne correspond pas au Pubis, il est plus haut ou plus bas suivant la longueur des Membres inférieurs.

La Taille aneumérique, comme la Taille eumérique, peut être Haute, Moyenne, Petite, par suite de combinaisons diverses des longueurs du Buste, ou même du Tronc (la hauteur de la Tête ne jouant qu'un rôle secondaire), et des Membres inférieurs. L'on peut relever assez aisément les équations suivantes :

Taille Haute aneumérique = Buste moyen ou court + Membres inférieurs longs.
Taille Moyenne — = Buste court + Membres inférieurs longs.
Taille Petite — = Buste long ou moyen + Membres inférieurs courts.

La Taille aneumérique est fréquemment observée.

Un sujet de Haute Taille peut être de Petite Taille d'après son Buste et réciproquement (fig. 10 et 11). Il n'est pas sans intérêt de relever, à part, la Hauteur du Buste (V. p. 65), car il semble évident que les dimensions du Buste ont plus de valeur que la longueur des Membres inférieurs, au point de vue de l'appréciation de la robustesse de l'organisme.

La position assise à terre, avec flexion des Membres inférieurs, les pieds à une distance égale du dos, permet de bien juger de l'importance de la longueur des Membres inférieurs (fig. 10 et 11).

Grande, Moyenne et Petite Taille. — Les expressions de Grande, Moyenne et Petite Taille diffèrent fatalement, suivant les races qu'on étudie. Cependant, chez les peuples européens, elles peuvent se traduire en chiffres, et Topinard a établi ainsi la nomenclature de la Taille chez l'Homme et chez la Femme :

	Homme	Femme
Haute Taille	1m,70 et au-dessus.	1m,58 et au-dessus
Taille au-dessus de la moyenne	1m,69 à 1m,65	1m,57 à 1m,55
Taille moyenne	1m,66	1m,54
Taille au-dessous de la moyenne	1m,65 à 1m,60	1m,53 à 1m,40
Petite Taille	1m,60 et au-dessous.	1m,39 et au-dessous.

Ces divisions ne sont pas exactes en ce qui concerne la Taille de la Femme. Je propose les dénominations et chiffres suivants, pour les Françaises :

Grande ou Haute Taille	Au-dessus de $1^m,60$.
Taille élevée	$1^m,58$ à $1^m,60$
Taille moyenne.	$1^m,54$ à $1^m,57$
Petite Taille	$1^m,50$ à $1^m,53$
Taille inférieure	$1^m,49$ et au-dessous.

Rapport de la Taille de la Femme à celle de l'Homme. — Topinard, dans une étude très approfondie, conclut que la Taille de la Femme est inférieure à la Taille de l'Homme de 121 mm. 3 en moyenne, soit de 12 centimètres. Cette proportion, peut-être vraie pour l'ensemble des races humaines, me paraît exagérée pour la Femme française; je crois le chiffre de 10 centimètres plus exact.

La différence sexuelle est-elle la même dans toutes les races? D'Orbigny et Isidore Geoffroy Saint-Hilaire pensaient qu'elle était moins accusée dans les races de haute Taille que dans les petites. Topinard, au contraire, admet avec Tenon que la différence est plus marquée dans les races de haute Taille que dans celles de petite Taille; d'après 46 séries doubles, il trouve que la Taille de la Femme est inférieure à celle de l'Homme, dans les proportions suivantes dont je souligne les extrêmes : plus de 8 °/₀ chez les races de haute Taille et seulement 4 °/₀ chez les petites :

Taille de l'Homme (46 séries)	Infériorité de la Taille de la Femme
Au-dessus de $1^m,70$.	8,6 °/₀
De $1^m,70$ à $1^m,65$.	8,7
De $1^m,65$ à $1^m,60$.	8,0
De $1^m,60$ à $1^m,50$.	4,3
Au-dessous de $1^m,50$	4,1
Moyenne	7,2 °/₀

Cette même statistique donne un chiffre moyen de 7,2 °/₀. Or, 7 °/₀ de la Taille, pour une moyenne de $1^m,66$, équivaut, en chiffres ronds, à 12 centimètres.

Influence de l'Age sur la Taille. — Tenon a fait le premier remarquer que, pour avoir la Taille vraie d'un groupe, il faut éliminer les sujets de moins de vingt-cinq ans et ceux de plus de cinquante ans. Cette règle est juste, la croissance n'étant à peu près complète qu'à vingt-cinq ans et la Taille commençant à décliner vers cinquante ans chez l'Homme, vers quarante-cinq ans chez la Femme.

Si nombre de statistiques existent pour la Taille de l'Homme, en revanche les documents intéressant la Femme sont plutôt rares. Topinard reproduit un tableau dressé d'après les statistiques de Bowditch sur les enfants de Boston, et de Baxter sur les soldats américains à partir de seize ans, l'ensemble des sujets examinés atteignant 250.000.

	Garçons	Filles		Garçons	Filles
Naissance .	490 ^{mm}	482 ^{mm}	10 ans . . .	1^{m},313	1^{m},304
1 an. . . .	740	708	11 — . . .	1^{m},354	1^{m},357
2 ans . . .	834	802	12 — . . .	1^{m},400	1^{m},419
3 — . . .	921	906	13 — . . .	1^{m},453	1^{m},477
4 — . . .	1^{m},003	974	14 — . . .	1^{m},521	1^{m},523
5 — . . .	1^{m},056	1^{m},049	15 — . . .	1^{m},582	1^{m},552
6 — . . .	1^{m},111	1^{m},101	16 — . . .	1^{m},651	1^{m},564
7 — . . .	1^{m},162	1^{m},156	17 — . . .	1^{m},673	1^{m},572
8 — . . .	1^{m},213	1^{m},209	18 — . . .	1^{m},689	1^{m},573
9 — . . .	1^{m} 262	1^{m},254	19 — . . .	1^{m},703	

	Garçons		Garçons		Garçons		Garçons
20 ans.	1^{m},714	27 ans.	1^{m},730	34 ans.	1^{m},736	41 ans.	1^{m},733
21 —.	1^{m},721	28 —.	1^{m},730	35 —.	1^{m},739	42 —.	1^{m},733
22 —.	1^{m},725	29 —.	1^{m},731	36 —.	1^{m},734	43 —.	1^{m},733
23 —.	1^{m},725	30 —.	1^{m},731	37 —.	1^{m},734	44 —.	1^{m},733
24 —.	1^{m},727	31 —.	1^{m},732	38 —.	1^{m},733	45 —.	1^{m},733
25 —.	1^{m},728	32 —.	1^{m},732	39 —.	1^{m},733		
26 —.	1^{m},729	33 —.	1^{m},734	40 —.	1^{m},733		

Landois, d'autre part, donne les chiffres suivants :

Age en années	Taille en centimètres		Poids du Corps en kilogrammes	
	Hommes	Femmes	Hommes	Femmes
Nouveau-né.	49,6	48,3	3,20	2,91
1 an	69,6	69,0	10,00	9,13
2 ans.	79,6	78,0	12,00	11,40
3 —.	86,0	85,0	13,21	12,45
4 —.	93,2	91,0	15,07	14,18
5 —.	99,0	97,0	16,70	15,50
6 —.	104,6	103,2	18,04	16,74
7 —.	111,2	109,6	20,16	18,45

Age en années	Taille en centimètres		Poids du Corps en kilogrammes	
	Hommes	Femmes	Hommes	Femmes
8 ans	117,0	113,9	22,26	19,82
9 —	122,7	120,0	24,09	22,44
10 —	128,2	124,8	26,19	24,24
11 —	132,7	127,5	27,85	26,25
12 —	135,9	132,7	31,00	30,54
13 —	140,3	138,6	35,32	34,65
14 —	148,7	144,7	48,50	38,10
15 —	155,9	147,5	46,41	41,30
16 —	161,0	150,0	53,39	44,44
17 —	167,0	154,4	57,40	49,08
18 —	170,0	156,2	61,26	53,10
19 —	170,6	»	63,32	»
20 —	171,1	157,0	65,00	54,46
25 —	172,2	157,7	68,29	55,08
30 —	172,2	157,9	68,90	55,14
40 —	171,3	156,5	68,81	56,65
50 —	167,4	153,6	67,45	58,45
60 —	163,9	151,6	65,50	56,73
70 —	162,3	151,4	63,03	53,72
80 —	161,3	150,6	61,22	51,52

Une particularité à signaler est la recrudescence d'accroissement au moment de la puberté. Pagliani a cherché à démontrer que le maximum de la croissance, chez la Femme, a lieu dans l'année qui précède la menstruation, comme si la poussée générale qui doit se terminer par l'établissement des règles avait pour effet de favoriser d'abord l'accroissement du squelette.

La croissance est presque terminée vers la 18e ou 19e année, sans être cependant complètement arrêtée; mais elle ne se traduit plus que par une augmentation de 1 à 2 centimètres jusqu'à 25 ans.

Après 40 ans, la Taille baisse et les chiffres de ma petite statistique concordent avec les données classiques: de 20 à 39 ans, la Taille moyenne de mes sujets est de 1[m],555; de 40 à 49 ans, elle tombe à 1[m],545 pour atteindre 1[m],54 de 50 à 59 ans et 1[m],47 de 60 à 80 ans, avec un minimum de 1[m],38 chez deux sujets de 73 et 80 ans.

Influence des Milieux sur la Taille. — L'influence des milieux a été très étudiée et des observateurs consciencieux ont cherché à la démontrer. La Taille dépend, pour Villermé et Bowditch, du bien-être ou de la misère; pour Bertrand, Peney, Mouillé et Lequès, de la richesse ou de la pauvreté du sol; pour Durand de Gros, de la nature « plutonique » ou calcaire du sol; pour d'Orbigny, de l'altitude. Broca ne croit, en revanche, à aucune de ces influences, en ce qui concerne les Français : « La Taille, considérée *d'une manière générale*, ne dépend ni de l'altitude, ni de la latitude, ni de la pauvreté, ni de la richesse, ni de l'alimentation, ni d'aucune des conditions qui ont été invoquées. Après toutes ces éliminations successives, j'ai été appelé à ne constater qu'une seule influence générale, celle de l'hérédité ethnique. »

La conclusion d'une longue étude de Topinard sur la Taille paraît devoir rallier les suffrages et, pour ma part, j'y souscris pleinement : « La Taille que l'Homme possède à l'âge adulte reproduit celle de sa race, avec les variations individuelles qu'elle comporte, dues principalement aux influences de régime, de milieux et de santé, qui ont agi sur elle pendant les diverses phases de son développement. »

La vie dans les villes paraît favoriser le développement de la Taille, comme Quetelet l'avait déjà remarqué.

J'ai mesuré 26 femmes nées et élevées à Paris, âgées de 16 à 51 ans (23 de 20 à 39 ans) : la moyenne obtenue est de 1^{m},5727, alors que la moyenne des autres oscillait autour de 1^{m},55 (V. p. 51). Pour quelques-unes, j'ai noté le lieu d'origine de leurs parents et j'ai remarqué que, dans ce nombre, celles qui sont, au moins, d'une deuxième génération parisienne, ont une moyenne de Taille élevée : 1^{m},68, 1^{m},632, 1^{m},63, 1^{m},605, 1^{m},585, 1^{m},583, 1^{m},55, 1^{m},468; soit, en moyenne, 1^{m},591.

Technique de la mensuration de la Taille. — La Taille est la Longueur du corps, de la plante des pieds au vertex, la Tête étant exactement dans la position droite, la face plantaire des pieds perpendiculaire à l'axe du corps.

Sur le cadavre, les Anatomistes la relèvent dans la *position couchée*. Sur le vivant, il y aurait avantage à procéder comme les Anatomistes, en utilisant l'instrument de Papillault et Lapicque; mais jusqu'à ce jour les mensurations publiées ont été prises sur le vivant presque toujours dans la *position debout* : les Morphologistes ont utilisé la Toise, parce qu'elle est de construction simple, qu'elle n'est pas encombrante et que les résultats qu'elle donne sont suffisants en pratique.

La différence entre les deux mensurations est d'ailleurs faible, chez les sujets bien musclés et non scoliotiques. Robert a mesuré, en position debout et couchée, 287 Fantassins, et il a trouvé, sur sept groupes, des différences moyennes de 6 à 20 millimètres.

A. Legendre, sur 100 Chinois, a noté une différence moyenne de 14 millimètres.

La mesure de la Taille est facile à prendre sur le sujet debout; cependant, elle nécessite une instrumentation spéciale et l'emploi d'une technique précise qui ont été bien réglés par A. Bertillon et Chervin.

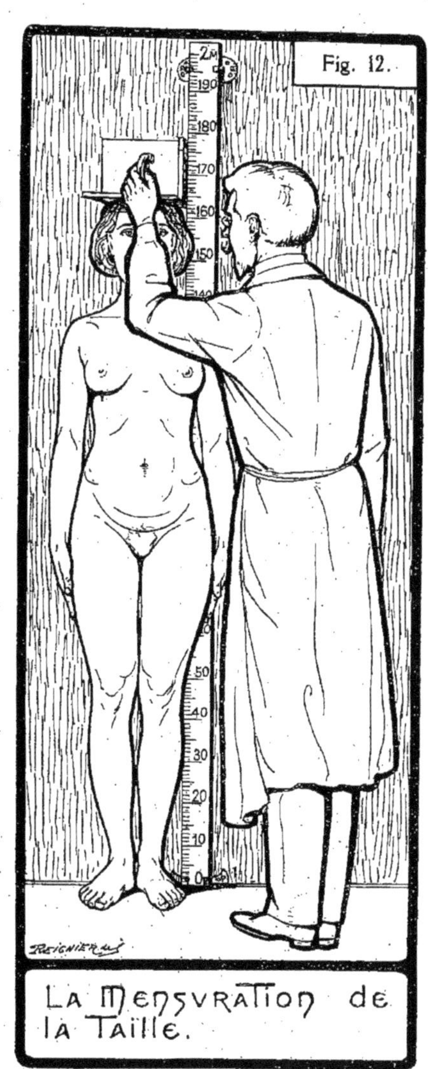

La Mensuration de la Taille.

Instrumentation. — Un sol plat, de préférence établi au niveau d'eau; un mur lisse et exactement perpendiculaire au sol; une règle métrique de 2 mètres de hauteur et de 2 à 3 centimètres d'épaisseur, fixée au mur, en saillie; une équerre à double pan (fig. 12). A défaut de la règle et de l'équerre, une Toise.

Technique. — Sujet et Observateur doivent prendre une position précise.

Position du sujet. — A la droite de la règle, placez le sujet, pieds nus, cheveux déjetés à droite et à gauche.

Dites-lui : « Tenez-vous bien droit contre le mur; rapprochez les talons, faites-les toucher le mur; laissez tomber les bras; regardez droit devant vous. »

Vérifiez si l'attitude est bonne.

Position de l'observateur. — Mettez-vous à gauche du sujet, en face de la règle; tenez l'équerre à double pan de la main gauche.

Mensuration. — Appliquez l'équerre très exactement à la fois contre le mur et contre l'arête de la règle, à dix centimètres au-dessus de la Tête; faites-la glisser doucement jusqu'au contact ferme, sans dureté, du vertex.

Ne bougez plus. Lisez sur la règle : relevez la division principale (160, fig. 12), comptez les divisions secondaires, les centimètres 1, 2, 3, etc., puis les millimètres. Vous avez le chiffre de la Taille.

Il est utile que l'Observateur soit plus grand, ou sur un plan plus élevé, que le Sujet mesuré. L'application de l'équerre contre le mur ne doit pas être faite à bout de bras et la lecture de la règle métrique ne peut que perdre à une trop grande obliquité du regard.

La mensuration ainsi obtenue est celle de la Taille en position habituelle. Pour avoir la hauteur en position de redressement maximum du tronc, on suit la même méthode, en ajoutant la recommandation suivante : « Rentrez le ventre, redressez les épaules; ne soulevez pas les talons. »

La différence entre les deux mensurations est parfois nulle; elle est en moyenne de 1/2 centimètre; elle peut atteindre 2 et 3 centimètres chez les scoliotiques et les ptosiques jeunes (V. p. 51).

Causes d'erreur. — Les causes d'erreur tiennent à un défaut de technique ou à un état particulier du Sujet.

Défaut de technique. — Une fréquente erreur de mensuration provient d'une mauvaise position du Sujet. Surveillez les pieds, les reins, la tête.

Les pieds doivent être au contact l'un de l'autre, et les talons toucher le mur; leur écartement trop grand, de même que leur éloignement de la Toise, donne aux membres inférieurs une obliquité qui se traduit par une diminution de la Taille. L'élévation sur la pointe des pieds élève la Taille; certains sujets, désireux de paraître plus grands qu'ils ne le sont, cherchent, parfois inconsciemment, à détacher les talons du sol.

Les reins ne doivent pas être fortement cambrés, sous peine d'une diminution de la hauteur.

La tête doit être en position droite; son extension ou sa flexion donnent une diminution de la Taille.

État particulier du sujet. — La Taille peut être diminuée par suite d'un état particulier, passager ou constant, du Sujet.

Le port d'un lourd fardeau sur la Tête détermine un aplatissement momentané des disques fibro-cartilagineux intervertébraux, un tassement de la colonne; l'état de fatigue, en affaiblissant le tonus musculaire, provoque un affaissement des corps vertébraux. Par ces deux moyens, la Hauteur du Corps diminue, comme le savent fort bien les conscrits de petite taille qui cherchent à perdre le centimètre nécessaire pour obtenir la mensuration conférant la réforme.

La scoliose et la faiblesse musculaire, le relâchement des muscles abdominaux sont des causes permanentes de la diminution de la Taille en station verticale. Les causes passagères, fatigue, longue marche, poids sur la tête, amaigrissement, peuvent venir renforcer leur action.

Il y a donc intérêt à prendre, dans chaque cas, la mensuration de la Taille le matin après un bon repos, et de la relever à la fois dans l'attitude ordinaire et dans l'attitude de redressement maximum du tronc.

ENVERGURE

L'Envergure a été peu mesurée chez la Femme. Quetelet estime que, chez la Femme adulte, la Taille égalant 100, l'Envergure est de 101,5 (et chez l'Homme de 104,5). Topinard dit simplement qu'elle est plus courte que celle de l'Homme et il évalue cette dernière à 104,4, la Taille = 100 (Taille moyenne de l'Homme, $1^m,66$, Envergure = $1^m,72$). Le rapport entre l'Envergure et la Taille est désigné par Chervin sous le nom d' « indice crucial ».

Mac-Auliffe donne à l'Envergure une supériorité sur la Taille de 1 cm. 5 chez la Femme et de 4 centimètres chez l'Homme.

Nombre de Femmes	Taille moyenne	Envergure moyenne
3.	$1^m,405$	$1^m,396$
20.	$1^m,457$	$1^m,458$
45.	$1^m,506$	$1^m,520$
64.	$1^m,550$	$1^m,555$
76.	$1^m,597$	$1^m,597$
32.	$1^m,650$	$1^m,638$
12.	$1^m,688$	$1^m,667$
2.	$1^m,742$	$1^m,740$
1.	$1^m,785$	$1^m,745$

Manouvrier estime que l'Envergure est supérieure à la Taille 27 fois °/₀ chez les blondes, 48 fois °/₀ chez les brunes, 65 fois °/₀ chez les citadines.

J'ai mesuré l'Envergure chez 30 femmes et j'ai trouvé une moyenne de supériorité de l'Envergure sur la Taille, de 3 cm. 326. Les différences individuelles sont très marquées : une fois, l'Envergure égale la Taille; 24 fois, elle la dépasse; 5 fois, elle lui est inférieure.

L'Envergure dépasse la Taille de 4 centimètres et plus, 14 fois : 1 fois de 9 cm. 5, 3 fois de 7 à 8 centimètres, 4 fois de 6 à 7 centimètres 3 fois de 5 à 6 centimètres, 3 fois de 4 à 5 centimètres.

La mesure de l'Envergure dépend de la longueur des Membres supérieurs et de la largeur du Thorax.

Le Tableau de la page 63 montre que le Diamètre biacromial est supérieur à 33 cm. 5 (moyenne sur 100 femmes hospitalisées), 17 fois sur les 24 dont l'Envergure dépasse la Taille et seulement 1 fois sur les cinq dont l'Envergure est inférieure à la Taille. Les trois plus petits Diamètres : 31,2, 31,5, 32 appartiennent à des femmes dont l'Envergure est inférieure à la Taille. Une seule femme donne à la fois un petit Diamètre (32,2) et une Envergure dépassant notablement la Taille (de 6 cm. 2) ; c'est une créole de la Réunion. Tous les Diamètres supérieurs à 35 centimètres correspondent à des Envergures supérieures à la Taille.

Il semble donc que l'Envergure est supérieure à la Taille toutes les fois que le thorax est large et qu'elle lui est inférieure quand il est étroit. Les exceptions à cette règle s'expliquent par la longueur trop petite ou trop grande des bras.

Le Tableau (p. 63) montre encore que généralement l'Envergure dépasse la Taille chez les femmes grandes et lui est inférieure chez les petites. Les exceptions peuvent tenir à un défaut de proportions entre les Membres supérieurs et les inférieurs.

Un point intéressant est à élucider : quels sont les rapports entre l'Envergure et l'eumérie de la Taille (V. p. 53) ?

Par rapport au Canon artistique, ma statistique démontre une fois de plus son inexactitude en ce qui concerne les rapports de l'Envergure et de la Taille, qui ne sont pas de grandeur égale. La proportion du Canon anthropométrique ne me paraît pas exacte non plus : la Taille égalant 100, l'Envergure est de 104. Or, la moyenne de la Taille de ces 30 sujets est de $1^{m},5729$ et la moyenne de l'Envergure de $1^{m},606$; le canon anthropométrique donnerait pour l'Homme $104 \times 1,57 : 100 = 1^{m},632$, et pour la Femme un peu moins, soit $1^{m}62$ (V. p. 61). La proportion indiquée par Quetelet est plus juste : $101,5 \times 1,57 : 100 = 1^{m}593$.

TABLEAU DE COMPARAISON
ENTRE LES MENSURATIONS DE LA TAILLE ET DE L'ENVERGURE.

Age	Lieu de naissance	Taille en mètre	Envergure en mètre	Différence en centimètres	Diamètre bi-acromial en centimètres
51 ans	Calvados.	1,64	1,745	+ 9,5	37,5
24 —	Corrèze.	1,516	1,595	+ 7,9	35
31 —	Jura.	1,625	1,70	+ 7,5	34,5
29 —	Seine.	1,622	1,692	+ 7	36,5
44 —	Haute-Saône.	1,574	1,64	+ 6,6	36
40 —	La Réunion.	1,498	1,56	+ 6,2	32,2
46 —	Aube.	1,57	1,63	+ 6	34,5
21 —	Paris.	1,606	1,666	+ 6	33,5
21 —	—	1,53	1,587	+ 5,7	35,5
22 —	—	1,536	1,59	+ 5,4	33,5
30 —	—	1,585	1,635	+ 5	33
23 —	—	1,59	1,63	+ 4	34
24 —	Seine.	1,61	1,65	+ 4	34
48 —	Alsace.	1,61	1,65	+ 4	35,5
22 —	?	1,485	1,52	+ 3,5	32,8
30 —	Paris.	1,56	1,59	+ 3	34,5
23 —	—	1,54	1,57	+ 3	33
21 —	—	1,631	1,66	+ 2,9	35,5
26 —	—	1,632	1,66	+ 2,8	36,5
29 —	—	1,583	1,606	+ 2,3	33,8
39 —	Seine.	1,577	1,60	+ 2,3	35,5
16 —	Paris.	1,547	1,557	+ 1,7	34,5
24 —	—	1,68	1,69	+ 1	35,5
29 —	—	1,468	1,47	+ 0,2	33
Moy. de supériorité de l'Enverg. : + 107,5 : 24 = + 4,48				+ 107,5	
24 ans	Paris.	1,67	1,67	— 0	33,5
26 —	Dordogne.	1,515	1,51	— 0,5	31,5
27 —	Russie.	1,528	1,515	— 1,3	31,2
35 —	Moselle.	1,517	1,50	— 1,7	34,4
26 —	Paris.	1,555	1,535	— 2	32
38 —	—	1,587	1,565	— 2,2	33,5
Moy. d'infériorité de l'Enverg. : — 7,7 : 5 = 1,54				— 7,7	

La Moyenne générale de supériorité de l'Envergure, comprenant l'ensemble des 30 cas (24 à Envergure supérieure à la Taille; 6 à Envergure égale ou inférieure à la Taille), est obtenue par le calcul suivant : + 107,5 — 7,7 = + 99,8 : 30 = + 3,326.

A noter que la Moyenne de la Taille de ces 30 sujets = 1m,5729, pour une Envergure de 1m,606.

Influence de l'Age sur l'Envergure. — D'après la statistique de Roberts, citée par Topinard, l'Envergure atteint son maximum de 25 à 30 ans pour diminuer ensuite progressivement :

Nombre de sujets	Age	Envergure	Nombre de sujets	Age	Envergure
10.	3 ans	0m,825	35.	17 ans	1m,588
43.	5	0m,910	104.	19	1m,592
45.	7	1m,065	59.	21	1m,578
70.	9	1m,153	29.	23	1m,582
123.	11	1m,331	42.	25 à 30	1m,590
142.	13	1m,475	23.	30 à 40	1m,577
121.	15	1m,543	19.	40 à 75	1m,529

Technique de la Mensuration de l'Envergure. — L'Envergure est facile à mesurer. Un aide est utile.

Instrumentation. — Un mur offrant une surface unie de deux mètres de longueur; une règle de mensuration que l'on applique contre le mur à la hauteur des épaules du sujet. Bertillon et Chervin utilisent une toile cirée, graduée et numérotée qui est fixée au mur.

Technique. — Adossez le sujet d'aplomb au mur, les bras en croix, poignets, coudes, épaules en ligne droite. Faites bien étendre les mains.

Que l'extrémité du médius d'une main soit exactement au bout de la règle; si possible, faites maintenir le doigt par un aide (je l'ai toujours fait dans mes mensurations).

D'un coup d'œil, suivez la règle et assurez-vous que bras et thorax sont bien appliqués contre elle. Vérifiez l'extension de l'autre main du sujet; il faut que le bout du médius porte sur l'instrument de mensuration.

Regardez, ou mieux faites regarder par votre aide, encore une fois, si le bout de la règle ou de la toile (repéré par un tasseau, au besoin) correspond bien au bout du médius de l'autre main.

Lisez le chiffre de la règle auquel correspond le médius que vous avez sous les yeux. Relevez la division principale. Comptez les centimètres; ajoutez les millimètres. Vous avez l'Envergure.

HAUTEUR DU TRONC ET DU BUSTE

La *Hauteur du Tronc* a été considérée d'après des points de repère différents. Topinard mesure, en projection verticale, la distance qui va de la 7e cervicale au sommet du sacrum et il trouve que cette distance est égale, chez l'Homme européen, à 33,5 °/₀ de la Taille, et, chez la Femme européenne, à 34 °/₀. Les statistiques américaines mesurent la Hauteur du Tronc de l'apophyse épineuse de la 7e cervicale au sommet du sacrum ou au coccyx : les résultats sont les mêmes que ceux de Topinard.

L'aneumérie de la Taille modifie le pourcentage du Tronc dans la Hauteur générale du Corps. Les figures 10 et 11 montrent deux femmes, l'une de haute Taille à Tronc petit et une de petite Taille à Tronc moyen; si bien que, par leur Tronc seul, la première passe de la haute Taille à la petite et la seconde de la petite à la moyenne Taille (V. encore fig. 15 et 16).

La *Hauteur du Buste* comprend la Hauteur du Tronc augmentée de celles du Cou et de la Tête; elle est supérieure d'environ 2 centimètres à la distance du bord supérieur du pubis au vertex (fig. 10 et 11), soit à la moitié de la Hauteur (V. ci-dessous). Elle s'obtient en faisant asseoir le sujet sur un tabouret, les jambes perpendiculaires aux cuisses. La Technique de la mensuration est analogue à celle de la Taille (V. p. 58).

MILIEU DE LA HAUTEUR

Quetelet estime « très remarquable que le point qui partage, à partir du sol, l'adulte en deux parties égales, se trouve, chez l'Homme, un peu au-dessous du pubis, tandis que, chez la Femme, il est un peu au-dessus ».

D'après Sappey, le milieu de la Hauteur du Corps est au niveau de la Symphyse chez l'Homme de Taille ordinaire (1[m],54 à 1[m],68) et s'abaisse au-dessous, jusqu'à 4 et 5 centimètres, chez l'Homme de stature élevée (1[m],69 à 1[m],86). Chez la Femme, le centre du Corps correspond à la Symphyse; il est placé un peu au-desssus chez les Femmes de petite Taille (1[m],45 à 1[m],57) et un peu au-dessous chez celles de stature élevée (1[m],59 à 1[m],71). « Plus la stature s'élève, plus le centre du Corps tend à s'abaisser au-dessous de la Symphyse », telle est la règle générale déduite par Sappey de l'étude des sculptures grecques et des mensurations de 40 cadavres d'Hommes et de 30 de Femmes.

Pour Topinard, la Femme, ayant des membres plus courts et un Tronc plus long que l'Homme, a le centre de son Corps plus haut que l'Homme.

J'ai fait quelques recherches; comme point de repère, j'ai pris non le Pubis, mais le *bord supérieur de la Symphyse*; en effet, le Pubis a une hauteur d'environ 3 à 4 cent. et ne peut être considéré comme un *point* de mensuration.

Dans une statistique de 79 mensurations prises sur des Femmes, j'ai donc relevé les différences entre le milieu de la Taille et la Hauteur du sol au Bord supérieur du Pubis. Si les deux chiffres sont égaux ou ne font qu'un écart de 0 cm. 5, j'admets qu'il y a 0 de différence. Si la Hauteur du sol au Bord symphysaire est supérieure de 1, 2, 3 cent. au milieu de la Taille, je dis que la différence est + 1, + 2, + 3 cent.; si elle est inférieure, la différence est de — 1, — 2, — 3 cent. Les différences en + signifient que la Symphyse est haute et que le milieu de la Taille descend vers les organes génitaux. Les différences en — signifient que la Symphyse est basse et que le milieu de la Taille monte vers l'abdomen.

DIFFÉRENCE ENTRE LA HAUTEUR DU SOL AU BORD SUPÉRIEUR DE LA SYMPHYSE ET LE MILIEU DE LA TAILLE.

Symphyse haute		Symphyse haute		Symphyse basse	
+ 0,5 cent. . .	3 fois.	+ 4,5 cent. . .	1 fois.	— 0,5 cent. . .	2 fois.
+ 1 — . . .	13 —	+ 5 — . . .	1 —	— 1 — . . .	3 —
+ 1,5 — . . .	4 —	+ 10 — . . .	1 —	— 1,5 — . . .	3 —
+ 2 — . . .	6 —		46 fois.	— 2 — . . .	1 —
+ 2,5 — . . .	2 —			— 2,5 — . . .	1 —
+ 3 — . . .	10 —	Symphyse médiane		— 3,5 — . . .	2 —
+ 3,5 — . . .	4 —			— 4 — . . .	1 —
+ 4 — . . .	1 —	0 cent.	20 fois.		13 fois.

Les Symphyses nettement basses, au moins à 2 centimètres au-dessous du milieu du Corps, appartiennent à des Femmes de petite Taille : 1m,40, 1m,55, 1m,47, 1m,45, 1m,468, avec une moyenne de 1m,467.

Les Symphyses nettement hautes, de 2 à 5 cent. au-dessus du milieu du Corps, appartiennent à des Femmes plutôt grandes. La moyenne des 15 sujets de cette catégorie est de 1m,575 (la moyenne des 100 étant 1m,55). Je relève les Tailles de 1m,64, 1m,63, 1m,62, 1m,606. La moyenne des 10 sujets ayant une différence de + 3 donne 1m,565, chiffre encore supérieur à 1m,55.

Mais il y a des exceptions, aucune constance ne pouvant être établie en morphologie humaine. Ainsi des Femmes de haute Taille, 1m,64, 1m,62, 1m,60, ont le Bord supérieur de la Symphyse juste au milieu de la Hauteur de la Taille (fig. 14); une, de 1m,61, l'a 1 cm. 5 au-dessous de ce milieu, alors qu'une autre, de 1m,48, l'a à 3 centimètres au-dessus.

Je ferai une autre remarque : la cyphose dorsale de la vieillesse a pour conséquence d'élever la Symphyse. C'est ainsi qu'une Femme de 80 ans, de 1m,38, a une Symphyse à 79 centimètres du sol, alors que le milieu de la Taille est à 69 centimètres; elle possède et de beaucoup, la Symphyse la plus élevée de la série. A un moindre degré, des différences de ce genre doivent se faire sentir avec l'âge, le dos se voûtant toujours plus ou moins. Je dirai donc que la Symphyse s'élève par rapport au milieu du Corps dès la fin de l'âge mûr, et dans de fortes proportions, chez certains sujets, à l'époque de la vieillesse.

Les Tailles aneumériques donnent les plus grandes différences entre le milieu de la Hauteur de Corps et la distance du bord supérieur de la Symphyse au sol (V. p. 52 et fig. 10, 11, 15 et 16).

Technique de la Mensuration du Milieu de la Hauteur. — Cette mensuration est difficile à prendre chez la Femme, à cause tant de l'épaisseur de la couche graisseuse dans certains cas, que de la présence des poils.

INSTRUMENTATION. — Une petite toise spéciale, de $0^{m},75$ avec un ajout en glissière, permettant de monter à $0^{m},90$ et que l'on place entre les pieds de la malade, sans écarter les talons. Ou bien, une toise ordinaire placée sur le côté de la malade et munie d'une règle perpendiculaire qui vient s'appliquer sur la Symphyse.

TECHNIQUE. — Adossez le sujet au mur. Un genou en terre, repérez du bout des doigts le Bord supérieur de la Symphyse; recommencez plusieurs fois. Notez bien de l'œil et de l'ongle le point trouvé. Méfiez-vous du déplacement de la peau, du glissement des doigts sur les poils.

Abaissez la perpendiculaire de la Toise latérale sur le point repéré, ou si vous avez une petite Toise spéciale, appliquez-la directement sur ce point. Lisez la mensuration obtenue et contentez-vous d'une approximation d'un centimètre.

HAUTEUR DE LA TÊTE

La Hauteur de la Tête est la distance comprise entre le plan du Vertex et le plan sous-mentonnier. Les mensurations anthropométriques la concernant sont rares, surtout chez la Femme.

HAUTEUR PROPRE DE LA TÊTE. — La Hauteur propre de la Tête mérite de faire l'objet d'une étude précise de la part des Anthropologistes, car, jusqu'à ce jour, elle a été relevée sans méthode.

Quetelet pense que « la Hauteur de la Tête, chez les deux sexes,

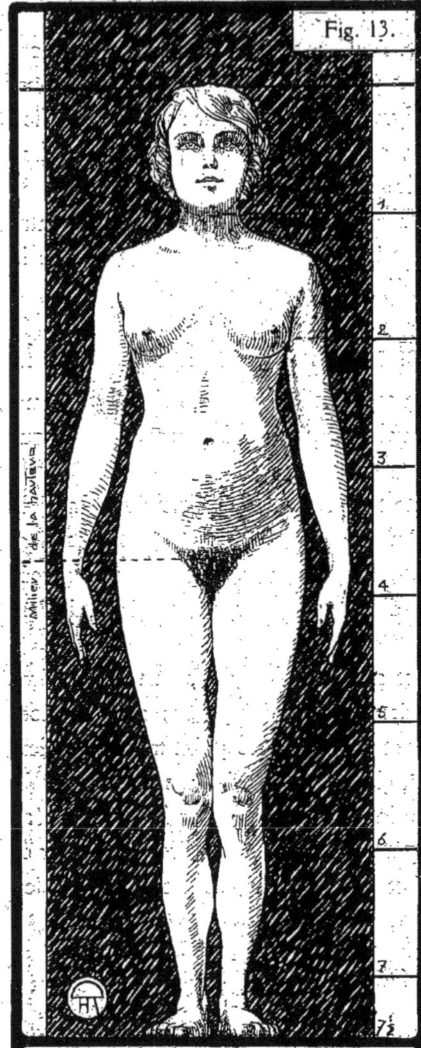

Type de Femme dont la Tête est contenue 7 fois ½ dans la stature. — Femme de 19 ans. Taille : 1m57. Poids : 52 kil. 300. Hauteur de la Tête : 20 cm. 9

varie peu; comparativement à la Hauteur totale, toutes les dimensions de la Tête de la Femme, dans le sens de la Hauteur, sont en général plus grandes que chez l'Homme ». Sur 10 Femmes belges (modèles), âgées de 21 ans, il a trouvé une moyenne de 22 cm. 2, avec un minimum de 20 centimètres et un maximum de 24 centimètres.

Sur 30 cadavres de Femmes, Sappey a trouvé une moyenne de 21 cm. 1 ; il a noté un minimum de 18 centimètres chez une Femme de 65 ans, ayant $1^{m},61$, et une moyenne de 23 centimètres chez des Femmes ayant respectivement : 27 ans et $1^{m},57$, 30 ans et $1^{m},57$, 36 ans et $1^{m},62$, 54 ans et $1^{m},63$, 24 ans et $1^{m},68$. Il est regrettable que Sappey ne donne pas son procédé de mensuration, pas plus que Quetelet d'ailleurs.

J'ai publié une série de mensurations portant sur 81 Françaises. La Hauteur de la Tête varie légèrement suivant que l'on comprime ou non les parties molles situées au-dessous du menton. Je suppose la bouche fermée et les arcades dentaires au contact l'une de l'autre.

Hauteur de la Tête, avec compression des parties molles. —

Le cuir chevelu est si bien appliqué contre le crâne que l'instrument de mensuration se pose sans pression sur le sommet de la Tête. Au niveau du menton, il existe une petite épaisseur de parties molles qu'il faut comprimer si l'on cherche à repérer le plan osseux sous-mentonnier.

La Hauteur moyenne que j'ai obtenue en procédant ainsi est de 20 cm. 137, avec un minimum, tout à fait exceptionnel, de 17 centimètres et un maximum de 23 centimètres. Elle oscillait de 20 à 21 centimètres chez 41 sujets sur 81, soit dans la bonne moitié des cas. On peut donc dire que la Hauteur de la Tête, avec compression des parties molles, est de 20 à 21 centimètres chez la moitié des Femmes françaises.

Hauteur de la Tête, sans compression des parties molles. — La mensuration de la Hauteur de la Tête, sans compression des parties molles, est peut-être de conception plus juste que la précédente, du point de vue morphologique et artistique : la Tête, en effet, ne se termine pas par le plan du

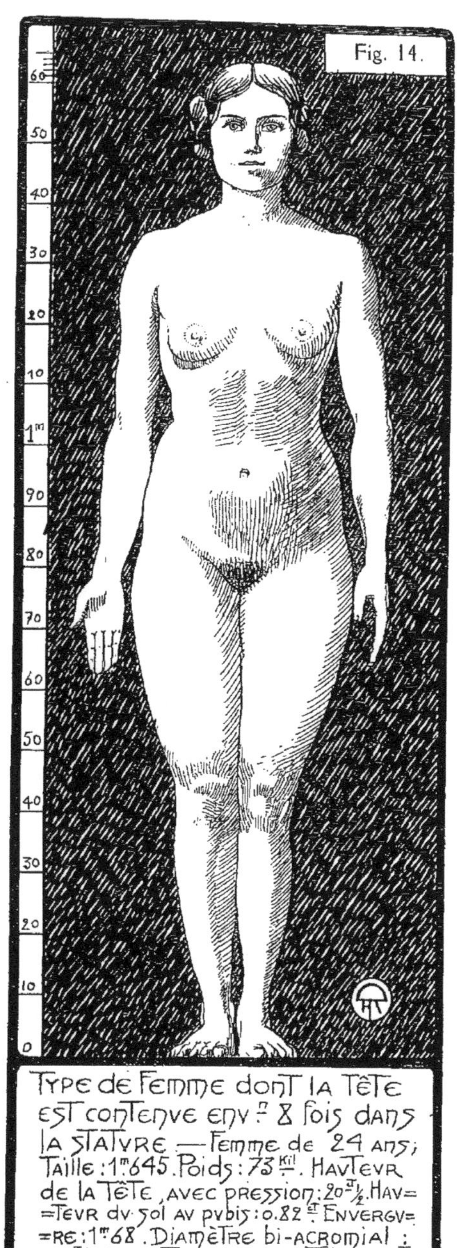

Fig. 14.

Type de Femme dont la Tête est contenue env.on 8 fois dans la Stature — Femme de 24 ans; Taille : 1m645. Poids : 73 Kil. Hauteur de la Tête, avec pression : 20 et 1/2. Hauteur du sol au pubis : 0.82 et Envergure : 1m68. Diamètre bi-acromial : 37 et 1/2. Diamètre bi-trochanter. : 34 et 1/2

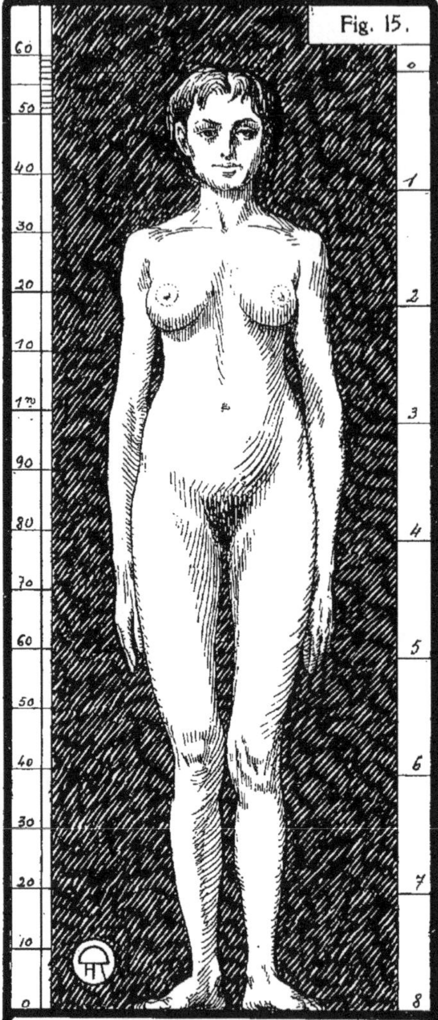

Fig. 15.

Type de Femme dont la Tête est contenue 8 Fois dans la Stature. — Femme de 23 ans. Taille : $1^{m}57$. Poids : 47 $^{Kil.}$; hauteur de Tête : $19^{c}7$ Enverg^{e} : $1^{m}59$. Remarquer l'aspect élancé ; la longueur des membres.

maxillaire, mais bien par la peau doublée de tissu adipeux qui le recouvre. Le plan sous-mentonnier affleure non plus l'os, mais le menton.

La moyenne de différence entre cette mensuration et la précédente est de 3 à 5 millimètres, avec un minimum de 1 à 2 millimètres chez les sujets maigres, et parfois de 6 à 8 millimètres chez les sujets gras. Par conséquent, la Hauteur de la Tête sans compression des parties molles, oscille de 20 cm. 5 à 21 cm. 5 dans la moitié des cas.

Rapport entre la hauteur de la tête et la taille. — Quetelet admet que « le rapport entre la Hauteur d'un individu et la grandeur de sa Tête est communément de 7 à 1 environ, et selon qu'il est nain ou géant, le rapport sera de 5 à 6, ou de 8 à 9, à la Tête considérée comme unité ». Sur 10 modèles féminins belges, de 21 ans, il relève une Taille moyenne de $1^{m},562$ et 22 cm. 2 de Tête, soit une proportion de 7 Têtes. Sur une Espagnole de Cadix, de 21 ans, il trouve respectivement $1^{m},516$ de Taille et 23 cm. 1 de Hauteur céphalique, soit 6 Têtes 1/2 pour la Taille; sur une Romaine de 19 ans, il note 6 Têtes 8, et sur une Parisienne 7 Têtes 1.

Sappey admet, comme moyenne, une proportion de 7 Têtes 1/2 dans la Taille et il estime, comme Quetelet, que la Hauteur de la Tête est proportionnellement inverse à la Hauteur de la Taille; sur 40 cadavres masculins, la Taille correspondait à 7 Têtes chez 5 sujets de $1^m,54$ à $1^m,61$, de 7 Têtes 1/2 chez 20 de $1^m,54$ à $1^m,68$, de 7 Têtes 4/5 chez 20 de $1^m,69$, de 8 Têtes chez 2 de $1^m,84$ à $1^m,86$.

Il donne 30 mensurations chez la Femme (cadavres) avec une moyenne de $1^m,589$ pour la Taille et de 21 cm. 1 pour la Tête, arrivant ainsi à une moyenne de 7 Têtes 1/2; mais l'un de ses sujets ($1^m,61$ de Taille et 18 centimètres de Tête) donne une proportion de 9 Têtes et un autre ($1^m,57$ et 23 centimètres) une proportion de 6 Têtes 4/5.

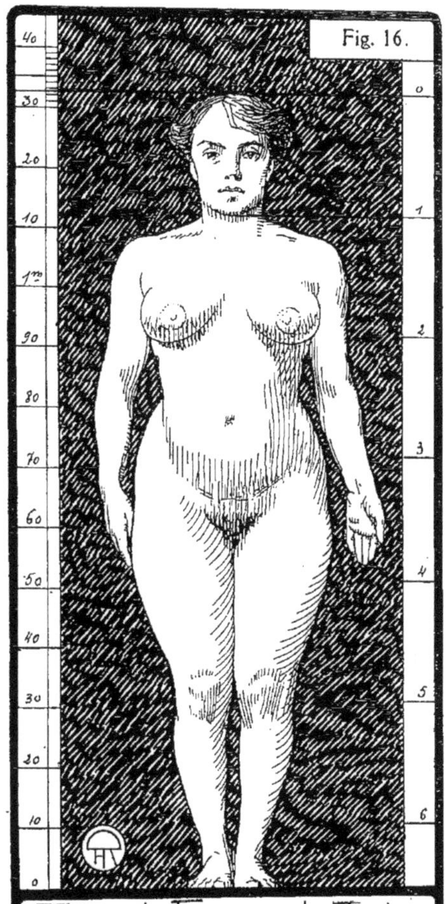

Fig. 16.

Type de Femme dont la Tête est contenue 6 fois 1/2 dans la Stature. — Femme de 30 ans; Taille : $1^m 326$; Poids : 50 Kil. Hauteur de Tête : 20 cm 3. Enverg.e $1^m 29$ ct. Remarquer l'aspect trapu; la petitesse des bras.

Ma série de 81 cas donne une moyenne de 7 Têtes 3/4 pour la Taille, la mensuration etant prise avec compression des parties molles, et si les parties molles sous-mentonnières ne sont pas comprimées, de 7,6 soit 7 Têtes 1/2, proportion semblable à celle de Sappey (fig. 13). Des différences individuelles assez marquées ont été relevées.

PROPORTION DE LA TÊTE (MENTON COMPRIMÉ) A LA TAILLE CHEZ 81 FEMMES.

La Taille contient :

9 Têtes.	1 fois.	8 Têtes.	17 fois.	7 Têtes.	3 fois.	6 Têtes 4/5. .	2 fois.
		8 1/7. .	2 —	7 1/5. .	1 —	6 — 3/4. .	1 —
		8 1/6. .	1 —	7 1/4. .	3 —	6 — 2/3. .	1 —
		8 1/5. .	2 —	7 1/3. .	3 —		4 fois.
		8 1/4. .	3 —	7 2/5. .	3 —	7 Têtes 1/4	
		8 1/3. .	2 —	7 1/2. .	12 —	à 7 3/4. .	33 fois.
Récapitulation :		8 2/5. .	3 —	7 3/5. .	2 —		
9 Têtes.	1 fois.		30 fois.	7 2/3. .	7 —		
8 à 9. .	30 —			7 3/4. .	3 —		
7 à 8. .	46 —			7 4/5. .	5 —		
6 à 7. .	4 —			7 9/10 .	4 —		
	81 fois.				46 fois.		

La proportion de 6 Têtes 1/3 à 6 Têtes 4/5 appartient à des Femmes dont la moyenne est de 1^m,44 (1^m,38, 1^m,40, 1^m,41, 1^m,56). La figure 16 reproduit une Femme de 1^m,326 dont la Tête est contenue seulement 6 fois 1/2 dans la Taille.

La proportion de 8 Têtes est rencontrée de préférence chez des sujets de Taille élevée : 1^m,645 (fig. 14), 1^m,63, 1^m,62, 1^m,60, 1^m,59, 1^m,58, 1^m,57.

La proportion de 7 Têtes à 7 Têtes 2/5 est relevée chez 13 sujets dont la moyenne de Taille est de 1^m,536.

La conclusion que les Têtes proportionnellement les plus petites s'observent chez les grandes Femmes et les plus hautes chez celles de Taille inférieure à la moyenne, me paraît donc juste : mais cette règle comporte des exceptions fréquentes : une petite Tête se rencontre chez une Femme petite; des Femmes de haute Taille peuvent avoir des Têtes hautes en elles-mêmes et hautes proportionnellement : 2 sujets de 1^m,62 et 1^m,66 avaient une Tête de 22 cm. 5 et 23 centimètres, contenues seulement 7 fois 1/4 et 7 fois 1/5 dans la Taille.

HAUTEUR PROPORTIONNELLE DE LA TÊTE ET ANEUMÉRIE DE LA TAILLE. — La longueur des Membres inférieurs est le facteur principal de variation de la hauteur proportionnelle de la Tête. L'aneumérie de la Taille (V. p. 52) donne, par conséquent, une hauteur proportionnelle de Tête, qui est anormale (fig. 15 et 16).

La proportion de 8 Têtes, par exemple, peut certainement se rencontrer dans une Taille eumérique, et je l'ai observée (fig. 14), mais il est plus fréquent de la trouver chez des sujets à membres inférieurs trop longs (fig. 15).

La proportion de moins de 7 Têtes m'a toujours paru liée, tout au moins pour une part, à un défaut de longueur des Membres inférieurs (fig. 16).

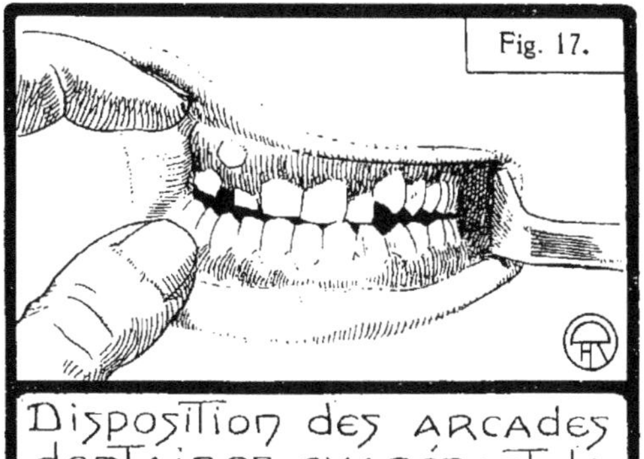

Fig. 17.

Disposition des arcades dentaires exagérant la hauteur naso-mentonnière. — Jeune fille de 17 ans, rachitique, type infantile. Remarquer l'écartement des arcades au niveau des molaires.

HAUTEUR DE LA TÊTE ET DISPOSITION DES ARCADES DENTAIRES. — La manière dont s'appliquent l'une contre l'autre les arcades dentaires est un élément qui modifie la Hauteur de la Tête et sur lequel j'attire l'attention. La partie antérieure de l'arcade dentaire inférieure peut recouvrir entièrement l'arcade inférieure : en écartant les lèvres, on ne voit que les incisives

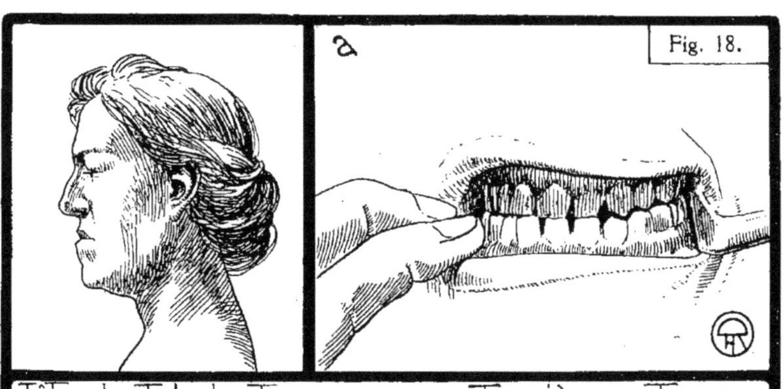

Fig. 18.

Tête dont la hauteur naso-mentonnière est exagérée par prognathisme. — Femme de 33 ans, Taille : 1 m 58. Hauteur de la Tête : 22 ct 5.
a — Vue des arcades dentaires. Les incisives supérieures sont en léger retrait sur les inférieures.

supérieures : le menton se trouve élevé. Au contraire, la partie antérieure de l'arcade inférieure peut être au-devant de l'arcade supérieure : on voit alors les deux rangées d'incisives, la partie inférieure de la rangée supérieure étant légèrement cachée par le bord supérieur des incisives inférieures; le menton est abaissé et prognathe (fig. 18). Enfin, les deux rangées d'incisives peuvent se toucher par leurs bords : le menton est encore abaissé (fig. 17).

Influence de l'Age sur la Hauteur de la Tête. — La Hauteur proportionnelle de la Tête diminue dès que la Taille s'abaisse avec l'âge. Les vieillards ont fatalement une Tête proportionnellement plus haute, en raison de la cyphose sénile dont ils sont toujours atteints à un degré variable.

Technique de la Mensuration de la Tête. — La Mensuration de la Tête est fort difficile. Voici l'instrumentation et la technique que je recommande.

Instrumentation. — Un compas-glissière, gradué en millimètres, à branches inégales (fig. 20), muni d'un fil à plomb ou mieux d'un double niveau d'eau, l'un dans le sens antéro-postérieur, l'autre dans le sens transversal.

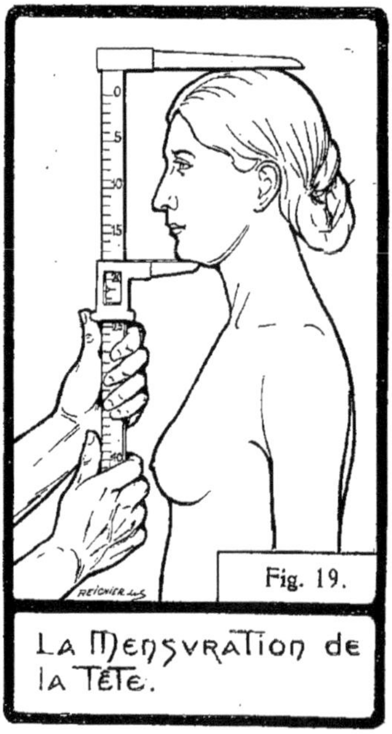

Fig. 19.

LA MENSVRATION DE LA TÊTE.

Technique. — Sujet debout adossé au mur, les cheveux réclinés à droite et à gauche de la ligne médiane. Dites-lui : « Tenez-vous droit, la Tête fixe, regardez en face de vous, ne bougez pas. »

Placez-vous soit en face, soit à droite du sujet : de la main droite, tenez le compas, les branches écartées. Appliquez la branche supérieure sur le Vertex, et sur la ligne médiane *exactement*. De la main gauche, remontez la branche inférieure jusqu'à ce qu'elle affleure la peau du menton, et lisez ; si vous voulez raser le bord inférieur de l'os, appuyez légèrement jusqu'à ce que vous sentiez une résistance, et lisez la Hauteur (fig. 19).

Un aide de contrôle est fort utile. Je conseille en outre de reprendre plusieurs fois la mensuration.

ERREURS DE MENSURATION. — *L'axe vertical de la Tête et l'axe de la branche verticale du compas doivent être parallèles.* Assurez-vous bien de ce parallélisme; s'il n'existe pas, c'est un axe vertical *oblique* de la Tête que vous mesurez : axe trop long, si son extrémité supérieure se dirige vers le sinciput; axe trop court, si elle gagne le front.

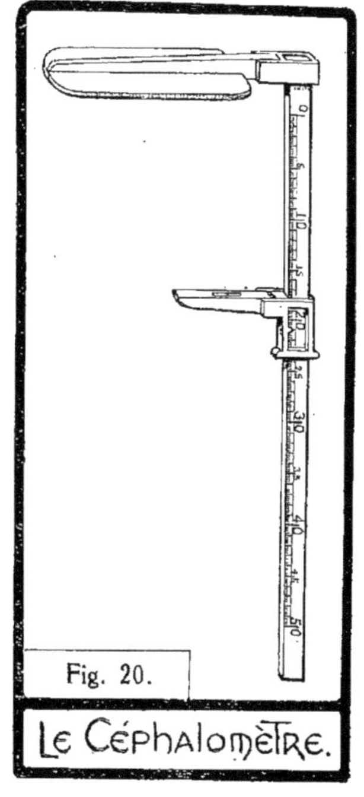

Fig. 20.

LE CÉPHALOMÈTRE.

Méfiez-vous des erreurs : elles sont extrêmement faciles à commettre. Dans le but de les éviter, j'ai fait construire un Céphalomètre (fig. 20); cet instrument est un compas-glissière dont la branche inférieure est munie de deux niveaux d'eau, l'un dans le sens antéro-postérieur, l'autre dans le sens transversal, de manière à donner au support vertical un parallélisme exact avec l'axe du Corps.

LARGEUR DES ÉPAULES

La Largeur des Épaules chez la Femme de bonnes proportions n'a pas fait l'objet d'une statistique étendue. Les chiffres des Anatomistes sont pris sur des cadavres; ceux relevés sur le vivant par quelques Médecins n'ont pas trait à des séries bien étudiées dans leur ensemble et manquent de précision sur les points de repère. Je donne tous ceux que j'ai pu recueillir :

Sappey a mesuré deux diamètres : le Bi-acromial et le Bi-huméral sur 40 cadavres d'Hommes et 30 cadavres de Femmes; sous le nom de ligne bi-acromiale, il désigne « l'intervalle compris entre les deux acromions, qui répond à la partie la plus large du dos », et de bi-humérale « celle qui s'étend de l'une à l'autre épaule en passant par la tête des humérus ».

		Ligne bi-acromiale en centimètres	Ligne bi-humérale en centimètres
		—	—
Homme	Dimension maxima	35	42
	— minimum	26	36
	— moyenne	32,1	38,8
Femme	— maxima	33	40
	— minimum	26	32
	— moyenne	28,5	35,1

Féré a relevé la ligne bi-acromiale sur 129 Parisiens et 19 Parisiennes.

Homme (129 Parisiens) : 21,8 % de Taille, soit pour une Taille de 1^m,65 : 36 centimètres.
Femme (19 Parisiennes) : 20,9 % de Taille, soit pour une Taille de 1^m,57 : 34 mc. 5.

Merkel attribue une Largeur d'épaules de 47 centimètres à l'Homme de 1^m,655 de Taille, et de 37 centimètres à la Femme de 1^m,58.

Quetelet, d'après 30 femmes Belges, de 20 à 40 ans, admet que la Largeur moyenne bi-acromiale est de 22 %, soit pour une Taille de 1^m,57 : 34 cm. 5.

Stratz, sur 25 Femmes choisies, de 1^m,55 à 1^m,70 de Taille, trouve une Largeur d'Épaules variant proportionnellement de 35 à 40 centimètres

Richer, estimant que « le Tronc ne va pas sans la racine des Membres et que ses diamètres, en largeur, se mesurent aux têtes humérales et aux grands trochanters » arrive à un diamètre bi-huméral de 39 centimètres pour l'Homme et de 35 centimètres pour la Femme.

Charpy donne les chiffres suivants :

		Largeur humérale en centimètres
		—
Homme (beaux sujets)		40 c. en moyenne (jusqu'à 43)
Femme	Taille au-dessous de 1^m,60	35 c. en moyenne (de 31 à 38)
	1 cas de beau sujet de 1^m,74	40 c.

Il est fort difficile, d'après ces chiffres pris *sans unité de méthode*, les uns sur le cadavre, les autres sur le vivant, par des auteurs divers et sur des sujets de race différente, d'établir une mensuration moyenne de certitude. Il importe donc de bien s'entendre sur les points de repère de la Largeur des Épaules.

On peut prendre sur le vivant deux Largeurs des Epaules : l'une, osseuse, est exprimée par le Diamètre bi-acromial; l'autre, comprenant les parties molles situées au delà de l'acromion, va jusqu'à la limite cutanée de l'épaule. La première, os à os, est plus courte que la seconde, peau à peau, qui mérite le nom de totale.

Le Diamètre bi-acromial est le plus précis, bien que l'extrémité de l'acromion ne soit pas fixe. Il faut le prendre dans la position debout, le sujet étant au repos complet, se laissant aller et n'imprimant aucun mouvement à ses épaules.

La Largeur totale doit être prise au niveau du Diamètre bi-acromial. Il importe de ne pas confondre le Diamètre total des Épaules avec le Diamètre bideltoïdien. Chez l'Homme, la musculature peut donner à ce dernier un développement inattendu : Charpy cite le cas de l'athlète Sandow dont le Diamètre bideltoïdien atteignait 52 centimètres, alors que le bitrochantérien était de 35 centimètres et la Taille de 1m,66. Chez la Femme, le développement de la masse graisseuse deltoïdienne détermine également un renflement plus ou moins marqué et qui peut être considérable chez les obèses. J'ai toujours eu soin de mesurer *au-dessus* de ce renflement, exactement au point de prolongation du diamètre biacromial sur les parties molles.

DIAMÈTRE OSSEUX BI-ACROMIAL. — L'examen d'un certain nombre de sujets bien développés me porte à croire que *le Diamètre osseux normal bi-acromial varie, chez la Femme française, entre 35 et 36 centimètres pour une Taille de 1,57 à 1,60.* Le rapport à la Taille varie de 22,3 à 22,5 %.

DIAMÈTRE BI-ACROMIAL AVEC LES PARTIES MOLLES OU LARGEUR TOTALE DES ÉPAULES. — J'ai relevé, chez 70 sujets, le Diamètre osseux bi-acromial et la Largeur des Épaules au point correspondant de ce diamètre prolongé : la Largeur des Épaules l'emporte de 2 cm. 63 sur le Diamètre osseux. J'ai noté, dans les chiffres extrêmes, une différence de 4 cm. 5 chez une femme de 90 kilogrammes (diamètre osseux = 37,5, largeur totale = 42); une de 3 cm. 9, chez un autre de 68 kilogrammes (diamètre osseux : 32,6, largeur totale = 36,5) et, en revanche trois de seulement 1 centimètre.

Les chiffres ordinaires d'écart entre le Diamètre osseux bi-acromial et la Largeur totale des épaules sont 2 centimètres et 2 centimètres 1/2.

Diamètre bi-acromial et déjettement des Omoplates. — Le Diamètre bi-acromial est augmenté par le déjettement

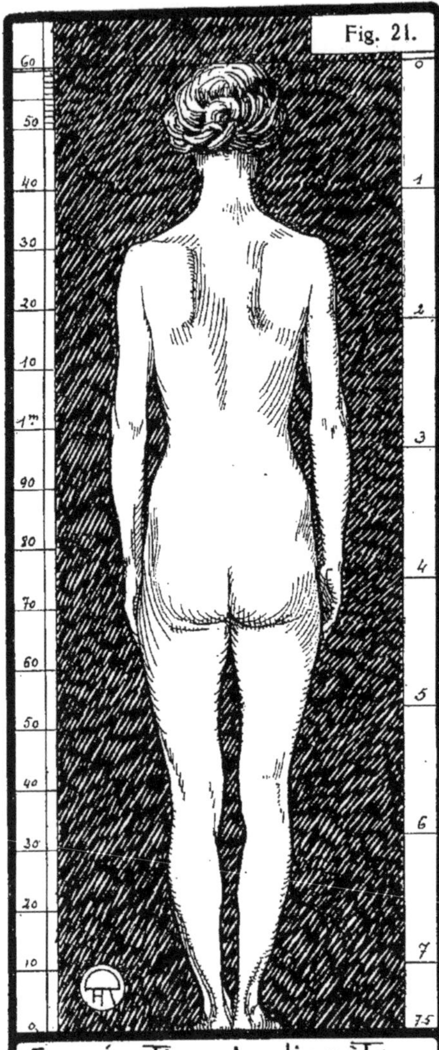

Fig. 21.

Exagération dv diamètre bi-acromial par déjettement des omoplates. — Arcvation des membres inférievrs. — Femme de 26 ans. Taille : 1m.605. Enverg.e 1m.56. Diamètre bi-acromial : 33c.6.

des omoplates (fig. 21) ; la mensuration peut alors faire présumer que la poitrine est large, alors qu'elle est étroite. Il suffit d'être prévenu de l'erreur pour ne pas la commettre.

Diamètre bi-acromial et Types humains. — Parmi les divers Types humains qui seront étudiés plus loin (p. 110), il en est deux qu'il faut signaler au point de vue particulier de la dimension du Diamètre bi-acromial : le Type Thoracique et le Type Abdominal. Chez le premier, le Thorax est très développé, tandis que chez le second, c'est l'Abdomen qui l'emporte. Le Diamètre bi-acromial a donc une tendance à s'agrandir chez l'un et à se raccourcir chez l'autre. Les Femmes à Type Thoracique marqué et de Taille moyenne ont un Diamètre bi-acromial de 36, 37, 37 cm. 1/2, tandis que celles à Type Abdominal accentué ne dépassent souvent pas 35 centimètres.

Il faut tenir compte, pour l'appréciation de la valeur du Diamètre bi-acromial, de ces deux Types humains.

Technique de la Mensuration de la Largeur des Épaules. — La Largeur des Épaules doit être relevée suivant la ligne bi-acromiale.

Instrumentation. — Un compas d'épaisseur, gradué au millimètre.

Technique. — Sujet debout. Dites-lui de laisser ses bras ballants, de ne pas se raidir (la contraction musculaire rejette les épaules en arrière, et diminue le diamètre).

Du bout de l'index, sentez l'extrémité de l'apophyse acromiale; ne la confondez pas avec l'extrémité externe de la clavicule, ou avec la tête humérale. Appliquez le bout de l'index contre le bout du compas; portez-les, l'un et l'autre ensemble, d'abord sur l'extrémité de l'apophyse acromiale d'un côté, puis de l'autre, en faisant glisser le curseur (fig. 22).

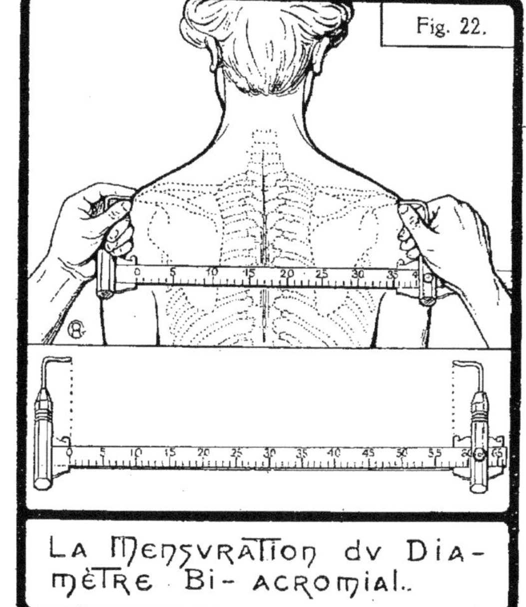

Fig. 22.

LA MENSURATION DU DIAMÈTRE BI-ACROMIAL.

Les deux pointes bien appliquées, lisez les extrémités sur la tige métrique, comptez ensuite les millimètres.

Pour prendre la Largeur totale, portez les extrémités du compas, en *suivant la ligne bi-acromiale*, en dehors des parties molles. Frôlez la peau du bout du compas, à droite et à gauche. Lisez la mensuration, sans déplacer le compas.

CAUSES D'ERREURS. — Le sujet, par la contraction des muscles des épaules, rapproche les omoplates et diminue la Largeur du diamètre bi-acromial : il doit donc avoir les bras ballants. S'il est atteint de déjettement des omoplates, le diamètre mesuré est trop grand ; mais il est alors fort difficile de calculer le diamètre exact : la mensuration sera approximative.

LARGEUR DES HANCHES

La Largeur des Hanches de la Femme n'a pas l'amplitude que lui prêtent le Public et bon nombre de Médecins : « La manière de voir les Hanches ne s'est pas formée par l'aspect du Nu, mais par celui des vêtements qui, aux différentes époques, se sont proposé de resserrer la Taille et de faire saillir les Hanches le plus possible. La même raison a engagé un grand nombre d'Artistes du temps présent ou passé à construire leurs figures de Femme avec des Hanches d'une largeur excessive. Et pourtant ces Troncs en forme de violon, comme on en voit notamment à la fin du Moyen Age et au commencement de la Renaissance allemande, sont en réalité très disgracieux. » (E. Brücke, 1893.)

La largeur des Hanches n'est jamais supérieure à la Largeur des Épaules, comme l'ont à tort admis nombre d'Artistes (V. p. 44). Sa mensuration a été relevée par des Anatomistes et des Anthropologistes; mais, de même que pour la Largeur des Epaules, les chiffres sont difficiles à comparer, à cause de la diversité des sujets et de l'absence d'une unité de méthode de la part des Auteurs.

Sappey donne les mesures suivantes prises sur le cadavre :

		Homme (40)	Femme (30)
Diamètre bitrochantérien. . .	Dimension maxima. . .	34	40
	— minima . . .	28	28
	— moyenne . .	31,3	32,2

Merkel arrive à ces mesures :

Hauteur du corps	1^m,655	1^m,58
Largeur des hanches	325	34

Féré a trouvé pour une Taille = 100.

	Homme (129 Parisiens)	Femme (19 Parisiennes)
Largeur bitrochantérienne :	18,9, soit pour 1^m,65 = 31^c,18	19,4, soit pour 1^m,57 = 32^c

Stratz indique, d'après 25 Femmes bien proportionnées d'origine saxonne, une Largeur des Hanches de 31 à 36 cm. pour une Taille de 1^m,55 à 1^m, 70.

Papillault, sur 100 cadavres d'Hommes et 100 de Femmes, trouve comme moyenne : Homme = 30 cm. 12; Femme 29 cm. 52.

Quetelet a mesuré 30 sujets belges, de chaque sexe, par groupes de 10, de 20 à 40 ans; il indique un Diamètre des Hanches de : Homme = 32 cm. 5; Femme = 32 cm. 8. Chez les Femmes servant de modèles aux Artistes, le Diamètre était de 31 à 32 cm. 2.

Charpy donne les chiffres suivants :

		Largeur totale	Diamètre osseux
Homme . . .	moyenne :	32 cent. (de 29 à 35). . .	30 cent.
Femme. . .	moyenne :	32 cent. (de 30 à 37). . .	29,5
	1 cas :	40 cent.	33

De même que pour la Largeur des Épaules, il faut établir une méthode d'étude de la Largeur des Hanches. Je propose donc de mesurer le Diamètre osseux bi-trochantérien et la Largeur totale des Hanches, le premier restant la mesure type, parce que les points de repère sont osseux.

DIAMÈTRE BI-TROCHANTÉRIEN — D'après un certain nombre de Femmes bien conformées, je suis tenté d'admettre que le Diamètre bi-trochantérien oscille, chez la Femme Française, entre 32 et 33 centimètres, pour une Taille de $1^m,57$ à $1^m,60$. Le rapport à la Taille varie de 20,4 à 20,6 °/₀.

LARGEUR TOTALE DES HANCHES. — La Largeur totale des Hanches est la Largeur, de peau à peau, que présentent les Hanches au niveau du point le plus saillant du Trochanter. Ce Diamètre total n'est que le Diamètre osseux prolongé jusqu'à l'extrémité des parties molles.

Au-dessous de ce Diamètre se trouve un paquet graisseux qui, chez les obèses, devient énorme. La Largeur totale des Hanches, prise au niveau de cet amas graisseux, présente son maximum de développement et peut alors devenir considérable. Sur un sujet de 21 ans atteint d'adipose héréditaire et figuré plus loin, cette Largeur est de 46 centimètres et dépasse la Largeur des Épaules.

Je pense que, pour avoir plus de régularité dans les mensurations, il vaut mieux prendre le Diamètre des parties molles, au niveau du point le plus saillant du Trochanter, *au-dessus* de l'amas graisseux trochantérien. Je fais remarquer de plus que si l'on veut relever la Largeur des Hanches au niveau du paquet graisseux le plus saillant, on sera amené à porter cette mensuration tantôt au-dessous du Trochanter et tantôt au-dessous de la Crête iliaque (Voir plus loin la description des Hanches).

Chez 70 Femmes, j'ai mesuré comparativement le Diamètre bi-trochantérien et la Largeur totale des Hanches. La différence en faveur de la Largeur totale est en moyenne de 2 centimètres, avec quelques

6

écarts marqués en + ou en —, en rapport avec l'épaisseur du tissu adipeux :

Largeur totale des Hanches	Diamètre bi-trochantérien	Différence	Poids en kilos
—	—	—	—
36c5	31c	5c5	63k5
35	30	5	70
39	34	5	82,9
38	33,5	4,5	68,3
39.5	36	3,5	87
37	34	3	90,3
28,7	28	0,7	—
30	29,4	0,6	43,2
31,5	31	0,5	47,5
31	30,5	0,5	43,3

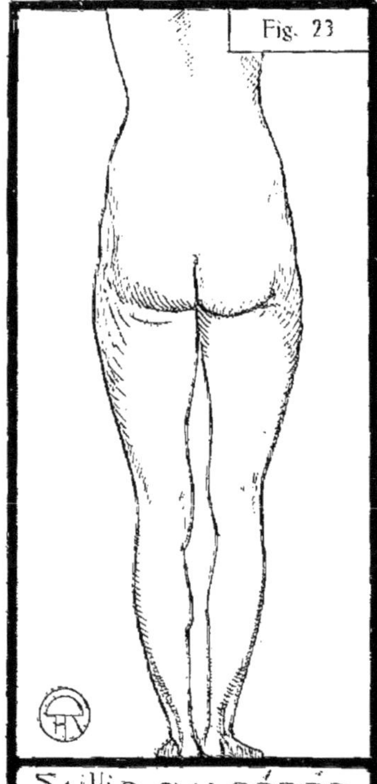

Fig. 23

Saillie exagérée des Trochanters et Arcuation des membres infér^s par rachitisme

Largeur des Hanches et Rachitisme. — La dimension du Diamètre osseux bi-trochantérien est en rapport avec le développement du petit bassin. On est donc conduit à juger de l'un par l'autre.

Il existe cependant une importante cause d'erreur d'ordre pathologique : le Rachitisme. Le col du fémur des rachitiques présente une diminution d'ouverture de son angle que Charpy a, en particulier, bien étudiée. La conséquence de cette diminution angulaire du col est une saillie plus forte du trochanter et par conséquent un allongement du Diamètre bi-trochantérien.

Le diagnostic sera facile à faire, si la Femme est maigre : dans la station debout, souvent les genoux ne se touchent pas (fig. 23) ; en tout cas, les cuisses ne sont au contact en aucun point. Chez les femmes grasses, tous les espaces finissent par se combler et l'erreur est plus aisée à commettre. Il peut être utile alors de comparer le Diamètre bi-trochantérien au Diamètre bi-iliaque : s'il existe entre eux une différence supérieure à 4 centimètres, je pense qu'il ne faut pas enregistrer la mesure comme normale sans un examen minutieux.

Technique de la Mensuration de la Largeur des Hanches. — La Mensuration de la Largeur des Hanches est assez facile. Elle comprend deux mesures : le Diamètre osseux bi-trochantérien ou mesure type de la Largeur totale des hanches.

Le point de repère est le Grand Trochanter, qu'il est aisé de reconnaître; il faut cependant avoir soin d'appliquer le compas d'épaisseur au niveau le plus saillant de la masse osseuse.

Instrumentation. — Compas d'épaisseur, gradué au millimètre, comme pour la Largeur des Epaules (V. p. 79).

Technique. — Sujet debout, les talons rapprochés.

Placez-vous, assis, devant le sujet. Le bout des index contre le bout des branches du compas, cherchez, en déprimant la peau, et en allant d'avant en arrière, en tâtonnant un peu, le point le plus saillant du Grand Trochanter. Appuyez assez fortement, surtout si le sujet est gras. Lisez, sur la règle métrique, le diamètre bi-trochantérien (fig. 24).

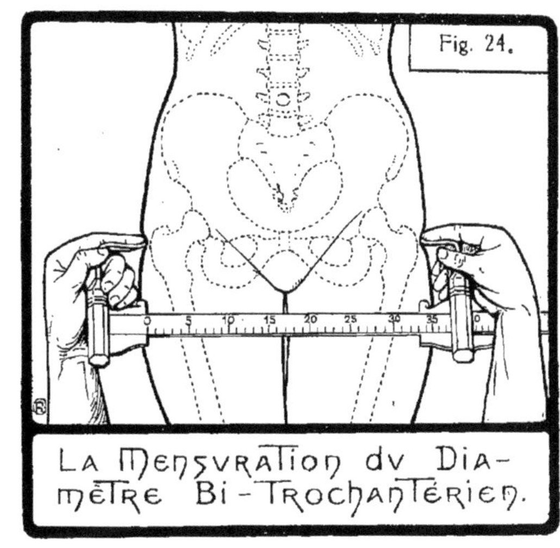

Fig. 24.
LA MENSURATION DU DIAMÈTRE BI-TROCHANTÉRIEN.

Pour avoir la Largeur totale, *sur la même ligne bi-trochantérienne*, écartez les branches du compas jusqu'à l'affleurement de la peau. Lisez, sans déplacer le compas, d'abord les centimètres, puis les millimètres.

Rapports entre la Largeur des Épaules et la Largeur des Hanches. — Du point de vue médical, le Rapport entre la Largeur des Épaules et la Largeur des Hanches me paraît être la donnée anthropométrique la plus importante à connaître. Il s'établit par la différence de mensuration entre le Diamètre osseux bi-acromial et le Diamètre osseux bi-trochantérien.

Ce Rapport doit faire partie de tout examen clinique complet, au même titre que le Poids, que la Taille, que l'Examen des urines. L'indice « Largeur des Épaules : Largeur des Hanches » traduit, mieux que toute autre mesure, la valeur de la constitution du sujet ; je l'appelle *l'Indice de Robustesse.*

Indice de Robustesse. — L'Homme et la Femme présentent un Indice de Robustesse très différent, par suite de l'inégalité de la Largeur des Épaules chez l'un et chez l'autre. Mais ils ont cette particularité commune que, dans une même race, malgré les inégalités de la Taille, l'Indice de Robustesse reste constant dans chaque sexe.

Chez l'Homme, l'Indice de Robustesse égale 1/4, c'est-à-dire que le Diamètre bi-acromial est généralement supérieur d'environ 1/4 au bi-trochantérien.

A. Bertillon (100 Parisiens) arrive à un indice moyen de 22,8/18,7 ; Sappey (40 cadavres), de 22,9/18,5 (Diamètre bi-huméral) ; Quetelet (30 Hommes de 20 à 40 ans), de 23,4/19,3 (Diamètre bi-huméral) ; Charpy donne 40/32 et Richer 39/31. La Largeur des Épaules mesure deux Têtes et celle des Hanches une Tête et demie, dit encore Richer.

Dans les mensurations sur le vivant, *l'Indice de la Robustesse donne, chez l'Homme Français, à la période de jeunesse et de maturité, une différence de 8 à 10 centimètres au profit des Epaules sur les Hanches.* Au-dessous de 8 centimètres, l'indice indique une poitrine trop étroite et révèle par conséquent une faiblesse de constitution.

Chez la Femme, l'Indice de Robustesse est beaucoup plus faible que chez l'Homme. Je l'évalue à 1/11. Sappey a trouvé sur 30 cadavres la proportion de 100/91,8, et Quetelet, sur 30 sujets vivants, de 20 à 40 ans, celle de 100/94,5. Charpy et Richer donnent le rapport de 35 c/32 c, Merkel celui de 37 c/34 c. Stratz, sur 25 femmes d'origine saxonne bien proportionnées, dont la Taille variait de $1^{m},55$ à $1^{m},70$, la Largeur des Épaules de 35 à 40 centimètres, et celle des Hanches de 31 à 36, fait remarquer que la différence entre la Largeur des Épaules et celle des Hanches est une constante de 4 centimètres.

Dans les mensurations sur le vivant, *l'Indice de Robustesse donne, chez la Femme Française, à la période de jeunesse et de maturité, une différence minimum de 3 centimètres au profit des Epaules sur les Hanches.* Chez les sujets du type maigre, mais non amaigris, cette différence dépasse même 3 centimètres, et atteint 4 centimètres, le trochanter étant directement sous la peau, sans aucune couche graisseuse interposée. Il en est de même chez les femmes de Type thoracique (V. p. 11).

Il existe deux *causes d'erreur* sur lesquelles j'insiste. L'une tient à l'élargissement du Diamètre bi-trochantérien par un défaut de conformation du fémur, d'ordre rachitique (V. p. 82). La prise du Diamètre bi-iliaque et un examen attentif des membres inférieurs permettent de l'éviter.

L'autre cause d'erreur tient à une étroitesse excessive du Bassin qui fait paraître fort le Diamètre bi-acromial. Il faut donc toujours se rappeler les chiffres ordinaires des Diamètres osseux des Épaules et des Hanches : 35 à 36 centimètres pour les premières, 32 à 33 centimètres pour les secondes.

L'Indice de Robustesse varie avec les Races. Chez la négresse, en particulier, il augmente dans une forte proportion qui est en rapport avec la grande étroitesse de son Bassin (Voir plus loin).

Taille et Largeur des Épaules et des Hanches.

— La Largeur des Épaules et celle des Hanches sont-elles proportionnées à la Taille de la même manière dans les deux sexes? Ces Largeurs sont-elles proportionnées à la Taille dans chaque sexe?

Rapports entre la Taille, la Largeur des Épaules et la Largeur des Hanches dans les deux sexes. — La question de savoir si, dans les deux Sexes, les Diamètres des Épaules et des Hanches ont un rapport identique avec la Taille est résolue par l'étude des indices :

$$\frac{\text{Taille}}{\text{Largeur des Epaules}} \quad \text{et} \quad \frac{\text{Taille}}{\text{Largeur des Hanches}}.$$

1° La Largeur des Epaules dépend de la Stature dans les deux Sexes.

Les divers chiffres publiés par les Anatomistes et les Anthropologistes, que je présente rassemblés et coordonnés au point de vue de la recherche de l'indice $\frac{\text{Taille}}{\text{Hauteur des Épaules}}$, le démontrent nettement. Je les donne tels que je les ai trouvés; la Taille est tantôt rapportée à 100, tantôt exprimée en chiffres absolus.

HOMME.

Sappey	$\frac{\text{Taille}}{\text{Largeur des Épaules}} = \frac{100}{22,9} = 4,37$		
Féré	—	$= \frac{100}{21,8} = 4,58$	Moyenne = 4,40
A. Bertillon	—	$= \frac{100}{22,8} = 4,38$	
Quetelet	—	$= \frac{100}{23,4} = 4,27$	

FEMME.

Sappey	$\frac{\text{Taille}}{\text{Largeur des Épaules}} = \frac{100}{21,1} = 4,52$		
Féré	—	$= \frac{100}{20,9} = 4,78$	
Quetelet	—	$= \frac{100}{22} = 4,54$	Moyenne = 4,43.
Merkel	—	$= \frac{1^m,58}{37} = 4,27$	
Stratz	—	$= \frac{1^m,55}{35} = 4,42$	
—	—	$= \frac{1^m,70}{40} = 4,25$	

Les indices de moyenne sont presque égaux; la Largeur des Épaules est à peine inférieure chez la Femme, comme le démontre aisément le calcul suivant :

Largeur des Épaules chez un Homme de $1^m,60$ . . . . $1^m,60 : 4,40 = 36^c,36$
— une Femme — . . . . $1^m,60 : 4,43 = 36^c,11$

La Largeur des Épaules est donc proportionnelle à la Taille dans les deux Sexes.

La supériorité de Largeur des Épaules de l'Homme est en rapport avec sa Taille; à égalité de stature des deux sexes, l'infériorité de Largeur chez la Femme est minime. Pfitzner a pu soutenir que la Femme a la même Largeur d'Épaules que l'Homme, si elle est de même Taille.

La Supériorité de la Largeur des Épaules chez l'Homme est relative à sa Taille; elle n'est pas un caractère de sexualité.

2° La Largeur des Hanches n'est pas en rapport avec la Stature; elle dépend du Sexe.

Homme.

Sappey	$\frac{\text{Taille}}{\text{Largeur des Hanches}} = \frac{100}{18,5} = 5,4$		
Féré	—	$= \frac{100}{18,9} = 5,29$	Moyenne = 5,3.
A. Bertillon	—	$= \frac{100}{18,7} = 5,34$	
Quetelet.	—	$= \frac{10}{19,3} = 5,18$	

Femme.

Sappey	$\frac{\text{Taille}}{\text{Largeur des Hanches}} = \frac{100}{20,3} = 4,92$		
Féré	—	$= \frac{100}{19,4} = 5,15$	
Quetelet.	—	$= \frac{100}{20,8} = 4,8$	Moyenne = 4,87.
Merkel	—	$= \frac{1^m,58}{34} = 4,64$	
Stratz.	—	$= \frac{1^m,55}{31} = 5$	
—	—	$= \frac{1^m,70}{36} = 4,72$	

Les indices de moyenne sont inégaux, et leur différence se traduit clairement par le calcul suivant :

Largeur des Hanches chez un Homme de $1^m,60$.	$1^m,60 : 5,3 = 30^c,19$
— une Femme —	$1^m,60 : 4,87 = 32^c,85$

La Largeur des Hanches par rapport à la Taille varie avec le sexe; pour une même Taille, elle est supérieure chez la Femme de 2 cm. 66, soit près de 3 centimètres.

La Supériorité de la Largeur des Hanches chez la Femme n'est pas relative à la Taille; elle est absolue et constitue un caractère de sexualité.

En résumé, à stature égale, le Diamètre bi-acromial l'emporte à peine chez l'Homme; mais le Diamètre bi-trochantérien accuse chez la Femme une supériorité de près de 3 centimètres, ce qui fait une différence totale d'environ 3 centimètres. Cette différence paraît plus grande parce que les masses musculaires élargissent les Épaules chez l'Homme, et les masses adipeuses les Hanches chez la Femme. La stature, le diamètre thoracique inférieur transversal, la morphologie générale de la hanche et du flanc accentuent à l'œil les différences vraies qui existent entre les Diamètres bi-acromiaux et bi-trochantériens de l'Homme et de la Femme. La petitesse de la taille, la saillie plus marquée des os iliaques dont les versants sont plus inclinés, l'étroitesse plus grande de la base du thorax, tout contribue chez la Femme à faire valoir l'ampleur du Bassin.

Rapports entre la Taille, la Largeur des Épaules et la Largeur des Hanches dans le même Sexe. — La Stature, dans chaque sexe, influe-t-elle sur les Largeurs des Épaules et des Hanches ? Les Hommes et les Femmes de petite Taille ont-ils les mêmes proportions de Largeur du Tronc que ceux de haute Taille ? Les documents sont peu nombreux pour répondre à cette question.

Homme. — Alphonse Bertillon donne les chiffres de mensuration suivants, qui montrent que la taille n'influe que sur la largeur des Épaules et avec cette particularité que les sujets de petite taille ont la poitrine la plus large.

Nombre de cas	Taille	Largeur des Épaules	Largeur du Bassin	Largeur des Hanches
31	1m,598	23c,5	16c,9	18c,6
33	1m,617	22c,3	16c,9	18c,8
36	1m,643	22c,8	16c,9	18c,7

Topinard établit les deux listes suivantes de proportions, l'une sur le squelette du fameux nain du roi Stanislas, Bébé, l'autre sur le géant du Musée Broca :

Nain et Géant. — Taille : 100.

	Nain Bébé	Géant
Age	23 ans	30 ans
Taille	89c,3	209c
Largeur maximum du Bassin	17c,8	15c
Largeur bi-acromiale	20c,5	18c,9

D'après ces chiffres, le Nain a une largeur d'Epaules et de Bassin proportionnellement plus grande que le Géant.

Femme. — Stratz indique les rapports suivants pour les Hanches et les Épaules :

$$\frac{\text{Taille}}{\text{Hanches}} = \frac{1^m,55}{31 \text{ cent.}} = 4,42 \text{ et } \frac{1^m,70}{36 \text{ cent.}} = 4,25;$$

$$\frac{\text{Taille}}{\text{Epaules}} = \frac{1^m,55}{35 \text{ cent.}} = 4,42 \text{ et } \frac{1^m,70}{36 \text{ cent.}} = 4,25.$$

Charpy admet que les sujets de Haute Taille ont, en général, un type élancé. « Les Epaules et les Hanches sont plus étroites; les longueurs croissent d'une quantité forte et les largeurs d'une quantité faible. Le Bassin n'est que faiblement influencé par la Taille, en sorte que sa Largeur est tout à l'avantage des sujets de faible stature, comme on le voit nettement sur les Femmes de petite Taille. Féré avait déjà attiré l'attention sur ce point. Prochownick l'a établi à nouveau. Papillault arrive au même résultat, en faisant remarquer que c'est principalement le Diamètre trochantérien, plus que le Diamètre iliaque, qui reste en retard dans la croissance des gens qui dépassent la moyenne; il dit en terminant : « On s'explique ainsi pourquoi les grandes Femmes, par la forme de leurs Hanches, ont un air hommasse qui a été souvent noté. »

F. Regnault oppose ainsi le Bassin du Latiforme (Petite Taille) à celui du Longiforme (Haute Taille) : « Le Bassin du premier est évasé, avec des fosses iliaques peu hautes et très obliques; il est large, son diamètre transversal atteint les 30 centièmes de la Taille. Le Bassin du second est haut, avec des fosses iliaques verticales; de plus il est étroit, son diamètre transversal est inférieur aux 28 centièmes de la Taille. » (Fig. 25, p. 99.)

La conclusion serait que, chez la Femme, l'indice diminue légèrement si la Hauteur du Corps augmente, c'est-à-dire que les Largeurs des Épaules et des Hanches sont proportionnellement plus grandes chez les sujets de petite Taille que chez ceux de Stature élevée, les premiers étant plus trapus, les seconds plus élancés.

DIAMÈTRE BI-ILIAQUE

Le Diamètre bi-iliaque est la distance d'une crête iliaque à l'autre. Sappey donne les mensurations suivantes :

	Dimension moyenne	Dimension max.	Dimension min.
	—	—	—
Cadavres Homme (40c).	28c,7 ou 16,9 % de la Taille	32c	25c
— Femme (30c).	29c,9 ou 16,9 % —	35c	26c

Ce Diamètre est inférieur, chez l'Homme, de 10 centimètres au Diamètre bi-huméral et de 2 cm. 6 au bi-trochantérien; chez la Femme, de 6 centimètres au bi-huméral et de 3 centimètres au bi-trochantérien.

Féré, d'après 19 Parisiennes, admet que le Diamètre bi-iliaque est égal à 17,7 °/₀ de la Taille, soit, pour une Femme de 1^{m},57, à environ 28 centimètres.

Charpy, d'après 80 squelettes de Bassin, donne les chiffres suivants :

	Bassin type droit	Bassin type évasé
	—	—
Homme.	26^{c},5	28^{c},1
Femme	25^{c},2	27^{c},7

J'ai mesuré chez 76 Femmes le Diamètre bi-iliaque osseux proprement dit et le Diamètre avec les parties molles.

1° Diamètre bi-iliaque osseux. — Le Diamètre osseux est majoré d'une très faible quantité en général, car chez la plupart des Femmes il n'y a pas d'accumulation graisseuse au niveau des crêtes iliaques; par la pression, on se rapproche beaucoup de l'os.

Classement de 76 Diamètres bi-iliaques par demi-centimètre.

23,5 centim. . .	1 cas.	27 centim. . .	10 cas.	30 centim. . .	5 cas.
25,5 — . . .	3 —	27,5 — . . .	7 —	30,5 — . . .	1 —
26 — . . .	5 —	28 — . . .	5 —	31 — . . .	2 —
26,5 — . . .	7 —	28,5 — . . .	11 —	32 — . . .	3 —
	16 cas.	29 — . . .	10 —	32,5 — . . .	1 —
		29,5 — . . .	4 —	33,5 — . . .	1 —
			47 cas.		13 cas.

La moyenne est de 28 cm. 2.

Diamètre bi-iliaque osseux et taille. — J'ai divisé les Diamètres bi-iliaques en trois classes : les petits, au-dessous de 27 centimètres; les moyens, de 27 centimètres à 30 centimètres; les grands, de 30 centimètres et au-dessus.

Les petits Diamètres correspondent à des Femmes de petite Taille (moyenne, 1^{m},513). Je relève les Tailles de 1^{m},40, 1^{m},41, 1^{m},45, 1^{m},485, 1^{m},49, 1^{m},50.

Les grands Diamètres appartiennent à des Femmes de haute Taille : la moyenne de Taille des 13 cas est de 1^{m},592 (au lieu de 1^{m},55 pour les 100); je relève les chiffres de 1^{m},66, 1^{m},64 (2 fois), 1^{m},622, 1^{m},617, 1^{m},59 (2 fois).

Je n'ai pas noté la coexistence d'un grand Diamètre et d'une petite Taille. En revanche, parmi les petits Diamètres, existent des Femmes de 1^{m},62, 1^{m},606 et 1^{m},59.

La différence de ces Diamètres tient à la forme du Bassin.

Sur le Bassin sec et conservé en collection, Charpy a établi trois types de Bassin ; le droit, l'évasé et l'intermédiaire; il assigne une moyenne de

25 cm. 2 de Diamètre bi-iliaque au bassin droit et une de 27 cm. 7 au Bassin évasé, l'intermédiaire oscillant entre les deux. Ces mesures doivent être augmentées sur le vivant.

Sur le cadavre, Sappey, comme Diamètre bi-iliaque, a relevé une dimension moyenne de 29 cm. 2, une maxima de 35 centimètres et une minima de 26 centimètres.

Sur le vivant, et tout au moins sur mes sujets dont la moyenne de Taille me paraît un peu inférieure à la normale ($1^m,55$), je crois que le classement auquel je me suis arrêté est acceptable.

DIAMÈTRE BI-ILIAQUE OSSEUX ET DIAMÈTRE BI-TROCHANTÉRIEN. — Sur 77 sujets, j'ai calculé la différence existant entre le Diamètre bi-trochantérien et le Diamètre bi-iliaque. En classant les cas par demi-centimètre, j'obtiens le groupement suivant :

SUPÉRIORITÉ DU DIAMÈTRE BI-TROCHANTÉRIEN SUR LE BI-ILIAQUE.

0,5 cent. .	3 fois.	2,5 cent. .	14 fois.	4 cent. .	6 fois.	5,5 cent. .	3 fois.
1 — . .	5 —	3 — . .	12 —	4,5 — . .	3 —	6 — . .	1 —
1,5 — . .	10 —	3,5 — . .	8 —	5 — . .	3 —	6,5 — . .	2 —
2 — . .	7 —		34 fois.		12 fois.		6 fois.
	25 fois.						

La différence dépend de deux éléments : l'évasement du Bassin et la saillie du Grand Trochanter. Au-dessus de 4 centimètres, il faut toujours se demander si l'écart n'est pas dû à une déviation du Trochanter, d'ordre rachitique. J'ai dressé un Tableau pour les 19 cas qui rentrent dans cette catégorie d'anomalie de différence entre les deux Diamètres (V. p. suivante).

La lecture de ce tableau montre que, dans la moitié des cas, il est noté que les membres inférieurs sont arqués, ne se touchent pas, lorsque les talons sont rapprochés : indice type de Rachitisme. J'ajoute que je ne me suis pas systématiquement attaché à relever la direction des cuisses et des jambes. Dans la plupart des autres cas, on peut remarquer le peu de différence entre les deux Diamètres bi-trochantérien et bi-acromial (9 millimètres, 8 millimètres, 1 centimètre, 5 millimètres pour 5 d'entre eux), alors qu'on trouve 6 cm. 5, 5 cm. 5, 5 centimètres, 4 cm. 5 entre le Diamètre bi-trochantérien et le Diamètre bi-iliaque. N'est-il pas juste de penser que le Diamètre bi-trochantérien est anormal du fait d'une saillie exagérée du Trochanter et qu'il faut faire entrer en ligne de compte le Diamètre bi-iliaque pour juger la valeur du Bassin?

Ainsi l'étude comparée des Diamètres bi-trochantérien et bi-iliaque montrera un nombre de rachitiques qu'on méconnaît facilement, si on ne cherche pas à les dépister.

CLASSEMENT DE 19 CAS PAR LA DIFFÉRENCE ENTRE LE DIAMÈTRE BI-ILIAQUE ET LE DIAMÈTRE BI-TROCHANTÉRIEN

Différence en centimètres	Age	Taille en mètres	Poids en kilos	Diamètre bi-acromial en centimètres	Diamètre bi-trochantérien en centimètres	Diamètre bi-iliaque en centimètres	Accouchement	Remarque
—	—	—	—	—	—	—	—	—
6,5 . .	38 ans	1,571	68	32,6	33,5	27	I-pare.	Adipose.
6,5 . .	26 —	1,50	66	34	33,2	26,5	I-pare.	—
6 . .	23 —	1,59	45	36	32	26	Vierge.	Mem. inf. arq.
5,5 . .	23 —	1,40	49	32,5	29	23,5	O-pare.	Mem. inf. arq.
5,5 . .	24 —	1,61	54	34	33,5	28	I-pare.	—
5,5 . .	39 —	1,57	58	35,5	34	28,5	II-pare.	—
5 . .	18 —	1,53	»	32,5	30,5	25,5	O-pare.	—
5 . .	28 —	1,515	43	31,5	30,5	25,5	I-pare.	Mem. inf. arq.
5 . .	30 —	1,585	49	33	32	27	I-pare.	—
4,5 . .	29 —	1,468	49	33	30	25,5	O-pare.	Mem. inf. arq.
4,5 . .	23 —	1,62	51	33	30,3	26	I-pare.	Mem. inf. arq.
4,5 . .	32 —	1,62	»	32	32,5	28	O-pare.	—
4,5 . .	43 —	1,55	48	32,5	31	26,5	IV-pare.	Mem. inf. arq.
4 . .	29 —	1,57	49	35	31,5	27,5	I-pare.	Scoliose.
4 . .	21 —	1,565	51	35,7	31	27	O-pare.	Mem. inf. arq
4 . .	23 —	1,59	51	34	31,5	27,5	»	—
4 . .	24 —	1,68	50	35,5	31	27	I-pare.	—
4 . .	26 —	1,632	55	36,5	32,5	28,5	O-pare.	—
4 . .	24 —	1,67	44	33,5	31,5	27,5	O-pare.	Mem. inf. arq.
92,5		29,836		642,3	601	508,5		
Moy.								
4,87		1,57		33,8	31,63	26,76		

2° DIAMÈTRE BI-ILIAQUE OSSEUX AVEC LES PARTIES MOLLES. — Si l'on ne déprime pas les parties molles avec l'instrument de mensuration, le Diamètre augmente d'étendue, mais d'une quantité toujours en rapport avec le pannicule adipeux.

Chez les Femmes très maigres, il n'y a que l'épaisseur de la peau et l'on compte à peine 2 ou 3 millimètres en plus.

Chez les adipeuses, on relève un écart de 3 à 7 ou 8 centimètres; la radiographie permettra mieux que le compas d'apprécier la valeur de cet écart, dès qu'on parviendra à supprimer l'obliquité des rayons.

En voici quelques exemples :

Poids en kilos	Taille en mètres	Diamètre osseux en centimètres	Diamètre total en centimètres
65,5	1,64	32	36,5
65	1,57	29	32
87	1,66	33,5	41
68	1,57	27	30
90	1,64	32	38

Encore faut-il faire remarquer que le chiffre du Diamètre osseux n'est pas exact et est un peu fort. J'ai toujours enfoncé, pour ainsi dire, l'extrémité du compas d'épaisseur dans la couche graisseuse, mais je croirais que j'étais encore distant de l'os de 3 à 4 millimètres de chaque côté.

DIAMÈTRE THORACIQUE INFÉRIEUR, DU « TOUR DE TAILLE »

Le Diamètre Thoracique Transversal de la partie inférieure du Thorax correspond à ce qu'il est convenu d'appeler le « tour de Taille »; il ne peut être précisé, parce que le Thorax est très mobile à ce niveau, que la respiration le fait varier, que les instruments de mensuration peuvent, sous la pression, le rétrécir. Ce Diamètre a été peu étudié. Merkel l'évalue chez l'Homme à 25 centimètres pour une Taille de $1^m,655$ et à 23 centimètres chez la Femme pour une Taille de $1^m,58$. Stratz lui assigne de 19 à 24 centimètres pour des Tailles de $1^m,55$ à $1^m.70$; il l'a toujours trouvé inférieur de 16 centimètres à la Largeur des Épaules. Je l'ai mesuré 78 fois dans la station debout et dans la pause respiratoire. J'ai relevé le Diamètre osseux et le Diamètre total comprenant les parties molles.

1° Diamètre thoracique transversal inférieur osseux. — La plupart des cas oscillent entre 18 centimètres et 22 centimètres.

Les chiffres les plus forts sont : 1 fois, 25 centimètres (36 ans, O-pare, $1^m,66$, 36 centimètres de diamètre bi-acromial et 36 centimètres également de diamètre bi-trochantérien, 87 kilogrammes); 2 fois, 24 centimètres (48 ans, V-pare, $1^m,57$, 35 cm. 5 de diamètre bi-acromial, 32 centimètres de diamètre bi-trochantérien, 62 kilogr. 5; — 51 ans, III-pare, $1^m,64$, 37 cm. 5 de diamètre bi-acromial, 34 centimètres de diamètre bi-trochantérien, 90 kilos). L'adipose, dans 2 de ces cas, était telle que le contact osseux n'a pas dû être obtenu.

Les chiffres les plus faibles sont 16 cm. 5 (1 fois) et 17 centimètres

(9 fois); ils sont relevés chez des Femmes maigres et en général de petite Taille : ils tiennent à la petitesse du squelette et à l'absence de graisse.

Diamètre thorac. inf. en centimètres	Age	Taille en mètres	Poids en kilos	Diamètre bi-acromial en centimètres	Diamètre bi-trochant. en centimètres	Accouchement
—	—	—	—	—	—	—
16,5	33 ans.	1,41	»	31	28	I-pare.
17	31 —	1,505	»	33	31	I-pare.
17	35 —	1,45	44	31	28,5	II-pare.
17	26 —	1,57	»	33,5	31	Vierge.
17	23 —	1,40	49	32,5	29	O-pare.
17	29 —	1,50	49,6	30,3	32	1 f. couche.
17	24 —	1,67	44	33,5	31,5	O-pare.
17	28 —	1,51	43,3	31,5	30,5	I-pare.
17	22 —	1,536	45,2	33,5	29	—
17	29 —	1,583	45	33,8	35,1	—

2° Diamètre thoracique transversal inférieur avec les parties molles. — La largeur totale, c'est-à-dire le Diamètre osseux et les parties molles, dépend du Diamètre osseux lui-même et de l'épaisseur du pannicule adipeux. Je relève 30 centimètres chez une femme de 90 kilos, le Diamètre osseux étant de 24 centimètres. Je note une différence de 3,5 à 5 centimètres entre le Diamètre osseux et le Diamètre total dans les cas suivants :

Age	Taille en mètres	Poids en kilos	Diamètre osseux en centimètres	Diamètre total en centimètres	Accouchement	Différence en centimètres
—	—	—	—	—	—	—
26 ans.	1,50	66,4	17,5	24,5	I-pare.	7
46 —	1,57	68,3	20	25	II-pare.	5
38 —	1,525	63,5	21,5	26	O-pare.	4,5
20 —	1,60	53,4	18	22	I-pare.	4
36 —	1,66	87	25	29	O-pare.	4
28 —	1,578	66,2	22	26	II-pare.	4
38 —	1,571	68,2	21,5	25,5	I-pare.	4
33 —	1,41	—	16,5	20	I-pare.	3,5

La moyenne de différence varie, en général, entre 2 et 3 centimètres.

VALEUR DES MENSURATIONS

La valeur des Mensurations est relative, parce qu'il est difficile, même pour ses propres recherches, d'éviter toutes les causes d'erreur. Topinard a signalé les plus importantes : 1° l'imperfection des instruments, le défaut de lumière, la tendance à prendre le nombre rond; 2° l'inhabilité, l'ignorance, l'inattention, les lapsus calami ; 3° le manque de point de repère précis; 4° le hasard qui rassemble des séries de sujets; 5° les variations accidentelles des individus provenant de la croissance, des milieux et des maladies.

En ce qui concerne les mesures prises en clinique, il faut remarquer avec Bertillon que la Largeur bi-iliaque se prend à 4 millimètres près et la Largeur des Épaules à 1 centimètre près.

Goldstein a cherché à établir la variabilité des principales mesures du Corps et le degré de certitude que donnent leurs moyennes et qu'il désigne sous le nom de « poids ». Voici les chiffres concernant les mesures anthropométriques cliniques :

	Indice d'oscillation	Degré de certitude
	—	—
Diamètre bi-iliaque	0,65	100
— bi-acromial	0,66	98,04
Buste	1,24	27,70
Grande Envergure	1,65	15,77
Circonférence du Thorax	1,94	11,40
Taille (en mesure absolue)	36,35	8,40

Les mesures les moins variables, celles qui ont le plus de poids, sont les Diamètres bi-iliaque et bi-acromial; les plus variables sont l'Envergure, la Circonférence du Thorax et la Taille. Les chances d'erreur sont moins grandes pour les premières que pour les secondes: d'où l'utilité de prendre un nombre plus considérable de mesures de celles-ci que de celles-là.

Je ne puis souscrire à toutes ces affirmations de Goldstein et je ne crois pas, par exemple, qu'il y ait plus de précision dans la mesure du Diamètre bi-acromial que dans celle de la Taille.

La mensuration des sujets dystrophiques. — J'ai essayé, au cours de cet exposé des notions anthropométriques du corps de la Femme, de mettre en relief l'influence du nombre des lésions dystrophiques sur la configuration du Corps. Les Anatomistes, comme les Anthropologistes, me paraissent avoir fait leurs statistiques sans tenir compte de l'état pathologique des Sujets qu'ils mesuraient. Or, la plupart des mensurations sont prises dans la population ouvrière des villes, entachée de rachitisme apparent ou larvé et de dystrophie acquise ou de cause hérédo-syphilitique, hérédo-tuberculeuse, hérédo-alcoolique. Il en résulte que la précision des chiffres relevés n'a pas la valeur qui leur est attribuée.

Pour avoir un Canon anthropométrique normal, il faudrait ne mesurer que des sujets normaux, c'est-à-dire préalablement examinés au point de vue médical, et ne relevant pas du rachitisme larvé. Je rappelle les principaux caractères d'anormalité que j'ai relevés : l'aneumérie de la Taille (fig. 10 et 11), l'exagération de la courbure du fémur, l'arcuation des membres inférieurs (fig. 23), la scoliose, le déjettement des omoplates (fig. 21, p. 78).

Les Artistes qui veulent « copier la Nature » de trop près, s'exposent ainsi à figurer des corps parfaitement anormaux. J'ai vu un assez grand nombre de femmes-modèles parisiennes et j'ai été frappé des défauts de proportion de plusieurs d'entre elles, défauts liés au rachitisme larvé, à la faiblesse musculaire, à l'adipose, etc. Dans les expositions de Peinture et de Sculpture, j'ai remarqué également que certaines études de Nu se trouvaient consacrées à des cas pathologiques.

Les Artistes qui, sous raison de Vérité, croient devoir reproduire exactement les sujets qui leur servent de modèles, sans s'informer de leur valeur anatomique, ne travaillent plus pour l'Art du Beau, mais pour la Pathologie morphologique.

III. LES TYPES FÉMININS DIVERS

La connaissance des mesures de proportion du Corps de la Femme d'après les Canons Artistiques et l'Étude des Mensurations Anthropométriques permet à chacun de se faire une conception suffisamment précise du Type moyen, normal, idéal, de la Femme européenne. Les aspects si variés du Corps humain constatés par les Anthropologistes et les Cliniciens doivent être considérés, à mon sens, comme des déformations de ce Type. Les peuples, les familles, ont acquis, en effet, sous l'influence des milieux ou des maladies, des particularités physiques qui se sont transmises héréditairement. Les individus eux-mêmes, par leur genre de vie ou à la suite d'infections ou d'intoxications, subissent des modifications morphologiques qui les éloignent ou les rapprochent du Type normal. Ainsi se déterminent des *Types divers*, qui se distinguent du *Type moyen*, par des caractères assez marqués pour permettre leur individualisation.

Je rassemble ici un certain nombre de ces Types décrits par des Artistes, des Anthropologistes, des Anatomistes et des Cliniciens; je les ai tous observés dans la population parisienne, et il m'a semblé utile de les grouper.

Des Types ont été différenciés d'après leur Aspect général; d'autres d'après la prédominance d'un Système de l'économie sur les autres; d'autres enfin d'après l'influence sur l'organisme d'un Appareil glandulaire.

J'y ajoute les Types de race.

1° TYPES DIFFÉRENCIÉS D'APRÈS L'ASPECT GÉNÉRAL DU CORPS

En Anthropologie, divers classements de Types ont été faits. Baron a divisé les sujets en Longilignes et en Brévilignes, puis en Dolichomorphes, Brachymorphes, Mésomorphes (δολιχός, long; βραχύς, court; μέσος, moyen).

Manouvrier a décrit plusieurs Types humains différenciés d'après des caractères de longueur, de développement d'ensemble, de modalités de croissance, de proportions spéciales.

Le premier groupe comprend les Macroskèles et les Brachyskèles (μακρός, long; βραχύς, court; σκέλος, jambe), caractérisés par un développement ou un arrêt des os en longueur.

Le second groupe comprend aussi deux variétés : les Mégasomes et les Microsomes (μέγας, grand en tous sens; μικρός, petit; σῶμα, corps); le corps des premiers est robuste dans toutes ses proportions et celui des seconds chétif : le poids, et surtout le poids par centimètre de taille, permet de les bien connaître et apprécier.

Le troisième groupe répond à deux modalités de croissance qui constituent deux Types : les Macroplastes et les Euryplastes (μακρός, long; εὐρύς, large; πλαστός, modelé), ceux-ci ayant crû en largeur et ceux-là en longueur, dans leur ensemble.

Un dernier groupe a trait à un petit Type, remarquable par la rusticité des proportions, en rapport avec la profession, l'habitude de durs ouvrages manuels, plus fréquent chez l'Homme que chez la Femme : le crâne est brachycéphale, les mains et les pieds sont grands, le buste raccourci et incurvé, les membres supérieurs très allongés par rapport au buste et aux membres supérieurs.

F. Regnault divise les sujets d'abord d'après le rapport de leur largeur à leur longueur, en Médioformes, Longiformes, Latiformes, suivant qu'ils sont moyens, longs, larges; puis, d'après le rapport de leur épaisseur à leur longueur, en Médioformes, Planiformes, Crassiformes, suivant qu'ils sont moyens, plats ou épais.

La langue usuelle a devancé le langage des Anthropologistes dans la dénomination de Types communément observés et se différenciant par leur allure générale du Type moyen ou étalon. Philippe V reçut le surnom de « Long » parce qu'il personnifiait le type de l'Homme au corps élancé. « Courte beauté » et « Villageoise rondelette » sont des expressions imagées, comprises de tous et acceptées. Au point de vue de la Clinique, je conserve, de préférence aux termes quelque peu dissonants de l'Anthropologie, les dénominations simples de : Type long, svelte, élancé; Type court, trapu, large; Type rond.

L'existence de ces Types n'a pas échappé aux Artistes de tous les temps. « Déjà les Égyptiens représentaient deux Types, trapu et svelte. Les Grecs ont eu plusieurs Canons, parmi lesquels ceux de Polyclète et de Lysippe furent les plus réputés : Hercule, trapu et fort, n'a pas les proportions d'Apollon ni de l'efféminé Antinoüs; Diane, habile à la course, n'a pas les proportions de Vénus ou de Junon » (Félix Regnault). Les Artistes de la Renaissance n'ont pas méconnu la « variété des figures » (fig. 25), pour prendre l'expression d'Albert Dürer, qui distingue :

Le grand.	Le petit.
Le long.	Le court.
Le large.	L'estroit.
Le gros.	Le gresle.

C'est donc se conformer à la fois à la réalité et à un antique usage que de décrire les divers Types suivants :

Le Type long, svelte, élancé. — La Femme qui appartient à ce Type se rencontre de préférence dans les classes élevées de la Société et dans les classes moyennes des Villes, mais elle peut aussi se trouver parmi le peuple. La Taille est élevée : $1^m,60$ et au-dessus.

La Tête est contenue au moins 7 fois 1/2 dans la hauteur totale. Le Thorax est un peu allongé (fig. 26), les côtes sont obliques et les poumons méritent par leur forme l'expression d'oblongs, que leur donnait Cruveilhier.

Le Bassin est droit (fig. 27, *a*), la Symphyse pubienne est relevée et la Vulve antérieure. La Cambrure lombaire est moyenne et les Fesses peu développées.

Les Hanches sont étroites du fait, dit F. Regnault, non seulement du Bassin qui est droit, mais encore du Fémur, dont le col a un angle

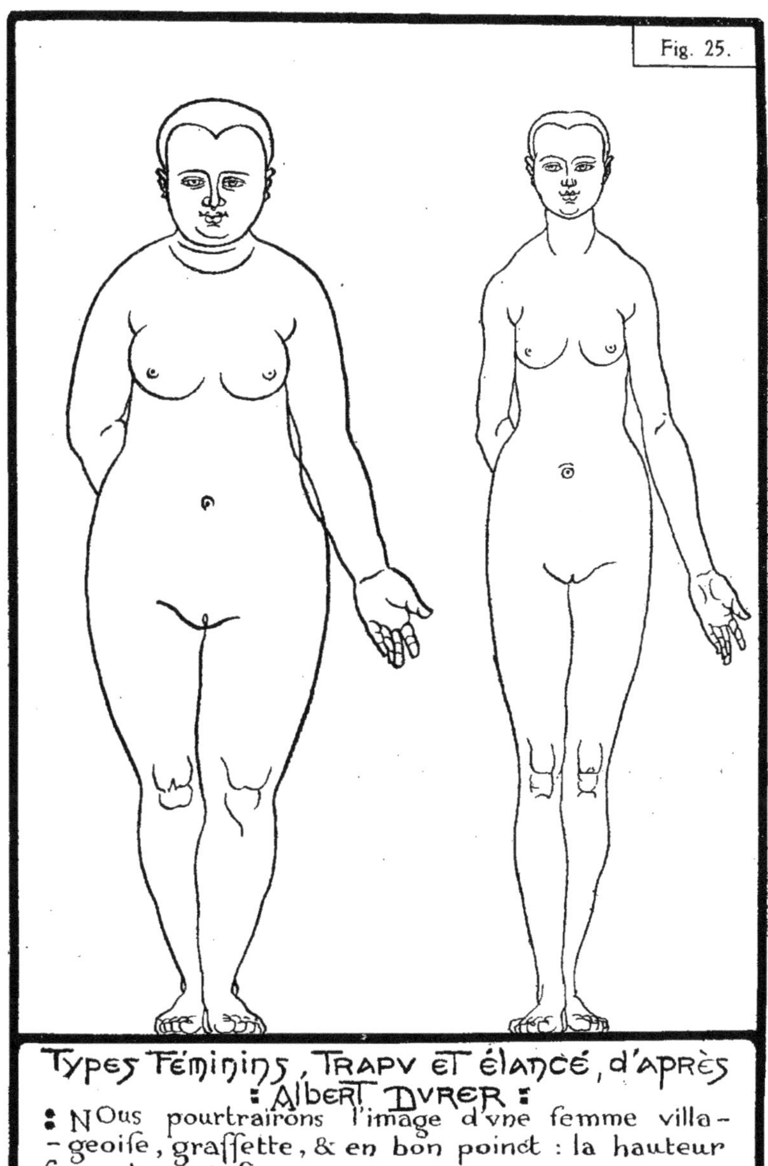

Fig. 25.

TYPES FÉMININS, TRAPV ET ÉLANCÉ, D'APRÈS
: ALBERT DVRER :

: NOus pourtrairons l'image d'vne femme villa-geoiſe, graſſette, & en bon poinct : la hauteur ſera de 7. teſtes.

: IL faut aiouter vn fémenin de bonne conuenan-ce, duquel la teſte ſoit la 9. partie de la hauteur.

très grand. Les Membres sont longs et minces, le Cou long, étroit et fin (F. Regnault).

Sans méconnaître le rôle du Squelette, je pense qu'il faut aussi tenir grand compte, pour comprendre l'allure générale de la Femme svelte, du développement du Tissu adipeux qui, dans le Type élancé, est souvent peu accentué et, en tous cas, n'est jamais marqué. Les muscles ne forment pas non plus de masses importantes. Ainsi la longueur du Squelette n'est nulle part diminuée, soit par des saillies musculaires, soit par des masses adipeuses.

Le Type court, trapu. — La Femme trapue appartient de préférence aux classes laborieuses des campagnes.

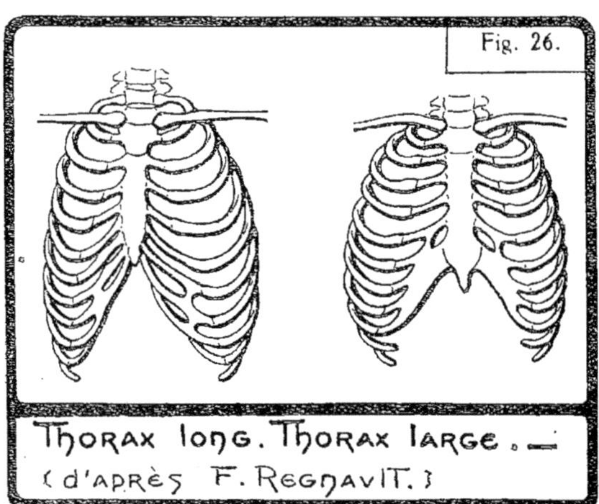

Fig. 26.

THORAX LONG. THORAX LARGE. — (d'après F. REGNAULT.)

La Tête n'est souvent contenue que 7 fois dans la Hauteur totale. Le Thorax est large (fig. 26) et les côtes sont plutôt horizontales. Le Bassin est évasé (fig. 27, *b*), incliné en avant, la Symphyse est basse et la Vulve postérieure. La Cambrure lombaire est marquée. Les Fesses sont plutôt saillantes.

L'inclinaison du Bassin qui abaisse la Symphyse, et la Cambrure des Reins qui élève le Sternum en basculant en arrière le Thorax, augmentent la distance entre le Pubis et l'Appendice xiphoïde et par suite la hauteur de la paroi abdominale (F. Regnault).

Les Hanches sont larges, les Membres et le Cou courts et épais.

Tous ces caractères sont en quelque sorte dominés par la petitesse de la Taille, qui oscille en moyenne entre $1^{m},50$ et $1^{m},55$.

Le développement du Système musculaire chez les Femmes trapues ajoute encore à l'aspect massif et robuste de leur corps. « L'épaisseur des muscles larges et des muscles courts du trapèze, du deltoïde, des obliques des fessiers, dilate le cou, les épaules, la taille, les hanches » (Charpy).

Le Type rond. — Le Type rond a été particulièrement mis en évidence par Charpy et F. Regnault (type crassiforme de F. Regnault). Il se rencontre surtout chez la Femme.

La Taille est plutôt petite et la Tête contenue environ 7 fois dans la hauteur totale.

Le Thorax présente un diamètre antéro-postérieur plus grand que d'ordinaire, parce que le dos est fortement convexe et le sternum bombé. C'est un Thorax rond, pour employer l'expression de Charpy.

Le Bassin est également rond, au moins dans le contour du détroit supérieur qui est sensiblement circulaire : le promontoire est très effacé et les diamètres antéro-postérieur et transverse sont égaux, à un centimètre près.

Les Membres, ni osseux ni charnus, sont arrondis par une couche de graisse assez développée.

Le Pannicule adipeux est toujours important dans le Type rond. Naturel aux Femmes à un certain degré, s'il s'exagère, il en fait des « boulottes », dit avec raison Charpy; à un degré de plus, il les transforme en obèses.

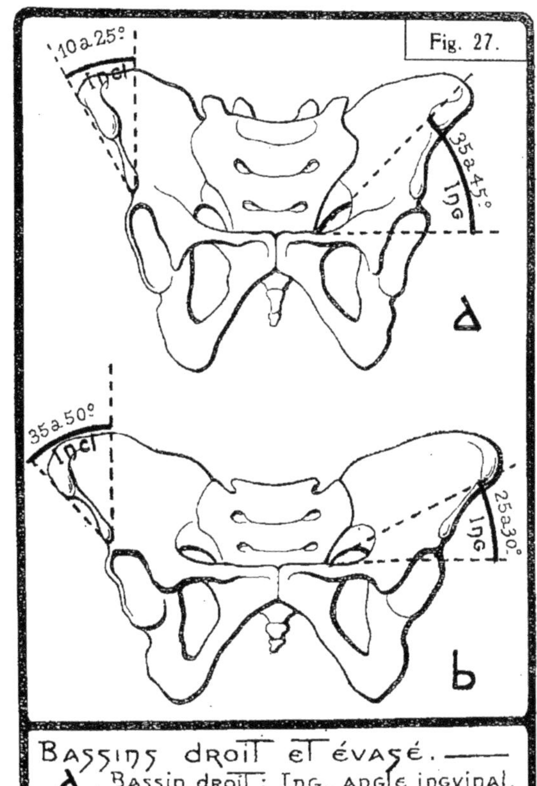

Fig. 27.

Bassins droit et évasé. — a, Bassin droit : Ing., angle inguinal, en moyenne de 30°; Incl., angle d'inclinaison, de 10° à 25°. b Bassin évasé : Ing., angle inguinal, en moyenne 35°; Incl., angle d'inclinaison, de 35° à 50°. (en partie, d'après Charpy.)

Causes de la différenciation des Types long, court et rond. — Les Types long, court et rond se différencient surtout par le Squelette, si bien que chercher les causes de leur formation, c'est étudier les influences que subit le Système osseux dans son développement.

L'*Hérédité* est le facteur causal le plus important, qu'il s'applique à une race ou à une famille.

Les *Milieux* exercent une action prépondérante, au point qu'à travers les générations ils peuvent arriver à modifier une Hérédité, c'est-à-dire à imprimer à une race un caractère nouveau qui, par sa transmission, devient lui-même héréditaire. Ainsi, dans le Temps, les influences de Milieux et d'Hérédité arrivent à se confondre.

Les *Glandes endocrines* paraissent également jouer un rôle dont l'importance se mesure chaque jour davantage, au fur et à mesure que se perfectionnent nos connaissances sur les sécrétions internes (V. p. 118).

COMMENT FAUT-IL COMPRENDRE L'ACTION DES MILIEUX SUR LE SQUELETTE? — Charpy a très heureusement comparé la croissance d'un os à celle d'un arbre qui pousse en largeur et en hauteur, mais qui, sous des influences particulières, progresse particulièrement dans un sens : les arbres ébranchés s'allongent et utilisent, pour monter, la sève qui devait les grossir; étêtés, ils gagnent en largeur. « On peut considérer l'os comme ayant une quantité déterminée de vie, ou, si l'on veut matérialiser l'idée, de sang à dépenser dans son accroissement. Suivant la manière dont il l'emploie, il prend une forme harmonisée, ou bien prédomine dans un des deux sens.

Les *Maladies* ont aussi une influence direct ou indirecte (V. p. 118).

« L'adolescent croît surtout en longueur (indépendamment des influences héréditaires et originelles) parce que sa croissance transversale est faible, et celle-ci est faible parce que l'activité périostique est en rapport avec l'activité musculaire, laquelle s'exerce en n'accomplissant qu'une faible somme de travail utile.

« Les Adolescents, à qui est imposé un travail musculaire prématuré, comme on le voit dans plusieurs professions, deviennent gros et forts, musclés, épais, plus que ne le comporte leur âge, mais c'est au détriment de leur taille » (Charpy).

La profession, le mode de vie au grand air ou dans des locaux fermés, le degré d'aisance, etc., conditionnent donc en partie les individus, influent sur la Hauteur du Corps et la Largeur du Tronc. Les statistiques américaines semblent apporter la preuve de cette affirmation en ce qui concerne la Taille; en voici deux, relatées par Topinard et dont l'importance ne saurait échapper :

TAILLE MOYENNE PAR PROFESSIONS ; ANGLAIS DE 23 A 50 ANS (ROBERTS) :

Nombre de sujets		Moyennes en millimètres
115	Professions libérales	1.724
242	Commis et boutiquiers	1.708
4.144	Professions ambulantes	1.706
1.243	Ouvriers au dehors	1.703
67	Mineurs	1.698
135	Industriels en chambre	1.696
5.517	— au dehors	1.693
313	Marins et pêcheurs	1.683

TAILLE MOYENNE PAR PROFESSIONS ; ANGLAIS DE 23 A 50 ANS (BEDDOE) :

Nombre de sujets		Moyennes en millimètres
174	Divers en plein air	1.715
242	Commis, etc.	1.707
100	Maçons, etc.	1.705
834	Cultivateurs	1.704
209	Ouvriers en fer	1.704
200	— en bois	1.702
34	Boulangers	1.698
67	Mineurs	1.698
135	Tailleurs et cordonniers	1.696
335	Divers en chambre	1.695
101	Palefreniers	1.690

ACTION DES GLANDES ENDOCRINES. — Le *Système endocrine* possède une action sur la croissance du Squelette, et il est vraisemblable d'admettre que certains caractères de race ou de famille sont en rapport avec la conformation particulière d'une glande endocrine dans cette race ou dans cette famille (V. p. 118).

Peut-être peut-on aller plus loin et penser que, sous des influences de Milieux ou de Maladies, le Système endocrine d'un sujet s'est trouvé modifié et que cette modification s'est transmise à ses descendants. Ainsi s'expliquerait, par transmission héréditaire d'une morbidité du Système endocrine, plus d'un caractère morphologique du Squelette.

2° TYPES DIFFÉRENCIÉS D'APRÈS LA PRÉDOMINANCE D'UN APPAREIL

L'idée de différencier des Types humains d'après la prédominance d'un Appareil ne date que d'un siècle. Elle ne put éclore que lorsque fut définitivement établie cette Vérité déjà proclamée par Bacon, mais surtout mise en pleine lumière par Locke et par Cabanis, que tout est dans l'Organisme, que tout phénomène est le résultat d'une action d'un point de cet Organisme, et partant que nos fonctions ne sont que le jeu de nos Organes.

Auparavant, et depuis Hippocrate, régnait l'idée des Tempéraments : le Corps était sous l'influence de quatre humeurs : le sang, la bile, la pituite et l'atrabile; chacun de ces éléments pouvait être prépondérant et déterminait un tempérament particulier : sanguin, colérique, pituiteux, atrabilaire; leur combinaison donnait les tempéraments mixtes et leur mélange parfait le tempérament tempéré.

Rostan, imbu des idées de Cabanis, me paraît avoir établi, en 1822, la première Classification des individus d'après les Appareils. « Il est facile de concevoir que la prédominance d'un Appareil doit imprimer une modification importante à notre constitution physique et morale. En effet, les divers systèmes que nous avons reconnu entrer dans la composition du Corps humain et les fluides qui en font partie, ne se trouvent pas toujours dans un rapport tel qu'il en résulte un équilibre parfait. Tantôt l'Appareil gastrique prédomine, et de cette prédominance résulte un Type particulier d'organisation; tantôt ce sont les Appareils respiratoire et circulatoire, et de là une nouvelle constitution. Quelquefois, ce sont les Appareils de la locomotion; d'autres fois, c'est l'Appareil de l'innervation; souvent, ce sont ceux de la génération, etc. Ce sont ces diverses prédominances qui caractérisent, selon nous, les constitutions organiques diverses, constitutions aussi multipliées que nos Appareils, et qui diffèrent encore selon leurs combinaisons infinies; ce qui rend suffisamment compte de ces variétés sans nombre des tempéraments que la nature présente à notre observation. » Rostan décrit successivement les constitutions organiques où dominent l'Appareil digestif, les Appareils respiratoire et circulatoire, l'Encéphale et ses dépendances, l'Appareil locomoteur, l'Appareil de la génération, et enfin une constitution déterminée par l'atonie des divers Appareils. Les descriptions sont plus physiologiques qu'anatomiques; elles sont prises tant au point de vue moral

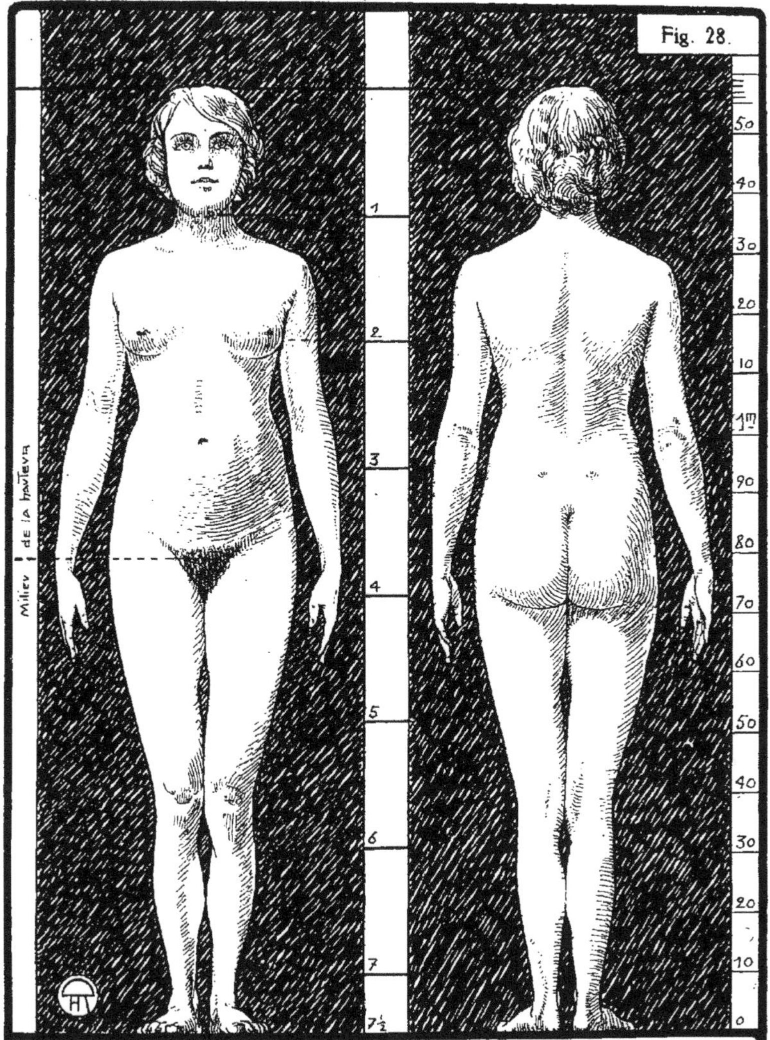

Type régulier, normal, de bonnes proportions — Femme de 19 ans; nullipare. Taille : 1m57. Poids : 52kil300.
Vue de face :: Remarquer que le milieu de la stature correspond au pubis et que la hauteur du corps est égale à 7 fois ½ celle de la tête.
Vue de dos :: Remarquer que la largeur des épaules est supérieure à la largeur des hanches.

qu'au point de vue physique et se terminent par des déductions pathologiques et thérapeutiques.

La classification de Rostan n'a pas conquis son droit de cité; en l'exhumant en quelque sorte, je voudrais lui donner la place qu'elle mérite dans l'étude de l'Anatomie morphologique du Corps humain.

C. Sigaud et Léon Vincent, en 1906, établissent une classification presque identique à celle de Rostan. Mais les idées ont évolué depuis un siècle : la doctrine de Lamarck, développée par Darwin, domine l'Anthropologie et l'influence du Milieu est l'objet de toutes les études. Cette influence n'échappe pas à Sigaud et c'est d'après elle qu'il établit quatre Types organiques de l'Homme.

Le Milieu dans lequel évolue l'Homme affecte, dit Sigaud, quatre formes distinctes : Milieu *physique*, qui suscite les réactions musculaires; Milieu *atmosphérique*, d'où naissent les réactions respiratoires; Milieu *social*, auquel répondent des excitations cérébrales; Milieu *alimentaire*, source des réactions digestives. Suivant le Milieu dans lequel il se trouve, l'Organisme évolue différemment, et par suite s'établit la prédominance de tel ou tel Appareil; le digestif, chez l'un; le musculaire, chez un autre; le nerveux, chez un troisième; le respiratoire, chez un quatrième. Ainsi Sigaud est conduit à reconnaître l'existence de quatre Types humains fondamentaux : musculaire, digestif, nerveux, respiratoire.

Chaillou et Mac Auliffe se sont particulièrement attachés à la description de ces quatre Types en se plaçant au point de vue anthropologique; par des Mensurations nombreuses, ils en ont établi en quelque sorte le schéma anatomique, j'allais dire le *Canon*.

Je les ai cherchés à mon tour et les ai observés. Sans vouloir aucunement réduire l'espèce humaine à ces quatre Types, j'estime qu'il y a lieu de tenir le plus grand compte de leur différenciation, parce que de leur connaissance se tirent des déductions d'hygiène, de pathologie et de thérapeutique d'un intérêt marqué.

Je propose de substituer aux termes *musculaire*, *cérébral*, *respiratoire*, *digestif*, employés par ces auteurs, ceux de *régulier*, *crânien*, *thoracique*, *abdominal*, qui me paraissent plus topiques.

Les caractères distinctifs de ces quatre Types se tirent de l'aspect de la Face et de la conformation du Tronc et des Membres.

La Face, sur la ligne médiane, de la racine des Cheveux au Menton, se divise en trois parties : de la racine des Cheveux à la racine du Nez; de

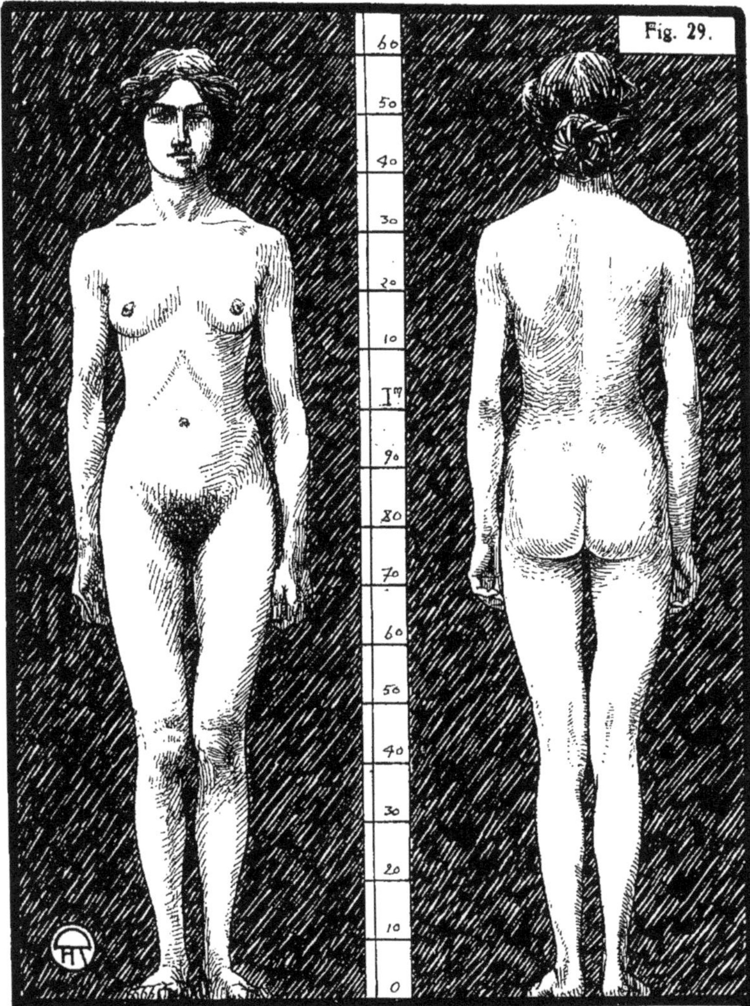

TYPE THORACIQUE OU RESPIRATOIRE — Prédominance de la région nasale. Thorax large et long, appendice xiphoïde parfois à mi-chemin de la fourchette sternale au pubis ; angle xi=phoïdien aigu ; rebord costal inf.r rapproché de la crête iliaque ; ventre petit, souvent losan=gique. Sveltesse générale. Taille : 1m60. Poids : 60K.

la racine du Nez à sa base; de la base du Nez au sommet du Menton.

Ces trois parties peuvent être égales ou bien l'une d'entre elles l'emporte sur les deux autres.

Le Front est parfois très développé, répondant à une masse cérébrale volumineuse. Ce caractère établit le *Type crânien* ou *cérébral*.

Le Nez prend souvent une proportion prépondérante, suivi de grandes Fosses nasales et d'un important Appareil respiratoire. Il indique le *Type respiratoire* ou *thoracique*.

La Bouche avec un large et haut Maxillaire inférieur peut l'emporter sur les deux autres parties, indice de puissance digestive. Elle caractérise le *Type digestif* ou *abdominal*.

Si les trois parties de la Face sont égales, il n'y a pas de prédominance cérébrale, respiratoire ou digestive. L'individu, dont la Face est ainsi proportionnée, est, en somme, régulier; il vit surtout de mouvement, et la valeur de ses muscles, sans être d'ailleurs toujours bien marquée, est un de ses caractères distinctifs, d'où le nom de *Type musculaire* qui lui est donné. Je propose le nom de *régulier* ou *normal*, parce que l'ensemble de ses appareils est régulièrement proportionné, ou de *commun*, parce que les individus ainsi constitués sont les plus nombreux.

Le Type régulier, normal, ou Type musculaire ou Type commun. — La régularité des proportions des trois parties de la Face se retrouve dans le Tronc et les Membres. Les reliefs musculaires, sans être très apparents, ne sont pas complètement dissimulés par le pannicule adipeux (fig. 28).

Au Type régulier appartient le Type de la beauté classique grecque : la Vénus de Milo.

Le Type thoracique ou respiratoire. — La partie moyenne de la Face a pris un développement prépondérant. Le Nez est long et large, muni de Narines dilatées; les Pommettes sont saillantes.

Le Thorax est long et large; le Diamètre bi-acromial ne descend guère au-dessous de 35 à 36 centimètres chez une Femme de Taille ordinaire; l'Appendice xiphoïde est bas, parfois à mi-chemin de la fourchette sternale au Pubis; l'Angle xiphoïdien est souvent très aigu; la distance de la dernière Côte flottante à la Crête iliaque est réduite parfois à 2 centimètres.

Le Ventre est petit, de forme ordinairement losangique.

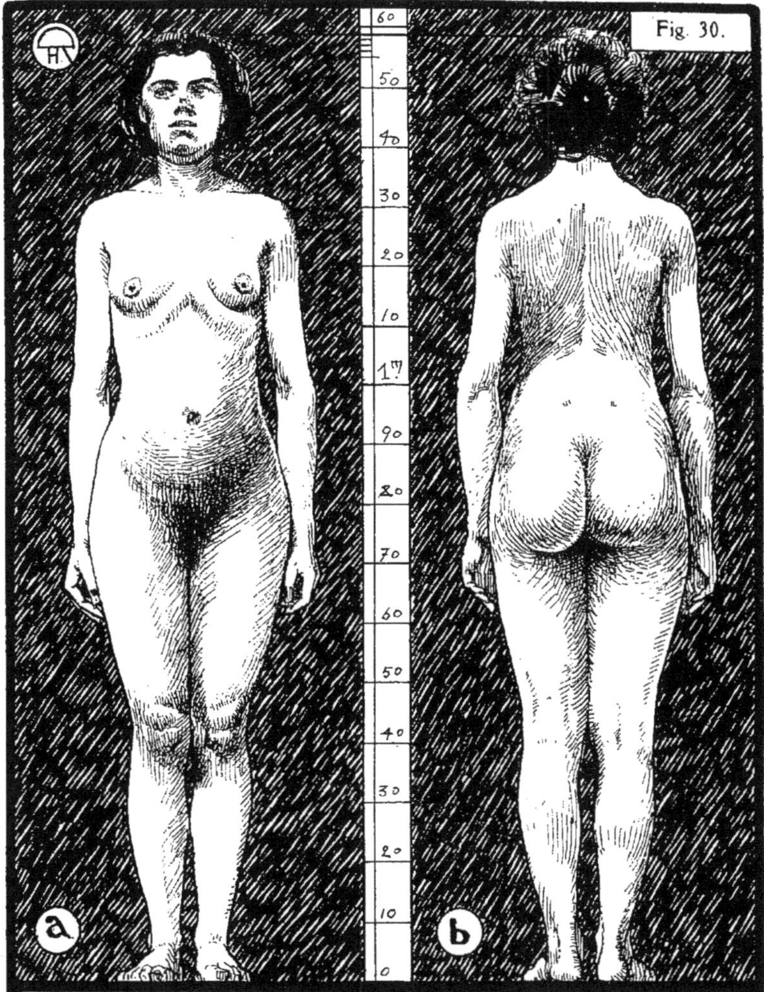

TYPE ABDOMINAL OU DIGESTIF. — Prédominance de la région buccale. Thorax court, appendice xiphoïde à peine au 1/3 de la distance de la fourchette sternale au pubis ; angle xiphoïdien ouvert ; rebord costal inférr distant de la crête iliaque ; ventre large, ombilic bas ; adipose fréquente. — Taille : 1m59. Poids : 68 kil.

a : Remarquer l'importance du système buccal et du ventre.

b : Noter la largeur égale des épaules et des hanches, l'adipose du bassin et des membres infrs (masquer alternativement la partie infre et la partie supére, et comparer).

Le Bassin est plutôt droit (fig. 27, p. 101); les Fesses sont de développement moyen.

Les Membres sont grands, fuselés, sans fortes saillies musculaires et sans accumulation de graisse.

Le Type thoracique constituerait la majorité des montagnards; il est fréquent chez les Sémites.

Il réalise un Type de beauté féminine souvent figuré par les Artistes, avec les caractères suivants : Stature élevée, Face ovale régulière, Buste large aux épaules, long, dessinant une Taille fine, Ventre effacé, Membres longs et délicats (fig. 29).

Le Type abdominal ou digestif. — La partie inférieure de la Face occupe plus du tiers de sa Hauteur; le Maxillaire inférieur est très développé et latéralement se profile souvent assez loin pour que, sur le sujet vu de dos, on voie les angles faire saillie sur les côtés du Cou. La Bouche est large.

Le Thorax est court; l'Appendice xiphoïde n'atteint pas le tiers de la distance de la fourchette sternale au Pubis. Le rebord inférieur des fausses Côtes est distant de cinq à six travers de doigt de la Crête iliaque.

Le Ventre est large; l'Ombilic est bas. Le Tube digestif est le plus souvent distendu, rendant l'Abdomen saillant.

Le Bassin est ordinairement du Type évasé (fig. 27, *b*, p. 101); les régions fessières sont chargées de graisses, larges et rebondies.

L'adipose survient souvent, effaçant toutes les saillies osseuses et musculaires. Elle aboutit rapidement au Type gras (p. 112).

Le Type abdominal (fig. 30) est fréquent chez les individus sédentaires. Il serait plus particulièrement observé en Beauce, en Lorraine et en Normandie. En Allemagne, il est assez répandu.

Les Caricaturistes traitent volontiers le Type abdominal.

Le Type crânien ou cérébral. — La Face présente un Front démesuré. Le Corps est frêle et menu, d'aspect peu harmonieux.

Le Buste est mince, aplati, parfois fuselé.

Le Bassin est plutôt du type droit (fig. 27, *a*, p. 101). Le Pannicule adipeux est ordinairement peu développé, le système musculaire faible.

Les Membres supérieurs sont petits et leurs segments légèrement courts par rapport à la Taille. Les Membres inférieurs sont moyens ou légèrement grands ; le Pied est souvent remarquablement petit.

Le Type crânien, plus rare que les précédents, s'observe de préférence dans les grandes villes (fig. 31).

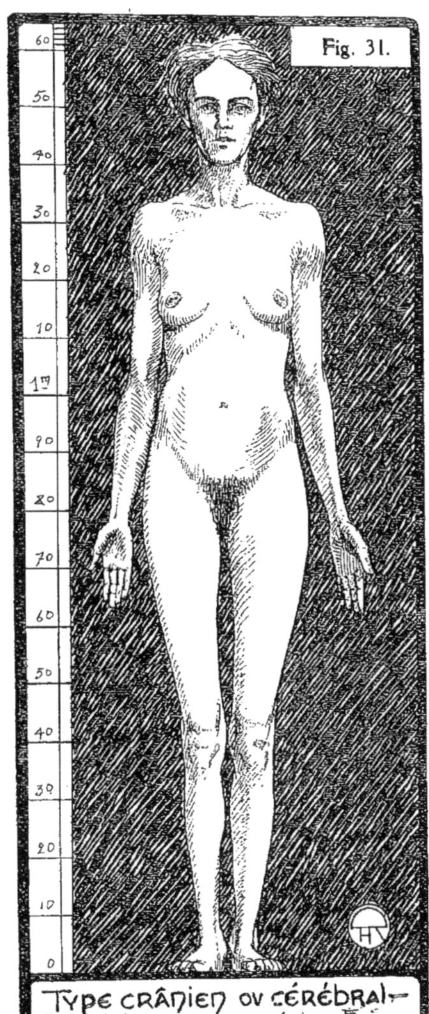

Fig. 31.

Type crânien ou cérébral — Prédominance de la région frontale. Corps frêle. Femme de 21 ans, I pare ; d'une famille parisienne dont les membres présentent tous le même Type crânien. Taille : 1^{m}606. Hautr du sol au bord supérieur du pubis : 0.835^{m} Hauteur de la tête : 0.20^{c}. Envergure : 1^{m}66. Poids : 43^{k}200.

Les Types mixtes. — Les quatre Types fondamentaux, régulier, thoracique, abdominal, crânien, donnent évidemment naissance, par des combinaisons, à toute une série de Types mixtes qu'il est facile de prévoir.

J'ajouterai que les Types purs sont rares, et que presque tous les Organismes sont des Types mixtes. C'est même parce que la prédominance d'un seul Appareil est l'exception, que, sauf pour les Athlètes, la différenciation des divers Types humains que je viens d'étudier n'a été établie que si récemment. Les descriptions de Rostan s'appliquent plutôt à des Types mixtes, et celles de Chaillou et Mac Auliffe méritent encore d'être précisées. En pratique, la connaissance schématique des quatre Types mentionnés suffit pour s'orienter dans l'étude d'ensemble de l'Anatomie morphologique de la Femme.

3° TYPES DIFFÉRENCIÉS D'APRÈS LE TISSU ADIPEUX

Le Système adipeux, dont la valeur commande la Morphologie du Corps de la Femme au même titre que le Système osseux, permet lui-même de différencier trois Types que l'on retrouve à tous les âges : le Type régulier ou commun, le Type maigre, le Type adipeux.

1° **Le Type régulier ou commun.** — Le pannicule adipeux sous-cutané est d'un développement moyen ; il arrondit gracieusement tous les contours sans les empâter. Il s'allie le plus ordinairement à un Système osseux de bonnes proportions et à un Système musculaire de qualité normale (fig. 28).

2° **Le Type maigre.** — Le Type maigre se caractérise par la minceur du pannicule adipeux, qui laisse apparaître les saillies osseuses et les reliefs musculaires. Ce Type est certainement normal dans des familles dont quelques Membres sont et restent des « maigres » toute leur vie, sans qu'on puisse invoquer une maladie chronique ou un défaut d'alimentation.

Sans doute, les croisements ne permettent plus de trouver des familles exclusivement composées de maigres, mais on voit l'hérédité de maigreur se transmettre à travers les générations, d'un membre à un autre d'une même famille. Ainsi la petite-fille tient de son aïeule ou de son grand-père un caractère héréditaire dont sont dépourvus ses propres parents.

La maigreur de race est encore rencontrée dans certaines tribus africaines.

3° **Le Type adipeux ou gras.** — L'exagération d'épaisseur du pannicule graisseux sous-cutané détermine l'adipose.

Il existe deux Types d'adipose : l'adipose généralisée (fig. 32 et 33) et l'adipose localisée ou segmentaire (fig. 34 et 35). La première atteint toute l'étendue du Pannicule graisseux ; la seconde présente cette particularité, qu'elle est limitée à un segment du corps et plus spécialement aux Fesses.

Ces deux formes d'adipose sont connues depuis l'Antiquité, comme le prouvent les reproductions de deux terres cuites trouvées dans des fouilles pratiquées à Smyrne (fig. 33 et 34, p. 114). Ces figurines trouvées par

Paul Gaudin remonteraient au IIe siècle av. J.-C., d'après F. Regnault.

Un document plus ancien permet de constater qu'une certaine variété d'adipose parait avoir été fort estimée sur les bords du Nil, au XVIe siècle av. J.-C. Le Tombeau de Rekhmara, découvert en 1830, à Thèbes, montre en effet, un général égyptien, du temps de Thoutmôsis III, ayant à ses côtés sa femme et sa fille, dont les régions fessières sont surchargées de graisse : cette adipose localisée était donc non seulement connue, mais appréciée des anciens Egyptiens, comme elle l'est encore d'ailleurs chez les peuplades africaines actuelles qui en sont « ornées ».

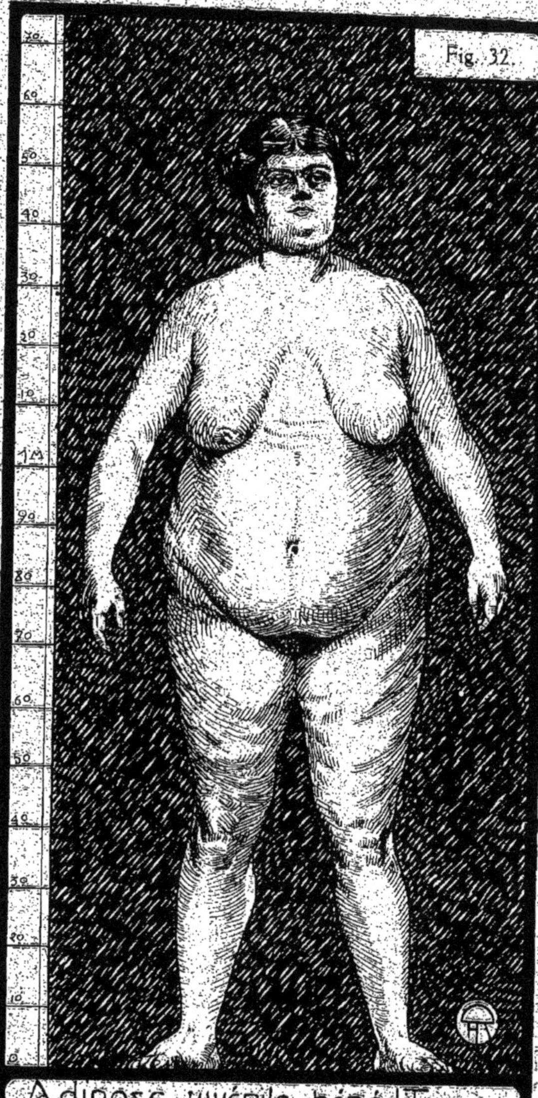

Fig. 32.

Adipose juvénile héréditaire. Femme de 21 ans. Réglée à 11 ans. Mariée à 15 ans. 1 accouchement à 20 ans. 2 fausses-couches à 17 et 21 ans. Scorbut à 13 ans. Diphtérie à 15 ans. Albuminurie puerpérale à 17 ans. Insuffisance ovarienne. A eu un goitre.

Adipose généralisée héréditaire. — L'adipose généralisée héréditaire est communément observée dans la race blanche.

La Femme semble plus prédisposée que l'Homme à recueillir l'héritage adipeux : Le Noir a relevé une proportion de 42 °/ₒ d'hérédité pour le sexe féminin et seulement de 21 °/ₒ pour le sexe masculin.

La jeune Femme figurée ci-dessus (fig. 32) appartient à une famille dont tous les membres tendent vers le poids de 100 kilos.

Adipose segmentaire. — L'adipose limitée plus particulièrement à un segment du Tronc s'observe encore parfois dans nos régions; j'ai eu l'occasion, par exemple, de voir quelques Femmes françaises dont les régions fessières étaient surchargées de graisse, alors que le reste de leur Corps ne présentait qu'une adipose moyenne.

Les sujets de notre pays qui présentent cette particularité morphologique, dite *Stéatopygie* (στέατος, graisse; πυγή, fesse), appartiennent au Type court ou trapu (V. p. 100) : la Taille est petite, la Courbure lombaire marquée, les Fesses saillantes.

Mais c'est principalement chez certaines peuplades africaines qu'on peut relever ces Types si particuliers d'adipose segmentaire dont l'existence constitue un caractère de race. Le plus connu de ces Types est celui de la Femme Bosjemane ou Bosjesmane (du hollandais *bosje*, buisson, et *man*, homme), que Cuvier et de Blainville ont parfaitement décrit d'après un Sujet venu en France en 1815 (fig. 35) : « La conformation frappait d'abord par l'énorme largeur de ses Hanches, qui passait 18 pouces (soit 50 centimètres), et par la saillie de ses Fesses, qui était de plus d'un demi-pied (soit 16 centimètres). » Cette adipose segmentaire, cruro-fessière, existe chez toutes les Bosjemanes; elle se rencontre chez la plupart des Hottentotes.

Fig. 33.

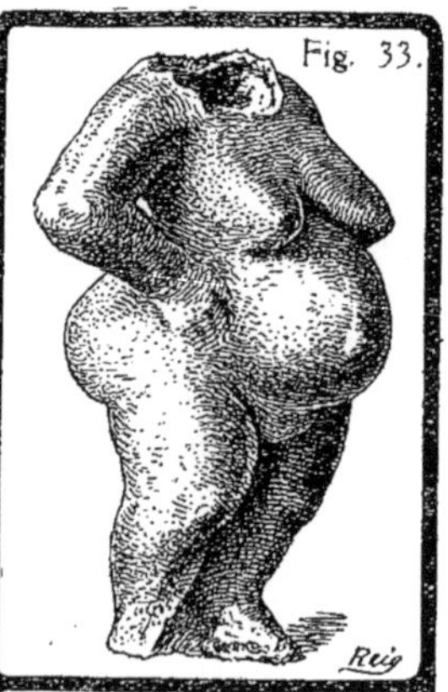

Adipose Généralisée. — Terre cuite du IIe siècle, avant J.-C.

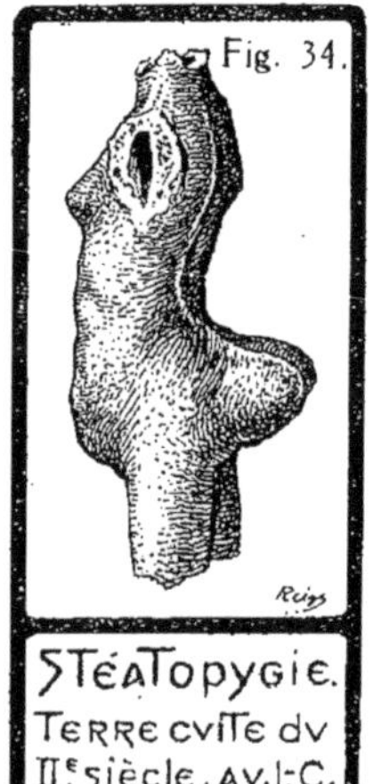

Fig. 34.

Stéatopygie. Terre cuite du IIe siècle, av. J.-C.

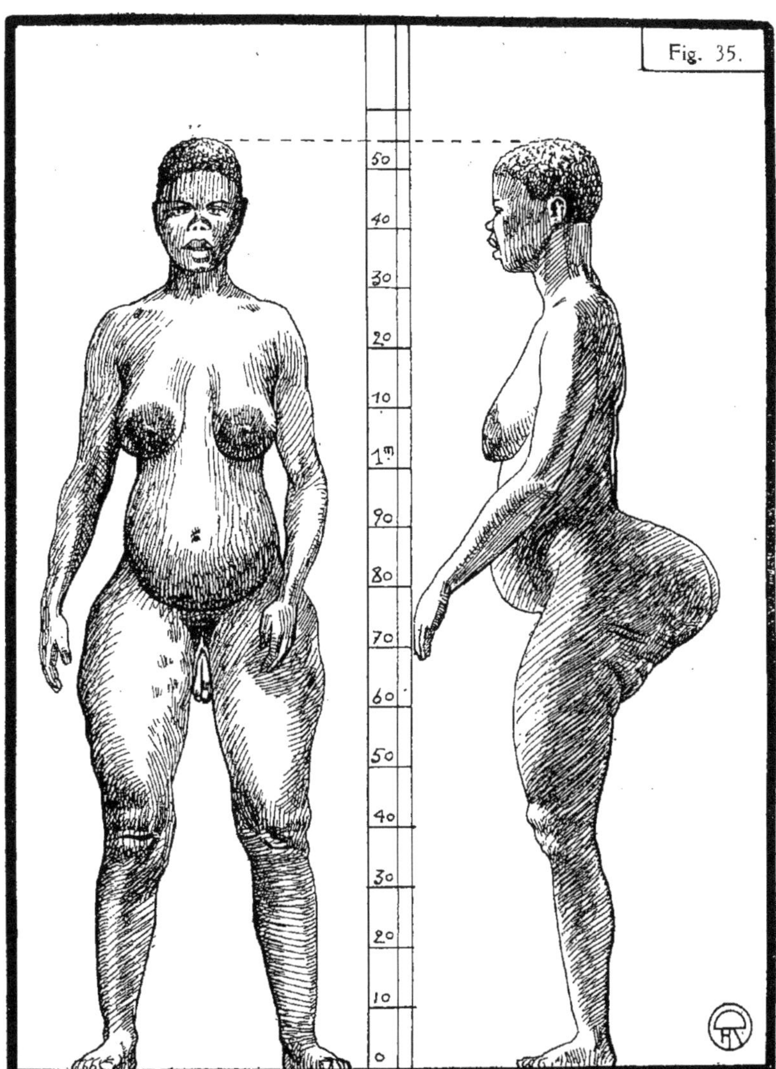

Femme Bosjemane, dite Vénus Hottentote. — Dessin d'après le moulage du Muséum, d'une taille un peu plus grande que celle donnée par G. Cuvier : « sa hauteur était de quatre pieds, six pouces sept lignes », soit $1^{m}476$. Stéatopygie et Stéatomérie. Hypertrophie mammaire ; aréole très large. Hypertrophie des Nymphes.

L'Hypertrophie fessière, Stéatopygie, a plus retenu l'attention que la Stéatomérie. La Stéatopygie a été observée, à diverses reprises, chez diverses autres peuplades d'Afrique. « Les Femmes des Namaqua, des Cafres ou A-Bantus, des Nigritiens du Nil, et, suivant Hartmann, celles des Bongos et des Berbers, présenteraient également ce caractère. G. Revoil, qui a fait, en 1880, un voyage d'exploration au pays de Somal, a pu y observer la stéatopygie chez un grand nombre de Femmes. Plusieurs voyageurs décrivent encore la stéatopygie chez les Ouoloves (Sénégal) » (R. Blanchard).

L'adipose segmentaire peut, dans d'autres Races, se localiser sur le Tronc, respectant les Membres. La figure 36 est la reproduction au trait de la photographie d'une Femme d'une tribu de la Race Sara qu'on rencontre au Congo, dans le Moyen-Chari, près du Fort Archambault (document de G. Bruel, administrateur des Colonies). Elle montre nettement une Hyperplasie graisseuse du Dos et des Fesses, alors que les Cuisses. bien que grasses, ne présentent pas les saillies adipeuses habituelles en cas d'adipose généralisée ; la Tête, le Cou, les Membres supérieurs, les Jambes n'ont aucune surcharge graisseuse. Cette adipose segmentaire, comme la Stéatopygie des Boschimanes, est exclusive à la Femme; les deux tiers environ des sujets la présentent, un métissage ayant probablement déjà altéré ce caractère héréditaire.

Influence de l'Hérédité sur le Tissu adipeux. — Le développement du Tissu adipeux est soumis à des lois héréditaires, comme tous les autres systèmes de l'économie.

L'Hypoplasie du Tissu adipeux n'a retenu l'attention d'aucun observateur, sans doute parce qu'elle ne modifie pas d'une manière frappante l'habitus général du Corps.

L'Hyperplasie, au contraire, a. de tout temps, fait impression, par suite des déformations curieuses ou monstrueuses qu'elle imprime au Corps humain. Au point de vue Hérédité, l'adipose segmentaire présente beaucoup plus d'intérêt que l'adipose généralisée; celle-ci, en effet, peut être acquise par nombre d'individus placés dans des conditions favorables à son développement ; celle-là, au contraire, ne se développe que chez certaines Races et elle échappe à la volonté du sujet.

L'adipose segmentaire offre cette première particularité d'être exclusive à la Femme. Les Hommes Bosjesmans, ceux de la Race

Sara, par exemple, ne présentent pas d'Hyperplasie graisseuse localisée.

Cette adipose segmentaire est héréditaire : les Femmes Bosjemanes sont *toutes* stéatopyges. Le croisement d'une Race du Type adipeux segmentaire avec une autre Race non adipeuse donne seulement une proportion de Types adipeux, comme il est facile de le prévoir ; ainsi les Femmes de la Race Hottentote, qui s'est croisée avec la Race Bosjemane, ne sont stéatopyges que dans la majorité des cas ; de même, celles de la tribu de la Race Sara, signalée plus haut, n'offrent l'adipose du Tronc que dans la proportion des deux tiers des sujets environ.

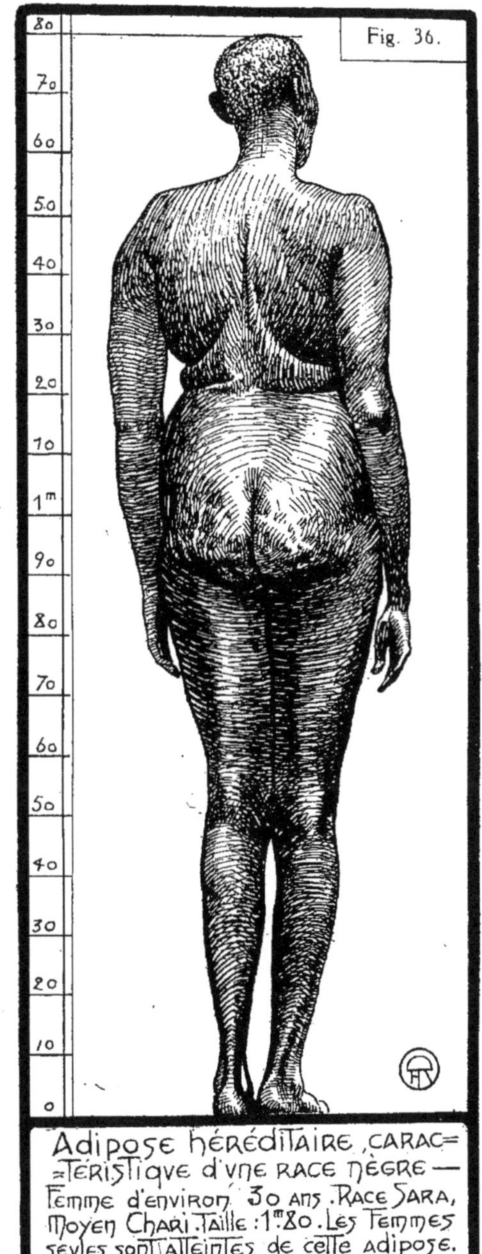

Fig. 36.

Adipose héréditaire, caractéristique d'une race nègre — Femme d'environ 30 ans. Race Sara, Moyen Chari. Taille : 1m.80. Les Femmes seules sont atteintes de cette adipose.

Selon des règles encore inconnues d'influence inhibitrice d'une Race sur une autre, il est probable que le caractère pur du Type adipeux segmentaire finit par disparaître à la suite de croisements très répétés. Mais si la Race peut persister, le caractère héréditaire se perpétue. Revoil a très heureusement rapproché les stéatopyges du Tombeau du général égyptien Rekhmara, des stéatopyges qu'il a observées chez les Somalis de notre époque; l'Empire égyptien comprenait le pays de Poun; or ce pays paraît correspondre au Somal actuel; donc les stéatopyges du Tombeau égyptien semblent bien être les ancêtres des stéatopyges actuelles du Somal. Ainsi serait prouvée la persistance, depuis trois mille ans, du caractère adipeux segmentaire de la race de Poun.

4° TYPES DIFFÉRENCIÉS PAR L'ACTION DES GLANDES ENDOCRINES

L'action de certaines Glandes endocrines sur le développement du Système osseux, du Système adipeux, du Système musculaire, du Système pileux, c'est-à-dire de tous les Systèmes qui commandent la forme et l'aspect du Corps Humain, est prouvée par un nombre de faits assez élevé pour qu'elle ne puisse plus être mise en doute. Assurément, cette action ne nous est révélée que par des cas pathologiques, et c'est au point de vue normal qu'elle intéresserait le Morphologiste; évidemment, elle concerne des Individus isolés, alors que c'est son influence sur la Race qui importe à notre point de vue. Mais la Pathologie éclaire toujours la Normalité d'un jour puissant; les caractères individuels, une fois acquis, sont transmissibles et finissent par devenir des caractères de Race. Il est donc nécessaire de connaître les altérations morphologiques déterminées par l'insuffisance ou l'absence d'une seule Glande endocrine, Testicule, Ovaire, Thyroïde, Capsule surrénale, Hypophyse, ou de plusieurs d'entre elles ou de leur ensemble.

A savoir les Troubles trophiques graves provoqués sur les Os, par l'ablation et les maladies destructives des Testicules ou du Corps thyroïde dans l'enfance, on comprend que ces organes glandulaires exercent une influence sur la croissance du Squelette, et on se prend à penser que les *Types humains long et court*, décrits plus haut (V. p. 98), pourraient bien devoir leur existence à l'état particulier du développement de quelque glande interne. A connaître les déformations osseuses considérables que peut déterminer une lésion de l'Hypophyse, on se laisse aller à imaginer que du fonctionnement de cette Glande dépendent peut-être les caractères de Stature de certaines Races humaines. A voir les phénomènes trophiques généraux et génitaux dont s'accompagne si fréquemment la castration à l'état adulte, on saisit la raison des changements morphologiques importants que subit la Femme dès qu'une maladie altère le fonctionnement de ses Glandes ovariennes.

L'influence du Système endocrine sur l'aspect morphologique du Corps humain est donc certaine. Si nos connaissances actuelles sont encore trop imparfaites pour assigner aux Glandes internes toute l'étendue de leur rôle trophique, elles sont cependant assez avancées pour nous permettre d'établir, d'après l'Anatomie pathologique et la Physiologie, certaines de leurs actions sur divers Systèmes de l'Organisme.

La description serait facile si la Physiologie propre de chaque Glande interne était connue; elle reste difficile parce que les notions que nous possédons, tant sur leur ensemble que sur chacune des parties du Système endocrine, sont incertaines et incomplètes. Dans une première période qui a commencé avec Jaques Reverdin (1882), on a cherché à attribuer à chaque Glande une fonction propre : les altérations de la Glande Thyroïde provoquent le Myxœdème (Jaques et Auguste Reverdin), celles de l'Hypophyse, l'Acromégalie (Marie, 1888). Suivant cette voie, j'ai établi, en rapport avec des lésions des Ovaires, le syndrome de l'Insuffisance ovarienne (1900). Mais une étude plus approfondie n'a pas tardé à montrer que les Glandes internes ne doivent pas être regardées comme isolées les unes des autres; que, bien au contraire, elles se suppléent fréquemment; que leurs actions non seulement ne sont pas absolument spécifiques, mais qu'elles sont interférentes et interdépendantes. Par suite, l'Association de deux ou plusieurs Glandes a été cherchée et relevée dans certains Syndromes trophiques.

Au point de vue Morphologique, on peut déduire de l'ensemble de ces données quelques notions, peut-être plus intéressantes par l'avenir qu'elles ouvrent que par la précision des faits actuellement établis.

Je vais essayer de décrire quelques Types qui paraissent conditionnés par l'étude d'une ou de plusieurs Glandes endocrines.

Les Types Ovariens. — J'ai donné le nom d'*Ovarienne* à toute Femme qui présente des troubles en rapport avec l'Insuffisance ou l'Absence de la sécrétion interne de l'Ovaire.

1° Insuffisance de la sécrétion ovarienne. — L'Insuffisance est d'origine congénitale ou acquise. L'Insuffisance congénitale est le résultat d'une influence héréditaire pathologique (tuberculose, syphilis, alcoolisme, etc.).

Fig. 37.
1,53
IM
Insuffisance ovarienne d'ordre congénital.
Femme de 24 ans — Unipare
Taille — 1m53
Poids — 42 Kil.

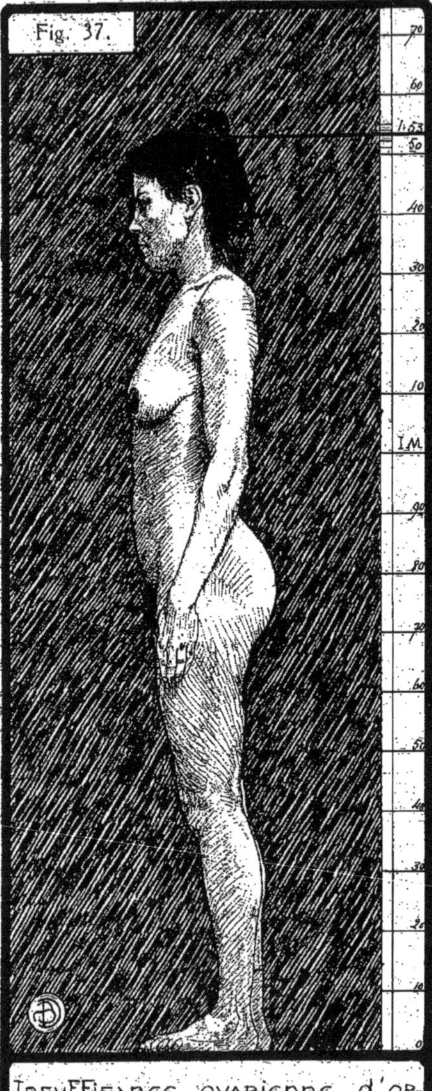

L'insuffisance acquise est consécutive à une infection ou à une intoxication survenue pendant l'enfance (diphtérie, scarlatine, fièvre typhoïde, tuberculose, etc.) ou à l'état adulte (maladies infectieuses, puerpéralité, alcoolisme, etc.)

L'Insuffisance de la sécrétion ovarienne, congénitale et acquise, se traduit, du point de vue morphologique, soit par une Hypoplasie ou une Hypotonie générale, soit par une Hyperplasie du Tissu adipeux ; d'où deux Types principaux d'Ovariennes : l'Ovarienne Maigre, Hypoplasique ou Hypotonique, et l'Ovarienne Adipeuse.

L'Ovarienne Maigre, Hypoplasique ou Hypotonique. — Le Type *Ovarienne Maigre Hypoplasique* est congénital, ou acquis pendant l'enfance. Il s'agit de Femmes de Taille généralement petite, variant autour de 1m,50, de poids oscillant entre 40 et 55 kilogrammes, d'ossature et de musculature faibles, à buste petit, mal développées dans l'ensemble. Les règles paraissent tard, vers seize, dix-sept, dix-huit ans ; une fois parues, elles viennent mal, soit trop abondamment, soit, et plus souvent, faiblement ; si elles sont pauvres, le sang est souvent peu coloré ; elles s'accompagnent toujours de très vives douleurs. La fécondité de ces Femmes est nulle ou faible ; leurs enfants, s'il en naît, sont généralement peu résistants.

A l'âge adulte, l'Insuffisance de la sécrétion ovarienne peut aussi déterminer un Type Maigre, rare du reste. Le développement de l'organisme étant achevé, on n'observe pas l'Hypoplasie, mais on relève une Hypotonie générale, musculaire et nerveuse, avec amaigrissement marqué.

L'Ovarienne Maigre s'observe de préférence parmi la population ouvrière des villes (fig. 37).

L'Ovarienne Adipeuse. — Le Type *Ovarienne Adipeuse* est congénital, ou acquis soit durant l'enfance, soit à l'âge adulte (fig. 38).

Le Type congénital, ou d'origine infantile, a trait à des Femmes de Taille moyenne ou élevée, d'ossature et de musculature bonnes. Fréquemment on constate une Hypertrophie concomitante des Glandes mammaires. Mais le caractère distinctif

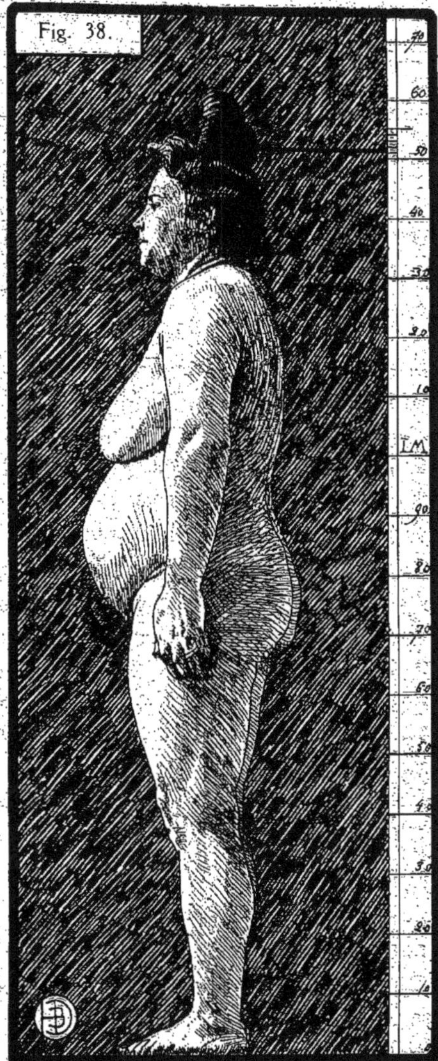

Fig. 38.

Insuffisance ovarienne acquise Type adipeux. — Femme de 22 ans. II pare ; ovarite double, plus accentuée à gauche, consécutive au 2me accouchement à 20 ans. Taille : 1m51. Poids : 75 kil.

de ce Type est un développement adipeux exagéré qui augmente le poids d'une façon anormale, jusqu'à 70 kilogrammes et davantage.

Réglée tard, à seize, dix-sept, dix-huit ans, l'Ovarienne adipeuse a des règles généralement courtes, souvent retardées, ordinairement peu abondantes et indolores. Le plus souvent, elle est peu féconde; en tous cas, elle ne donne pas une très nombreuse lignée. Ses enfants tiennent d'elle une prédisposition à l'adipose. L'Ovarienne adipeuse est le plus ordinairement hypotonique; elle est molle et indolente.

Le Type acquis à l'âge adulte se confond avec le congénital : l'Hypoménorrée, l'Adipose et l'Hypotonie générale en sont les caractères principaux. Il se développe souvent à la suite d'un accouchement ou même d'une fausse couche, et coexiste avec une lésion ovarienne (fig. 38).

L'Ovarienne Adipeuse se rencontre de préférence dans les villes, dans les milieux bourgeois et ouvriers aisés.

2° ABSENCE DE SÉCRÉTION OVARIENNE. — L'Absence totale de sécrétion ovarienne est réalisée par la castration. Les deux Types dus à l'Insuffisance, l'Ovarienne maigre et l'Ovarienne adipeuse, se retrouvent chez les castrées; le premier est très rare, le second plus communément observé. Ils ne sont constants ni l'un ni l'autre, sans doute par l'effet de suppléance des autres Glandes internes. Mais quand ils surviennent, l'amaigrissement ou l'adipose sont rapides et prennent assez souvent un développement extrême, comme pour témoigner clairement de l'influence des Ovaires sur la forme du Corps; le poids de la graisse néoformée pour atteindre et dépasser 25 kilos (fig. 39).

Les Types Thyroïdiens. — L'action de la Glande Thyroïde sur l'aspect morphologique du Corps est la première étudiée et reste la mieux connue. Ce sont les accidents déterminés par la Thyroïdectomie qui ont amené Jaques Reverdin à établir un rapport de cause à effet entre l'ablation de la Glande Thyroïde et ces accidents. La démonstration chirurgicale de l'action de la Thyroïde sur la Nutrition de l'Organisme fut le vrai point de départ de la Conception nouvelle de la Sécrétion des Glandes internes et de l'établissement du Système endocrine.

Au point de vue morphologique, il importe de mettre en évidence l'action puissante du Corps Thyroïde sur la croissance. Hertoghe et Springer ont publié des faits qui tendent à démontrer une relation étroite entre la Thyroïde et les Cartilages de conjugaison, durant la période d'accroissement des os. Hofmeister a constaté, expérimentalement, après l'abla-

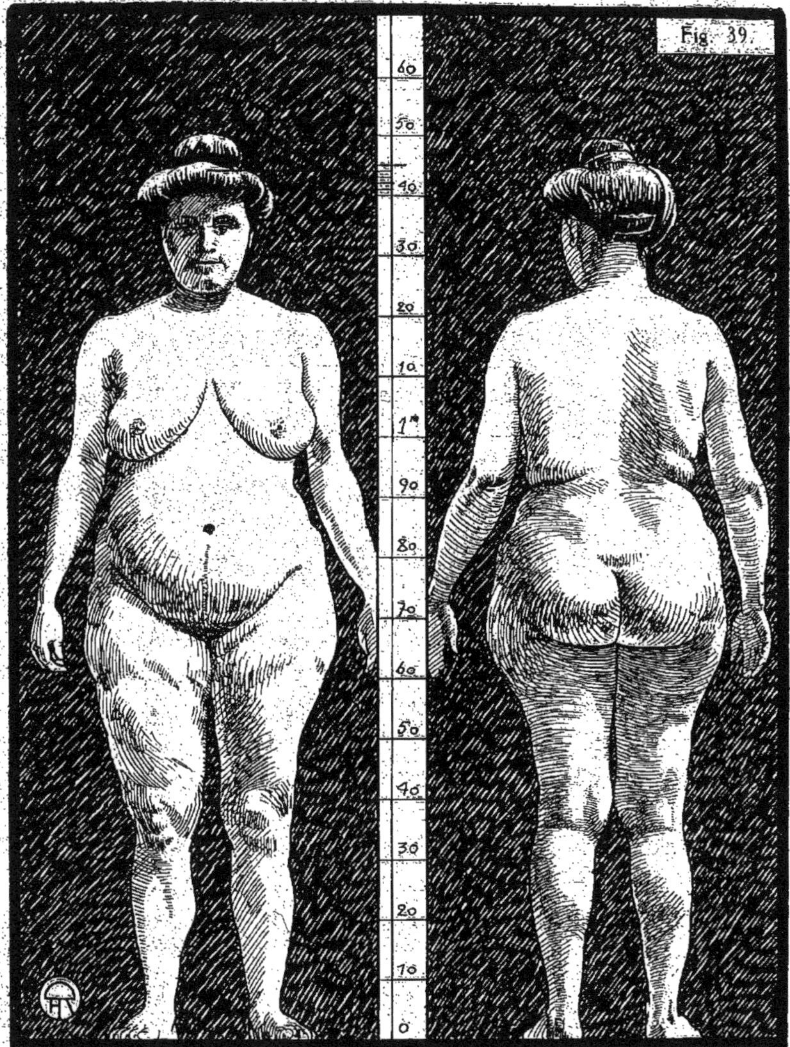

Insuffisance ovarienne post-opératoire, Type adipeux — Femme de 25 ans, nullipare, sans antécédents héréditaires de polysarcie. Castration ovarienne et utérine à 23 ans. Taille : 1m 44. Poids : lors de l'opération, 50 kil.; 3 mois après, 62 kil.; 14 mois après, 70 kil.; 19 mois après : 76 kil.

tion du Corps Thyroïde, le ralentissement des os en longueur, et en même temps une Hypertrophie de l'Hypophyse. D'autre part, Springer a constaté l'ossification précoce des cartilages de conjugaison dans la Syphilis héréditaire que l'on sait déterminer des Thyroïdites scléreuses.

La sécrétion thyroïdienne peut être inférieure ou supérieure à la normale. Il résulte, de ce fait, deux états dénommés Hypothyroïdie et Hyperthyroïdie, correspondant à deux Types morphologiques : l'Hypothyroïdien et l'Hyperthyroïdien.

LE TYPE HYPOTHYROÏDIEN. — L'Hypothyroïdie présente trois degrés qui, allant du plus fruste au plus marqué, déterminent trois états morphologiques : 1° l'Insuffisance Thyroïdienne; 2° l'Infantilisme; 3° le Myxœdème.

L'Insuffisance Thyroïdienne. — Sous le nom d'Insuffisance Thyroïdienne, on a décrit des états qui paraissent bien être en relation avec un défaut de fonctionnement plus ou moins marqué de la Thyroïde.

L'Insuffisance Thyroïdienne, peut être congénitale, et l'on conçoit que, dans ce cas, le développement de l'Organisme en sera influencé. Léopold Lévi et H. de Rothschild décrivent ainsi l'habitus extérieur de l'Hypothyroïdien : « Les sujets sont petits, au-dessous de la Taille qu'ils devraient avoir. Ils sont obèses ou ont du moins une tendance à l'obésité. Le visage est souvent le siège d'œdème palpébral ou frontal à localisation variable, plus marqué le matin. La teinte du visage est souvent jaunâtre, avec varicosités et parfois télangiectasies. Les cheveux sont en état d'hypotrophie; de même les sourcils, qui sont courts et raides. L'œil est plutôt en retrait, enfoncé, souvent atone. Les dents sont de mauvaise qualité. Les extrémités sont généralement froides. »

L'Infantilisme. — Un certain nombre d'*Infantiles*, caractérisés par un arrêt d'accroissement du Squelette et des Organes génitaux, sont rattachés à l'Hypothyroïdie.

Le Myxœdème. — Le Myxœdème peut être congénital ou développé à la suite d'une lésion de la Glande Thyroïde, ou après son extirpation. Il est toujours caractérisé par des troubles trophiques : épaississement de la peau et des muqueuses, œdème mou et bouffissure du tégument, chute des poils, troubles généraux de ralentissement (fig. 40). S'il est congénital, il s'accompagne d'arrêt de développement et d'hypoplasie génitale.

LE TYPE HYPERTHYROÏDIEN. — L'Hyperthyroïdie comprend également deux degrés, comme l'Hypothyroïdie; le premier, qui serait la maladie de Basedow, et le second, dit Hyperthyroïdie proprement dite.

A l'Hyperthyroïdien, Léopold Lévi et H. de Rothschild assignent les caractères suivants : « Le sujet est grand, plutôt maigre; le système pilaire est très développé; l'œil grand ouvert, gros, brillant, avec mouvements

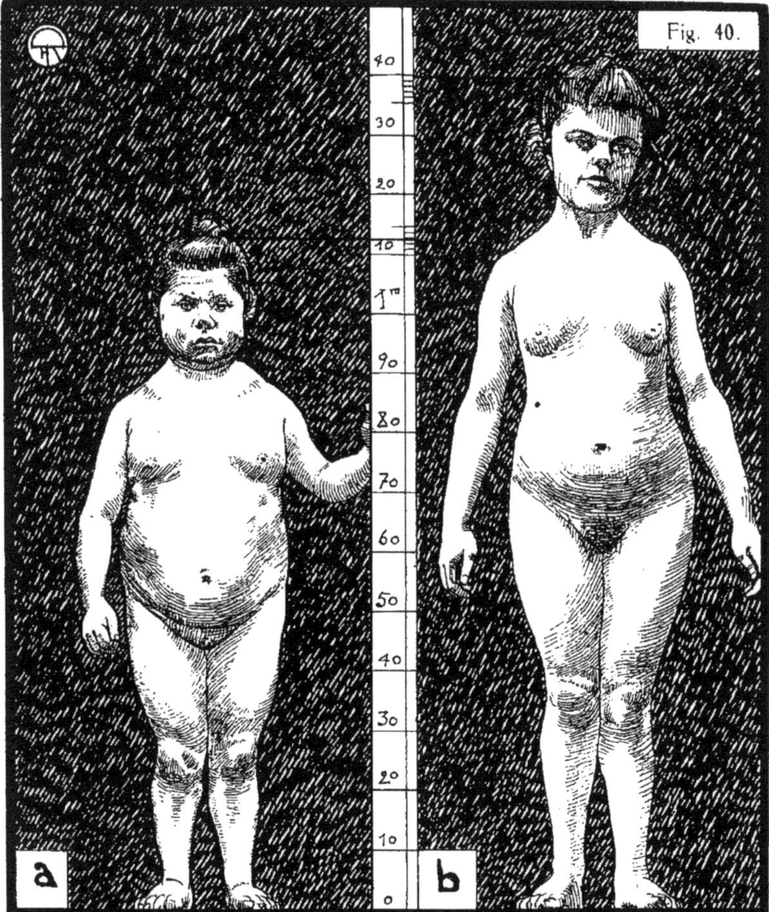

Fig. 40.

Myxœdème de l'adolescence traité par la Thyroïdine — a à 15 ans : Taille, 1m125. Poids : 35kil 800 ; à 15 ans ½, après traitement : Taille : 1m20. Poids : 26kil — b à 18 ans : Taille : 1m395. Poids : 43kil65. Première apparition des règles à 8 ans, deuxième à 9 ans, troisième à 11 ans. Règles définitives à 15 ans, 3 mois après le début du traitement. (d'après Léopold Lévi.)

nystagmiques; les mains sont parfois rosées ou rouges, chaudes et moites. Le sujet est impatient et ne peut rester en place. »

Les Types Pituitariens. — En établissant un rapport entre certaines déformations osseuses et des lésions de l'Hypophyse, Pierre Marie jeta sur cette glande, de 1885 à 1888, la même clarté qu'avait projetée Jaques Reverdin sur la Thyroïde trois ans auparavant. Les fonctions de l'Hypophyse sont étudiées depuis cette époque, et les rapports entre l'état de cette Glande et le développement des Os ont été surtout recherchés. Des faits semblent acquis en assez grand nombre pour permettre de décrire certains Types humains pathologiques dont l'existence paraît en rapport avec l'état de l'Hypophyse. De là à penser que des troubles légers de la sécrétion Hypophysaire peuvent avoir quelque influence sur le développement du Squelette, et par suite contribuer à établir des Types humains héréditaires, il n'y a qu'un pas, facile à franchir.

Cushing estime que les troubles sécrétoires Hypopituitariens sont aussi fréquents que les Hypothyroïdiens : toute cause d'augmentation de la pression intracrânienne déterminerait des modifications de forme et de fonctionnement de l'Hypophyse.

Comme pour la Thyroïde, on prête à l'Hypophyse deux états anormaux qui provoquent une déficience ou une exagération de la sécrétion; ainsi se trouvent constitués deux Types que l'on peut désigner sous les noms d'Hypopituitarien et d'Hyperpituitarien.

LE TYPE HYPERPITUITARIEN. — Le Type Hyperpituitarien est caractérisé par un hyperfonctionnement de la Glande. Suivant que l'Hypersécrétion se fait au cours du développement des os, ou après l'arrêt de croissance du Squelette, deux Types humains se réalisent : l'Acromégalique et le Géant.

Le Type acromégalique. — Le Type pathologique décrit par Pierre Marie sous le nom d'Acromégalie (ἄκρος, extrémité; μέγας, grand) est caractérisé par l'Hypertrophie des os de la Face (fig. 41), des Mains et des Pieds, du Thorax et du Rachis; la Glycosurie; la Frigidité; des Troubles nerveux et oculaires.

L'Acromégalie s'accompagne de lésions de l'Hypophyse. Mais on a trouvé quelques Acromégaliques sans lésions hypophysiennes apparentes, et des lésions hypophysiennes sans Acromégalie.

Le Type Géant. — Le Gigantisme s'accompagne, comme l'Acromégalie, de lésions de l'Hypophyse (Brissaud). Gigantisme et Acromégalie seraient donc dus à un même trouble de la sécrétion hypophysaire; mais, dans le Gigantisme, maladie des sujets jeunes, l'action porte sur les Cartilages de conjugaison, dont elle détermine une prolifération excessive, tandis que dans l'Acromégalie, maladie des adultes, elle aboutit seulement à des déformations du Squelette, l'arrêt de croissance étant survenu.

LE TYPE HYPOPITUITARIEN. — Le Type Hypopituitarien, comme l'Hyperpituitarien, a des caractères différents suivant que les lésions glandulaires débutent dans l'enfance ou à l'état adulte.

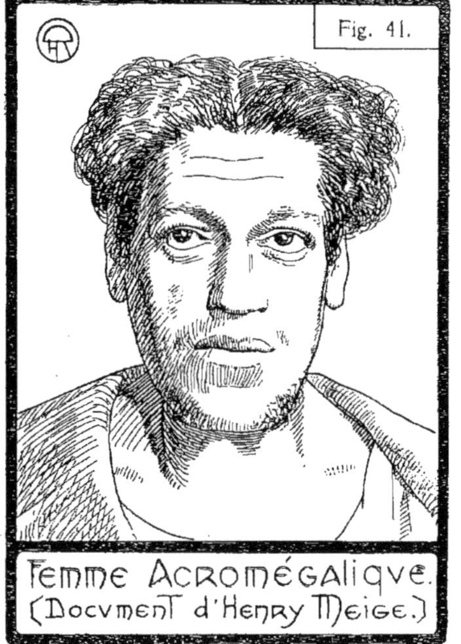

Fig. 41.

Femme Acromégalique. (Document d'Henry Meige.)

Chez le sujet jeune, il se traduit par l'*Infantilisme*. Chez l'adulte, l'Hypopituitarie détermine (expériences de Cushing sur le chien) l'*Adipose*, avec tolérance augmentée pour le sucre, abaissement de la température, involution sexuelle.

Il y aurait donc deux Types d'Hypopituitarien : le Type infantile, le Type adipeux.

Le Type infantile. — « On conçoit sans difficulté que l'Hypophyse, dont l'hyperfonctionnement crée l'Acromégalie et le Gigantisme, engendre par l'hypofonctionnement, ou la stérilité sécrétoire, le syndrome Infantilisme » (Souques et Stephen Chauvet). Et l'on a publié des autopsies d'Infantiles avec des lésions de l'Hypophyse (Bartels, Cushing, Zöllner, Zutaka Kon, Mixter et Quacquenboss, Raymard) et même avec une Thyroïde normale (Nazari, Vigouroux et Delmas). D'autre part, Aschner, Gemelli. Fichera, Cushing ont observé expérimentalement que l'Hypophysectomie détermine l'Infantilisme extrême chez le jeune Chien.

Le Type adipeux. — L'Adipose est le caractère le plus marqué de cette forme d'Hypopituitarie, mais elle n'est pas le seul symptôme et elle s'accompagne en particulier d'hypo-fonctionnement génital.

L'exemple cité comme le plus remarquable d'adipose d'origine pituitarienne est le cas de Madelung : une fillette de 6 ans reçoit dans la tête une balle de carabine Flobert, et en guérit, avec une paralysie incomplète des muscles du bras droit et de la jambe droite et une amaurose droite. Elle commence à grossir et devient obèse rapidement (V. fig. 42). L'examen radiographique montra le projectile au niveau de la selle turcique, un peu à gauche du plan sagittal. Madelung estime qu'il n'est pas possible que la glande pituitaire, ou la tige, n'ait pas été atteinte.

L'association de l'adipose et de l'hypo-fonctionnement de l'appareil génital constitue un syndrome, désigné sous le nom de *Syndrome adiposo-génital*, ou syndrome de Frölich, ou de Frölich-Launois. Il ne diffère en rien, chez la Femme, du syndrome que j'ai décrit comme *Insuffisance ovarienne, type adipeux* (V. p. 121, fig. 38 et 39).

Les Types Surrénaliens. — L'existence des Types Surrénaliens n'est pas encore démontrée. Cependant les Surrénales ont des propriétés bien particulières qui vraisemblablement doivent influencer l'habitus général du Corps. Physiologiquement, on peut leur assigner trois fonctions principales : 1° une action tonique musculaire : l'ablation des Surrénales, chez l'animal, amène une déperdition de la force musculaire allant jusqu'à la paralysie; les lésions de ces glandes déterminent, chez l'Homme, l'asthénie musculaire (Langlois, Dieulafoy); 2° une action angiotonique due à l'adrénaline; cette substance exerce en outre une action sur la calcification du tissu osseux (formation du cal osseux, traitement de l'ostéomalacie); 3° une fonction chromogénique, soit qu'il y ait une relation entre la formation des pigments dans la Surrénale et l'Hyper-pigmentation cutanée (Laignel-Lavastine), soit que cette fonction dépende des éléments nerveux sympathiques contenus dans la Glande (Léon Bernard).

Certains cas pathologiques permettraient en plus de penser que la Surrénale peut avoir un rôle trophique général; ses altérations donneraient parfois naissance à des modifications morphologiques du Corps, qui se traduiraient en particulier par l'adipose et l'hypertrichose, joints à des troubles génitaux. Ces faits, fort intéressants, demandent confirmation. Déjà cependant Apert range en cinq groupes les divers cas observés :

1° Hermaphrodisme plus ou moins caractérisé avec lésions remontant à

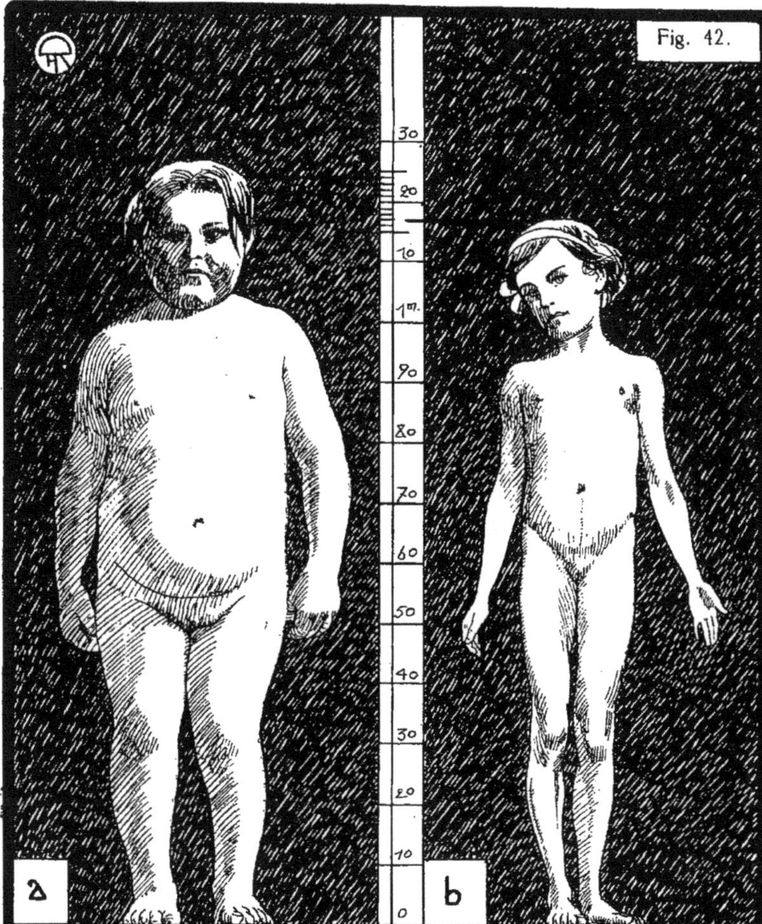

Adipose d'origine hypopituitarienne. —
a. — Fillette Allemande de 9 ans, devenue adipeuse après avoir reçu dans la tête une balle de carabine Flobert, qui s'est logée dans la selle turcique en lésant l'hypophyse. Taille : 1m 24. Poids : 42 kil. Circonférences : abdomen, 88 ct ; cuisse, 47 ct ; mollet, 30 ct ; bras, 27 ct. (Document Madelung.)
b. — Fillette parisienne de 9 ans, maigre, de famille pauvre, non malade. Taille : 1m 17. Poids : 20 kil. Hauteur du sol au pubis : 58 ct. Envergure : 1m 17. Hauteur de la tête : 19 ct. Diamètre bi-acromial : 26 ct. Diamètre bi-trochantérien : 19 ct.

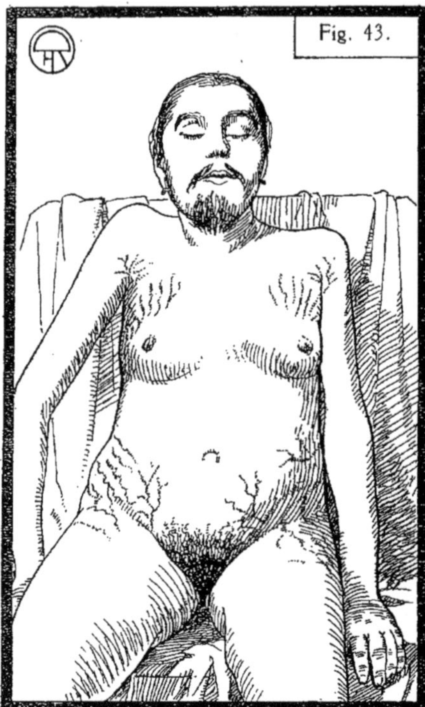

Hypertrichose. Epithé-lioma concomitant d'une surrénale. — Vierge de 19 ans; hyper-trichose et adipose. (A pesé 73 kil., puis a maigri.) Règles à 13 ans, d'abord normales, puis douloureuses; aménorrhée à 18 ans, Adipose en rapport avec l'in-suffisance ovarienne; amaigrissement à la fin. Vergetures très marquées aux plis de flexion. Barbe et mousta-che à 18 ans — Tumeur (épi-thélioma de 2 kil. 500) de la surrénale gauche. (D'après Launois, Marcel Pinard et Gallais.)

la période embryonnaire. On pourrait rattacher à ce premier groupe un cas de Gynnadroïde, rapporté par Fibiger (fig. 44) : l'autopsie montra que les surrénales étaient hypertrophiées, la plus grande mesurant 8 cent. de large sur 5 de haut et 3 d'épaisseur, et pesant l'une 20 gr., l'autre 30 gr.; il existait une surrénale accessoire, à gauche. [L'auteur, ne paraissant pas avoir attaché d'importance à ces lésions, n'a pas fait d'examen histologique.]

2° Morphologie sexuelle congénitale anormale (clitoris volumineux, utérus et ovaires atrophiés). Hypertrichose prématurée.

3° Adipose, Hypertrichose et Puberté précoce.

4° Hypertrichose, Adipose et Insuffisance ovarienne. L'Hypertrichose constitue la particularité morphologique la plus saillante, et Apert propose de donner à ce Type le nom de *Hirsutisme*. Launois, avec se élèves Marcel Pinard et Gallais, a publié un cas intéressant de cette variété (fig. 43), en rappelant les observations analogues de Linser, Bovin, Guinon et Bigeon, Bulloch et Sequeira.

5° Adipose et ménopause.

Fig. 44.

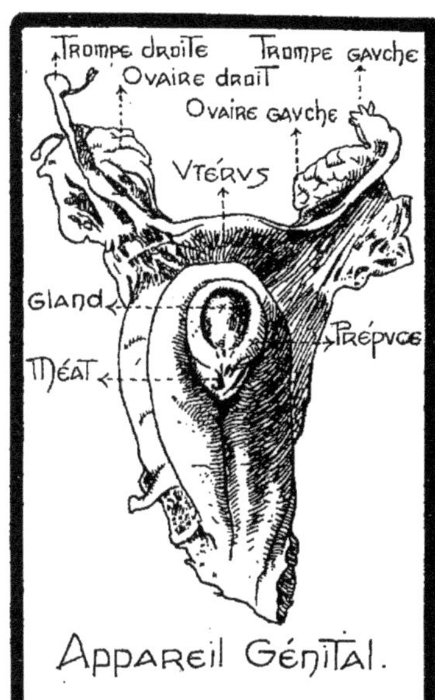

Appareil Génital.

Gynandroïde. Lésions concomitantes des devx svrrénales. — Gynandroïde, mariée comme homme, 47 ans, non réglée. Taille inférievre à 1m54. Bassin mascvlin. — Pénis petit, hypospade 2me degré. Scrotvm vide. Prostate bien développée. — Vagin, 7 c/m ½ de long, se terminant dans la partie prostatiqve de l'vrèthre ; Vtérvs, 5 c/m ½ av col ; Trompes, 10 c/m ; Hydatide de Morgagni ; Parovaire ; Ovaires sans corps javne (vn follicvle dans l'vn). — Svrrénales hypertrophiées (8 c/m x 5 c/m x 3 c/m) de 20 et 30 gr. Pemphigvs.
(Docvment de Fibiger).

Les Types Glandulaires mixtes. — L'idée de l'action spécifique constante d'une Glande endocrine sur l'Organisme est naturellement née des premières recherches sur la physiologie de ces Glandes : l'ablation de la Thyroïde produit le Myxœdème; la lésion de l'Hypophyse, l'Acromégalie; l'Oophorectomie, l'Insuffisance Ovarienne. Cette idée simpliste n'a pas résisté à l'étude continue et approfondie des faits.

Aucune Glande endocrine n'a une action morphologique spécifique et constante. La même lésion glandulaire ne détermine pas toujours l'apparition du même symptôme, et un même symptôme peut survenir à la suite de la lésion de chacune des principales Glandes endocrines. J'ai décrit, il y a quinze ans, sous le nom de Type adipeux de l'Insuffisance Ovarienne, l'adipose consécutive à la dégénérescence ou à l'ablation des Ovaires. Cette même adipose a été rattachée ensuite à des altérations du Corps Thyroïde, puis de l'Hypophyse, enfin de la Surrénale. Le Type hypoplasique d'Insuffisance Ovarienne congénitale (fig. 37, p. 120) peut également passer pour une Hypothyroïdienne, voire une Hypopituitarienne, suivant les auteurs. D'autre part, on sait, d'après l'expérimentation, que la Thyroïde et l'Hypophyse ont une égale action sur le Squelette; et ces deux Glandes sont en voie de se partager le domaine de l'Infantilisme.

Les symptômes qui paraissaient le plus en rapport avec la lésion d'une Glande, existant sans cette lésion, sont attribués à d'autres Glandes : l'Acromégalie semblait due à une altération de l'Hypophyse; on l'a observée avec une Hypophyse histologiquement saine; les bouffées de chaleur de la ménopause étaient rattachées à la perturbation de la sécrétion ovarienne : Léopold Lévi les tient pour signes d'hyperthyroïdie réactionnelle.

Cette évolution des idées amène donc à penser qu'à côté des Types glandulaires individuels que j'ai décrits ci-dessus, et dont l'existence sera peut-être éphémère, des Types glandulaires mixtes sont réalisés par l'action combinée de deux ou plusieurs Glandes endocrines.

L'association Thyro-Ovarienne est la plus connue. J'ai signalé, depuis près de vingt ans, les troubles Thyroïdiens consécutifs à l'Hypofonction ou à l'Afonction des Ovaires (goitre exophtalmique après Ovariectomie, goitre simple en rapport avec une Insuffisance Ovarienne). La réaction inverse, troubles Ovariens consécutifs à l'Hypothyroïdie, facile à pressentir, a été étudiée à son tour, surtout par Léopol Lévi et H. de Rothschild.

Les relations entre l'Hypophyse et les Ovaires sont moins connues. La constatation de lésions de l'Hypophyse chez des femmes présentant le

Type adipeux de l'Insuffisance Ovarienne a paru suffire pour rattacher aux lésions hypophysaires, sous le nom de « Syndrome adiposo-génital », l'Adipose et l'Hypoplasie génitale. Le cas de Launois et Cléret (fig. 45) serait démonstratif ; cependant l'Adipose a commencé à 20 ans, après une fausse couche, a acquis son maximum (117 kilogrammes) à 27 ans, après une Hystérectomie pour fibrome, a diminué ensuite pour tomber à 95 kilogrammes à 33 ans, âge de la mort. A l'autopsie, on trouva un épithélioma très peu développé de l'Hypophyse. Il est difficile d'admettre que l'Adipose, parue treize ans plus tôt, fût en rapport avec cette lésion.

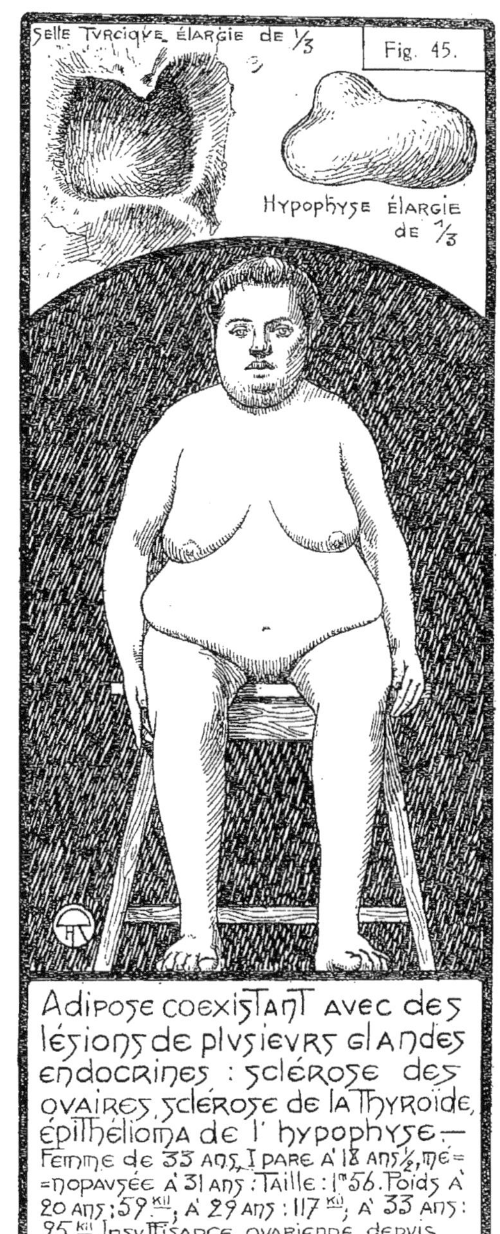

Fig. 45.

Adipose coexistant avec des lésions de plusieurs glandes endocrines : sclérose des ovaires, sclérose de la Thyroïde, épithélioma de l'hypophyse. — Femme de 33 ans, I pare à 18 ans ½, ménopausée à 31 ans : Taille : 1m56. Poids à 20 ans : 59 kil ; à 29 ans : 117 kil ; à 33 ans : 95 kil. Insuffisance ovarienne depuis 21 ans. (d'après Launois et Cléret.)

Plus mal définis encore sont les rapports entre les Ovaires et les Surrénales. Cependant les faits que j'ai rapportés ci-dessus méritent l'attention (V. p. 128). En outre, Iscovesco, en relatant ses expériences sur l'action des lipoïdes de la Surrénale, affirme qu'il y a antagonisme entre le lipoïde surrénalien et celui du corps jaune; le premier arrête l'involution utérine post-puerpérale, alors que le second l'active.

Restent enfin à fixer les Types Thyro-Pituitariens, Thyro-Surrénaliens, Surréno-Pituitariens, et la combinaison de tous ces Types entre eux. On arrive ainsi au *Syndrome pluri-glandulaire* pour expliquer toutes les variantes cliniques, et les diverses combinaisons observées de troubles fonctionnels et trophiques.

La Glande mammaire, dont le développement paraît lié à l'état des Ovaires (V. plus loin les *Caractères sexuels secondaires*), mérite aussi d'être étudiée dans ses rapports avec la Morphologie générale du Corps. C'est une question intéressante à poser.

Conclusions. — Du point de vue Morphologique, il faut retenir que le Système endocrine dans son ensemble et dans chacune de ses parties a une action trophique sur l'Organisme, qu'il faut tendre à lui rattacher la détermination de certains aspects individuels et qu'il y a lieu de se demander s'il ne préside pas à l'évolution particulière de certaines Races humaines.

5. TYPES DE RACES

Une connaissance, tout au moins superficielle, des Types des diverses Races Blanches, Jaunes et Noires est nécessaire pour avoir une idée exacte du polymorphisme de tous les caractères anthropologiques. Elle a pour avantage de faire penser que, sous l'influence multiséculaire des Milieux, le Corps humain a dû souvent se modifier pour mieux s'adapter aux conditions de vie.

Sans doute, on peut répéter avec Gerdy qu'il n'y a plus de Races pures et dire avec Topinard que nous sommes tous des Métis. Cependant, les Types généraux persistent et se retrouvent par l'analyse anthropométrique.

Classification des Races humaines. — Les diverses Races Blanches, Jaunes et Noires ont des caractères de différenciation et par suite de classification que je vais résumer succinctement.

La *Couleur de la peau* est le point de départ de la Classification adoptée depuis Cuvier. Elle n'est cependant pas un caractère primordial. Des Races Blanches ont la peau basanée (Tsiganes, Hindous), voire même presque noire (Tamoules de Ceylan et du sud de l'Inde, Cinghalais, d'après Verneau).

La blancheur de la peau dépend beaucoup de l'irradiation solaire subie par le Corps : les Arabes, les Kabyles, les Fellahs ont une peau brunie qui va parfois jusqu'au ton cuivré. Les Créoles (fig. 48, p. 139) prêtent à la même remarque.

Les Races Noires comprennent, à côté des Nègres à la peau d'ébène, des Types à peau jaunâtre (Bosjesmans) ou rougeâtre (Mandingues et Sarrocolez d'Afrique, d'après Topinard).

Les Races Jaunes enfin se composent de Jaunes proprement dits, de Rouges (Peaux-Rouges), d'Olivâtres (Péruviens) et de Types noirâtres (Charruas de l'Uruguay, anciens Californiens, Dravidiens méridionaux).

Le *Nez* est un caractère de différenciation auquel Topinard a attaché beaucoup d'importance, en insistant surtout sur le rapport de la largeur totale maxima de la base du nez, en dehors de ses ailes, à sa hauteur.

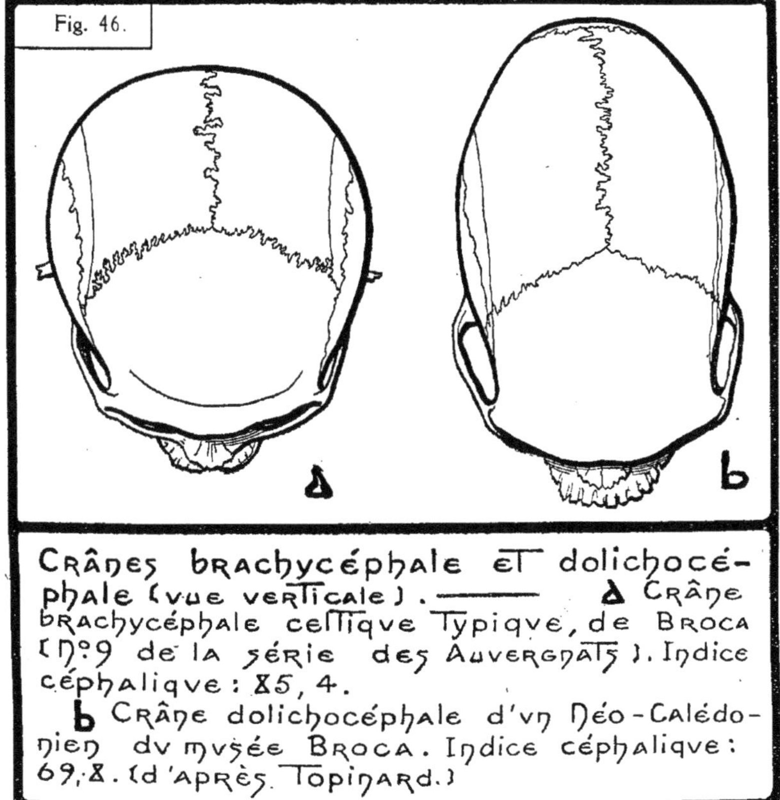

Fig. 46.

Crânes brachycéphale et dolichocéphale (vue verticale). —— a Crâne brachycéphale celtique typique, de Broca (n° 9 de la série des Auvergnats). Indice céphalique : 85, 4.
b Crâne dolichocéphale d'un Néo-Calédonien du musée Broca. Indice céphalique : 69,8. (d'après Topinard.)

de la racine au point d'insertion de la sous-cloison (indice nasal du vivant). Toutes les Races peuvent se répartir, à peu d'exceptions près, en trois embranchements d'après l'indice nasal : les Leptorhiniens, les Mésorhiniens, les Platyrhiniens (λεπτός, mince; μέσος, moyen; πλατύς, large; ῥίς, ῥινός nez) correspondant aux Races Blanches, Jaunes et Noires.

Les *Cheveux* permettent un classement des races, comme l'a démontré Pruner-Bey, dont les affirmations ont été contrôlées et confirmées par Topinard. Les Races Blanches ont des cheveux ondés, ondulés, bouclés, souples et flottants, d'une forme intermédiaire à l'ellipse et au cercle sur la coupe histologique. Les Races jaunes ont des cheveux droits ou sensiblement rectilignes, plus ou moins ronds à la coupe, et un système pileux peu développé au visage et sur le corps. Les Races Noires ont des cheveux crépus ou très enroulés en spirale, plus ou moins elliptiques à la coupe.

Fig. 47.

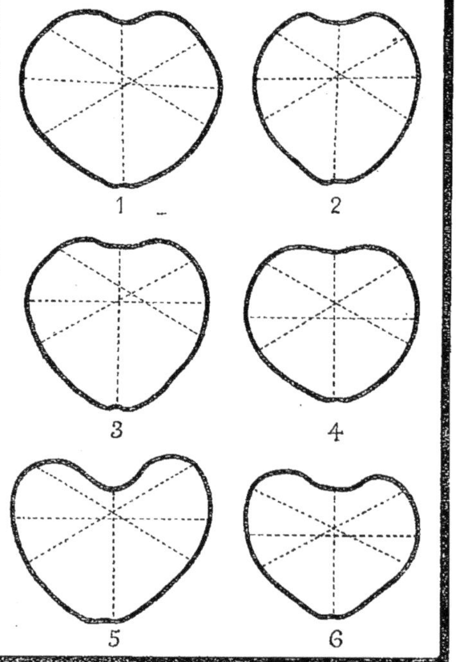

1 2 3 4 5 6

Formes diverses du détroit supérieur chez la Femme. — 1, Française; 2, Négresse du Mozambique; 3, Péruvienne ancienne de Pisco; 4, Indienne Goytacase du Brésil; 5, Chinoise; 6, Bosjemane. (dessins de Verneau, d'après les pièces du Muséum.)

La *forme du Crâne* indiquée par *l'Indice céphalique* (Diamètre transverse × 100 : Diamètre antéro-postérieur) est toujours relevée pour chaque Race et il permet un classement dans chacun des trois embranchements du Genre humain. Je rappelle les trois dénominations principales qui lui sont communément appliquées (fig. 46) : Brachycéphale (indice de

80 et au-dessus), Dolichocéphale (indice de 74 et au-dessous), Méso ou Mésaticéphale (indice entre les deux précédents) [βραχύς, court; δολιχός long; μέσος, μέσατος, intermédiaire; κεφαλή, tête].

Les Races Blanches, par exemple, se subdivisent, d'après l'Indice céphalique, de la manière suivante : Dolichocéphales : Anglo-Scandinaves, Francs et Alemans; Finnois (l'un des deux types); Méditerranéens (Ex. : Sardes). Mésaticéphales : Sémites, Berbers, Egyptiens. Brachycéphales : Celto-Slaves, Ligures, Lapons (Topinard). Les mêmes subdivisions s'appliquent aux Races Jaunes et Noires.

Le *Bassin* pourrait devenir, comme l'espère Verneau, la base d'une classification des Races, tant ses caractères diffèrent chez les Blancs, les Jaunes et les Noirs. Ses dimensions sont en rapport avec celles du pelvis et du détroit supérieur (fig. 47); celles-ci le sont elles-mêmes avec le volume du crâne fœtal. Or, plus on s'élève dans la hiérarchie des Races humaines, plus le cerveau se développe et plus la boîte crânienne augmente. Les Races Blanches ont en conséquence un Bassin plus important, surtout plus large, que les Races Noires (V. fig. 47, et plus loin l'étude du Bassin).

Races Blanches. — J'indique d'après les Anthropologistes les principales différences des Races Blanches entre elles.

La Femme Européenne, et plus particulièrement la Française, étant justement l'objet de cette étude d'Anatomie morphologique, je me borne à signaler, pour les diverses Races Blanches, les *détails* qui les individualisent. Les caractères anthropométriques et sexuels de la Femme Blanche étant pris pour type de ceux de la Femme en général, constituant par conséquent le fond même de cette description, ne sont pas indiqués; ils sont longuement étudiés ci-dessus (V. p. 46).

Les Races Blanches sont au nombre de six principales, d'après Topinard : Kimrique ou Anglo-Scandinave, Celtique ou Celtique-Slave, Méditerranéenne, Sémite et Égyptienne, Lapone et Ligurienne, Finnoise (premier type).

La France comprend trois Races : la Celtique, la Kimrique, la Méditerranéenne, auxquelles il faut ajouter un élément Sémite.

RACE KIMRIQUE OU ANGLO-SCANDINAVE OU TYPE BLOND. — Le Type Anglo-Scandinave est Blond, de Taille élevée, et dolichocéphale; ses Yeux sont bleus ou clairs, le Teint est clair et le Facies rosé. Ce Type existe dans le nord et l'est de la France.

La Race Kimrique s'identifie avec la famille Germaine qui constitue la population de l'Allemagne du Nord, des Pays-Bas, d'une partie de la Belgique et du nord de la France, de la Scandinavie, du Danemark, de l'Angleterre, de l'Islande. Verneau la subdivise en trois groupes : le groupe Allemand, le groupe Scandinave, le groupe Anglo-Saxon ou Anglais.

L'*Allemande du Nord* est grande, massive, robuste; sa Peau est d'un blanc mat, ses Cheveux sont blonds et soyeux, ses Yeux clairs.

La *Scandinave* ressemble beaucoup à l'Allemande du Nord, avec des Cheveux encore plus clairs, souvent d'un blond filasse.

L'*Anglaise* est très métissée, mais constitue un Type assez fixe : Taille élevée et svelte, Crâne allongé et haut, Peau claire et transparente, Cheveux châtains ou blond clair ou roux, Face allongée, Mâchoires démesurément hautes.

Race Celtique ou Type Chatain. — Le Celte est de Taille moyenne : ses Cheveux sont châtains, ses Yeux sont de nuance et de ton moyen, plutôt verdâtres, gris ou marrons, mais assez fréquemment bleus gris-bleuâtre; son Crâne est brachycéphale.

Le Français appartient en majorité à la Race Celtique, dont l'Auvergnat est le Type parfait; ce sont les Celtes qui défendirent Gergovie.

Les Celtes de France se continuent à l'Est avec les brachycéphales de l'Allemagne du Centre et avec les Slaves (Race Celto-Slave de Topinard).

Manouvrier fait remarquer que les Races Celtique et Kimrique, autant qu'elles sont différenciables aujourd'hui en France, par l'Indice céphalique, sont à peu près de même Taille. Il est probable qu'il y a eu autrefois des groupes Celtiques de grande et de petite Taille. Il a pu y avoir aussi des groupes Celtiques variés quant à la couleur des Yeux et des Cheveux.

Les principaux Types de Femmes Celtiques et Celto-Slaves sont : la *Celtique de France* (Auvergne, Savoie, Bretagne), solide et trapue, aux Cheveux noirs, aux Yeux foncés, au Front souvent bombé, à la Face plutôt arrondie qu'ovale, remarquable par ses Yeux bien ouverts, par son Nez droit et un peu court, par ses Lèvres fines et son Menton rond et peu volumineux (Verneau); — la *Celtique de l'Allemagne du Sud*, petite, trapue, musclée, à Visage arrondi, aux Cheveux et aux Yeux bruns; — la *Celto-Slave*, ou *Slave*, robuste, de Taille moyenne, dont la Tête vue de face

« représense assez bien la figure d'un carré » (W. Edwards), par suite de la saillie des Pommettes et de l'aplatissement du Crâne.

Race Méditerranéenne ou Type Brun. — Le Méditerranéen est plutôt de petite Taille, dolichocéphale; ses Cheveux et ses Yeux sont noirs; sa Peau brune devient bronzée à l'air, surtout dans les climats coloniaux (Créole, fig. 48). Les Basques et les Méridionaux du sud-est de la France (ancienne province romaine) appartiennent à cette Race.

L'*Italienne*, l'*Espagnole* et la *Grecque* sont les trois Types principaux de cette Race. De Taille moyenne, et de bonnes proportions, les deux premières sont souvent remarquables par la régularité des traits, l'ovale du visage, le modelé des membres, la finesse des extrémités et la cambrure lombaire. La Grecque est de Taille plus élevée et présente fréquemment les mêmes caractères d'harmonie des proportions que l'Italienne et l'Espagnole; le Nez offre cette particularité d'être droit et d'être peu séparé du Front, sur lequel il semble se continuer, particularité que traduisirent avec tant d'art les grands sculpteurs grecs pour donner aux têtes de leurs statues une noblesse et une allure qui n'ont jamais été égalées.

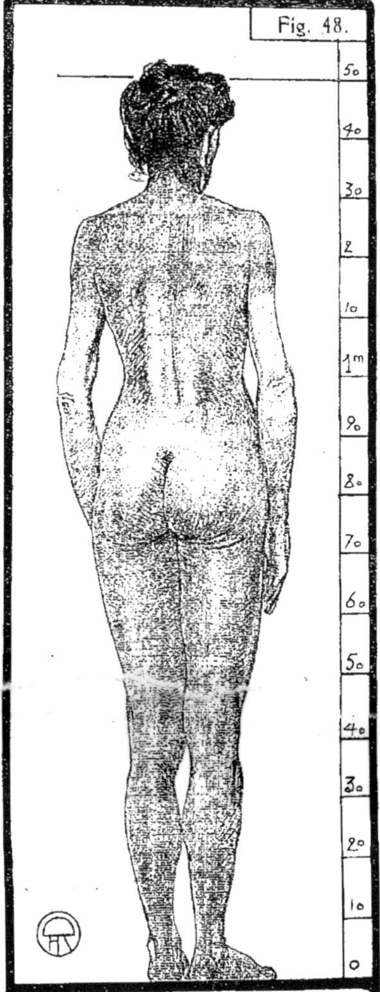

Fig. 48.

Créole — Vierge de 40 ans, née à la Réunion, réglée à 14 ans, régulièrement. Taille : 1m50. Envergure : 1m56. Poids : 43kil 700. Diamètres : bi-acromial : 32cm2 ; bi-trochantérien : 30cm ; bi-iliaque 28cm. Hautr de la Tête : 19cm6.

Race Sémite et Égyptienne. — Le Type Sémite est de Taille petite, mésaticéphale; les Cheveux et les Yeux sont noirs; la Peau est brune. Le *Nez* est *aquilin*, caractère *typique* de la Race. — L'Égyptien est d'un teint jaunâtre un peu cuivré; son nez est droit.

Race Lapone et Ligurienne. — Type brun, brachycéphale, caractérisé essentiellement par la petitesse de la Taille.

Race Finnoise (premier Type). Type roux. — Le Type Finnois est de haute Taille, dolichocéphale et essentiellement caractérisé par la couleur de ses Cheveux, qui sont d'un roux ardent ou jaune-rougeâtre; ses Yeux sont gris ou verts; sa Peau est souvent chargée de taches de rousseur.

Races Jaunes. — L'étude anthropométrique des Races Jaunes est peu avancée. En ce qui concerne la Femme, elle n'est pas commencée.

Les Races Jaunes présentent des Types féminins très différents les uns des autres. « La coloration de la peau, par exemple, varie du blanc au brun chocolat, et les autres caractères oscillent dans des limites assez étendues » (Verneau).

Topinard admet sept Races Jaunes principales : Esquimaux, Tehuelches, Polynésiens, Peaux-Rouges, Race Jaune d'Asie, Guaranis, Péruviens. Verneau, sous le nom de Monde Jaune, décrit uniquement les Mongols, Turcs, Thibétains, Indo-Chinois, Chinois, Aléouts, Esquimaux et Japonais ; il constitue un Groupe malayo-polynésien, formé par les Malais (dont les Hovas de Madagascar) et les Polynésiens.

Cette courte description se limite à trois Races : la Chinoise, la Malaise et la Japonaise.

Race Chinoise. — Malgré tous mes efforts, je n'ai pu obtenir le moindre renseignement de Mensuration chez la Chinoise. Les Femmes ne consentent pas en Chine à l'étude de leur corps nu. Comme document, je ne connais que l'étude d'un Bassin de Chinoise, du Muséum, par Verneau : « La Largeur est moins grande que chez l'Européenne, mais le Diamètre antéro-postérieur ne diminue pas dans les mêmes proportions; aussi le Bassin semble-t-il plus allongé d'avant en arrière : la hauteur totale est un peu diminuée. La distance des crêtes iliaques est très diminuée en arrière. Le détroit supérieur très élargi, très proéminent, lui donne la forme d'un cœur de carte à jouer. La largeur de l'échancrure sciatique est exagérée. Le sacrum est composé de six pièces. L'angle limité par les branches ischiopubiennes est plus ouvert. Les cavités cotyloïdes sont situées très en dehors et par suite les grands trochanters sont situés plus en dehors ».

Les principales mesures de ce Bassin sont les suivantes : diamètre bi-crêtal, 25 cm. 2; détroit supérieur, diamètre antéro-postérieur, 8 cm. 9; diamètre transverse, 14 centimètres; diamètre oblique, 13 cm. 9; diamètre sacro-pubien, 12 cm. 4; diamètre transverse maximum ou détroit inférieur, 12 cm. 9; angle de l'arcade pubienne, 66°.

Les Mensurations prises sur l'Homme sont très peu nombreuses. Topinard en rapporte quelques-unes. Je retiens surtout celles qu'a publiées A. Legendre, parce qu'elles portent sur une série déjà importante de 100 sujets et qu'elles ont été relevées avec une méthode rigoureuse, par un observateur attentif et instruit en Anthropologie. Les Chinois étudiés sont du Setchouen, près du Thibet, à l'Extrême N.-O. de l'Empire. Voici les principales Mensurations relevées par Legendre :

	Moyenne générale	30 sujets grands	40 sujets moyens	30 sujets petits
	—	—	—	—
Taille debout.	161^{c}07	168^{c}1	161^{c}42	153^{c}7
— couchée	162,47	169,39	162,84	155,2
D. bi-acromial	37,21	38,4	37,03	36,2
D. bi-huméral	39,04	40,04	38,9	38,2
D. transv. thorac.. . . .	26,55	27,05	26,32	26,28
D. bi-crêtal.	27,05	28,21	27,31	27,03
D. bi-trochantérien . . .	30,6	31,21	30,31.	30,38
Tête	21,65	22,07	21,73	21,15.
Bras	27,09	29,09	28,1	26,58
Avant-bras	24,01	25,01	24	23,04
Main.	17,7	18,23	17,62	17,1
Cou	14,3	14,65	14,11	13,66

Legendre insiste sur deux caractères : la brièveté du Bras et la longueur du Cou.

Le *Bras* est remarquablement court : 27 cm. 9 pour une Taille de 1^{m},61, alors que Papillault a trouvé 30 cm. 2 pour 1^{m},60 de Taille chez le Parisien. En revanche, l'*Avant-Bras* est plus long que chez l'Européen et la *Main* est courte.

Le *Cou*, mesuré du trou auditif au plan acromial, est fort long chez le Chinois; les 30 sujets de petite Taille (1^{m},537) de Legendre ont un Cou plus long que des Parisiens de Papillault ayant 1^{m},737. Si la Taille = 100, le Cou du Chinois = 11,07 (le dixième de la Taille) et celui du Parisien

= 8,44. Par rapport au Tronc, il égale le tiers chez le premier et le quart chez le second.

La *Taille* est plus petite dans la Race Chinoise que dans la Race Blanche. Topinard admet 1^{m},59 à 1^{m},60. L'expédition de La Novara a donné 1^{m},63 (26 sujets) et Brigham 1^{m},645 (150 sujets). Legendre a trouvé 1^{m},6107 et Girard 1^{m},61 sur les Than-Pan Y du Haut-Tonkin (émigrés du Setchouen et du Yunnam).

La *Tête* est plus haute et plus large que dans la Race Blanche. Le rapport de la Hauteur de la Tête à la Taille est de 14,5 à 15, au lieu de 13 °/$_{o}$ dans les Races Blanches. « Le Jaune typique a 6 Têtes 1/2 » (Topinard).

La *Face* présente des caractères différentiels bien connus : Pommettes saillantes, Yeux bridés, Nez large, etc.

En ce qui concerne le *Tronc*, Legendre contredit Topinard, qui reconnaît un Tronc plus long aux Races Jaunes. Il admet, au contraire, que le Tronc est plus petit; chez les 30 sujets grands (1^{m},69), il trouve un Tronc de 50 cm. 15, alors que Papillault accorde 51 cm. 69 de Tronc à des Parisiens de 1^{m},609. La proportion par rapport à la Taille est de 29^{m},8 chez le Chinois contre 31,8 chez le Parisien.

Les *Membres inférieurs* ne présentent pas de particularité spéciale; comme chez les Européens, les Jambes sont d'autant plus grandes que le sujet est plus grand.

Les *Diamètres transversaux* sont proportionnellement plus grands chez les petits que chez les grands.

Le *Poids* est moindre que dans la Race Blanche, Legendre a relevé une moyenne de 55 kilogr. 3 chez les sujets grands, de 51 kilogr. 44 chez les moyens, de 50 kilogr. 33 chez les petits.

Chez la *Femme*, les *Cheveux* sont assez longs. Le Système pileux est très peu développé; les aisselles ont à peine quelques poils follets et le pubis est peu garni.

Verneau décrit ainsi la Femme Chinoise : « Elle est d'une Taille inférieure d'environ 2 centimètres à la moyenne; son Teint est jaune, ses Cheveux sont noirs, très gros, raides et très longs; ses Yeux sont toujours noirs. Elle a le Corps bien proportionné, les Seins hémisphériques et le Bassin large au niveau des cavités cotyloïdes, ce qui peut expliquer sa démarche spéciale, car les fémurs se trouvent rejetés en dehors dans leur partie supérieure, leur obliquité est plus grande que chez nous et la

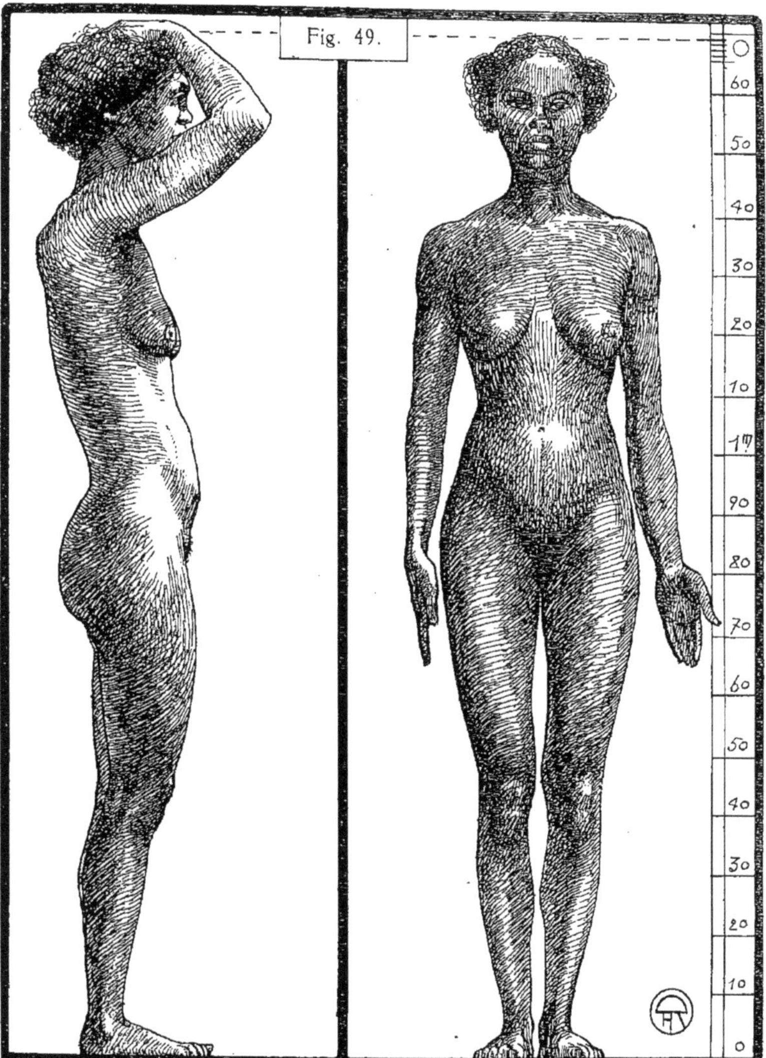

Fig. 49.

Type de Hova (Madagascar). Race malaise. — Femme de 24 ans, 1 pare. Taille : 1m69. Envergure : 1m705. Buste : 84c4. Diamètre bi-acromial : 37. Diamètre bi-trochantérien : 31c5. Diamètre bi-iliaque : 27c5. Hauteur de la tête : 22c. Poids : 60kil. Indice céphalique : 88.2 (brachycéphale). Couleur de la peau, jaune brun. La taille de ce sujet est supérieure d'environ 15c à la moyenne des femmes Hova.

Chinoise semble rapprocher ses genoux en marchant. Les extrémités sont petites. La Face est large, arrondie chez les jeunes Femmes, anguleuse sur les Femmes âgées par suite de la saillie des pommettes. Les Yeux sont petits, bridés, relevés à leur angle externe. Le Nez est court, un peu large. Les Mâchoires font une saillie assez notable en avant et le Menton se trouve réduit en hauteur. Les Oreilles sont grandes et détachées de la tête. »

Race Malaise. — La Race Malaise occupe la Malaisie et a émigré à Madagascar, où elle porte le nom de Hova. J'ai pu mesurer un beau Type de Femme Hova, que j'ai fait dessiner (fig. 49).

La Femme Malaise est de petite Taille : Topinard donne aux Malais une Taille de $1^m,56$ à $1^m,60$ en moyenne; la Femme est un peu plus petite et à Madagascar elle ne dépasse guère $1^m,55$. Le Thorax est large, le Tronc robuste, le Bassin plus étroit que dans la Race Blanche, les Membres bien modelés. La Tête est globuleuse; le Crâne est court, du type brachycéphale, les Pommettes sont assez saillantes comme chez les Chinois, le Nez est droit, un peu large, assez effacé dans l'ensemble; les Yeux sont petits, noirs, à fente palpébrale horizontale; les Lèvres sont un peu épaisses et délimitent une Bouche plutôt grande dont les dents sont ordinairement remarquablement saines et d'implantation parfaite; les Cheveux sont noirs, lisses, un peu raides, ronds à la coupe transversale, le Système pileux est peu développé; la couleur de la Peau est jaune-olivâtre.

Un Bassin de Javanaise, de la collection du Muséum, a été décrit par Verneau; le diamètre bi-crêtal est de 23 cm. 2; le diamètre antéro-postérieur du détroit supérieur est de 10 cm.; le diamètre transverse, de 11 cm. 8; le diamètre oblique, de 12 cm. 1; le diamètre sacro-pubien est de 9 cm. 4, et le diamètre transverse maximum du détroit inférieur, de 12 cm. 8; l'angle de l'arcade pubienne est grand et mesure 82°; le trou sous-pubien est moins haut et relativement plus large que chez la Femme Blanche; la cavité cotyloïde présente des dimensions moindres. D'une manière générale, le Bassin est moins large et moins haut, par conséquent moins développé que dans la Race Blanche; une seule dimension lui est commune avec cette dernière : le diamètre antéro-postérieur du détroit supérieur.

Race Japonaise. — La Femme Japonaise n'est pas mieux étudiée que la Chinoise, parce qu'elle ne se prête pas non plus aux recherches anthropométriques. Ce n'est qu'à grand'peine que j'ai pu avoir le document que je publie (fig. 50) et qui provient d'une femme de Yokohama mesurée sur

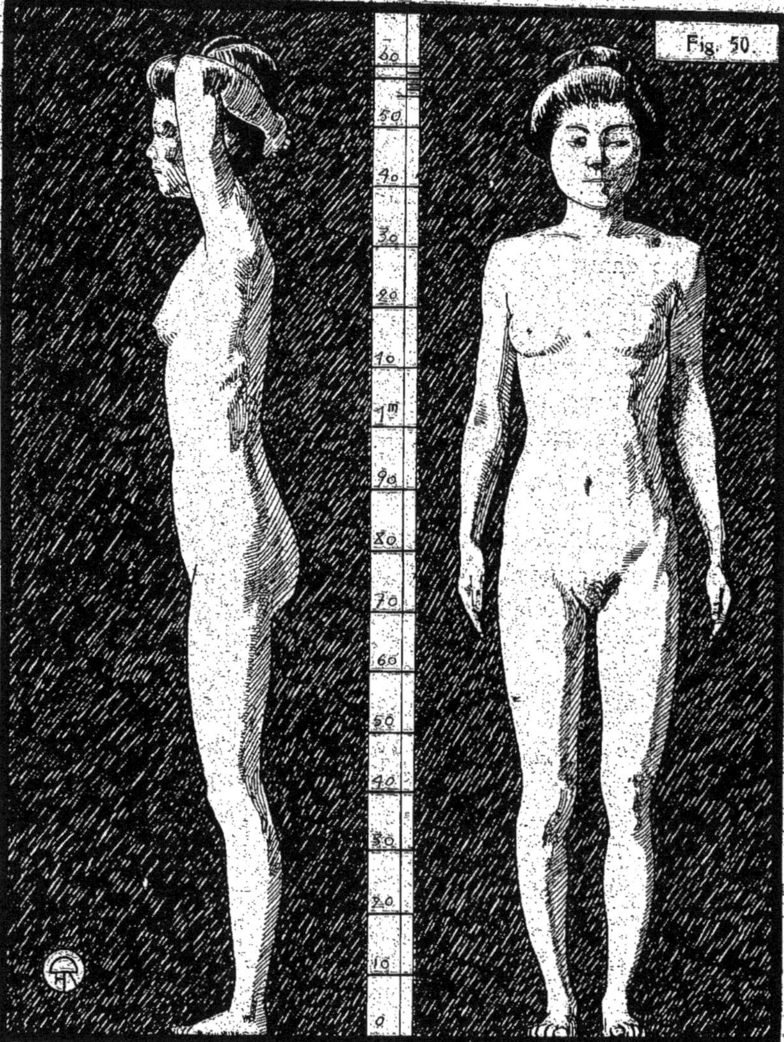

Type de Japonaise. Race commune. — Femme de 23 ans, nullipare. Taille : 1m58 (Supérieure de 10 ct environ à la moyenne.) Poids : 58 kil 500. Largeur des épaules : 34 ct ; largeur des hanches : 27 ct 5, hauteur du bord supér. du pubis au sol : 0.75 ct. Remarquer les ca=ractères spécifiques de la race : la brièveté du bras, la largeur des épaules, le tronc plat, le masque.

place, d'après mes indications, par le Dr Paravicini ; on peut remarquer que le Bassin est moins large que dans les Races blanches.

La Japonaise est généralement de Taille petite (1^m,45 à 1^m,50) et d'Envergure petite (99,2 °/₀ de la Taille, d'après Ayrton) ; elle a des Membres inférieurs courts, l'Humérus court, le Tronc long et plutôt plat ; son Poids est faible ; ses Cheveux sont noirs, ses Mamelles généralement peu développées et son système pileux est raréfié. « Son teint est d'un brun olivâtre dans les basses classes, assez clair et même parfaitement blanc dans les classes aisées » (Verneau).

Le Masque de la Japonaise, de Race commune, est assez caractéristique : le Front est bas, les Sourcils sont arqués, les Yeux un peu obliques (fig. 50, vue de face) ; la Bouche est assez grande, le Nez assez large, les Pommettes sont un peu saillantes, et les Mâchoires légèrement prognathes (fig. 50, vue de profil).

Races Noires. — Les Races Noires sont depuis une trentaine d'années l'objet de recherches anthropométriques suivies. Ce court aperçu la principalement trait à la Négresse d'Afrique.

La Taille varie avec les Races. Il existe des Nègres de haute Taille : la Race Cafre et la Race Sara (Congo) présentent des sujets de 1^m,70, 1^m,80, 2 mètres et davantage (fig. 63, p. 117 et 52 *a*, p. 149). Les Nègres de Moyenne Taille (fig. 51) sont les plus communs. Enfin, on a décrit sous le nom de Pygmées, et mieux de Négrilles, les Races de très petite Taille.

Races Nègres de Haute et de Moyenne Taille. — Les Nègres peuvent être de Haute Taille et régulièrement proportionnés (fig. 36), ou bien ils doivent la Hauteur de leur Stature à une longueur excessive de leurs Membres inférieurs (fig. 52 *a*). De même ceux de Taille Moyenne sont les uns régulièrement proportionnés, les autres à Tronc long et Membres inférieurs courts (fig. 52 *b*). On retrouve donc dans les Races Nègres les caractères d'eumérie et d'aneumérie de la Taille que j'ai signalés pour la Race blanche (V. p. 52).

La *Taille* du Nègre du Type Moyen varie de 1^m,64 à 1^m,69 (Topinard). Poutrin, d'après des Mensurations faites sur trois tribus (dont une mesurée par Rivet) donne les chiffres de 1^m,671, 1^m,63 et 1^m,621. La Négresse est plus petite de 6 centimètres en moyenne et mesure 1^m,58 à 1^m,59, mais avec une proportion de 20 °/₀ de sujets ayant au-dessous de 1^m,50.

Le *Buste* a chez la Négresse un indice de 50,6 environ par rapport à la Taille. Le Tronc n'est pas plus court chez la Négresse que chez le Nègre, et, dans les deux sexes, la Taille n'a pas d'influence sur le Tronc (Poutrin).

La *Grande Envergure* a été diversement appréciée; le rapport à la Taille = 100 est de 108,1 (statistiques américaines), de 102 à 105 (Poutrin) chez l'Homme. Elle varie, chez la Femme, de 101,2 à 108,4 avec une moyenne de 103-104 (Poutrin).

La *Tête* a une Hauteur un peu moindre que chez l'Européen. « Le Nègre a 7 Têtes » (Topinard). Girard donne comme rapport de la Tête à la Taille 13,39, Poutrin 12,9, 13,2, 13,3 pour les Nègres, et 13,5, 13,7 pour les Négresses. Dans les Races blanches, ce rapport est en moyenne de 16 °/₀ (7 Têtes 1/2).

Le *Cou* est plus long et plus grêle dans la Race Nègre. Le rapport du Cou à la Taille = 100 est de 4,2 pour l'Européen (Topinard) et oscille de 3,69 à 7,12 chez le Nègre (Poutrin). La différence sexuelle est peu marquée; le Cou des Négresses est cependant légèrement moins long et plus grêle.

Les *Membres supérieurs* sont notablement plus longs que chez le Blanc. La Taille = 100, les rapports suivants ont été donnés :

Blancs :		*Nègres :*	
50 Lorrains (René Collignon) . .	44,7	10 Nègres Algérie (Gillebert d'Hercourt)	45,6
100 Méditerranéens — . .	44,8	2.020 Nègres Amérique (Statist. américaine)	45,2
100 Celtes français — . .	45,4	12 Néo-Calédoniens (Bourgaul). .	47,4
100 Kymris français — . .	45,5	8 Tribu M'Baka, Congo (Poutrin).	46,6
40 Parisiens (Sappey)	44,8	9 Tribu Bondjio — — .	46,2
30 Belges (Quetelet).	45,5	10 Tribu Ba-Téké — — .	46,5
10.876 Soldats (Statist. amér.). . .	43,4		

Négresses : 16 M'Baka (Poutrin). 44,9 ; 17 Ba-Téké (Poutrin). 45,5.

Depuis Broca, on compare l'*Indice anti-brachial* dans les diverses Races ;

Blancs :		*Nègres :*	
30 Allemands (Weisbach et La Novara)	83,5	5 Nègres Congo (Weisbach). .	93,4
20 Slaves (Weisbach et La Novara).	86,8	10 — Algérie (Gillebert d'Hercourt).	87,9
10 Magyars (Weisbach et La Novara)	85,7	Nègres Centre Africain (Couvy) — Ouadaïens	84,66
Français (Godin).	76,3	— Sara du Chari	92,22
		Nègres Haut Gabon (Gravot). .	86,88
		Nègres Moyen Congo (Poutrin).	81,6

Négresses : M'Baka (Poutrin). 80,3 ; Ba-Téké (Poutrin). 81,0.

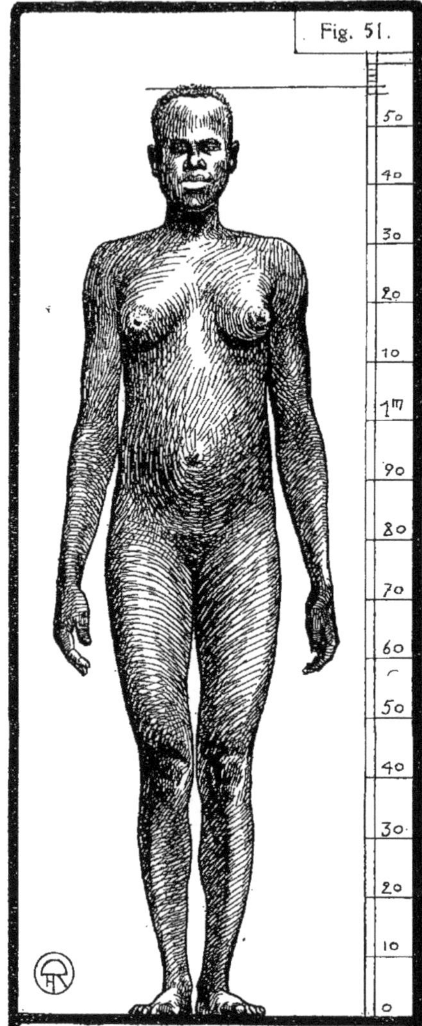

Fig. 51.

Type de négresse de l'Afrique Occidentale. — Remarquer la largeur des épaules, l'étroitesse du bassin, l'absence de tout rétrécissement du tronc au niveau de la ceinture, la longueur des avant-bras.

Le rapport n'est donc pas le même entre le Bras et l'Avant-Bras chez le Blanc et chez le Nègre; l'Indice antibrachial est plus élevé chez le Nègre, et il est plus élevé parce que l'Avant-Bras est plus long.

Les *Membres inférieurs* sont un peu plus longs chez le Nègre que chez le Blanc. La Taille = 100. Les statistiques américaines attribuent à la distance du Pubis au sol 51,8, Poutrin 51. Chez la Négresse, Poutrin a relevé une moyenne de 51,6. L'excès de longueur est dû uniquement au Fémur, et la Négresse a la cuisse un peu plus longue que le Nègre.

Les *Diamètres* bi-acromial, bi-trochantérien et leurs rapports sont très différents chez la Négresse et chez la Femme Blanche.

Le rapport du Diamètre osseux bi-acromial à la Taille varie de 22,3 à 22,5 chez la Femme Blanche (p. 77); chez la Négresse, Poutrin a trouvé 21 à 21,4.

Le rapport du Diamètre bi-trochantérien à la Taille varie de 20,4 à 20,6 chez la Femme Blanche (p. 81); chez la Négresse, Poutrin a noté 17,8.

Le rapport entre le Diamètre bi-trochantérien et le

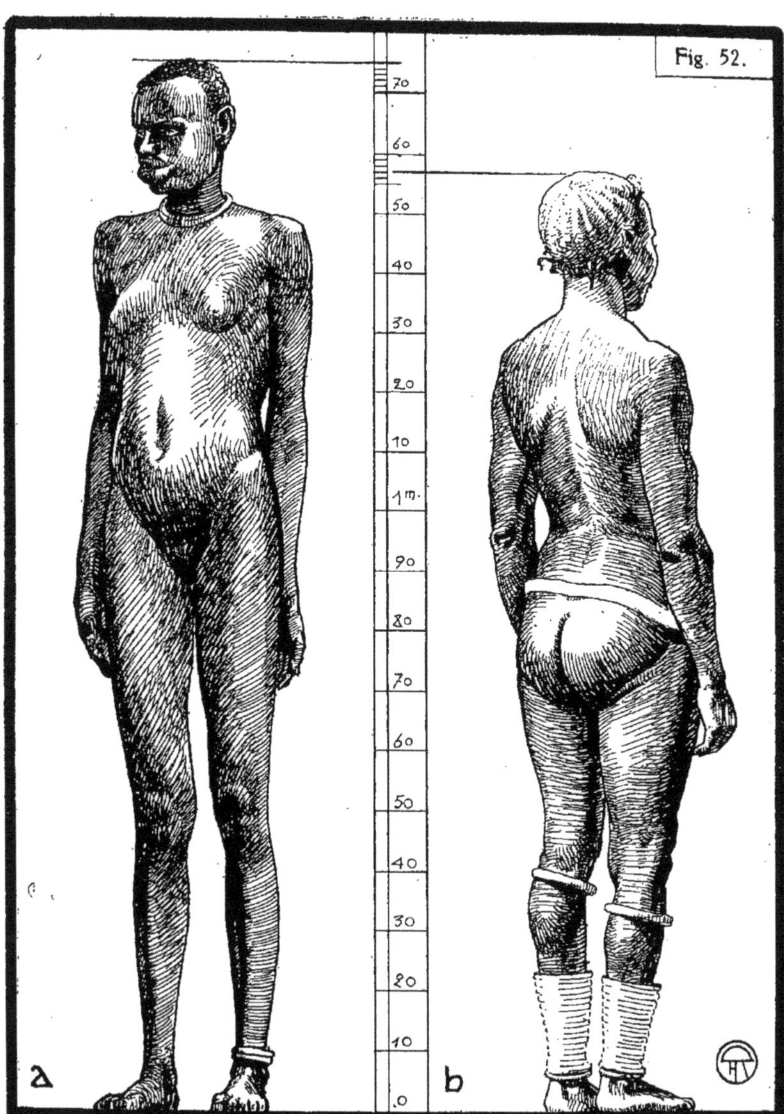

NÉGRESSES DU CONGO, TYPE LONG ET TYPE COURT.
a. Type long. — Femme Sara Laka, du Haut Logone. Taille : 1m75. Remarquer l'extrême longueur des membres infér.s (d'après un cliché de Lancrenon.) — b. Type court. — Femme M'Baka. Taille : 1m57. Remarquer la petite longueur des membres infér.s (d'après un cliché du Muséum).

Diamètre bi-acromial est d'environ 92 chez la Femme Blanche (p. 84); chez la Négresse, Poutrin a relevé 79,9 (Tribu M'Baka) et 83,2 (Tribu Ba-Téké).

Le Diamètre bi-iliaque est également beaucoup plus court chez le Nègre, par suite de l'étroitesse du Bassin (fig. 47, p. 136). Chez la Femme Blanche, le rapport du Diamètre bi-iliaque à la Taille est de 17 à 18 °/o (p. 90). Voici, comparativement, quelques chiffres concernant les Nègres et les Négresses :

Négresses (Poutrin) . . .	15,4	à 16
Nègres du Congo (Poutrin)	14	à 14,5

Sénégalais (Girard)	14,89
Soudanais (Ruelle)	14,89
Amhara (Verneau)	15,45
Gabonais (Poutrin)	14,4

J'ai eu l'occasion de mesurer une belle Négresse soudanaise, de la Race Bambara, primipare et âgée de 23 ans. Voici les principales Mensurations avec leur rapport à la Taille : Taille : 1m,642. Poids : 62 kilogrammes. Hauteur du sol au Pubis : 89 cm. (54 °/o), Envergure : 1m,695 (103 °/o). Diamètre bi-acromial : 35,8 (21,8 °/o). Diamètre bi-trochantérien : 28 cm. (17 °/o). Largeur totale des Épaules : 38 cm. 50 et des Hanches : 32 cm. 7. Diamètre bi-iliaque : 24.3 (14,8 °/o). Hauteur de la Tête : 21 cm. 7 (13,2 °/o), soit 7 Têtes 1/2 environ pour la Taille.

La *Couleur de la peau* du Nègre varie du noir d'ébène (Ouolove du Sénégal) au noir acajou.

Les *Cheveux* sont toujours crépus et noirs.

Le *Crâne* est dolichocéphale. La *Face* est généralement allongée et prognathe, le Front bombé; le Nez très élargi; les Lèvres lippues et, dans certaines tribus, déformées à plaisir (fig. 52, *a*).

La *Musculature* est remarquable et donne surtout à la partie supérieure du Tronc et au Dos un modèle très apprécié des Artistes.

Négrilles. — Les Négrilles ont été particulièrement étudiés par Poutrin, qui fait remarquer que ce ne sont pas des Pygmées. Voici les principales données de cet auteur, en ce qui concerne la Femme Négrille, d'après les tribus de Ba-Binga et de Ba-Tua.

La *Taille* est inférieure : 1m,42 à 1m,44, avec un minimum de 1m,37 et un maximum de 1m,495, pour les Ba-Binga; 1m,48 pour les Ba-Tua. La différence sexuelle est de 7 centimètres pour les premières, de 4 à 5 centimètres pour les secondes.

La *Tête* est franchement haute : 13,7 °/o de Taille chez les Ba-Tua; 15,2 et 15,3 chez les Ba-Binga.

Le *Buste* est très développé : 53,1 °/₀ de Taille (Ba-Binga), 51,5 et 54,5 (Ba-Tua).

La *Grande Envergure* est supérieure à la Taille : 107,2 °/₀ (Ba-Binga), 102,3 (Ba-Tua).

Les *Membres supérieurs* sont plus longs que chez les Négresses. Le rapport à la Taille = 100 est de 46,3 (Ba-Binga), 45,8 (Ba-Tua). L'allongement porte sur le Bras et surtout sur la Main.

Les *Membres inférieurs* sont courts; la distance du sol au Pubis, par rapport à la Taille = 100, est de 48,4 (minimum, 46,4; maximum, 49,14) chez les Ba-Binga; la diminution de longueur tient surtout à ce que la jambe est plus courte.

Le rapport des *Diamètres* à la Taille est :

Ba-Binga.	Bi-acromial	: 20,8 ;	Bi-trochantérien	: 17,5 ;	Bi-iliaque	: 16,1
Ba-Tua	—	: 21	—	: 17,6	—	: 15,8

Le rapport du Diamètre bi-trochantérien au bi-acromial est de 79,3, 87,1, 85,1 (3 groupes de Ba-Binga), 82,4, 80,4 (groupe de Ba-Tua). Chez la Femme Blanche, le rapport est de 91,66 et chez la Négresse de 80 à 83 (V. p. 148). Les Négrilles Ba-Binga ont des Épaules plus étroites et des Hanches plus larges que les Nègres.

Race Bosjemane. — La Race Bosjemane appartient au type Noir, bien que la couleur de sa peau soit noir-jaunâtre, gris-jaune (Barrow voulait la rattacher aux Races Jaunes). Je la cite pour bien fixer cette idée que la caractéristique des Races Noires ne tient pas à la couleur de la peau, comme semble le faire supposer le mot noir ou nègre (*niger*). « Ce mot ne s'applique qu'aux races à chevelure laineuse » (Topinard). Je la note encore pour ses particularités morphologiques féminines qui l'ont rendue si intéressante (fig. 35, p. 115).

La Race Bosjemane, confondue longtemps avec la Race Hottentote, qui lui ressemble d'ailleurs beaucoup, est de Taille inférieure. L'Homme n'offre aucun caractère bien particulier, si ce n'est, d'après Fritsch, que sa Taille (1^m,44) serait inférieure de 4 millimètres à celle de la Femme; mais la Femme a des attributs bien singuliers : la *Stéatopygie* déjà décrite (V. p. 114) et le développement des Nymphes déterminant la formation du *Tablier* qui sera étudié ultérieurement. Cuvier a donné de la femme Bosjemane, amenée et morte à Paris, la description suivante : Son visage tenait en partie du nègre par la saillie de ses mâchoires, l'obliquité de ses dents incisives, la grosseur des lèvres, la brièveté et le reculement du menton; en partie du Mongol par l'énorme grosseur des pommettes, l'aplatissement de la base du nez et de la partie du front et des arcades sourcilières qui l'avoisinent, les fentes étroites et horizontales des yeux. Les cheveux étaient noirs et laineux; les yeux noirs et assez vifs; l'oreille petite. Les seins étaient gros et pendants, l'aréole noirâtre, large de plus de 4 pouces, creusée de rides rayonnantes, ayant vers son milieu un mamelon aplati, oblitéré, presque invisible. Les poils du pubis étaient clairsemés et réduits à quelques flocons très courts, d'une laine semblable à celle de la tête. Son teint était fort basané.

Le Bassin de la Femme Bosjemane est dans toutes les dimensions beaucoup plus petit que celui de l'Européenne (fig. 47, 6, p. 136). Le pelvis est très rétréci à sa partie supérieure (détroit supérieur), mais sa circonférence inférieure est à peu près aussi large que chez la Femme Blanche; le détroit supérieur est développé dans le sens transversal et l'inférieur dans le sens antéro-postérieur. Voici les principales dimensions relevées par Verneau : Diamètre bi-crêtal, 22 cm. 4; Détroit supérieur : diamètre antéro-postérieur, 8 cm. 7; diamètre transverse, 12 cm. 2; diamètre oblique, 1 cm. 17. Détroit inférieur : diamètre sacro-pubien, 11 cm. 2; diamètre transverse maximum, 12 cm. 9; diamètre coccy-pubien, 8 cm. 5. Angle de l'arcade pubienne, 82°.

RÉFLEXIONS SUR LES TYPES FÉMININS DIVERS

L'observation des individus montre à qui l'entreprend une extrême variété de Types. Que faut-il penser de cette diversité d'aspects morphologiques? Comment sont conditionnés tous ces Types divers?

La qualité morphologique d'un sujet doit toujours être prisée du Clinicien, parce que chaque Organisme a une valeur particulière, qui est en rapport avec cette qualité. Du point de vue d'un diagnostic, d'un pronostic ou d'un traitement gynécologique, on ne doit pas tenir comme semblables une Femme du Type respiratoire et une autre du Type abdominal, une Ovarienne adipeuse et une Hyperthyroïdienne, une Celtique et une Méditerranéenne, une Blanche et une Négresse.

Tous les Types que j'ai décrits se trouvent dans la population française, y compris les Types de Races dont le nombre ira en s'accroissant avec le développement des moyens de transport. Ils s'y rencontrent plus ou moins purs, le plus souvent associés sous l'influence de causes héréditaires multiples.

Comment se sont déterminés tous ces Types? Sont-ils fixes? J'estime qu'il faut partir de l'idée d'un Type régulièrement constitué : la Femme Normale, comme l'Homme Normal, est un être de proportions régulières, possédant des Appareils bien équilibrés entre eux, des Systèmes osseux, musculaires, endocrines, développés avec harmonie.

L'idée de l'unicité du Type humain s'accorde avec la Théologie et l'Anthropologie. Les partisans de la création d'un seul Homme admettent que les Milieux ont déterminé tous les Types divers qui peuplent actuellement le Monde. Les anthropologistes, qui font dériver les Races les plus élevées dans l'échelle humaine de Races inférieures se résumant dans un Type originel ou dans plusieurs Types originels voisins des grands singes anthropomorphes, sont également d'avis que les causes d'évolution sont dues aux Milieux. « L'être humain est soumis à toutes les lois qui régissent les autres êtres organisés et vivants; et, comme eux, il varie quand le milieu vient à changer. L'Australienne, par exemple, qui a si peu évolué, vit dans un milieu des plus archaïques; certaines des plantes et certains des animaux qui l'entourent représentent des formes qui existaient à l'époque tertiaire. Le genre d'existence de la plupart des tribus de l'Australie continue à être des plus primitifs. On conçoit donc sans peine que le type humain soumis à des conditions qui ont si peu changé, se soit stabilisé de plus en plus. En Europe, au contraire, tout s'est modifié depuis l'époque où nos premiers ancêtres avaient à côté d'eux le grand hippopotame, l'éléphant antique et le rhinocéros de Merck. A chacun des changements qui se sont produits dans le climat, dans la flore, dans la faune, dans le genre de vie, a correspondu un changement plus ou moins marqué dans le type physique de l'Homme » (Verneau). Par conséquent, si les Milieux sont favorables, toutes les Races humaines doivent se résoudre dans une seule Race qui sera la plus perfectionnée.

Ainsi, que l'on parte de la doctrine théologique ou des données anthropologiques, on aboutit à l'idée d'un Type régulier, atteignant le maximum de la perfection sous l'influence unique des Milieux : il ne s'agit plus que de discuter si ce Type régulier est un point de départ ou un point d'arrivée et la solution de cette question épineuse n'est pas nécessaire au Clinicien.

Sous des influences, les unes multiséculaires et tenant aux éléments extérieurs, les autres familiales, et même individuelles, causées le plus souvent par des altérations pathologiques, le Corps humain s'est donc modifié dans des sens divers. Il en est résulté la formation de Types différents dont les caractères sont parfois devenus héréditaires.

Certains de ces caractères, transmis de génération en génération, durant des milliers de siècles, sont devenus indélébiles : les Races Blanches, Jaunes, Noires, sont ou paraissent définitivement constituées.

Mais des caractères d'acquisition récente peuvent être transformés soit dans une famille, soit chez un individu, à condition d'en chercher la modification ou même la disparition par des procédés de Culture physique. Et c'est cette idée générale que doit retenir le Clinicien. La prédominance d'un appareil, par exemple, pour héréditaire qu'elle soit, n'est pas fatalement fixe; on peut développer le Ventre chez le respiratoire, le Thorax chez l'abdominal, les Membres chez le crânien. Le Type gras, par une hygiène alimentaire appropriée et des exercices méthodiquement réglés, peut s'amender, et le Type maigre, sous des influences thérapeutiques intelligemment comprises, gagnera en volume et en poids.

Les Types longs et courts ne sauraient plus se transformer quand la croissance est parachevée. Mais ces sujets, pris dès l'enfance, peuvent se modifier pour se rapprocher l'un et l'autre du Type normal, le premier en s'élargissant, le second en s'élançant; lorsque nos connaissances en matière de croissance seront plus complètes, on aura sans doute le pouvoir d'en arrêter la formation.

L'influence des Glandes endocrines sur la Morphologie du Corps est seulement entrevue, et cependant déjà nous savons par l'Opothérapie parer à telle déformation, à tel ralentissement. Quand elle sera mieux connue, il est à penser que nombre d'anomalies morphologiques disparaîtront, et avec elles justement certains Types actuellement d'observation courante.

Le Type régulier est donc, à mon avis, le seul normal. Tous les autres sont des anormaux, et la Culture physique devrait les effacer du Tableau morphologique, si elle était appliquée méthodiquement à l'élevage de l'Homme.

Les modifications du Type régulier sont dues à des influences de Milieux extérieurs, d'Habitudes de famille, de Maladies.

L'influence des *Milieux* est surabondamment prouvée et je l'ai suffisamment indiquée en décrivant les divers Types féminins.

Les *Habitudes familiales* méritent d'être prises en grande considération; nombre de sujets tirent leur aspect morphologique de la manière dont ils ont commencé à vivre dès leur première enfance, au sein de leur famille, naturelle ou adoptive.

Les *Maladies* jouent un rôle capital qui n'a guère été mis en relief et sur lequel j'insiste. Des sujets bien constitués, de Type régulier, peuvent être atteints dans leur état de santé générale, au moment de la conception d'un enfant, par une affection ou une intoxication, soit passagère, soit chronique. Le produit de conception, issu de ces Types réguliers, peut être ainsi frappé, *ab ovo*, d'une tare qui se traduira par un défaut de développement du Squelette ou d'un autre Système; irrégulier par quelque endroit, il deviendra ultérieurement, à l'état adulte, un de ces Types divers que j'ai décrits.

Un enfant de parents normaux vient au monde normal; mais il contracte, et le fait est fréquent dans les agglomérations des villes, une ou plusieurs maladies qui peuvent porter soit sur un Appareil, soit sur l'ensemble de l'Organisme.

On conçoit facilement qu'un Appareil, devenu malade dès les premières années de l'existence, ait des chances de ne pas se comporter suivant une règle normale à l'âge adulte : un Type d'individu va se trouver ainsi constitué.

Les affections qui frappent l'ensemble de l'Organisme déterminent un résultat semblable. J'ai depuis de longues années insisté sur l'action nocive que produit mainte maladie infectieuse sur la Glande Ovarienne, surtout lorsque l'infection survient dans l'enfance ou à l'adolescence. Il paraît évident que le Système endocrine, dans sa totalité, se comporte de même C'est un fait digne de remarque, par exemple, qu'un même symptôme, l'Adipose, se retrouve avec des lésions des Ovaires, du Corps Thyroïde, de l'Hypophyse, des Surrénales. Il en est sans doute de même pour nombre d'aspects morphologiques, et l'on conçoit dès lors que, suivant l'état du Système endocrine, le développement général de l'individu puisse varier. Par conséquent, certains Types morphologiques sont sous la dépendance de ce Système qui, lui-même, porte facilement l'empreinte d'une maladie.

Il est ainsi aisé de comprendre comment un enfant issu de parents de Type régulier peut ultérieurement devenir un irrégulier du fait d'une infection ou d'une auto-intoxication.

Une fois la déformation du Type régulier produite, elle peut se transmettre par Hérédité, et l'on a ainsi des Types de famille devenus des irréguliers de cause pathologique, succédant pourtant à des Types réguliers.

Il semble juste d'admettre et d'espérer que, par la Culture physique et une saine Thérapeutique, on puisse modifier les irrégularités morphologiques d'un enfant; par conséquent, la régularité du Type peut être acquise à nouveau, en une ou plusieurs générations.

Il est encore possible d'espérer, et c'est un des buts que poursuit une science nouvelle, l'Eugennétique, que des sujets, porteurs de tares déjà anciennes, puissent cependant, par des soins appropriés, procréer des enfants meilleurs qu'eux-mêmes; il est plus facile de prévoir que ces enfants, élevés d'après des principes parfaits d'hygiène, se rapprocheront du Type régulier et pourront à leur tour créer une lignée absolument normale.

IV. LES CARACTÈRES SEXUELS FÉMININS SECONDAIRES.

La configuration du Corps présente chez l'Homme et chez la Femme des Caractères distinctifs auxquels on a donné le nom de Sexuels secondaires. Ces Caractères dépendent de l'Ossature et de la Musculature, de la Peau et du Pannicule adipeux.

Les Caractères sexuels féminins secondaires principaux sont les suivants : la Stature est moins élevée que chez l'Homme; le Thorax plus petit proportionnellement à l'Abdomen, qui est plus grand, la Cambrure lombaire plus marquée; les Os, sensiblement moins gros relativement à leur longueur, ne présentent ni saillies ni angles marqués; les Articulations, et en particulier celles du poignet et de la cheville, sont minces et délicates; la Musculature, même développée, n'est jamais apparente par suite de l'épaisseur du Pannicule adipeux qui arrondit toutes les formes; la Peau, toujours fine et blanche, est dépourvue de poils, excepté au niveau du pubis et des aisselles.

Topinard estime que : « La Femme Européenne, d'une manière générale, a la Tête plus haute, le Cou plus court, le Tronc plus long, les quatre Membres plus courts. La Main est semblable dans les deux sexes; le Pied est plus petit chez la Femme. Les Épaules sont plus larges que les Hanches dans les deux sexes, quoique un peu moins larges chez la Femme. La conséquence des Membres inférieurs plus courts et du Tronc plus long est de reporter le Centre de son Corps plus haut que chez l'Homme. »

Manouvrier a noté, en particulier, les caractères différentiels suivants : Chez la Femme, les Membres dans leur ensemble et leurs divers segments sont plus courts que chez l'Homme, relativement au Buste; mais, contrairement aux Hommes de petite Taille, les Femmes ont le Membre supérieur plus court relativement au Membre inférieur. La Femme a la Main un peu plus longue que l'Homme par rapport au Pied; d'après les chiffres de Rollet, le Radius et le Tibia sont, en moyenne, un peu plus courts chez elle, relativement aux segments proximaux. En comparant une série de Femmes (40, de 20 à 45 ans) et d'Hommes (30, de 25 à 45 ans) d'une même Taille (1^m,58), Manouvrier a trouvé tous les segments du Corps plus petits chez la Femme, même le Buste, à l'exception du Membre inférieur qui est plus long. Les Viscères abdominaux sont plus développés chez la Femme, par rapport au volume musculo-aponévrotique et par rapport au Thorax. Les Os étant moins gros par rapport à leur longueur, la musculature étant aussi plus faible, il en résulte que les dimensions transversales du corps (le Bassin étant excepté et le Pannicule adipeux exclu), sont faibles dans le sexe féminin. La Femme est à la fois plus macroplaste (*μακρός*, long; *πλαστός*, modèle), en plus brachyskèle (*βραχύς*, court, *σκέλος*, jambe) que l'Homme (V. p. 97); c'est-à-dire qu'elle est en même temps plus élancée et plus petite dans l'ensemble de ses proportions (fig. 9, p. 49).

A l'appui de ses affirmations, Manouvrier cite des statistiques dont je détache quelques chiffres.

En comparant les mesures de 130 Femmes françaises de vingt à quarante-cinq ans à celles de 2.695 hommes de vingt-six à quarante-six ans (fiches anthropométriques de Alph. Bertillon), et en les classant par ordre d'importance du rapport de chaque mesure féminine à la mesure masculine correspondante, on obtient le tableau suivant :

Mesures	2.695 Hommes	130 Femmes	Pourcentage chez la Femme par rapport à l'Homme
Tête (diamètre transversal maximum)	15^c,4	14^c,94	97,0 %
— (diamètre antéro-postérieur)	18^c,7	17^c,95	95,9
Oreille (longueur)	6^c,26	5^c,9	95,8
Buste	87^c,7	83^c,7	95,2
Taille	164^c,3	154^c,5	94,0
Oreille (largeur)	3^c,69	3^c,46	93,7
Membre inférieur	76^c,6	70^c,8	92,4
Envergure	167^c,9	155^c,1	92,3
Pied	25^c,6	23^c,7	92,3
Coudée	44^c,8	40^c,8	91,1

Et Manouvrier conclut que ce qui est le plus développé chez la Femme, c'est le Crâne, puis l'Oreille et ensuite le Buste (remarquer que la hauteur du Buste est supérieure, dans cette statistique, de 6 centimètres à la moitié de la Taille, pour la Femme; j'en profite pour corriger le chiffre de 2 centimètres, imprimé par erreur page 65, au lieu de 5 à 7 centimètres qui semble le chiffre moyen).

La statistique de 30 Hommes et 40 Femmes de même Taille (1m,585) donne les comparaisons suivantes :

	Tête Diamètre transv.	Tête Diamètre ant.-post	Oreille Longueur	Buste	Oreille Largeur	Envergure	Membre inférieur	Pied	Coudée
Homme . .	15c,5	18c,4	6c,17	85c,6	3c,64	162c,2	72c,9	25c,1	43c,8
Femme . .	15c,05	17c,9	5c,9	84c,7	3c,45	158c,8	73c,8	24c,2	41c,9

Le Tableau suivant indique, en opposition, les principaux Caractères sexuels secondaires de l'Homme et de la Femme :

CARACTÈRES SEXUELS SECONDAIRES.

Femme	Homme
Stature : 1m,55 à 1m,70.	Stature : 1m,65 à 1m,80.
Prédominance des Appareils de la Nutrition.	Prédominance de l'Appareil locomoteur.
Abdomen développé.	Thorax développé.
Largeur du Thorax supérieure de 3 à 4 cent. à la Largeur des Hanches.	Largeur du Thorax supérieure de 8 à 10 cent. à la Largeur des Hanches.
Cambrure lombaire accentuée.	Cambrure lombaire légère.
Bassin proportionnellement large.	Bassin proportionnellement étroit.
Ossature délicate.	Ossature forte.
Crâne à contours arrondis.	Crâne avec saillies.
Buste et Membres plus courts.	Buste et Membres plus longs.
Articulations fines.	Articulations robustes.
Musculature développée mais non saillante.	Musculature très développée et surtout saillante.
Tissu adipeux partout développé et arrondissant toutes les formes.	Tissu adipeux peu développé et laissant paraître toutes les saillies musculaires et osseuses.
Peau fine et blanche.	Peau résistante et un peu colorée.
Absence complète de poils, excepté au pubis et sous les aisselles.	Système pileux développé à la face, au sternum, au pubis, aux aisselles, et apparent aux membres.

L'absence de certains des Caractères sexuels secondaires imprime aussitôt à la Femme une tournure légèrement masculine. Sous des influences

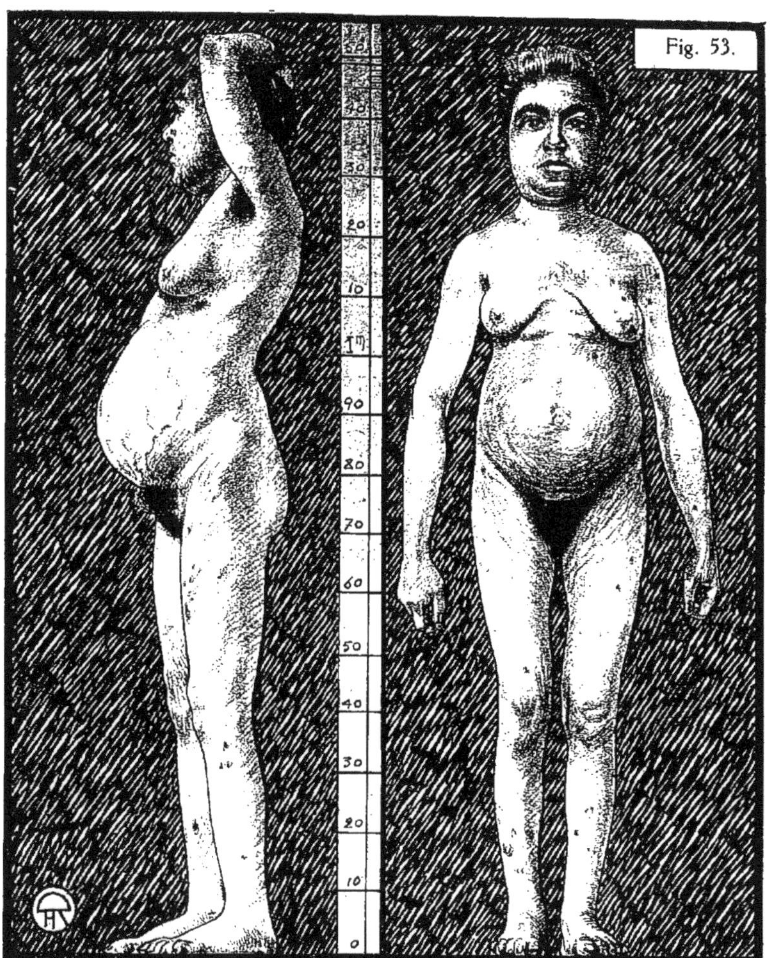

Fig. 53.

Femme hommasse — Femme de 28 ans, dépourvue des caractères sexuels féminins secondaires. Taille : 1m49, Poids : 51kil. Mariée à 22 ans, nullipare. Insuffisance ovarienne ; réglée à 17 ans, très faiblement, 2 à 3 jours, avec des retards et des périodes d'aménorrhée variant de 4 mois à 4 ans (22 à 26 ans), symptômes congestifs ; neurasthénie, ecchymoses sous-cutanées sur les seins, les membres, le tronc. Hypertrichose faciale, cervicale, sternale, deltoïdienne, vertébrale, fessière, anale ; poils du pubis, des grandes lèvres : durs, courts, drus. Kératose pilaire. Vergetures. Ptose abdominale avec écartement des droits et faiblesse des muscles latéraux. Lordose. Utérus : type infantile.

pathologiques encore mal connues, et sans doute en rapport avec l'état du système endocrine (V. p. 118), les Caractères secondaires peuvent s'effacer ou disparaître : leur effacement a pour conséquence de donner à la Femme une tournure masculine; leur disparition déterminera la formation d'un type particulier auquel on a donné un nom caractéristique : *la Femme Hommasse* (fig. 53, p. 159).

Rapports entre les Caractères sexuels féminins secondaires et l'état des Ovaires. — L'étude de nombreux sujets m'amène à penser qu'il existe un rapport entre les Caractères sexuels secondaires et l'état des Ovaires.

Toute Femme ayant des Ovaires sains a les Caractères sexuels féminins secondaires parfaitement marqués. Toute altération des Ovaires a pour conséquence la disparition d'un ou de plusieurs des Caractères féminins secondaires,

Les Femmes dépourvues de tous les Caractères sexuels secondaires (femme hommasse) n'ont jamais des Ovaires parfaitement sains.

Il résulte de ces propositions que je base sur une observation prolongée, que l'examen d'une Femme, fait au point de vue des Caractères sexuels secondaires, a quelque importance pour le diagnostic de la valeur de son Appareil génital.

L'Insuffisance ovarienne, sous ses diverses formes, marche de pair avec l'affaiblissement des Caractères sexuels secondaires.

A la Ménopause, les Ovaires cessent progressivement de fonctionner et en même temps, les Caractères sexuels féminins secondaires s'affaiblissent pour faire place à l'ébauche de quelques-uns des Caractères sexuels secondaires masculins.

De l'étude des divers Caractères sexuels féminins secondaires. — Chacun des Caractères sexuels féminins secondaires mérite une étude spéciale. La connaissance des Mesures de proportion (p. 36) et des Mensurations anthropométriques (p. 46) du Corps de la Femme dispense cependant de s'étendre davantage sur l'aspect général de l'Ossature; mais deux parties du Squelette méritent une description particulière : la Colonne lombo-sacrée et le Bassin. Les caractères de la Peau et le développement du Pannicule adipeux sous-cutané prennent chez la Femme une telle importance qu'il est utile également de les mettre pleinement en relief L'Abdomen, par son rôle capital en Gynécologie, doit longuement retenir l'attention; aussi fait-il, à lui seul, le sujet d'un chapitre qui sera traité ultérieurement.

Des divers Caractères sexuels féminins secondaires résumés dans le Tableau ci-dessus, il en reste donc seulement quatre, qui feront ici, l'objet d'une étude détaillée : 1° La Colonne Lombo-sacrée; 2° le Bassin; 3° la Peau; 4° le Pannicule adipeux sous-cutané.

1° LA COLONNE LOMBO-SACRÉE

La Colonne Lombo-Sacrée constitue la partie inférieure de la Colonne Vertébrale: elle est formée par les Vertèbres lombaires et le Sacrum. Sa face postérieure offre une courbe verticale concave dont le sommet répond à l'union de la Colonne Lombaire et du Sacrum. Cette courbe détermine la Cambrure des Reins ou Ensellure (Duchenne de Boulogne), toujours plus marquée chez la Femme.

1° Colonne lombaire. — La Colonne Lombaire est plus allongée chez la Femme que chez l'Homme. Soularue a donné les chiffres suivants :

	Longueur de la Colonne Lombaire						Rapport de la Colonne Lombaire au Rachis	
	Homme			Femme			Homme	Femme
Européens	19	squel. =	135mm	5	squel. =	134mm	23,4 %	25,1 %
Américains. . . .	22	—	118	11	—	121	23,2	25,1
Jaunes.	18	—	119	6	—	116	22,6	23,1
Nègres.	41	—	117	16	—	119	23,3	25,3

Le rapport de la longueur Lombaire à la longueur totale du Rachis est le plus fort dans la Race Nègre et le plus faible dans la Race Jaune.

La Colonne Lombaire est plus cintrée dans le sexe féminin. A la naissance, elle est droite ou presque droite. Sa Courbure, à cinq ans, est nettement marquée et sa flèche mesure environ 5 millimètres (Bouland, Charpy).

Chez la jeune fille de 10 à 15 ans, on constate souvent une Courbure marquée et passagère; le Bassin présente, en même temps, une inclinaison forte et contribue à donner un type ensellé, à longue Courbure, que Charpy appelle lordose de croissance et qu'il croit être pour une bonne part pathologique.

A l'état adulte, la Courbure lombaire a revêtu son type définitif, bien décrit par Charpy. Elle répond aux cinq vertèbres lombaires auxquelles viennent s'ajouter ordinairement les deux dernières dorsales et quelquefois la 10e et la 9e. Le sommet de la Courbure répond toujours à un disque intervertébral qui est ordinairement celui qui unit la 3e à la 4e lombaire

La flèche, calculée sur les Corps vertébraux, est de 15 millimètres en moyenne sur un ensemble de Colonnes des deux sexes, d'après Charpy; comme cet auteur estime que la flèche de Courbure est supérieure d'un quart chez la Femme, on arrive au chiffre de 2 centimètres pour le sexe féminin.

Sur le vivant, on ne peut apprécier que la Courbure des Apophyses épineuses; or, toujours, d'après Charpy, la flèche de la Ligne épineuse n'est en général que la moitié de celle des Corps vertébraux. Ainsi, d'après les chiffres et les assertions de cet anatomiste, la Courbure lombaire appré-

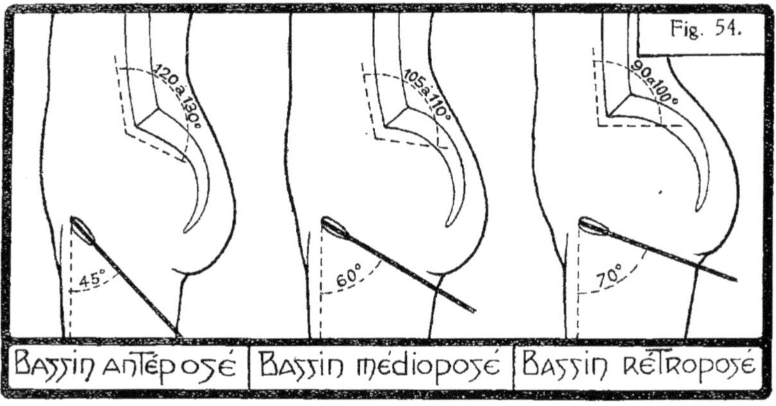

Fig. 54.

ciable sur le vivant aurait chez la Femme une flèche de 1 centimètre. Je trouve ce chiffre faible.

2° Sacrum. — Le Sacrum s'unit à la Colonne vertébrale sous un angle obtus à sinus postérieur, dénommé Angle sacro-vertébral. Il présente une face concave antérieure et une face convexe postérieure qui forme la seconde partie de l'Ensellure, la première étant constituée par la Courbure lombaire. La face postérieure ou externe du Sacrum, ou Plan sacré ou Saillie sacrée, offre une direction qui est en rapport avec l'Inclinaison du Bassin. Plus cette Inclinaison est marquée, plus la Saillie sacrée est accentuée, plus l'Ensellure est développée (fig. 54).

L'Inclinaison du Sacrum étant commandée par l'Inclinaison du Bassin, c'est, en somme, cette dernière qu'il importe de connaître et d'étudier pour comprendre le développement de l'Ensellure lombaire.

Charpy a étudié 31 Bassins de Femmes adultes normales et il les divise en 3 variétés : Type incliné, Type subincliné, Type très incliné que je propose de désigner sous les noms de : médioposé, antéposé et rétroposé (fig. 54).

Type médioposé. — Inclinaison pubienne de 60° à 65° ; Angle sacrovertébral de 100 à 110° ; Cambrure lombaire dessinée ; Fesses légèrement arrondies ; Extrémité antérieure de la vulve apparente dans la position debout. — Communément observé.

Type antéposé. — Inclinaison pubienne de 45° ; Angle sacrovertébral de 125° à 130° ; Courbure lombaire à peine marquée ; Ensellure presque nulle ; Reins droits ; Fesses plates ; Abdomen petit ; Vulve antérieure. — Observé par Charpy, 3 fois sur 31 Adultes et 2 fois sur 14 Femmes âgées. Fréquent dans le Type thoracique (p. 108).

Type rétroposé. — Inclinaison pubienne à 70° ; Angle sacrovertébral de 90° à 100° ; Cambrure lombaire très dessinée ; Reins profonds ; Ensellure forte ; Fesses proéminentes ; Abdomen grand ; Vulve postérieure. — Observé par Charpy 3 fois sur 31 adultes. Fréquent dans le Type abdominal (p. 110).

Inclinaison du Bassin chez l'Homme et chez la Femme. — Le Bassin de l'Homme est moins incliné que celui de la Femme, comme permettent de s'en rendre compte les mesures comparatives de Charpy. L'Angle sacrovertébral oscille en général de 110° à 115°, et l'Inclinaison pubienne de 58° à 60° sans dépasser 65°.

Ces chiffres sont tous de valeur relative, car les mensurations sont bien difficiles à établir exactement en matière d'Angle sacrovertébral et d'Inclinaison pubienne. Il s'en dégage néanmoins cette notion nette que, sur le squelette, l'Ensellure est moins marquée chez l'Homme que chez la Femme. L'Angle sacrovertébral mesure cette Ensellure et les chiffres les plus nombreux se répartissent chez l'Homme entre 110° et 120° et chez la Femme entre 100° et 110°. Il faut ajouter que, chez la Femme, il peut tomber à 90°.

La Morphologie des parties molles de la région, et en particulier la forme des Fesses, tend à accentuer à l'œil la Cambrure lombo-sacrée du squelette.

Sur le vivant, la flèche de la Cambrure varie naturellement suivant le type d'Inclinaison du Bassin ; elle est en moyenne de 3 centimètres. Une cause d'erreur de mensuration tient à la souplesse de beaucoup de Femmes qui, dans la position couchée et même dans la position debout, peuvent modifier leur Cambrure dans des proportions telles qu'aucune mensuration précise n'est possible.

2° LE BASSIN

Le Bassin se divise dans le sens de la hauteur en deux parties : l'une supérieure, évasée, ou *Grand Bassin*, l'autre inférieure, cylindrique, ou *Petit Bassin*.

1° Petit Bassin. — Le Petit Bassin de la Femme diffère de celui de l'Homme par sa forme, par ses dimensions et par le caractère des empreintes musculaires.

Destiné à recevoir et laisser passer la tête fœtale, il offre plus de Largeur et moins de Hauteur. Le Diamètre transverse du détroit supérieur est plus large et situé plus en avant, ce qui rend l'orifice plus circulaire; l'antéro-postérieur est un peu plus grand. Verneau a relevé les chiffres suivants :

	Homme			Femme		
	Moy.	Max.	Min.	Moy.	Max.	Min.
Diamètre antéro-postérieur. . .	104mm	124mm	80mm	106mm	132mm	80mm
— transverse	130	148	111	135	160	121

L'Excavation est moins haute et le Sacrum est moins concave que chez l'Homme (Sœmmering, Baccarisse, Verneau).

Le Détroit inférieur est surtout plus large, comme l'indiquent nettement les figures de Farabeuf (fig. 55) et ces chiffres comparatifs de Verneau :

	Homme			Femme		
	Moy.	Max.	Min.	Moy	Max.	Min.
Diamètre sacro-pubien	108mm	137mm	92mm	111mm	133mm	85mm
— coccy-pubien	86	114	69.	87	112	66
— transverse.	122	145	106	136	155	120

Les différences dans les Diamètres se traduisent par une Forme caractéristique pour chaque sexe, dont on se rend facilement compte en mesurant en particulier l'angle d'ouverture de l'Arcade pubienne. Verneau a trouvé, chez l'Homme, une moyenne de 60° avec un minimum de 38° et un maximum de 77° et chez la Femme une moyenne de 74° avec un minimum de 56° et un maximum de 104°.

Les auteurs anglais comparent très heureusement l'Arcade pubienne de la Femme à l'angle que forme l'écartement du pouce et de l'index et celle de l'Homme à celui que détermine l'index et le médius. Je dirai que l'Arcade est romane chez la Femme et ogivale chez l'Homme.

La *Forme du Petit Bassin* est donc un *Caractère sexuel secondaire.*

Enfin, le Petit Bassin de la Femme présente des saillies et des gouttières moins marquées que celui de l'Homme, le système musculaire étant ici, comme dans le reste de l'Organisme, moins puissant dans le sexe féminin.

2° GRAND BASSIN. — Le Grand Bassin est large chez la Femme, étroit chez l'Homme : telle est l'idée communément répandue. A première vue, l'impression corrobore cette idée.

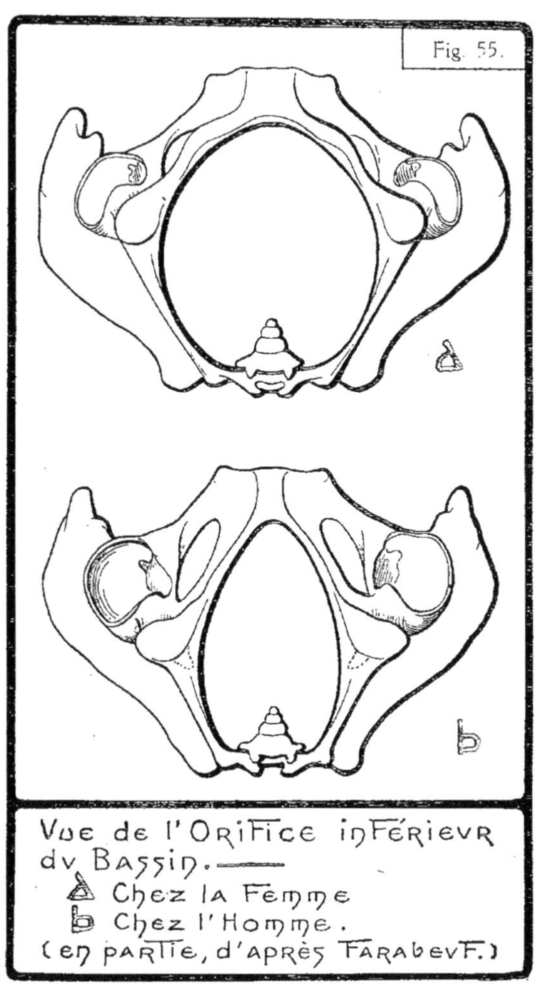

Fig. 55.

Vue de l'Orifice inférieur du Bassin. — a Chez la Femme b Chez l'Homme. (en partie, d'après Farabeuf.)

L'exposé des mensurations de la Largeur des Hanches et de la Largeur des Épaules dans les deux sexes a déjà prouvé que les différences réelles sont moins grandes que ne laisse supposer la vue d'ensemble du Corps (p. 75 et p. 80). L'étude anatomique du Grand Bassin démontre, d'autre part, l'exactitude des propositions suivantes dont plusieurs sont tout au moins inattendues : 1° le Grand Bassin de la Femme ne possède pas une supériorité absolue de largeur sur celui de l'Homme; 2° il a une supériorité de largeur relative constante; 3° le Grand Bassin évasé n'appartient pas en propre à la Femme, pas plus que le bassin droit à l'Homme; 4° dans les deux sexes, on trouve des Bassins droits et des Bassins évasés; 5° les Bassins les plus évasés appartiennent à l'Homme.

1) *Largeur du Grand Bassin.* — Sur le Bassin sec, Sappey admet que les dimensions transversales comparées dans les deux sexes diffèrent en moyenne de 5 millimètres seulement en faveur de la Femme.

Verneau, sur 98 Bassins européens, dont 35 de Femmes, donne les chiffres suivants de diamètre bi-iliaque (distance des épines iliaques antéro-supérieures, lèvre interne) :

	Moyenne	Maximum	Minimum
Homme	23c1	27c3	19c4
Femme	22,2	26	18,6

Charpy, sur 46 Bassins masculins et 30 Bassins féminins, relève les moyennes suivantes pour le diamètre bi-iliaque externe :

Homme	7c3	Minimum : 24c Maximum : 30
Femme	26,5	Minimum : 24 Maximum : 30

Les mêmes rapports se retrouvent pour le diamètre bi-iliaque interne et pour le bi-épineux.

Le diamètre total, avec les parties molles, est de 30 centimètres pour l'Homme et 29 pour la Femme.

Stratz donne ces derniers chiffres pour des sujets sélectionnés.

Charpy trouve comme moyenne sur des sujets mélangés ;

Homme : 29c2 Femme : 28c2

En somme, le diamètre du Bassin avec les parties molles est supérieur d'environ 2 centimètres à celui du Bassin sec.

La conclusion des statistiques de Verneau et de Charpy est que l'Homme possède un Bassin un peu plus grand que celui de la Femme en *chiffres absolus.*

Manouvrier fait remarquer que la Largeur du Bassin est un caractère de perfectionnement dans les Races Humaines; le Bassin de l'Homme européen est beaucoup plus large que celui du Nègre, comme il appert des chiffres suivants :

	Moyenne	Minimum	Maximum
Largeur bi-iliaque externe :			
20 Européens.	26°81	24°1	31°1
20 Nègres	24,45	21,5	26,8
Largeur bi-cotyloïdienne :			
20 Européens.	20,63	19	23
20 Nègres	18,94	17,6	19,5

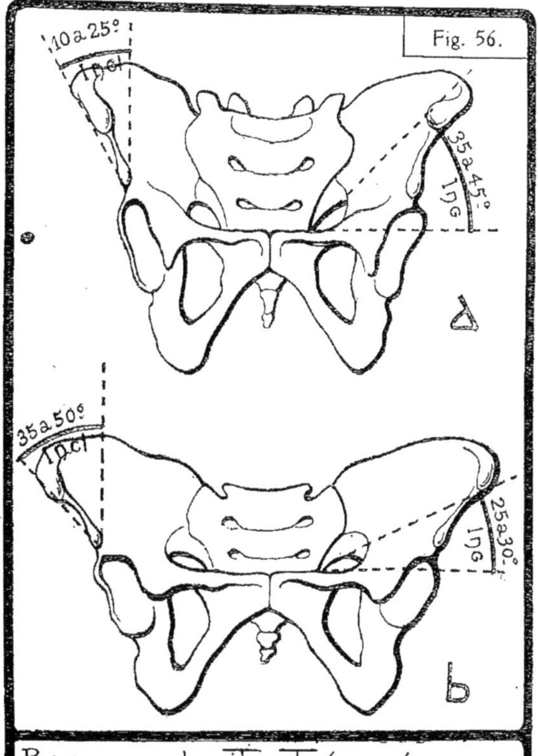

Fig. 56.

Bassins droit et évasé. — a Bassin droit : Ing., angle inguinal, en moyenne de 30° ; Incl., angle d'inclinaison, de 10° à 25°. b Bassin évasé : Ing., angle inguinal, en moyenne 35° ; Incl., angle d'inclinaison, de 35° à 50°. (en partie, d'après Charpy.)

Cet élargissement du Bassin, chez l'Homme européen est lié à une activité musculaire supérieure, en rapport sans doute avec la rudesse des conditions d'existence chez nos ancêtres de l'âge de pierre. Chez la Femme, il est en corrélation directe avec un développement relatif supérieur des viscères abdominaux et avec les nécessités de la gestation. Ainsi, pour des raisons différentes, le grand Bassin est large dans les deux sexes, chez l'Européen.

2) *Rapports du Grand Bassin à la Hauteur Totale ou Taille.* — Les rapports du Grand Bassin et

de la Taille diffèrent suivant le sexe. Le Bassin de la Femme est, d'après toutes les statistiques, proportionnellement plus grand que celui de l'Homme ; mais quel est l'Indice bassin-taille, soit le rapport de la Taille et du Grand Bassin ? Cet indice varie évidemment suivant les mensurations des auteurs.

Sappey et quelques anatomistes, déjà anciens, admettent, d'après un petit nombre de mensurations, que le diamètre bi-iliaque est légèrement supérieur sur le Bassin féminin. Sappey donne les chiffres suivants :

$$\text{Homme} = \frac{\text{Taille}}{\text{Bassin}} = \frac{1^{m},692}{0^{m},287} = 5.89$$

$$\text{Femme} = \frac{\text{Taille}}{\text{Bassin}} = \frac{1^{m},589}{0^{m}.292} = 5.44$$

En prenant les chiffres de Charpy relatifs au diamètre bi-iliaque et en adoptant pour l'Homme une Taille moyenne de $1^{m},67$ et pour la Femme de $1^{m},57$, on arrive aux rapports suivants :

$$\text{Homme} = \frac{\text{Taille}}{\text{Bassin}} = \frac{1^{m},67}{0^{m}.273} = 6,11$$

$$\text{Femme} = \frac{\text{Taille}}{\text{Bassin}} = \frac{1^{m},57}{0^{m},265} = 5,92$$

Il ressort donc manifestement de ces calculs que le diamètre du Bassin est toujours contenu moins de fois dans la hauteur de la Taille chez la Femme que chez l'Homme, ce qui revient à dire que le Grand Bassin est plus large proportionnellement chez la Femme que chez l'Homme.

En prenant les chiffres de Sappey, l'Indice bassin-taille est de 5,89 pour l'Homme et de 5,44 pour la Femme, ce qui peut se traduire ainsi :

$$\text{Homme} : \frac{\text{Taille}}{\text{Bassin}} = 5.89 = \frac{100}{5,89} = 16.97\ \%$$

$$\text{Femme} : \frac{\text{Taille}}{\text{Bassin}} = 5,44 = \frac{100}{5,44} = 18,38\ \%$$

Étant donnés un Homme et une Femme de même Taille, soit $1^{m},62$, le Grand Bassin mesurera :

Chez l'Homme. . . . . $\frac{16,97 \times 1,62}{100} = 27^{c},49$

Chez la Femme . . . . $\frac{18,38 \times 1,62}{100} = 29^{c},77$

Les chiffres de Charpy donnent les résultats suivants :

$$\text{Homme} : \frac{\text{Taille}}{\text{Bassin}} = 6{,}11 = \frac{100}{6{,}19} = 16{,}36\ \%$$

$$\text{Femme} : \frac{\text{Taille}}{\text{Bassin}} = 5{.}92 = \frac{100}{5{,}92} = 16{,}89\ \% ;$$

en calculant encore pour une Taille de $1^m{,}62$, on trouve :

$$\text{Chez l'Homme} \ldots\ldots\ldots \quad \frac{16{,}36 \times 1{,}62}{100} = 26^c{,}50$$

$$\text{Chez la Femme} \ldots\ldots\ldots \quad \frac{16{,}89 \times 1{,}62}{100} = 27^c{,}36$$

A Taille égale, le Grand Bassin de l'Homme est donc moins large de 1 à 2 centimètres que celui de la Femme.

3) *Bassins évasés et Bassins droits.* — Le Bassin évasé est caractérisé par l'étalement des ailes de l'ilion et le Bassin droit par le relèvement de ces ailes « dressées comme un mur ». Le premier répond à des fosses iliaques horizontales, le second à des fosses iliaques verticales. Le droit passe pour être le Bassin de l'Homme et l'évasé pour celui de la Femme.

J'ai réuni dans le tableau suivant les différences entre le Bassin évasé et le Bassin droit (fig. 56, p. 167) :

		Type évasé	Type droit
Obliquité des bords antérieurs de l'ilion ou Angle d'inclinaison. .	Femme	35° à 50°	10° à 25°
	Homme	35° à 50°	10° à 25°
Hauteur des fosses iliaques	Femme	58^{mm} (50 à 68)	66^{mm} (60 à 70)
	Homme	60^{mm} (55 à 65)	72^{mm} (68 à 80)
Diamètre bi-iliaque externe	Femme	$27^c{,}7$	$25^c{,}2$
	Homme	$28^c{,}1$	$27^c{,}7$
Diamètre bi-épineux . .	Femme	$23^c{,}9$	21^c
	Homme	$24^c{,}3$	22^c
Courbure de la crête iliaque évaluée par la différence entre le diamètre bi-iliaque externe et le diamètre bi-épineux	Femme	$3^c{,}8$	$4^c{,}3$
	Homme	$3^c{,}7$	$4^c{,}3$
Angle inguinal	Femme	30°	35°
	Homme	30°	40°

Langer paraît être le premier à avoir remarqué que « les deux formes de Bassin se rencontrent, avec diverses modifications, dans les deux sexes, car il y a des Bassins d'Homme avec os iliaques très évasés et des Bassins de Femme à ailes très verticales. »

Charpy a étudié 80 Bassins et il a mesuré pour chacun d'eux l'obliquité du Bord antérieur de l'ilion, la hauteur des Fosses iliaques, la largeur du Grand Bassin ou diamètre bi-iliaque externe, la Courbure de la crête iliaque et l'Angle inguinal.

Il a établi une classification entre les Bassins droits, les évasés et les douteux ou intermédiaires, en se basant sur l'obliquité du bord iliaque antérieur sur la verticale; cette obliquité forme un angle que l'on peut mesurer et que je propose d'appeler Angle d'inclinaison du bord iliaque :

		Type droit	Type intermédiaire	Type évasé
Angle d'inclinaison du bord iliaque		10° à 25°	30°	35° à 50°
Pourcentage.	Femme	35 %	27 %	38 %
	Homme	31 %	23 %	46 %

Le Bassin évasé se trouve plus fréquemment chez l'Homme que chez la Femme, et Charpy ajoute que le plus grand Bassin dont il ait eu connaissance est celui d'un portefaix.

Caractères du Bassin féminin. — Les principaux caractères du Bassin féminin sont les suivants :

La Hauteur totale est moindre chez la Femme : 19 cm. 7 contre 22 cm. (Verneau); les Epines du pubis sont plus distantes : 5 cm. 9 contre 5 cm. 8; tous les Diamètres du Détroit supérieur et du Détroit inférieur sont plus grands et les Transverses en particulier; la distance des Ischions est plus considérable; l'Arcade pubienne est ouverte et la Symphyse pubienne moins haute (3 cm. 9 contre 4 cm. 3).

Le Bassin dans les Races. — Le Bassin a été étudié, comme le Crâne, au point de vue Anthropologique et dans le but de rechercher s'il ne présentait pas, d'une Race à l'autre, des caractères distinctifs. Vrolik en 1826 et Verneau en 1875 ont fait, à ce sujet, une description d'ensemble. Mais il faut convenir que le nombre des Bassins observés dans la plupart des Races est trop faible pour entraîner la précision.

La Race Nègre a fourni aux Anthropologistes des éléments assez

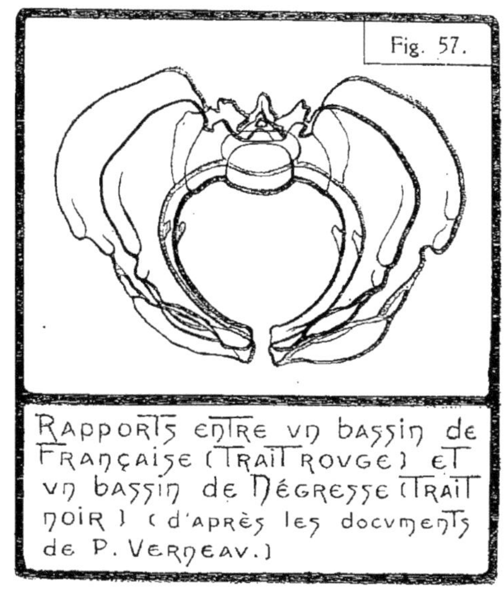
Fig. 57.

Rapports entre un bassin de Française (trait rouge) et un bassin de Négresse (trait noir) (d'après les documents de P. Verneau.)

complets d'étude. Le Bassin de la Négresse diffère de celui de l'Européenne surtout par l'abaissement des dimensions de largeur (fig. 57), et présente, de ce fait, un allongement apparent dans le sens antéro-postérieur; la largeur maximum de ce Bassin est inférieur de 5 centimètres à celui de la Blanche; les fosses iliaques sont plus verticales, peu concaves ; les épines sciatiques et les tubérosités de l'ischion sont moins écartées; le sacrum est court. (La Fig. 57 montre bien les principales différences.)

L'indice général du Bassin $\frac{\text{Largeur maximum}}{\text{Hauteur maximum}}$ est, d'après Topinard, de 136,9 chez l'Européenne ; de 134,2, chez la Négresse d'Afrique; de 129 sur la Négresse d'Océanie ; de 105,6 sur l'Anthropoïde. Le Bassin devient donc d'autant plus large qu'on s'élève davantage dans la série des Races humaines (V. p. 137 et fig. 47).

3° LA PEAU

La Peau présente chez la Femme Blanche des caractères propres dont les principaux sont la finesse, la clarté de la coloration et l'absence de poils apparents sur toute son étendue, sauf au pubis et aux aisselles.

Finesse et coloration de la peau. — La *Finesse* de la Peau est sans doute en rapport avec la vie sociale de la Femme, mais elle l'est aussi avec son état de santé. L'état grenu ou rugueux que l'on observe de préférence à la face externe de la cuisse est un signe de lymphatisme ou de circulation défectueuse et s'accompagne souvent de troubles utéro-ovariens.

La Peau est plus fine chez les blondes que chez les brunes, mais elle est toujours de consistance douce et élastique. Si elle perd de sa souplesse et manifeste quelque tendance à la sclérose, elle indique alors un affaiblissement général de l'Organisme et elle s'accompagne le plus souvent de quelque déchéance ovarienne.

Le maximum de finesse est observé sur la face interne des membres, au cou, sur les seins.

La *Coloration* est blanche chez les blondes, souvent légèrement teintée de brun chez les brunes. Elle doit être uniforme, tout au moins par régions. A la face, elle est normalement colorée de rose, surtout au niveau des joues, et plus particulièrement dans le type blond.

Les parties constamment recouvertes par les vêtements sont toujours de coloration plus claire. L'influence de l'air et du soleil se manifeste plus sur les brunes que sur les blondes et se traduit par de l'hyperpigmentation.

Toutes conditions égales d'ailleurs de Races et de Milieux, la Peau de la Femme Blanche est toujours moins pigmentée que celle de l'Homme.

L'existence de plaques ou de points de décoloration ou d'hyperpigmentation sur la peau du tronc et des membres est un défaut en rapport avec une tendance de l'Organisme à la sclérose et le plus souvent avec un fonctionnement défectueux de l'appareil ovario-utérin.

Les varicosités de la face, et celles des membres inférieurs, plus fréquentes chez les femmes blondes ou châtain-clair, sont encore une défectuosité liée à l'état général et ordinairement à des troubles génitaux.

Système pileux. — La Peau de la Femme Blanche est dépourvue de poils apparents, sauf aux régions génitale et axillaires. Cette absence de poils est un des Caractères sexuels secondaires féminins les plus fixes.

Sous l'influence de troubles du Système endocrine, et en particulier des Glandes Ovariennes, des poils se développent sur les Membres, le Tronc et la Face.

La Peau dans les Races Jaunes et Noires. — L'étude comparative de la Peau, chez l'Homme et chez la Femme, n'a guère été faite dans les Races Jaunes et Noires. Au Thibet, en Chine, au Japon, on rencontre dans les classes élevées des Femmes à peau claire, presque blanche; la question est posée et reste à résoudre de savoir si ces Types Blancs sont des Jaunes dépigmentés sous l'influence de conditions sociales favorables, ou s'ils représentent les restes d'invasion de Blancs en Asie aux temps préhistoriques.

Le système pileux est peu développé dans les Races Jaunes et Noires.

4° LE PANNICULE ADIPEUX. — LES STÉATOMES

Le Pannicule adipeux sous-cutané est constant dans les deux sexes; mais il présente chez la Femme un développement très particulier. Dans son ensemble, il est plus abondant; en des points fixes, il s'accumule pour former des amas, auxquels j'ai donné le nom de *stéatomes* (στέαρ, στέατος, graisse). Sous l'influence de causes multiples, il tend aisément à l'hypertrophie soit dans sa totalité (adipose généralisée), soit au niveau de certains de ses amas (adipose localisée).

L'Hypertrophie du Pannicule adipeux est un Caractère féminin secondaire qui a été relevé dans maintes figurations de la Femme depuis les temps historiques (V. p. 114). Les recherches archéologiques de ces vingt dernières années nous permettent d'affirmer l'existence de ce Caractère chez les Femmes des premières Races humaines. Au milieu des os de mammouths et de rhinocéros enfouis dans la grotte du Pape à Brassempouy, dans la grotte de Baoussé-Roussé près Menton, et dans quelques autres cavernes, on a trouvé des figurines d'ivoire ou de stéatite représentant des Femmes de l'Époque magdalénienne correspondant à l'Age du Renne (fig. 58, 59, 60). Sur ces figurines sculptées en ronde-bosse, il y a quelque vingt ou trente mille ans, à l'aide de simples instruments de silex, et avec un sentiment artistique de stylisation déjà très développé, nous retrouvons les principaux caractères d'hypertrophie et de localisation adipeuse de nos contemporaines.

Ces figures, dont le nombre est d'ailleurs très restreint (j'ai choisi les plus typiques pour les dessiner) représentent presque toutes des Femmes adipeuses; tantôt l'adipose est localisée (stéatopygie, fig. 58, *a*), tantôt est elle généralisée avec des localisations assez bien marquées (fig. 58 *b*, et 60). Le Ventre est toujours saillant, d'aspect gravide; Piette, dans son œuvre en tous points magistrale, donne de ce développement abdominal constant l'explication suivante : « Les jeunes enfants, les femmes dans un état de grossesse avancée étaient laissés à la caverne avec les sédentaires, tailleurs de silex. C'est peut-être pour cela que les statuettes et les gravures de femmes les représentent presque toujours enceintes; mais il est possible aussi que ce soit pour un plus noble motif, sous l'influence d'une sorte de sentiment religieux, éveillé en eux par les mystères de la maternité ». Je pense aussi que, chez ces femmes saines et n'ayant ni la possibilité ni même l'idée de restreindre leur fécondation, les gestations se succédaient conti-

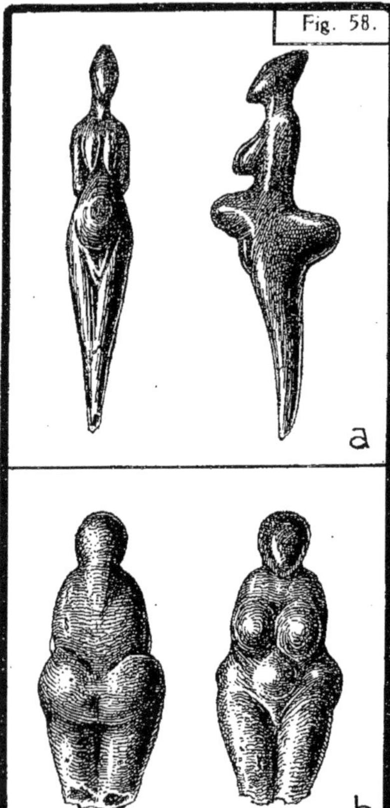

Les Statuettes de Menton. En stéatite vert-noir et jaune, grandeur nature; Face non dessinée. Age du Renne.
a. _ Stéatopygie, ventre saillant, seins cylindroconiques, vulve indiquée. Jambes terminées en pointe comme celles de quelques poupées égyptiennes.
b. _ Femme adipeuse, dos et Face. Hanches, Fesses et seins graisseux. (Collection Piette, musée de Saint Germain).

nuellement, si bien que l'aspect gravide du Ventre était le plus ordinaire et le plus fréquent. La saillie du Ventre peut aussi tenir simplement à l'état adipeux joint au relâchement de la paroi abdominale sous l'influence des grossesses répétées.

L'adipose et les localisations adipeuses se retrouvent, comme je l'ai déjà dit, dans nombre de figurations féminines des Temps historiques, depuis les civilisations primitives de l'Égypte et des rivages de la mer Égée jusqu'à nos jours. Paul Clergeau a fait sur ce sujet une étude fort intéressante.

Il semblerait donc que les localisations adipeuses dussent être de notion courante chez les Anatomistes et par conséquent chez les Médecins. Or, leur connaissance échappe à la plupart d'entre eux et il a fallu les travaux de Paul Richer pour faire la topographie, et ceux de Charpy pour établir la structure et les rapports profonds de ces masses graisseuses que figuraient si patiemment sur des ivoires de mammouth, les tailleurs de silex des cavernes de Brassempouy, de Baoussé-Roussé et de Willendorf.

Pour bien étudier les amas graisseux, les *Stéatomes* du Panicule adipeux, je conseille l'observation attentive des cas d'hyper-

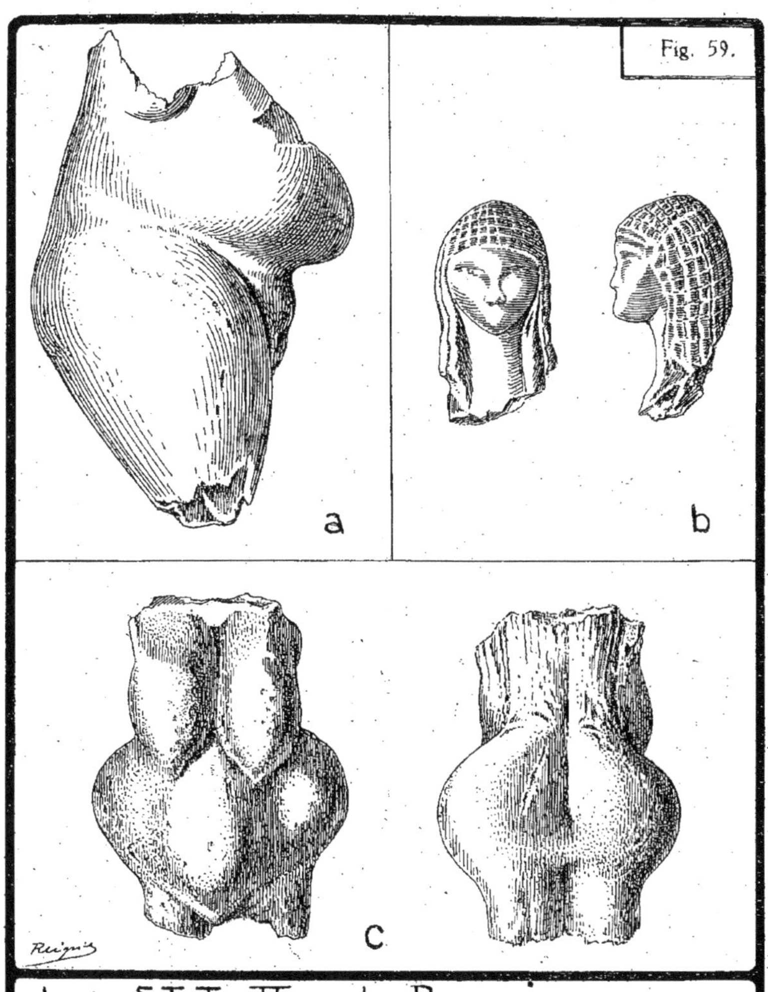

Les Statuettes de Brassempouy. — En ivoire, grandeur nature. Age du Renne.
a. — Hanche bien dessinée. Ventre saillant, avec ombilic. Vulve marquée. Bord inférieur du sein indiquée.
b. — Tête de Femme, à Face de Forme mongolique, avec perruque rappelant celles des Egyptiens des Temps pharaoniques.
c. — Torse de Femme adipeuse, Face et dos. (Collection Piette, musée de Saint-Germain.)

trophie adipeuse pathologique. C'est ainsi que j'ai procédé en étudiant, il y a une quinzaine d'années, les particularités de forme des Ovariennes à type adipeux que dessinait, pour ce livre déjà commencé, mon si regretté ami, H. Bellery Desfontaines. Je n'ai pris connaissance que ces derniers temps des travaux de Richer, de Clergeau et de Charpy ; mes observations confirment les leurs, en les complétant sur quelques points.

Les principaux Stéatomes sont à la base du Tronc et semblent jouer un rôle protecteur : les ischions, les crêtes iliaques, les trochanters, la paroi abdominale, le pubis, souvent la partie supérieure du bord antéro-interne de la cuisse sont autant de points que recouvrent des masses graisseuses comme pour amortir les chocs.

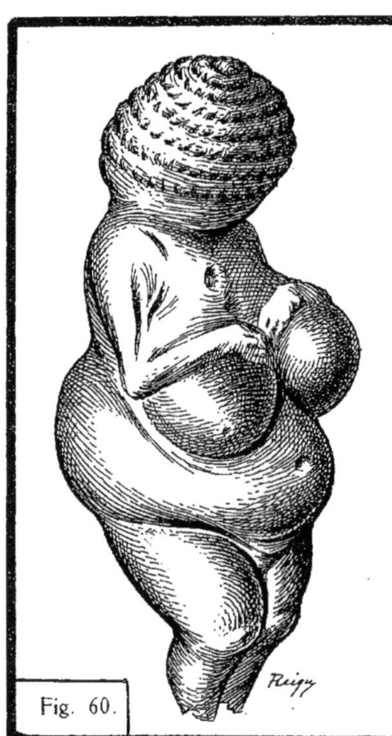
Fig. 60.

La Statuette de Villendorf.
En calcaire, grandeur nature.
Début de l'Age du Renne, en Autriche.
Femme adipeuse ; la tête paraît enroulée par des nattes de cheveux. (Musée de Vienne).

D'autres Stéatomes s'observent à la partie supérieure du Tronc, au niveau des seins, à la partie moyenne du dos; quelques autres siègent sur le Cou et les Membres.

L'hypertrophie des Stéatomes est souvent élective. Si quelques sujets adipeux peuvent les présenter tous hypertrophiés, beaucoup n'ont que quelques amas graisseux particulièrement développés : les lombaires chez l'une, les trochantériens chez l'autre, les abdominaux chez celle-ci, les mammaires chez celle-là; la plupart présentent plusieurs Stéatomes volumineux et une association fréquente est celle des lombaires et des trochantériens.

Paul Richer et Charpy, après lui, ont décrit les Stéatomes principaux auxquels j'ajoute quelques autres moins importants : par un adjectif de désinence régionale, fessier, trochantérien, lombaire, je précise leur localisation.

L'étude du Pannicule adipeux de la Femme comprend donc deux parties : le Pannicule général proprement dit et les Stéatomes.

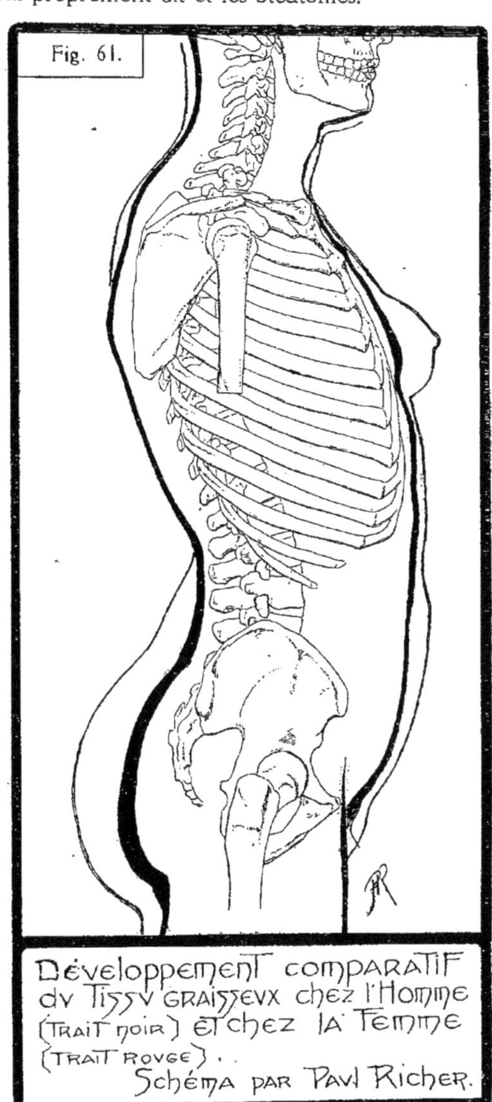
Fig. 61.

Développement comparatif du Tissu graisseux chez l'Homme (trait noir) et chez la Femme (trait rouge). Schéma par Paul Richer.

Le Pannicule adipeux général. — Le Pannicule adipeux tapisse la face profonde de la Peau et, à moins d'amaigrissement excessif, existe chez tous les sujets. Il varie légèrement suivant les races, les familles, les habitudes de vie, le mode de nourriture et l'âge.

Son épaisseur varie suivant les régions, et Richer s'est attaché à décrire sa distribution avec ses zones d'amincissement et d'hypertrophie (fig. 61).

Le Pannicule adipeux manque sous la peau du Nez, des Paupières, etc. ; il est très mince au dos de la Main, du Pied, au niveau des Clavicules (1 à 2 mm.). C'est sur le Torse qu'il est le plus épais, et il y est répandu très inégalement. Le maximum d'épaisseur est aux Fesses (3 cm., en moyenne, 4, 5 et plus); puis viennent la partie postérieure du Flanc (8 à 10 mm. en moyenne, avec tendance à davantage), et la Région Mammaire, dans sa moitié inférieure. Au Cou, il est beaucoup plus épais vers la Nuque, qu'en avant, au niveau de la pomme d'Adam. Aux Membres, il diminue de haut en bas; au Bras, il est plus épais en arrière qu'en avant; au membre inférieur, la différence est notable entre la Cuisse et la Jambe, de même qu'entre le haut et le bas de la Jambe, où il acquiert son minimum de développement.

Les Stéatomes. — Je décrirai les Stéatomes (fig. 62) par ordre d'importance et de fréquence, en commençant par le Stéatome fessier, qui est le plus anciennement connu.

1° STÉATOME FESSIER. — Le développement du Tissu adipeux de la Fesse chez la Femme constitue un Caractère sexuel secondaire constant.

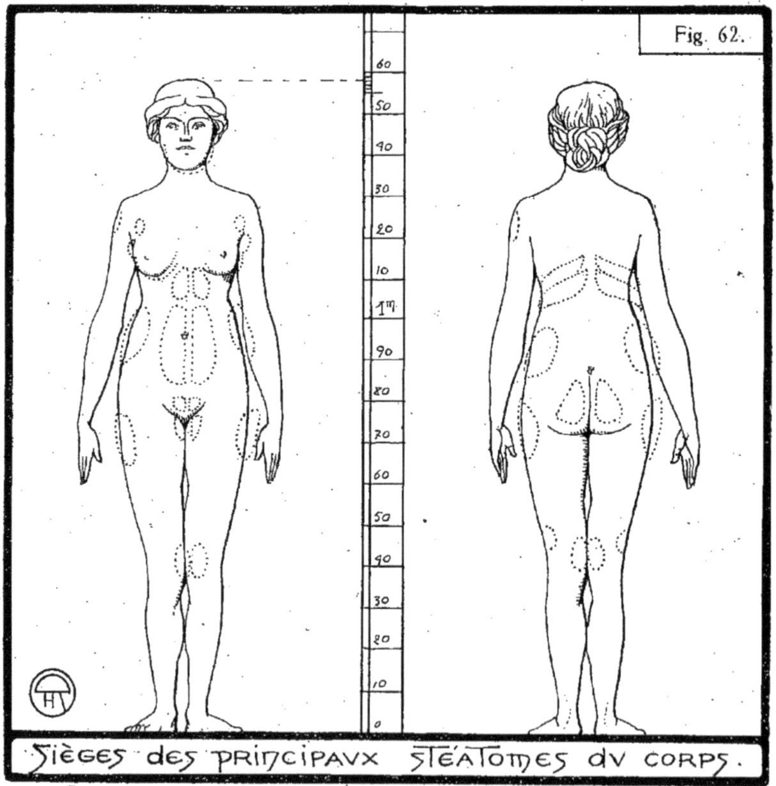

SIÈGES DES PRINCIPAUX STÉATOMES DU CORPS.

L'amas graisseux fessier (fig. 62 et 63) occupe un espace triangulaire limité en dedans par le sillon interfessier, en dehors par le bord inférieur du grand fessier, en bas par le pli fessier; il se continue en haut et en dehors avec le Pannicule adipeux général, en dedans et profondément avec le Tissu graisseux de la fosse ischiorectale. Il contribue à donner sa forme à la Fesse.

Sa structure présente une particularité sur laquelle a insisté Luschka : « il se distingue par une élasticité qui ne se retrouve sous cette forme qu'à la plante du pied; celle-ci est due à ce que, dans la direction du pli fessier, ce coussinet est en quelque sorte cousu avec d'innombrables filaments

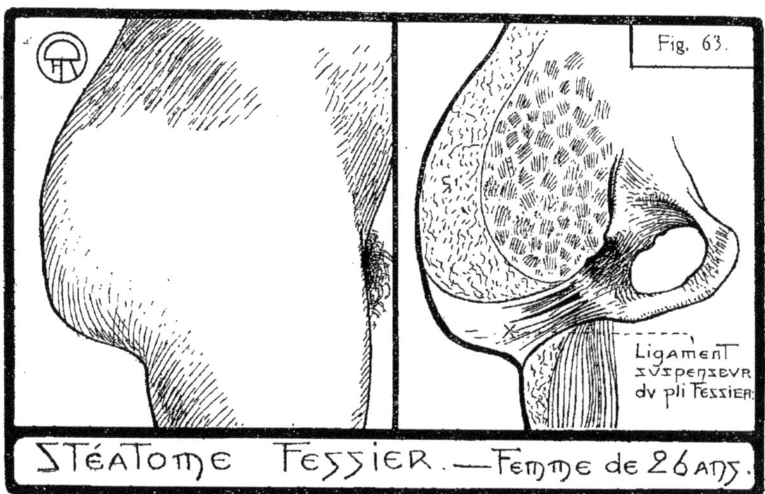

Stéatome fessier. — Femme de 26 ans.

extensibles qui s'enfoncent dans la profondeur et sont particulièrement nets et forts dans la région de la tubérosité de l'ischion, en sorte que les lobules adipeux, arrondis, très séparés, se trouvent à l'état de compression permanente, ce qui protège les parties molles sous-jacentes contre une pression nuisible dans la station assise ».

Sa hauteur est de 5 à 6 centimètres et plus dans sa partie interne. Son épaisseur est de 3 à 5 centimètres et davantage.

Son développement varie suivant les sujets; d'une manière générale, il est plus accentué chez les Femmes de petite Taille, dont la Fesse est plutôt ronde, que chez celles de haute Taille à Fesses plates. L'Age, la Race, le Type, etc., exercent une influence marquée sur son volume.

L'Hypertrophie du Stéatome fessier constitue la Stéatopygie (V. fig. 34, p. 114; fig. 35, p. 115; fig. 58, p. 174).

2° Stéatome lombaire. — L'amas graisseux lombaire (fig. 64) se différencie de tous les autres par sa situation sous le Fascia superficialis et son indépendance du Pannicule adipeux, qui d'ailleurs s'hypertrophie en même temps que lui à son niveau. Bien décrit par Richer, il est situé à la partie postérieure des Flancs, sur la limite des Reins, « comblant sur l'écorché le vide laissé entre la masse commune et le bord postérieur du grand oblique, et, de plus, faisant une saillie fort distincte, dont le rôle morphologique n'a pas été signalé jusqu'à présent ». Cette accumulation de graisse a pour effet de

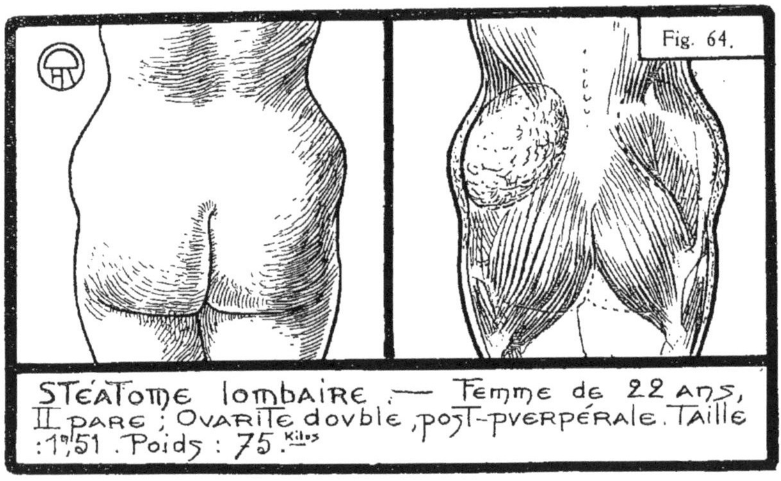
Fig. 64.

Stéatome lombaire. — Femme de 22 ans, II pare ; Ovarite double, post-puerpérale. Taille : 1m,51. Poids : 75 kilos.

prolonger en arrière la surface du Flanc et d'en augmenter de ce côté la saillie, de telle sorte que le relief formé par le Flanc, et si nettement accusé dans les statues antiques, est musculeux en avant et graisseux en arrière.

Chez les sujets qui commencent à avoir un peu d'embonpoint, le Stéatome lombaire prend tout de suite un développement remarquable. Chez la Femme, il se confond, pour ainsi dire, en arrière, avec le tissu graisseux de la Fesse, si bien que celle-ci semble remonter jusqu'au défaut des côtes, qui est la limite supérieure du Flanc et qui marque le tour de Taille. Il résulte de cette disposition que le Sillon de la Hanche, très visible chez l'Homme, disparaît presque complètement en arrière, chez la Femme, alors qu'il reste toujours bien visible, chez cette dernière, dans toute la partie antérieure, malgré l'élargissement de la crête iliaque.

Charpy a établi la forme et les rapports de l'amas graisseux lombaire : le Stéatome est situé au-dessous du Fascia superficialis et est indépendant du Pannicule adipeux. Par son extrémité supérieure, il occupe la Région Lombaire; situé entre le bord externe de la masse commune des muscles spéciaux et le bord postérieur du muscle grand oblique, il recouvre la partie inférieure du grand dorsal, et, s'il est développé, s'étend sur le triangle de J.-L. Petit et empiète sur le grand oblique. Par sa partie moyenne et son extrémité inférieure, il recouvre la crête iliaque et la dépression comprise entre le grand et le moyen fessier, s'étend sur ce dernier muscle et gagne

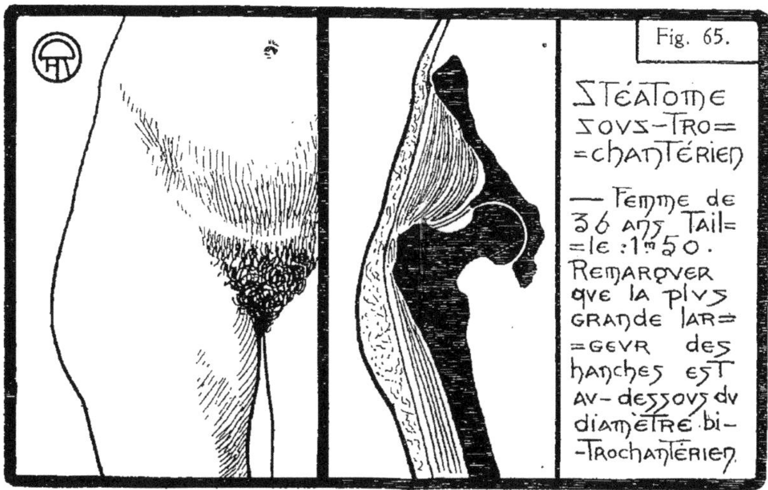

Fig. 65.

STÉATOME SOUS-TRO=CHANTÉRIEN — Femme de 36 ans. Taille : 1m 50. Remarquer que la plus grande largeur des hanches est au-dessous du diamètre bi-trochantérien.

le bord antérieur de l'autre. Son extrémité supérieure répond au milieu de l'espace situé entre la douzième côte et la crête iliaque, l'inférieure descend au niveau du bord supérieur du grand trochanter. Sa hauteur est d'environ 15 cm., sa longueur de 8 à 12 cm., son épaisseur de 2 à 5 cm. Il s'hypertrophie fréquemment, devient saillant et occupe toute la largeur de la Fesse, effaçant le creux des lombes, nivelant Dos et Bassin au même aplomb.

3° Le Stéatome Trochantérien ou Sous-Trochantérien. — Au-dessous du Trochanter, le Pannicule adipeux s'épaissit et, chez toute Femme tant soit peu grasse, forme une saillie facile à remarquer. La plus grande Largeur des Hanches, prise au niveau des parties molles, correspond à cette saillie graisseuse; mais cette saillie est si variable que je ne l'ai jamais acceptée comme point de repère de mensuration, et c'est au-dessus d'elle, au niveau même du Trochanter, que je mesure le Diamètre total des Hanches (V. p. 83).

Le Stéatome sous-trochantérien (fig. 59 et 65) est de forme elliptique, à grand axe vertical; il mesure facilement 8 à 10 centimètres de hauteur sur 6 à 8 de largeur et 4 à 8 d'épaisseur. Il se continue : en arrière, avec le Pannicule adipeux de la Fesse; en haut, avec la couche graisseuse très amincie qui double la peau au niveau du Trochanter; en bas et en avant, avec le Pannicule adipeux de la Cuisse.

4° Les Stéatomes Abdominaux. — A droite et à gauche de la ligne médiane, de l'épigastre au pli sus-pubien s'étend longitudinalement un amas

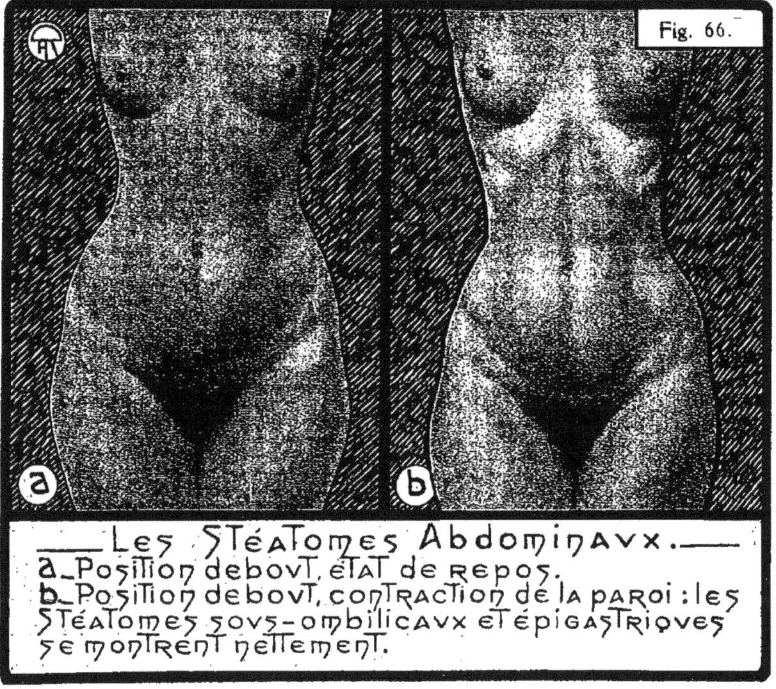

— Les Stéatomes Abdominaux. —
a_Position debout, état de repos.
b_Position debout, contraction de la paroi : les Stéatomes sous-ombilicaux et épigastriques se montrent nettement.

graisseux important. Le grand Pli de flexion du corps en avant et, chez la Femme européenne, le port des vêtements serrés à la taille, ont amené la scission de cet amas en deux portions, l'une supérieure ou épigastrique, l'autre inférieure ou sous-ombilicale. Il existe donc, de chaque côté de la ligne médiane, deux Stéatomes abdominaux, l'un épigastrique ou sus-ombilical, l'autre abdominal proprement dit ou sous-ombilical.

Les *Stéatomes abdominaux sous-ombilicaux* sont les plus importants. Dans la station debout, au repos, et dans la position assise, ils peuvent s'apercevoir chez quelques sujets (fig. 66 *a*) ; mais c'est par la contraction des muscles de la paroi qu'ils se dessinent le plus nettement (fig. 66 *b*). Ils ont une forme elliptique et lenticulaire, à grand axe vertical de 8 à 10 centimètres de hauteur; transversalement, ils mesurent 6 à 7 centimètres et ont une épaisseur au centre de 2 à 2 cent. 1/2.

En bas, ils sont délimités par le Pli sus-pubien, même lorsque l'hypertrophie les a réunis l'un à l'autre pour former une sorte de Tablier graisseux ou de besace (fig. 68) qui pend au-devant du pubis, jusque sur les cuisses.

En haut, ils dépassent un peu l'Ombilic pour atteindre le Pli de flexion.

En dedans, ils se rejoignent sur la ligne médiane par une couche un peu moins épaisse du Pannicule adipeux; leur réunion se fait insensiblement, mais elle est cependant marquée par un très léger sillon médian qui se voit dans la position assise, et dans la position debout à l'état de contraction des muscles.

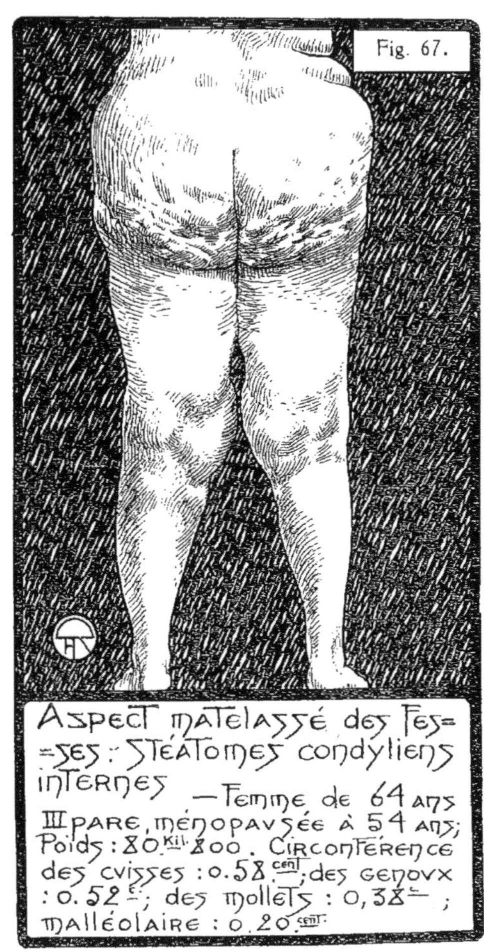

Fig. 67.

Aspect matelassé des Fesses : Stéatomes condyliens internes — Femme de 64 ans III pare, ménopausée à 54 ans; Poids : 80 kil. 800. Circonférence des cuisses : 0.58 cent; des genoux : 0.52 c. ; des mollets : 0,38 c. ; malléolaire : 0.20 cent.

En dehors, les Stéatomes abdominaux se continuent avec le Pannicule adipeux général.

Dès que le Corps devient adipeux, ils s'hypertrophient et se confondent sur la ligne médiane pour former une sorte de Tablier graisseux; parfois ce Tablier descend plus d'un côté que de l'autre de la ligne médiane, comme si un Stéatome s'était plus développé que l'autre (fig. 68).

Les *Stéatomes épigastriques* sont au-dessus de l'Ombilic et de la ligne de la taille, à droite et à gauche de la ligne médiane.

5° Les Stéatomes Mammaires. — Le Pannicule adipeux qui recouvre les Seins présente une plus grande épaisseur à la partie inféro-externe. La couche graisseuse peut atteindre 4, 5 centimètres et plus de profondeur, contribuant à augmenter le volume des mamelles. Mais il ne faut pas dire avec Richer que l'hypertrophie des Seins est toujours causée par le développement du Stéatome mammaire. Nombre de glandes sont elles-mêmes de volume anormal (Voir plus loin l'étude sur les Seins).

6° Le Stéatome Pubien. — La Symphyse pubienne est recouverte d'un amas graisseux important qui présente cette particularité de persister, plus ou moins, même dans les cas d'amaigrissement. Le Pli sus-pubien le sépare des amas graisseux sous-ombilicaux. Très exceptionnellement, il peut s'hypertrophier au point de constituer un Tablier graisseux pubien (fig. 68), indépendant du Tablier graisseux sous-ombilical.

Le Tablier graisseux sus-pubien est bilobé comme le Tablier abdominal; cette disposition permet de penser que l'amas graisseux pubien est formé de deux lobes latéraux unis par la ligne médiane au point de se confondre chez le sujet normal, mais se différenciant nettement sous l'influence de l'hypertrophie.

7° Le Stéatome Pectoral. — Au niveau de la paroi antérieure de l'Aisselle, sur le Pectoral, on observe, chez certains sujets adipeux, un petit paquet graisseux étalé, du volume et de la forme d'un petit œuf qui serait aplati dans le sens antéro-postérieur (fig. 62).

8° Les Stéatomes Thoraciques. — Au niveau du Tour de taille et en arrière, le Pannicule adipeux présente une épaisseur un peu plus considérable et, dès que l'adipose paraît, il s'hypertrophie pour former un ou deux bourrelets transversaux, légèrement obliques, mesurant jusqu'à 20 centimètres de long sur 6 à 7 centimètres de haut et autant d'épaisseur (fig. 36, p. 117; fig. 39, p. 123; fig. 62, p. 178).

A la partie supérieure du Thorax, au niveau de l'épine de l'omoplate, se trouve fréquemment chez les sujets gras un épaississement du Pannicule, mais ne formant pas une saillie importante comme celles des Stéatomes thoraciques inférieurs.

De même, à la partie antérieure, au niveau des rebords cartilagineux, existe chez les adipeux un amas graisseux qui tend à s'étaler vers l'épigastre, et qui offre souvent une forme vaguement triangulaire.

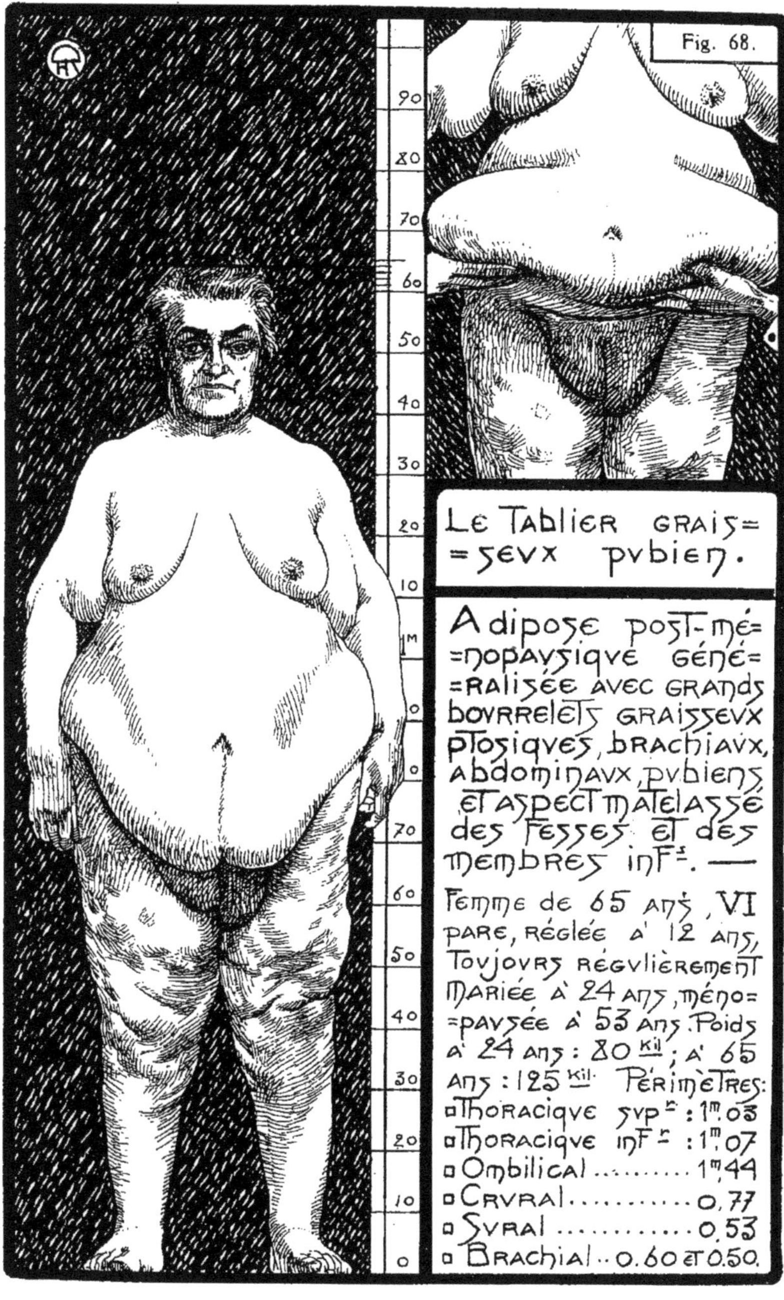
Le Tablier grais=
=seux pubien.
Adipose post-mé=
=nopausique géné=
=ralisée avec grands
bourrelets graisseux
ptosiques, brachiaux,
abdominaux, pubiens,
et aspect matelassé
des fesses et des
membres infrs. —
Femme de 65 ans, VI
pare, réglée à 12 ans,
toujours régulièrement
mariée à 24 ans, méno=
=pausée à 53 ans. Poids
à 24 ans : 80 kil ; à 65
ans : 125 kil. Périmètres :
Thoracique supr : 1m03
Thoracique infr : 1m07
Ombilical 1m44
Crural 0,77
Sural 0,53
Brachial .. 0.60 et 0.50.

Fig. 68.

9° Le Stéatome Sous-Maxillaire. — Le développement du Pannicule adipeux de la région sous-maxillaire est bien connu; en cas d'hypertrophie, ce paquet graisseux forme un paquet important, qui peut même se dédoubler (fig. 32, p. 113; fig. 38, p. 121; fig. 45, p. 133; fig. 53, p. 159; fig. 62, p. 178; fig. 68, p. 185).

10° Les Stéatomes Brachiaux. — Au niveau du Deltoïde existe assez souvent, surtout chez les obèses, un amas graisseux qui contribue à augmenter la largeur des épaules, au-dessous de la tubérosité humérale (fig. 39, p. 123 et fig. 62, p. 178).

Un autre amas graisseux se trouve à la partie interne et supérieure du bras; il est inconstant et assez fréquemment du volume d'une grosse amande verte (fig. 62); il peut s'hypertrophier (fig. 32, p. 113, bras droit).

Au-dessus de l'Epitrochlée et de l'Epicondyle existe un épaississement graisseux qui, dans certains cas d'Adipose extrême, peut atteindre un volume considérable. Les mouvements de flexion de l'Avant-Bras et la disposition de la Peau au niveau du Coude empêchent la masse graisseuse de gagner la région de l'Articulation. Si l'amas graisseux se développe, il fait une saillie qui est obligée de retomber en dedans et en dehors des saillies épicondylienne et épitrochléenne, comme retombe le Tablier graisseux abdominal, bridé par le Pli sus-pubien, au-devant du Pubis. Le Bras semble donc garni d'une manche graisseuse bouffante et bilobée qui serait retenue au Coude par un cordonnet invisible (fig. 68, p. 185).

11° Les Stéatomes Fémoraux. — La Cuisse présente un Pannicule adipeux toujours développé, avec tendance à l'accumulation en amas graisseux en plusieurs points.

J'ai déjà décrit le Stéatome *sous-trochantérien* (V. p. 181). Il faut ajouter le Stéatome *crural interne,* situé à la partie supérieure et antéro-interne de la Cuisse (fig. 62, p. 178); quand il est très développé, il gêne le rapprochement des cuisses (fig. 32, p. 113 et fig. 39, p. 123).

Je signale en outre deux paquets graisseux que j'appellerai *condyliens,* en raison de leur niveau; ils siègent à la partie inférieure de la cuisse, l'un en dedans, l'autre en dehors, au niveau des condyles. Ils sont observés assez rarement et exceptionnellement ensemble : on trouve tantôt l'un et tantôt l'autre, l'interne plus particulièrement.

Leur volume peut être considérable dans certains cas d'adipose (fig. 39, p. 123 et fig. 67, p. 183).

12° Les Stéatomes Suraux. — Au niveau du Mollet, on trouve assez fréquemment un épaississement graisseux qui atteint, chez quelques adipeuses, un développement marqué, donnant alors une grosseur disproportionnée à la jambe.

13° STÉATOMES DIVERS. — Il existe, sans doute, d'autres épaississements du Pannicule adipeux dont l'existence se révèle dans l'Adipose marquée.

A la Nuque, en avant et à la partie externe de la Clavicule, à la face antérieure de l'Avant-bras, etc., on peut relever des Stéatomes chez différents sujets.

V. LES CARACTÈRES SEXUELS FÉMININS PRIMAIRES

Les Organes Génitaux et les Seins constituent les Caractères sexuels primaires.

Traditionnellement, les Seins sont rangés dans les Caractères secondaires, parce qu'ils présentent, dans les deux sexes, une *similitude* d'origine, de structure et de situation, alors que les Organes masculins et féminins se distinguent entre eux par des *différences* morphologiques et anatomiques.

Cette conception traditionnelle me paraît devoir être abandonnée. Chez la Femme, les Seins, par leur volume et par leurs fonctions, méritent d'être regardés comme un Caractère sexuel primaire aussi bien que les Organes génitaux extérieurs, par leur forme. S'ils ont été tenus comme d'ordre secondaire, c'est parce que les Anciens, comme les profanes aujourd'hui, tendaient à voir entre les Organes génitaux externes des deux sexes des différences d'origine qui n'existent pas.

La connaissance de l'Embryologie de l'Appareil génital a eu pour résultat de substituer l'idée de l'Homologie à l'idée de la Différence dans la manière d'envisager les Organes externes mâle et femelle. Les caractères de ressemblance ont remplacé les caractères d'opposition : le gland et les corps caverneux du Clitoris trouvent leur homologue dans le gland et les corps caverneux du Pénis, les grandes Lèvres dans le Scrotum, les glandes de Bartholin dans celles de Cowper. Dans les deux sexes, les Organes génitaux externes, comme les Seins, dérivent donc de mêmes groupements cellulaires.

Organes Génitaux externes primitifs et Glandes Mammaires primitives évoluent différemment suivant le sexe et dans le sens des fonctions physiologiques nécessaires. Les premiers se différencient, chez l'Homme et chez la Femme, par la *forme*; les secondes, par le *volume*.

Le Sein de la Femme s'est développé dans la suite des âges, parce qu'il a pour fonction de donner la nourriture indispensable au produit de conception. Le Sein de l'Homme est rudimentaire parce qu'il est inutile; il est analogue à l'Utricule prostatique ou à l'Hydatide sessile de Morgagni.

La différenciation par le *volume* est aussi importante que la différenciation par la *forme*; l'une et l'autre sont liées à des *fonctions spéciales*.

Les Seins, chez la Femme, par leur volume lié à leur fonction, constituent donc un Caractère sexuel primaire, au même titre que les Organes génitaux par leur forme

Rapports entre les Caractères sexuels féminins primaires et les Caractères sexuels secondaires. — En considérant l'ensemble des êtres humains, on peut dire, comme si c'était une Loi, que les Caractères sexuels primaires commandent les Caractères sexuels secondaires. Une Femme, dont l'Appareil génital est normal et, en particulier, dont les Ovaires sont régulièrement situés et développés, ne présente jamais les Caractères sexuels secondaires de l'Homme; réciproquement, tout Homme dont les Organes génitaux sont normaux de forme et de fonctionnement garde toujours l'aspect général masculin.

A la période d'activité de l'Appareil génital, les Caractères sexuels secondaires acquièrent le maximum de leur développement. Pendant l'enfance, leur différenciation est beaucoup moins marquée et l'habitus général du Corps tend à avoir plus de ressemblance que de différence d'un sexe à l'autre. A la vieillesse, ils perdent également de leur valeur, surtout chez la Femme

L'influence des Glandes génitales sur le développement des Caractères sexuels secondaires est démontrée par les résultats que donne la *Castration* testiculaire ou ovarienne pratiquée dans l'enfance.

L'*Eunuque Mâle* présente un état somatique particulier. Le Squelette offre constamment une disproportion frappante entre le Tronc et les Membres : les Membres Thoraciques arrivent jusqu'aux genoux et se terminent par des doigts effilés; les Membres Pelviens sont encore plus démesurément allongés; cette exagération de longueur s'explique par la persistance des cartilages de conjugaison et par la prolongation de l'ostéogénèse qui en est la suite. Le Crâne reste en général petit et la Face ressemble à une pyramide (Zambaco-Pacha). Les Muscles sont peu développés et flaccides, le Tissu Cellulaire prédomine et se charge souvent de Graisse, les Seins sont plutôt gras; le Système pileux reste rudimentaire, la Peau douce et lisse, le Larynx petit et la Voix de tonalité élevée (en Italie, on a longtemps pratiqué la castration à des garçonnets pour avoir des soprani). Par ces derniers caractères, l'Eunuque mâle se rapproche du Type féminin, ou plutôt il garde le Type infantile.

L'*Eunuque Femelle* a été peu observé et n'a été décrit, à ma connaissance, que par Roberts. Dans un voyage qu'il fit aux Indes, de Dehli à Bombay, Roberts put examiner trois Femmes d'environ 25 ans, castrées dans leur enfance : elles étaient de haute stature, fortes, bien musclées et jouissaient d'une santé parfaite; elles n'avaient ni Mamelles, ni Mamelons, ni Poils génitaux; l'entrée du Vagin était complètement fermée, et la Vulve très étroite, par suite du rapprochement des branches ischio-pubiennes qui arrivaient presque à se toucher; le Méat était « saillant et libre »; la Région Génitale ne présentait aucune accumulation graisseuse; les Fesses et les Hanches n'étaient pas plus développées que chez l'Homme; les Rotules étaient saillantes; le Pannicule adipeux peu développé; la Voix était mâle; les Mouvements brusques; il n'existait ni règles, ni phénomènes vicariants, ni instinct sexuel. L'Eunuque femelle, comme l'Eunuque mâle, se rapproche donc, par beaucoup de caractères, du Type infantile, et, par quelques autres, du Type masculin.

Comme la Castration, mais à un moindre degré, l'*Insuffisance Congénitale* provoque l'amoindrissement des Caractères sexuels secondaires. Elle entraîne des modifications de l'Ossature, du Pannicule adipeux et de la Peau; elle a pour effet général d'affaiblir dans les deux sexes les Caractères secondaires et de réaliser un Type spécial désigné sous le nom d'*Infantilisme*.

L'*Insuffisance Génitale de l'Adulte* n'agit plus sur le Squelette d'une manière appréciable. L'Organisme a accompli son évolution complète et il gardera l'ensemble de ses Caractères secondaires, malgré une altération profonde des Glandes génitales, malgré même une Ovariectomie ou une Orchidectomie bilatérale. Exceptionnellement et dans des conditions encore mal précisées, l'Insuffisance Génitale de l'Adulte détermine tantôt des changements de l'Aspect cutané, tantôt une évolution particulière du Tissu graisseux.

La modification des Caractères cutanés tend à donner à un sexe les apparences de l'autre; ainsi, la Femme prend quelques-uns des attributs masculins : développement du système pileux, voire de la barbe; calvitie; accentuation des traits (V. p. 159 et 160); l'Homme, au contraire, perd de son facies et de son allure de Mâle.

Si l'Insuffisance génitale se traduit plus spécialement par le développement du Tissu graisseux, les Caractères sexuels secondaires s'altèrent en ce sens que l'Aspect général du Corps tend à s'uniformiser dans les deux sexes. En examinant de dos un Homme gras et une Femme grasse, on voit plus les ressemblances que les différences entre les Sexes. La même tendance à l'uniformité d'aspect général du Corps se remarque, s'il se développe une maigreur accentuée.

Ces altérations diverses des Caractères secondaires ne sont pas

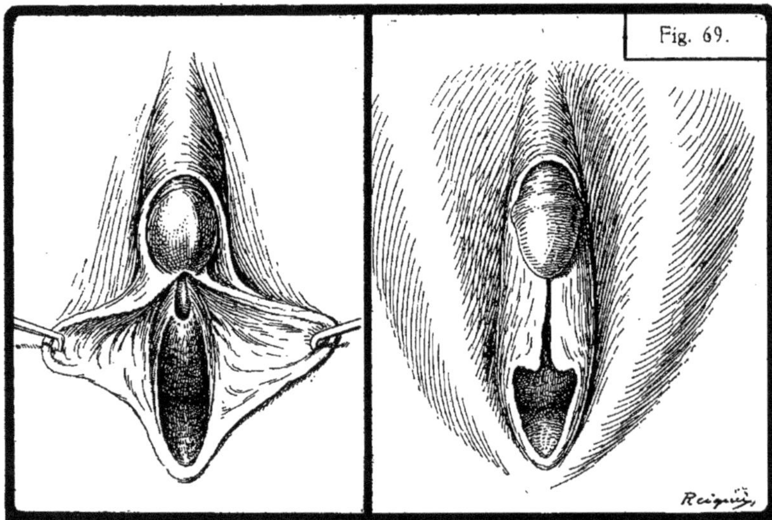

Fig. 69.

Clitoris Hypertrophié ou Péniforme. — Femme de 61 ans, nullipare. A eu des Règles abondantes avec caillots, un peu irrégulières, sans douleurs. Ménopausée à 54 ans. Mémoire Faible. Hypertrophie du cœur. Diabète. Aspect hommasse : hypertrichose, barbe, calvitie de Type masculin. (Vue : les Nymphes écartées, puis au repos.)

constantes chez l'adulte castré; en plus, elles sont frustes le plus souvent quand elles surviennent, et ce n'est qu'exceptionnellement qu'on les observe à un état marqué. Ne faut-il pas alors invoquer le rôle de quelque autre sécrétion interne glandulaire? Il importe, en effet, de ne pas oublier que les Rapports entre les Caractères secondaires et les Caractères primaires sont liés à l'état du Système endocrine. La Thyroïde, la Surrénale, la Pituitaire ont, avec les Glandes Génitales, des relations d'influence sur lesquelles j'ai déjà insisté (V. p. 118 et suiv.); la connaissance plus approfondie de leur rôle permettra de mieux expliquer nombre de ces modifications morphologiques qui n'apparaissent que d'une manière inconstante ou exceptionnelle après la Castration.

Des anomalies des Caractères sexuels primaires et de leur Influence sur les Caractères secondaires. — Les Organes génitaux présentent deux sortes de Malformations : 1° Des Malformations par défaut ou par exagération; 2° Des Malformations par aberration.

Les premières sont dues au manque ou à l'excès de développement d'un organe et s'expliquent comme toutes les Malformations de l'Organisme : l'absence du Vagin se comprend comme l'absence de la Main, l'Hypospadias comme le Bec-de-lièvre, le Clitoris péniforme (fig. 69) comme la Polydactylie.

Les secondes sont spéciales à l'Appareil génital et se caractérisent par un mélange des Caractères sexuels primaires des deux sexes. L'Embryologie nous les fait comprendre.

Les *Glandes Génitales*, Ovaire et Testicule, naissent au même point sur l'éminence uro-génitale, au niveau de l'Épithélium germinatif de Waldeyer. Dans une première période, dite Stade indifférent, qui dure jusque vers la septième ou huitième semaine, leur structure est identique. Puis la différenciation se fait : et il se développe soit un Ovaire, soit un Testicule. On conçoit que, par aberration, les éléments primitifs puissent évoluer dans les deux sens : mâle et femelle; on pourra donc trouver une formation testiculaire et une formation ovarienne juxtaposées. La glande est alors double et porte le nom d'*Ovotestis* (fig. 73).

Les *Organes Génitaux internes* qui portent, vers l'extérieur, le produit de la Glande (ovule ou spermatozoïde) ont une origine distincte pour chaque sexe. Mais tant que l'Embryon n'est pas sexué, qu'il est indifférent, il ne

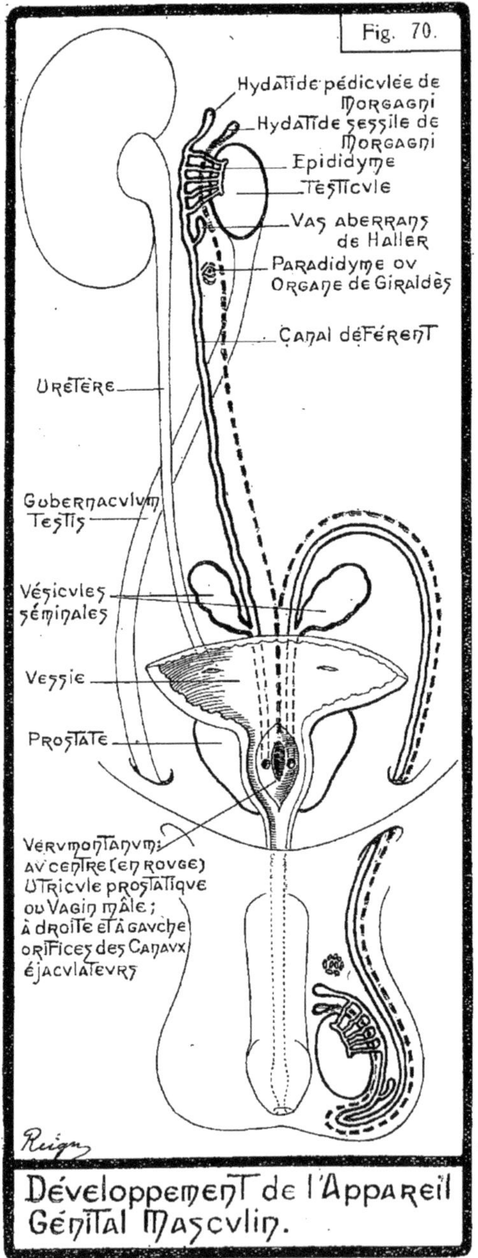

Développement de l'Appareil Génital Masculin.

saurait être différencié par les Organes vecteurs, dont le développement est fatalement secondaire à celui de la Glande Génitale elle-même. La neutralité sexuelle, à l'endroit de ces Organes vecteurs, est réalisée, par l'existence simultanée des deux formations primitives qui doivent donner naissance soit à un appareil mâle, soit à un appareil femelle, dès que la Glande s'est elle-même différenciée. Ces deux formations portent le nom de Canal de Wolff et de Canal de Müller : elles existent toutes deux au début de la vie embryonnaire. Le Canal de Wolff se développe seul chez l'Homme, le Canal de Müller chez la Femme.

Sur les figures 70 et 71, les dérivés du Canal de Wolff (épididyme, canal déférent, vésicule séminale, canal éjaculateur chez l'Homme ; époophore, canal de Malpighi-Gartner chez la Femme) sont figurés par un trait noir fort, plein ou pointillé (pour le canal de Gartner). Les dérivés du Canal de

Müller sont figurés en rouge (trompe, utérus, vagin chez la Femme ; hydatide sessile de Morgani, utricule prostatique chez l'Homme). Le pointillé rouge, chez l'Homme, ne marque que l'emplacement du Canal de Müller ; mais il permet de comprendre la juxtaposition des Organes vecteurs femelles, dans le Ventre ou dans le Scrotum, aux Organes mâles.

Par aberration, les deux formations primitives, Corps de Wolff et Canal de Müller, se développent ensemble et d'ailleurs imparfaitement. Ce développement simultané des Organes vecteurs, mâle et femelle, pourrait coexister avec un développement glandulaire égale-

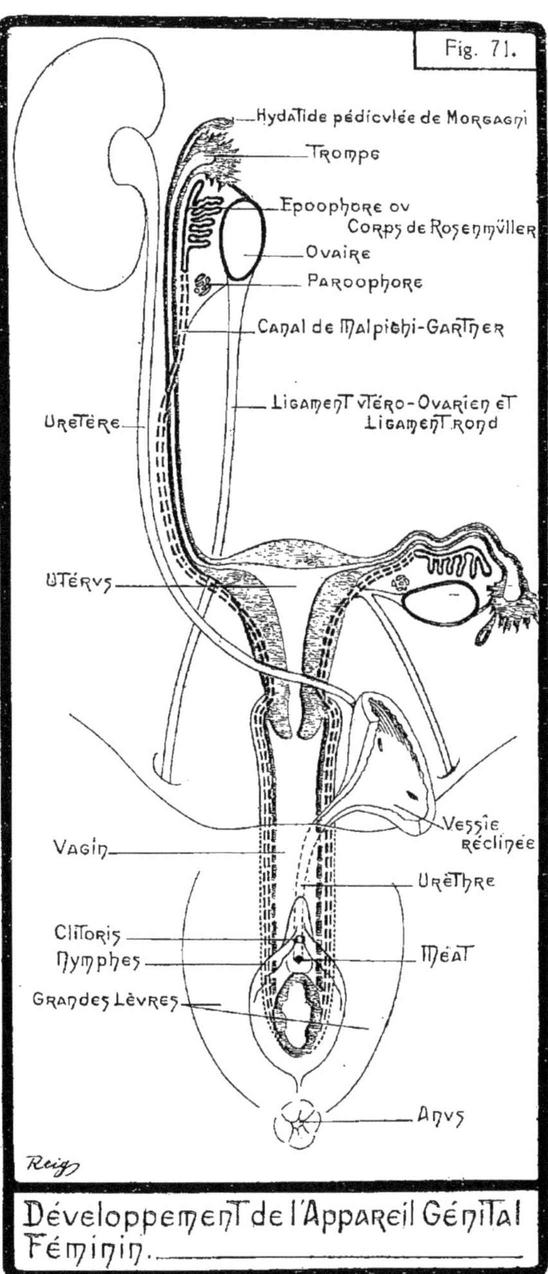

Développement de l'Appareil Génital Féminin.

ment double, soit avec un Ovotestis; mais on n'en connaît pas de cas.

Les *Organes Génitaux externes*, à l'encontre des Organes Génitaux internes, ont une origine commune. Dans une première période, qui s'étend jusque vers la neuvième ou dixième semaine, ils ont une même forme dans les deux sexes. Le Sillon génital est bordé de chaque côté par les Plis et les Bourrelets génitaux; en avant, il présente une saillie médiane, dite Tubercule génital. Le développement ultérieur a pour effet de transformer le Tubercule génital en Pénis chez l'Homme, en Clitoris chez la Femme; les Plis et Bourrelets en Nymphes et en Grandes Lèvres chez la Femme, en Urètre pénien et en Scrotum chez l'Homme. « Les Organes externes masculins et féminins représentent donc simplement deux degrés dans l'évolution d'une seule et même ébauche. Le Type féminin est le développement *par défaut*, le Type masculin le développement *par excès* » (Tuffier et Lapointe).

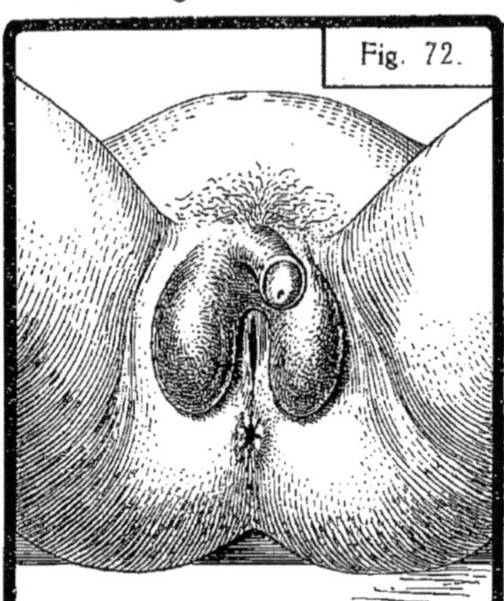

Fig. 72.

Hermaphrodite Externe. — Sujet de 13 ans ½, élevé en Fille. Conformation générale masculine : grand, membres vigoureux, allure et goûts d'un garçon; cheveux courts, système pileux encore rudimentaire. Seins masculins. Pénis petit (3 cent.), sans prépuce, canaliculé, un peu incurvé en bas. Scrotum divisé en deux sacs contenant chacun un Testicule et un Epididyme. Fente génitale, sans Nymphes ni Hymen; Vagin petit recevant l'index jusqu'à 2 cent. ½ et une sonde à 5 cent. Pas d'Utérus perçu. Pas de menstruation. (Cas de Arthur Maude.)

Le rappel de ces notions d'Embryologie permettra de mieux comprendre les Anomalies des Caractères sexuels primaires.

1° Anomalies des Caractères sexuels primaires par Aplasie ou Hyperplasie d'un segment de l'appareil génital. — L'*Aplasie totale* de l'Appareil Génital a été observée, mais seulement chez des fœtus non viables.

L'*Aplasie partielle* est plus fréquente et elle atteint les divers Organes constitutifs de l'Appareil Génital, soit par groupes, soit isolément.

La Glande Génitale, parce qu'elle régit la nutrition de l'Appareil de reproduction, qu'elle imprime une direction au développement du Corps pendant la phase de croissance, qu'elle joue un rôle capital durant la période d'activité sexuelle, ne saurait être absente. Elle ne manque en effet qu'en cas de malformations viscérales graves, incompatibles avec l'existence. Mais elle peut ne se développer que d'un côté, par suite de quelque affection survenue au cours de la vie

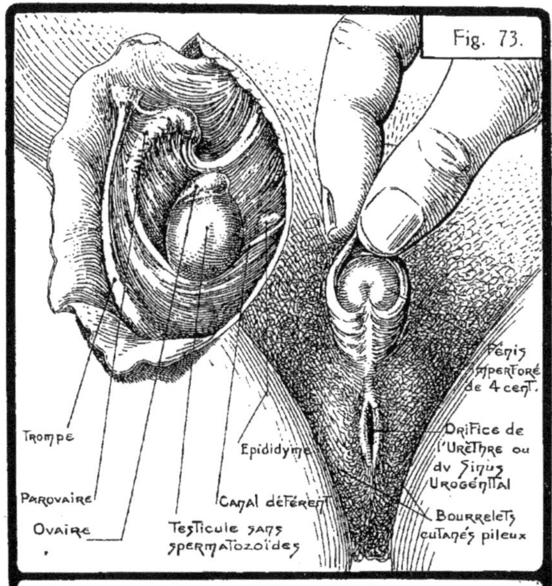

Hermaphrodite interne avec Ovo-Testis. ——— Sujet de 20 ans, élevé en garçon; attiré vers le sexe Féminin. Taille: 1m 52. Caractères sexuels secondaires mixtes: Tête et cou Féminins; Cage Thoracique, Clavicule et Membres supérieurs masculins; Ventre, Bassin et Membres inférieurs Féminins; Système pileux Féminin, mais duvet à la Lèvre supérieure. Depuis l'âge de 17 ans, menstruation rudimentaire; écoulement de liquide blanchâtre, après excitation génésique. Gynécomastie asymétrique. L'Urèthre serait le Sinus urogénital parce qu'on y trouve des plis en forme de caroncules et que le toucher rectal fait sentir un cordon arrondi, pris pour le Vagin. (Cas de Garré, Clinique Chirurgicale de Koenigsberg.)

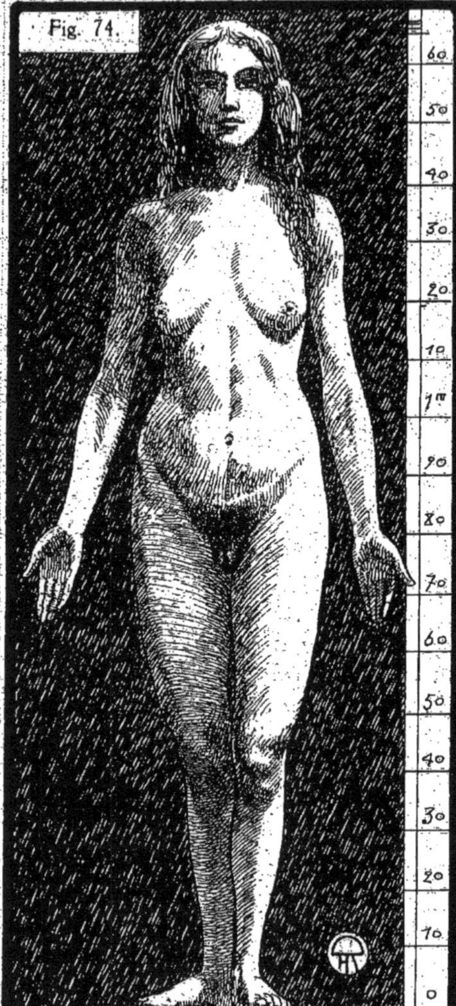

Fig. 74.

Androgynoïde. Type Hypospade. Sujet de 24 ans. Caractères se-xuels secondaires féminins dans leur ensemble. Hypospade ; Verge de 3 cm, non canaliculée. Méat périnéal ; Tes-ticules descendus. (Pas de sperma-tozoïdes à la coupe). Poids : 48 kil. 400, asymétrie légère (Cas de Tuffier).

intra-utérine ou dans la toute première enfance.

Les Trompes, l'Utérus, le Vagin peuvent manquer totalement (ce qui est exceptionnel), ensemble ou isolément. On trouve plutôt une atrophie congénitale de ces Organes, atrophie parfois excessive et prenant alors, au point de vue physiologique, une valeur égale à l'absence totale.

Les Organes externes sont plus rarement absents. Les Grandes Lèvres et le Clitoris peuvent être rudimentaires, mais se trouvent. Les cas d'aplasie totale des Nymphes se comptent, comme ceux du manque de l'Hymen.

L'*Hyperplasie* atteint : le Clitoris, qui prend un aspect péniforme ; les Nymphes, qui deviennent trop longues ; l'Hymen dont l'orifice peut être punctiforme et voire ne pas exister ; le Vagin et l'Utérus, qui gardent leur duplicité primitive par défaut de coalescence des Canaux de Müller.

Caractères sexuels secondaires et Aplasie ou Hyperplasie des Organes

Génitaux. — L'Absence, l'Atrophie ou l'Hypertrophie d'un segment de l'Appareil génital n'entraîne pas la perte des Caractères sexuels secondaires. Les Organes externes ou copulateurs, Grandes Lèvres, Nymphes, Hymen, Vagin, peuvent manquer, être très atrophiés ou hypertrophiés, sans que l'Habitus général du Corps soit modifié. Il en est de même des Organes internes : Utérus, Trompes, Ovaires.

J'ai eu l'occasion d'observer une fois l'absence de la Trompe et une fois le manque de l'Ovaire, à gauche, sans constater l'absence d'aucun Caractère sexuel secondaire.

2° ANOMALIES DES CARACTÈRES SEXUELS PRIMAIRES PAR ABERRATION DU DÉVELOPPEMENT DE L'APPAREIL GÉNITAL (HERMAPHRODISME). — Les Anomalies par aberration de développement comprennent deux groupes : 1° Les Anomalies par interversion ou hétérogénie ; 2° Les Anomalies par juxtaposition ou diplogénie.

a) *Anomalies par interversion ou hétérogénie* (ἕτερος, autre; γένος, sexe). — Dans le cas d'Anomalies par interversion ou hétérogénie, un Organe ou un Segment de l'Appareil

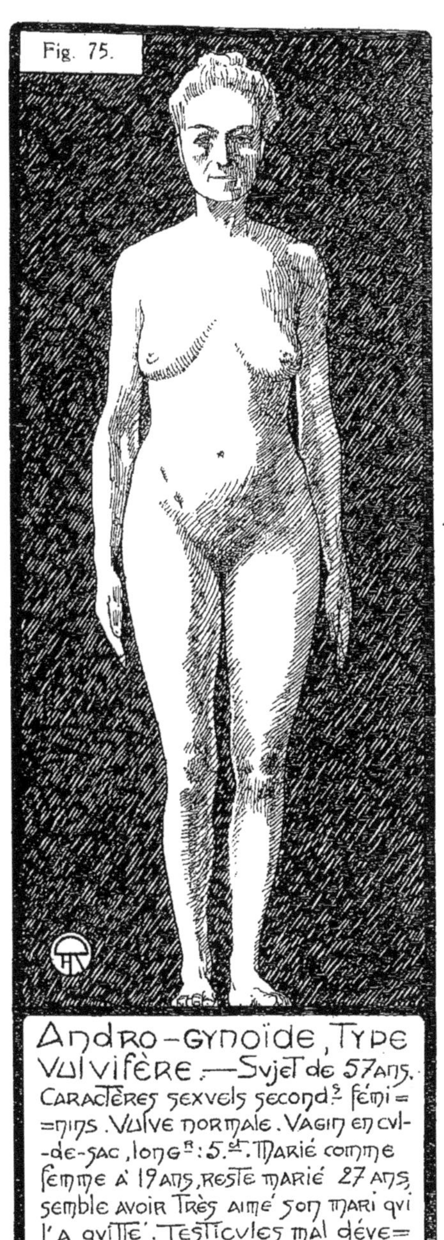

Fig. 75.

Andro-Gynoïde, Type Vulvifère. — Sujet de 57 ans. Caractères sexuels second.[s] fémi=nins. Vulve normale. Vagin en cul-de-sac, long.[r] : 5.[cm]. Marié comme femme à 19 ans, reste marié 27 ans, semble avoir très aimé son mari qui l'a quitté. Testicules mal déve=loppés. (Cas de Gayet et Jalifier)

génital a évolué dans le sens opposé au sexe déterminé par la Glande génitale.

Ainsi le Clitoris peut s'hypertrophier et prendre l'aspect d'une petite Verge (fig. 69), alors que tout l'ensemble de l'Appareil reste nettement féminin.

Quand l'Anomalie porte sur l'ensemble des Organes copulateurs, les Caractères sexuels primaires deviennent parfois assez difficiles à reconnaître pour permettre l'Erreur de sexe.

La présence de la Verge est l'attribut de l'Homme, et celle du Vagin le signe distinctif de la Femme. Comme l'un et l'autre de ces deux Organes peuvent subir des arrêts de développement il en résulte que, pour établir le sexe d'un nouveau-né, leur forme normale n'est pas regardée comme nécessaire et que leur existence, même rudimentaire, paraît souvent suffisante. Il faut ajouter que le Clitoris et la Verge peuvent, le premier s'hypertrophier et devenir péniforme, la seconde s'atrophier et prendre un aspect clitoridien. Qu'à ces anomalies de développement il se joigne chez l'Homme une double Cryptorchidie, et chez la Femme une absence ou une atrésie du Vagin, et l'on conçoit comment l'Erreur de sexe se produit et se perpétue.

Est regardé Homme, et au besoin marié comme tel, une Femme dont le Vagin est atrésié et le Clitoris hypertrophié (cas de S. Pozzi, opéré pour un sarcome de l'ovaire) ou d'aspect pénien complet (fig. 78).

Est tenu pour Femme, un Homme hypospade complet avec Cryptorchidie double, surtout s'il existe, au niveau du méat, une dépression scrotale médiane, correspondant à l'utricule prostatique ou Vagin mâle.

L'aberration de développement des Organes sexuels peut être portée plus loin. Chez l'Homme, la Verge peut manquer totalement et être remplacée par son homologue, le Clitoris (fig. 76); une Vulve avec Grandes Lèvres et Nymphes, un Vagin large et profond, peuvent se développer (cas de Gayet et Jalifier, fig. 75). Chez la Femme, le Clitoris peut être péniforme et contenir l'urètre canaliculé, les Grandes Lèvres peuvent être soudées et donner l'impression d'un scrotum vide (cas de Roger, fig. 78). Les Erreurs de sexe sont à peu près inévitables dans ces cas.

b) *Anomalies par juxtaposition ou diplogénie* (διπλόος, double; γένος, sexe). — Dans ce genre d'anomalies, on trouve juxtaposés les organes externes ou internes des deux sexes.

La *juxtaposition des Organes externes ou copulateurs* des deux sexes est-elle possible? Colombus l'a décrite, Ambroise Paré et Arnaud l'ont figurée (fig. 82), nombre d'auteurs l'ont admise. Cependant le développement des Organes génitaux externes ne permet pas de comprendre l'association des deux sortes d'Organes, puisque l'Appareil mâle et l'Appareil femelle proviennent d'une même origine et représentent seulement deux

Fig. 76.

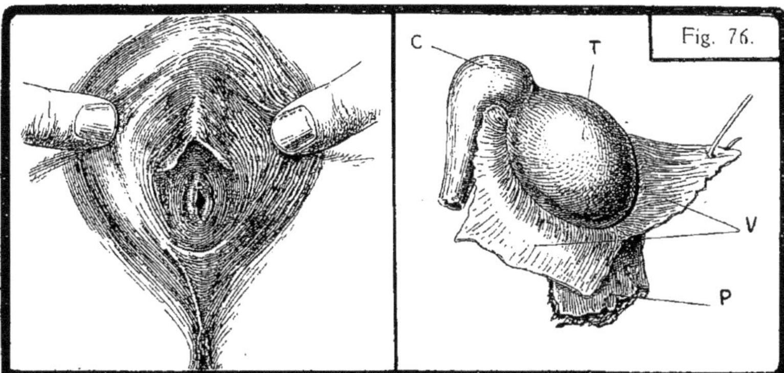

Andro-Gynoïde avec Vulve, Vagin, Seins volumineux et Caractères sexuels secondaires Féminins dans leur ensemble.

Sujet de 33 ans, Femme de chambre. Taille moyenne; constitution robuste, Type blond. Duvet sur la lèvre supérieure, au menton et sur les joues (Tendance aux Favoris). Cou un peu gros; Larynx peu saillant. Bassin large. Respiration, Type abdominal. Membres Féminins. Système pileux pubien presque nul. Grandes Lèvres: la gauche, contenant une Tumeur mobile, comme un oeuf de pigeon; la droite, peu marquée. Nymphes Très courtes, atrophiées. Hymen et Bandelette masculine. Clitoris minuscule. Vagin étroit, profond.— Voix Féminine.—Violée à 8 ans; depuis, pas de rapports, pas de désirs. Pas de Règles.—Double hernie inguinale, la gauche descendant dans la grande Lèvre; cure radicale par J. Peyrot qui enlève: à gauche, une Tumeur Kystique prise pour un Hydrosalpinx; à droite, une autre Tumeur Kystique et un organe pris pour l'Ovaire droit.— Récidive de la hernie gauche, opérée par S. Pozzi. Les organes enlevés et histologiquement examinés sont: un Testicule, T, avec une Tunique vaginale, V; la corne gauche d'un Utérus unicornis rudimentarius, C. (en P, le pédicule.). — Neurasthénie consécutive.— (Cas de S. Pozzi).

modes d'évolution différents d'une même formation embryonnaire. L'existence d'un Pénis et d'un Vagin n'est donc pas explicable par l'Embryologie. Mais il faut tenir compte de la Tératologie; de même qu'il existe des sujets ayant des membres supplémentaires, provenant sans doute d'un second germe dont le développement est resté à l'état d'ébauche, de même on comprend la possibilité de l'ébauche d'un second appoint génital. En tous cas, dans le cas de Maude, il existait à la fois, un Pénis avec un Scrotum et des Testicules, et un Vagin (fig. 72).

La *juxtaposition des Organes sexuels internes* des deux sexes chez le même sujet s'observe et s'explique par l'Embryologie (V. p. 191).

Il existe cinq cas où l'on a constaté dans une même glande, dite *Ovotestis*, la présence des deux parenchymes testiculaire et ovarien. Tuffier et Lapointe ont fait remarquer que « la bisexualité *histologique* ne pourrait compter que si elle entraînait la bisexualité *fonctionnelle*; or, celle-ci n'a jamais été constatée ». Ils ajoutent que les quatre sujets adultes de cette série (le cinquième est un fœtus) avaient une menstruation, que deux ont eu des enfants, que les Caractères secondaires étaient Féminins, que par conséquent ce sont des Femmes. Dans le cas de Garré, cependant, l'importance du volume du Testicule et l'état mixte des Caractères secondaires méritent considération (fig. 72).

Le développement simultané des Canaux de Wolff et des Canaux de Müller est toujours incomplet, si bien que les Organes trouvés sont plus ou moins rudimentaires; mais ces organes sont cependant reconnaissables. Chez l'Homme, à côté de Testicules et d'Épididymes on constate l'existence de Trompes, d'Utérus, de Vagin (ouvert au niveau de la Prostate); ces Organes sont tantôt intra-abdominaux (fig. 80), et tantôt extra-abdominaux (cas de Cornil et Brossard, fig. 81). Si le sujet est porteur d'Ovaires, on peut trouver à côté de l'Utérus et du Vagin des Canaux déférents, des Vésicules séminales et une Prostate (cas de Luigi de Crecchio, fig. 79).

Ces cas de juxtaposition des Organes sexuels internes s'accompagnent souvent d'anomalies des Organes sexuels externes (fig. 44 et 79).

De l'état des Seins dans les Anomalies par aberration de Développement de l'Appareil génital. — Les Hermaphrodites masculins et féminins ont des Seins généralement de développement moyen.

Il est impossible de préjuger le sexe par l'état des Mamelles de ces sujets; cependant, d'après les cas que j'ai vus, il m'a semblé que leur volume

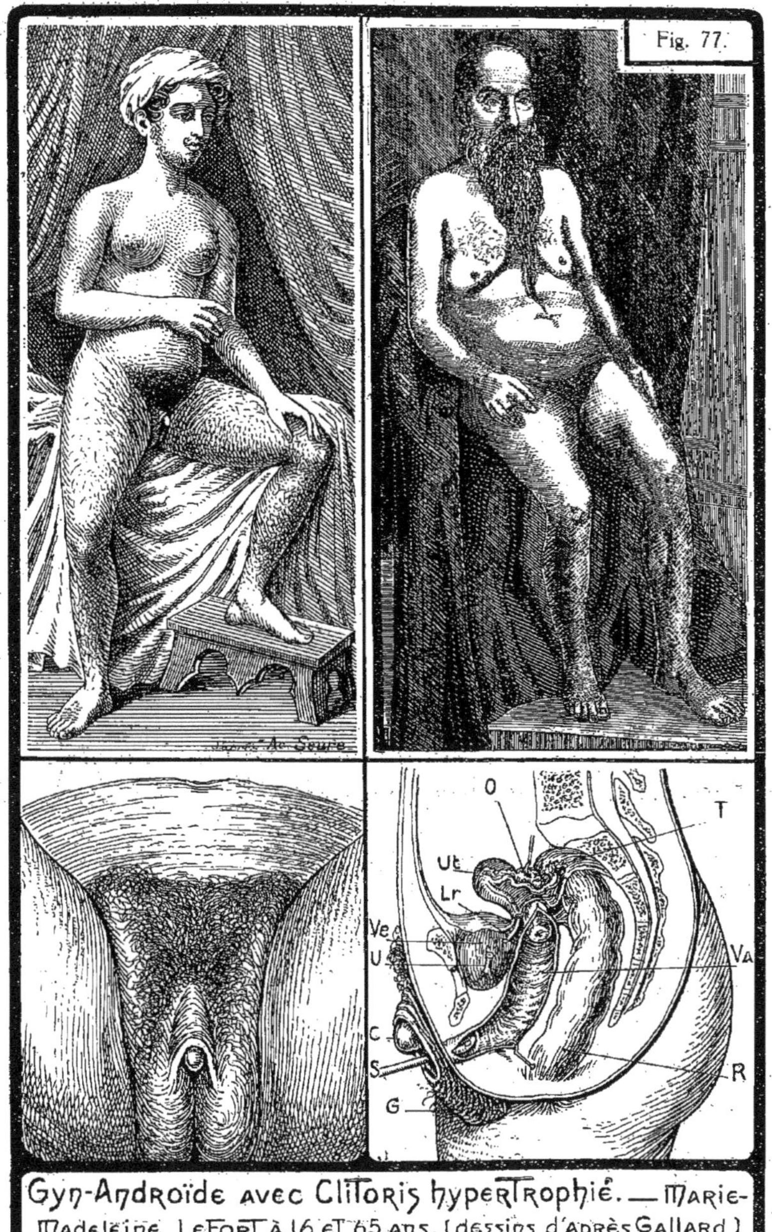

Gyn-Androïde avec Clitoris hypertrophié. — Marie-Madeleine Lefort, à 16 et 65 ans. (dessins d'après Gallard)

est, en général, plutôt petit, si le sexe est masculin et le sujet non adipeux.

La présence des Seins chez l'Hermaphrodite masculin peut s'expliquer ainsi : les Appareils de nutrition et de réserve sont plus développés dans le sexe femelle, les Appareils d'action, indiquant une évolution plus avancée, dans le sexe mâle ; les Mamelles, étant un Appareil de nutrition, s'atrophient chez le mâle ; que par une aberration du développement génital, le Testicule soit amoindri dans sa valeur, le mâle perd de sa force évolutive et en conséquence les Caractères féminins paraissent et les Seins prennent un volume important.

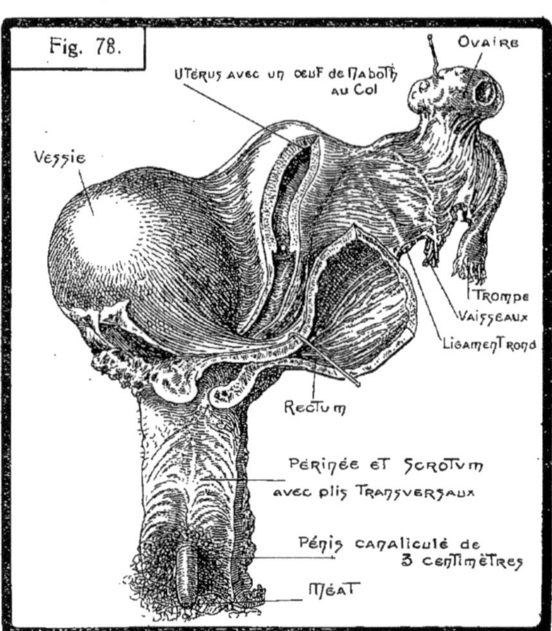

Gyn-Androïde, avec Pénis canaliculé jusqu'à l'extrémité du Gland, simulant un Cryptorchide. — Sujet de 19 ans, garçon-cantinier. Taille : 1m 58. Membres arrondis ; pannicule adipeux développé ; Face glabre, système pileux pubien féminin. — Urèthre de 12 cent., doublé de tissu caverneux. Ovaire scléro-kystique, Trompe, Ligament large et rond à droite. Rudiment de Trompe à gauche. Utérus à peu près normal. Vagin étroit, court, (4 cent ½) et s'effilant pour s'ouvrir au Vérumontanum. Seins féminins. Thyroïde peu développée (13 gr.) ; Thymus volumineux (20 gr.). (Cas de Henri Roger ; vue postérieure).

Caractères sexuels secondaires et Anomalies génitales par aberration de développement. — Une division importante serait à

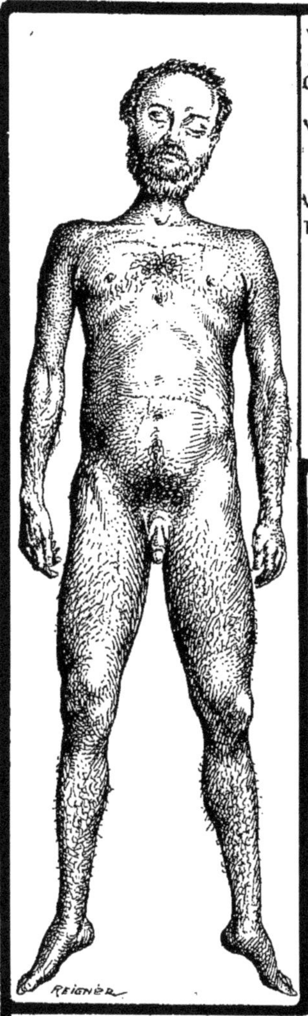

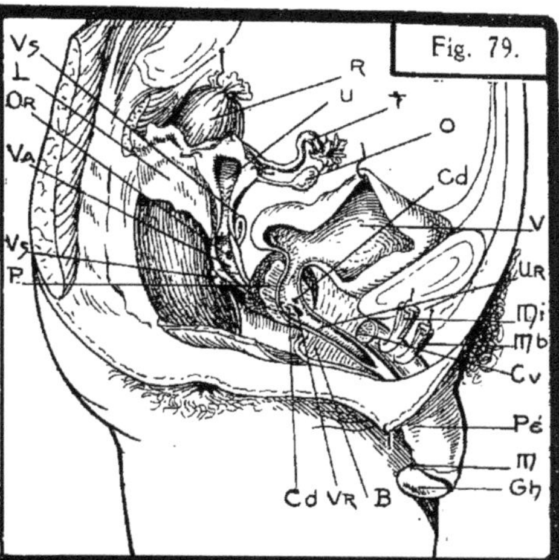

Fig. 79.

Gyn-Androïde avec Pénis canaliculé jusqu'à la base du Gland, Prostate, Vésicules séminales et Caractères sexuels secondaires masculins.— Sujet de 64 ans, baptisé comme Fille, déclaré Garçon à 4 ans. A vécu comme un Homme; a eu des rapports avec des Femmes; a eu plusieurs blennorrhagies. Caractères sexuels secondaires masculins: aspect général, système pileux, voix.— Ivrogne, Fumeur, révolutionnaire.— Ovaire gauche, O; Trompe gauche, T; Ligament large droit, L; Utérus, U; Vagin, Va, 6 cent. de long, se terminant au Vérumontanum, Vr; Ligaments ronds et utéro-sacrés absents.— Pénis canaliculé, Pé, avec Gland hypospade, Gh; Méat, M; Urèthre, Ur, avec Vérumontanum où s'ouvrent le Vagin et les deux Canaux déférents, Cd; Prostate, P; Vésicules séminales rudimentaires, Vs; Orifice de la Vésicule séminale gauche, dans le Vagin, Or; Bulbe de l'Urèthre, B; Corps caverneux droit coupé à sa racine, Cv; Muscle Bulbo-caverneux, Mb; Muscle Ischio-caverneux, Mi; Vessie, V; Rectum, R. (Cas de Luigi de Crecchio.)

établir entre les cas d'Anomalie génitale par aberration de développement; elle séparerait deux ordres bien différents de sujets : 1° ceux qui ont une Glande génitale normale ou à peu près normale, mais fonctionnant ; 2° ceux qui ne possèdent qu'une glande mal développée, atrophiée et ne fonctionnant pas.

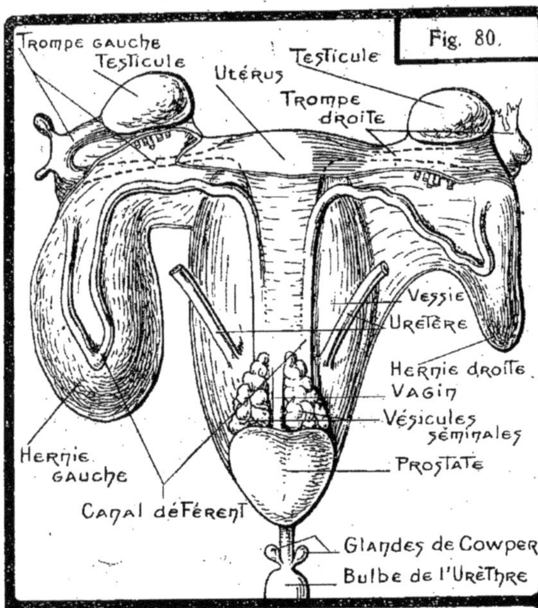

Homme Cryptorchide, avec Utérus, Trompes, Vagin, dans l'Abdomen.

Sujet de 45 ans, paveur, mort tuberculeux et dégénéré mental. Taille : 1m 73. Caractères secondaires sexuels masculins. Sein droit féminin, sein gauche masculin. Pénis canaliculé, avec trois corps caverneux, normal ; pas d'érection. Scrotum vide et petit. Double hernie inguinale, plus marquée à gauche.

Testicules, avec arrêt de développement, sans spermatozoïdes ; Epididymes présents ; Utérus, large de 1 cent ½ ; Vagin, s'ouvrant au Vérumontanum, Ligaments ronds présents. (Cas de Lucksch ; vue postérieure).

Les Anomalies d'aberration de Développement avec Glande génitale normale ou presque normale, en tous cas fonctionnant, sont rares. J'aurais tendance à penser que les Caractères sexuels secondaires sont, dans ces cas, adéquats au sexe.

Chez presque tous les Hermaphrodites, la Glande génitale est mal formée et ne fonctionne pas. La règle est alors que les Caractères sexuels secondaires sont inverses au sexe : les sujets masculins ont une allure générale féminine et, réciproquement, les sujets féminins ont une allure masculine.

Il faudrait aussi, en matière de Caractères sexuels secondaires, préciser dans les observations les proportions et l'état symétrique du corps par des mensurations bien établies. On verrait ainsi, comme j'ai pu m'en rendre compte chez quelques sujets, que les Hermaphrodites sont des irréguliers tant au point de vue des Caractères sexuels secondaires que des Caractères sexuels primaires.

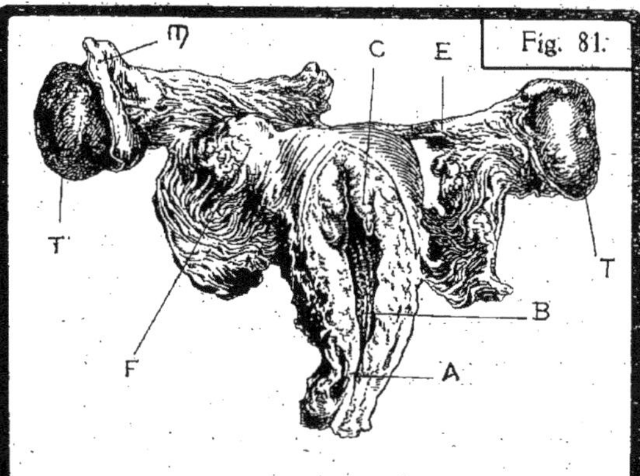

Homme, avec Utérus et Trompes dans le Scrotum. — Sujet de 26 ans, ajusteur. Taille petite. Aspect infantile, un peu efféminé : voix grêle, pas de barbe, moustache à peine esquissée. Conformation du corps normale. Seins un peu gros. Atteint d'une Tumeur des bourses dont le début paraît remonter à la naissance, l'ablation de cette Tumeur a montré qu'elle était formée par : deux Testicules, T et T', normaux, en spermatogénèse très active (en M, Tunique albuginée déchirée), à gauche, une Trompe et un Epididyme unis, E ; à droite, une Trompe et un Epididyme confondus, F, un Utérus, A, avec muqueuse, B, et des Végétations, C. — Prostate, au toucher rectal. Pénis petit, pas de rapports ; pas d'appétit sexuel, parfois érection et éjaculation nocturne. (Cas de Cornil et Brossard.)

De l'influence des diverses Glandes endocrines sur les Caractères sexuels primaires et secondaires. — Les Glandes génitales font partie du Système endocrine, et il existe des relations entre elles et leurs congénères, les Thyroïdes, les Surrénales, la Pituitaire. Il semble que les relations de ces diverses Glandes entre elles sont assez étroites pour influer sur leur développement réciproque. La Thyroïde et les Ovaires sont étroitement liés pendant toute la vie génitale. La Surrénale paraît aussi avoir une influence trophique remarquable sur l'ensemble de l'appareil sexuel ; Apert a pu réunir, dans les auteurs, dix observations où des lésions des Surrénales semblent remonter aux premiers temps de la vie intra-utérine et se sont accompagnées d'un Hermaphrodisme bien caractérisé (V. fig. 44, p. 131).

Les Caractères secondaires sont en rapport avec les Glandes génitales ; mais ils sont aussi sous la dépendance des autres Glandes endocrines (V. p. 118 et suivantes), que celles-ci les modifient directement ou bien indirectement par une action frénatrice ou excitante sur les Glandes génitales.

Réflexions sur les Hermaphrodites. — Il existe deux conceptions de l'Hermaphrodisme : l'une ancienne, qui remonte aux Grecs, et se base sur la morphologie des Organes copulateurs et des Caractères sexuels secondaires ; l'autre moderne, qui date du milieu du XIXe siècle, et s'appuie exclusivement sur l'état anatomique du Système génital et en particulier des Glandes Génitales.

1° CONCEPTION ANCIENNE. — Les Grecs, sous les noms de Gy-Anthropes et d'Andro-Gynes, ont désigné des sujets qui, par la conformation des Organes génitaux externes et l'aspect général du Corps, présentaient un mélange des Caractères sexuels masculins et féminins.

Les Romains leur donnent le nom d'Hermaphrodites : *quos Hermaphroditos vocamus, olim Androginos vocamus* (Pline), et les comprennent comme les Grecs. L'*Hermaphrodite* de Polyclès, qui était à Rome, représente un sujet d'aspect féminin ayant des Organes masculins.

Au Moyen-Age, on cherche à les classer en mâles et femelles, au point de vue du mariage, et l'établissement du sexe se fait alors d'après l'ensemble des Caractères sexuels primaires et secondaires : « L'en demande a qui l'en doit compaigner hermofronditus, qui ot nature d'ome et de fame ? et je respons : à la partie dont il i a plus (Liv. de Just. 55, XIIIe siècle, d'après Littré).

A la Renaissance, Ambroise Paré décrit les « Hermafrodites ou Androgynes, c'est-à-dire qui en un mesme corps ont deux sexes » ; et il figure deux Jumeaux joints ensemble par le Dos et possédant chacun une Verge avec un Scrotum, plus une Vulve, les deux Appareils externes mâle et femelle étant juxtaposés. Cette conception de l'Hermaphrodite muni des deux appareils copulateurs, situés l'un à côté de l'autre ou l'un au-devant de l'autre, persiste jusqu'en plein XVIIIe siècle, et Audran les figure d'après Colombus (fig. 82), mais sans aucune documentation anatomique précise, en leur donnant l'épithète de *parfait*. Il enregistre une idée de tradition : « Les Sentimens ont de tout tems été partagés sur l'existence des Hermaphrodites de cette espèce. Cependant Aristote, plusieurs Historiens et bien des Auteurs de Médecine en rapportent des exemples, qui paroissent porter tout le caractère de la vérité » (Audran, 1768). Les autres Hermaphrodites qui n'ont qu'un mélange des Organes mâle et femelle sont dits *imparfaits*. Le Sexe est indiqué d'après les Caractères sexuels secondaires, que l'Hermaphrodisme soit parfait ou imparfait.

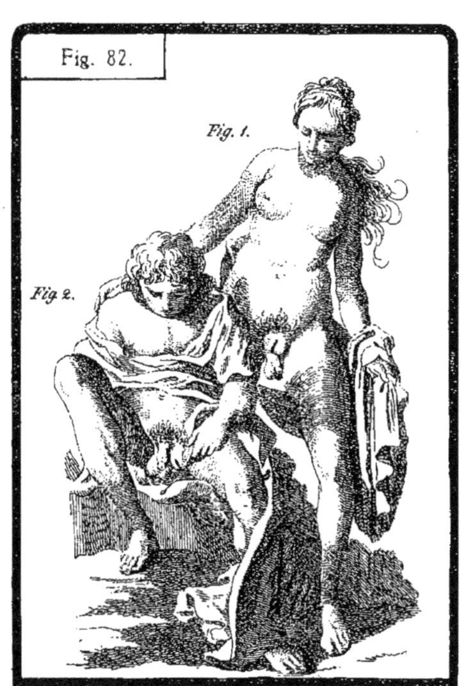

Types d'Hermaphrodites parfaits, d'après George Arnavd, 1748. — Fig. 1, prise de Colombvs. Hermaphrodite femelle parfaite, ainsi nommée parce qve tovt le caractère de la femme y est observé dans la constrvction dv corps, et parce qve la verge, très bien formée, est perforée et le vagin libre. Fig. 2, prise dv même avtevr, dans laqvelle la corpvlence mascvline prédomine.

2° Conception moderne. — L'avènement de l'Anatomie microscopique et de l'Embryologie a déterminé un nouveau Classement des Hermaphrodites.

Le Sexe est indiqué par la Glande Génitale seule ; la morphologie de l'Appareil génital externe et interne, de même que les Caractères sexuels secondaires, sont tenus pour sans valeur.

La Glande Génitale comptant seule, la conséquence est que le sujet *Hermaphrodite vrai* doit posséder un Testicule et un Ovaire. Tous les individus qui n'ont qu'une variété de Glande Génitale, quels que soient les mélanges des Caractères sexuels primaires et secondaires qu'ils puissent présenter, sont des *Pseudo-Hermaphrodites*.

Les *Pseudo-Hermaphrodites* ont donc, soit une Glande Génitale mâle, soit une Glande Génitale femelle. La bi-sexualité apparente est due à la morphologie des Organes copulateurs et des Caractères secondaires. Un sujet paraît être une Femme, mais il a des Testicules; un second semble être un Homme, mais il a des Ovaires. Le premier est cependant un Homme et le second une Femme. S. Pozzi a très heureusement donné au premier le nom d'*Andro-Gynoïde* et au second celui de *Gyn-Androïde*.

L'*Andro-Gynoïde* (ἀνήρ, ἀνδρός, homme; γυνή, femme; εἶδος, apparence) est un sujet masculin par la Glande Génitale, féminin par l'apparence. Pozzi en reconnaît deux variétés : le *régulier*, caractérisé par une morphologie normale de la Vulve (fig. 75 et 76), et l'*irrégulier*, dénommé encore Hypospadiaque, parce que l'aspect des Organes génitaux externes est celui des Hypospades (fig. 74).

On pourrait, pour donner un nom objectif, appeler le premier *Vulvifère* (fig. 75) et le second *Hypospade* (fig. 74).

Le *Gyn-Androïde* est un sujet féminin par la Glande Génitale, masculin par l'apparence. Pozzi en décrit également deux variétés : le *régulier*, avec Organes génitaux de type masculin (fig. 78), et l'*irrégulier* avec Hypospadias féminin (fig. 44, p. 131).

Le premier pourrait s'appeler *Pénifère* (fig. 78) et le second *Hypospade*.

Cette Classification est excellente pour la très grande majorité des cas; mais elle ne peut s'appliquer aux faits de coexistence d'une Verge avec Scrotum et d'un Vagin (fig. 72), ni à ceux d'existence de Trompes et d'Utérus chez des sujets masculins par la Glande Génitale et par l'Apparence générale (fig. 80 et 81).

Une autre Classification divise les *Hermaphrodites* en *Glandulaires* et *Tubulaires* (Siegenbeck van Henkeulom, Tuffier et Lapointe). Les premiers répondent à l'Hermaphrodisme vrai, caractérisé par la présence des deux Glandes génitales (fig. 73); ils sont très rares et encore discutés (V. p. 200). Les seconds comprennent l'immense majorité des cas connus et sont des Pseudo-Hermaphrodites; ils se divisent en deux grandes familles : les masculins et les féminins, les uns et les autres présentant des signes de bi-sexualité de l'Appareil excréteur. Chaque famille a trois variétés, suivant que les anomalies se localisent aux seuls Organes internes, aux Organes externes et aux Organes internes, aux seuls Organes externes. Il existe donc : 1° un Pseudo-Hermaphrodisme masculin interne (fig. 80), un complet, un externe (fig. 76); 2° un Pseudo-Hermaphrodisme féminin interne, un complet (fig. 79), un externe (fig. 69, 77 et 78). Cette classification n'a que le tort d'être un peu aride et de ne pas comporter de dénomination objective. Elle ne comprend pas non plus les cas à Organes copulateurs masculins ou féminins associés (fig. 72).

REMARQUES. — La Classification basée sur la Glande Génitale est-elle la meilleure? La réponse serait affirmative, si la Glande était normale. Mais que valent les Ovaires et les Testicules observés? Nous n'avons pas de moyens histologiques capables d'apprécier l'état physiologique de l'Ovaire, mais nous en possédons un pour le Testicule : la Spermatogénèse. Trouve-t-on des Spermatozoïdes dans les Testicules des Hermaphrodites? J'ai lu beaucoup d'observations d'Andro-Gynoïdes et j'ai toujours remarqué que l'examen des Testicules de ces sujets conclut à l'inactivité de la Glande. Dans les cas, au contraire, comme dans celui de Cornil et Brossard, où le Testicule est actif, l'apparence du sujet n'est pas celle d'une Femme, et il ne s'agit nullement d'un Andro-Gynoïde.

Il serait donc à souhaiter que l'on divisât dorénavant les cas d'Hermaphrodismes en deux groupes : ceux à Glande Génitale active et ceux à Glande Génitale inactive. Il serait intéressant de comparer les Caractères secondaires des uns et des autres.

En fait, d'après la majorité des faits, les Hermaphrodites, au lieu de réunir les deux sexes, n'en ont aucun. Ce sont des asexués; leur Glande génitale ne fonctionne pas. Aussi ne vois-je pas très bien pourquoi on se baserait sur cette Glande sans valeur, plutôt que sur la Forme des Organes Génitaux ou sur les Caractères sexuels secondaires pour indiquer le sexe, au point de vue de l'état civil. Comme le juriste du XIIIe siècle, je dirais qu'il faut tenir compte de l'ensemble de la morphologie du Corps et ranger avec les Hommes le sujet qui a un maximum de Caractères masculins et parmi les Femmes celui qui a un maximum de Caractères féminins. Ce parti de classement est supérieur à celui qui serait basé sur la Glande Génitale inactive et qui aboutirait à habiller en Femmes les cas de Luigi de Crecchio (fig. 79) et de Fibiger (fig. 44, p. 131), ou en Hommes ceux de Tuffier et Lapointe (fig. 74) et de Gayet et Jalifier (fig. 75).

Un point fort intéressant qui ressort de l'étude des Hermaphrodites, c'est que la Glande Génitale inactive ne commande ni la morphologie des Organes génitaux externes ni les Caractères sexuels secondaires. Cette Glande doit être considérée comme n'ayant plus aucune influence directrice, et dès lors les divers segments de l'Appareil Génital se développent en quelque sorte anarchiquement : il n'y a plus de régularité ni de corrélation entre le Type de la Glande Génitale et la Morphologie sexuelle. L'Organisme lui-même est entaché de défauts de proportions et d'asymétrie. Il y aurait intérêt à relever, chez tout Hermaphrodite, les principales mensurations du corps ; grâce à l'amabilité de mon ami Lapointe, j'ai pu étudier le remarquable Andro-Gynoïde hypospade dont il a publié l'observation avec Tuffier (fig. 74) et j'ai pu constater une asymétrie marquée qui paraît avoir passé inaperçue.

Une autre remarque, quelque peu troublante, se déduit de la différence du développement du Corps chez les Hermaphrodites et chez les Eunuques. Un Gyn-Androïde n'a pas de Testicules et il a l'aspect d'un Homme ; l'Eunuque mâle a été privé de ses Testicules et son Habitus général est spécial, tenant de l'Infantile et de la Femme ; l'Andro-Gynoïde a un Testicule inactif et sa Morphologie génitale et générale est féminine. L'Eunuque est une preuve de l'influence de la Glande Génitale sur le développement du Corps. Le Gyn-Androïde et l'Andro-Gynoïde sont également des preuves que la Glande Génitale peut être sans action sur ce même développement. Peut-être faut-il admettre que chez l'Eunuque la castration a supprimé une orientation qui existait, tandis que chez l'Hermaphrodite il n'y eut jamais d'orientation : le Type de l'Eunuque est, en effet, spécial et régulier, l'Hermaphrodite est divers en ses aspects et échappe à toute règle de conformation. Ces explications théoriques n'empêchent pas les faits d'être fort troublants : nous imposons des Lois à la Nature, mais elle sait s'y dérober assez souvent pour nous montrer qu'elle vit et évolue à l'encontre de nombre de nos conceptions.

Les conditions nécessaires pour qu'une Observation d'Hermaphrodisme soit complète. — Une observation complète d'Hermaphrodisme comporte l'étude du sujet vivant et celle du sujet mort.

Sujet vivant. — L'examen comprend la recherche des Caractères sexuels primaires et des Caractères sexuels secondaires.

La description des *Caractères sexuels primaires* se divise en deux parties : l'étude des Organes génitaux externes et celle des Organes internes. La première peut nécessiter l'anesthésie générale, par exemple pour faire le diagnostic entre un Andro-Gynoïde Hypospade ayant un méat urinaire, à la base de la Verge, et un Gyn-Androïde Hypospade ayant, au fond d'une même dépression, un méat et un orifice vaginal rétréci. Ce n'est qu'à l'autopsie qu'on a trouvé le Vagin de Marie-Madeleine Lefort (fig. 77); sous l'anesthésie, on l'eût facilement reconnu.

Les Seins seront étudiés attentivement au point de vue de leur constitution (seins glandulaires, seins graisseux), de leur volume, de leur symétrie

L'examen des Organes internes peut être pratiqué, au cours d'une opération, mais il est toujours incomplet; par exemple, pour trouver les vésicules séminales chez un Gyn-Androïde (fig. 79), il faut une dissection qui paraît bien difficile chez le vivant. L'étude de la Glande Génitale, de même que celle de tous les autres organes génitaux internes, doit être pratiquée histologiquement; il faut, en particulier, relever l'état de cette Glande au point de vue de son fonctionnement régulier.

Les *Caractères sexuels secondaires* nécessitent la Mensuration anthropométrique du Corps, la recherche de l'Asymétrie du Squelette, l'examen détaillé de la Face et du Larynx (par suite de la Voix), l'étude morphologique des Systèmes musculaire et articulaire, du Pannicule adipeux, du Système pileux. Les Glandes endocrines seront explorées (la radiographie est à conseiller). L'Instinct sexuel sera relevé.

Sujet mort. — L'Autopsie sera générale et complète (si possible, le Squelette sera disséqué dans son entier et pesé, les os examinés sur coupes macroscopiques et microscopiques).

Les Organes Génitaux seront étudiés dans les moindres détails.

Les Glandes endocrines seront toutes recherchées et décrites macroscopiquement et microscopiquement.

Conclusions. — Le nom d'*Hermaphrodite* peut être donné à tout sujet qui réunit quelques-uns des caractères sexuels primaires des deux sexes.

Il existe deux classes d'Hermaphrodites : les *Sexués* (Glande génitale active) et les *Asexués* ou *Pseudo-sexués* (Glande génitale inactive).

Les *Hermaphrodites sexués* tendent à avoir les Caractères sexuels secondaires de leur sexe, mais avec des irrégularités.

Les *Hermaphrodites asexués* ou *pseudo-sexués* tendent à présenter, également avec des irrégularités, des Caractères sexuels secondaires opposés à ceux que commanderait leur Glande génitale, si elle était active. Les *Pseudo-mâles* sont des *Andro-Gynoïdes* et les *Pseudo-femelles* des *Gyn-Androïdes*.

ACTION DE L'AGE SUR LA MORPHOLOGIE DU CORPS

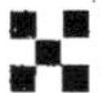

L'Organisme, en voie d'usure et de renouvellement incessant, change constamment. Tout être humain subit des modifications journalières que connaissent bien les Peintres et que savent apprécier les Médecins observateurs : modifications du ton de la peau, de l'éclat des yeux, de l'allure générale; j'ajouterai que le poids et le volume du Corps, voire même la taille, offrent d'un jour à l'autre quelque variation, sans doute infinitésimale, mais témoin d'un perpétuel changement.

Il importe de juxtaposer à l'idée de stabilité, que peut laisser dans l'esprit l'étude du Canon humain avec ses mesures et ses rapports chiffrés, la notion des modifications continues de chacune des cellules du Corps.

L'étude classique de la figure normale du Corps de la Femme élimine par avance toutes les déformations dues à l'Age, si bien qu'elle est en réalité celle de la Femme adulte et jeune, soit de la Femme en plein épanouissement de sa beauté. Faite plutôt du point de vue artistique, cette étude est donc insuffisante pour le Médecin qui doit connaître l'aspect normal du Corps féminin à tous les âges.

La vie de la Femme adulte peut se diviser en cinq périodes : période de Nulliparité, période de Parité, période de Ménopause, période de Vieillesse, période de Sénilité.

Chacune de ces périodes varie assurément avec les sujets; mais, pour l'ensemble des Femmes, elle a bien une signification particulière et elle correspond à un habitus général, indicateur de l'Age pour l'œil observateur. Il s'agit, dans cette description, de la Femme normale, bien constituée, ayant rempli toutes ses fonctions génitales et n'étant atteinte d'aucune maladie générale ou utéro-ovarienne de sérieuse importance.

Pour être complète, cette étude devrait comprendre l'évolution de la Femme dans les différentes Races; l'absence de documents m'oblige à me limiter à la Femme française.

1. Période de Nulliparité. — Chez la Femme qui remplit sa fonction vitale, la période de Nulliparité est courte et se termine avant vingt-cinq ans. Elle se confond avec la période de la Beauté plastique.

La Taille a atteint à peu près son maximum, ne devant plus augmenter que de 1 centimètre environ, de 20 à 30 ans. Les Muscles sont fermes, les Articulations souples. Le Pannicule adipeux, partout bien développé, ne présente nulle part d'épaississement anormal. La Peau est sans aucune ride; ses plis normaux sont à peine marqués et ses plis accessoires n'existent pas encore (fig. 83).

Deux caractéristiques de la Femme à cet âge tiennent à l'orientation des Seins et de la partie inférieure du Ventre, dans la station debout ou assise. Les Seins, fermes et tendus, toujours nettement détachés de la poitrine, regardent légèrement en haut. La Paroi abdominale, du fait de

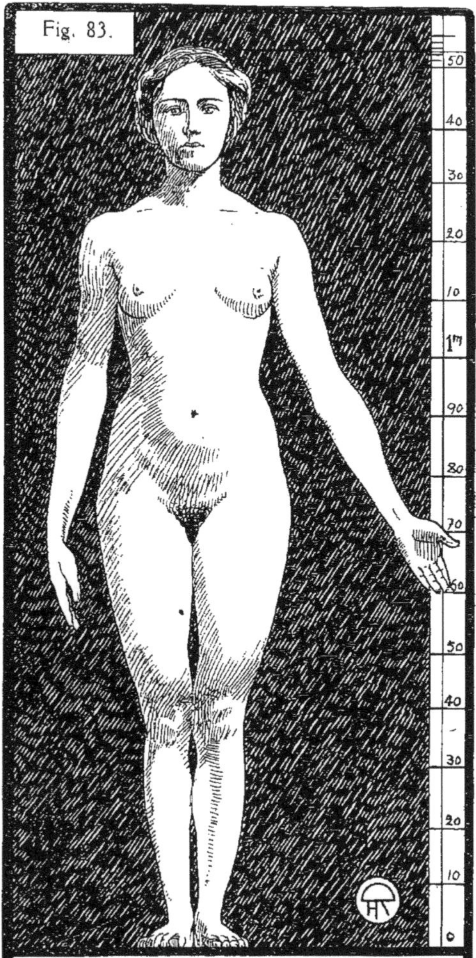

Fig. 83.

Jeunesse. Type nullipare. Femme de 20 ans, de race française, méri=dionale (Ariège), sous-brachycéphale (indice céphalique, 83.33). Taille : 1m524, avec redresse=ment : 1m538. Envergure : 1m523. Buste : 81 ct 7. Hauteur pubienne : 78. Hauteur de la Tête : 21 ct 3, avec pression : 20 ct 9. Diamètre bi-acromial : 35 ct 6, avec parties molles : 37 ct 5. Diamètre bi-trochantérien : 32 ct 4, avec parties molles : 34 ct. Poids : 50 kil. N'a jamais porté de corset.

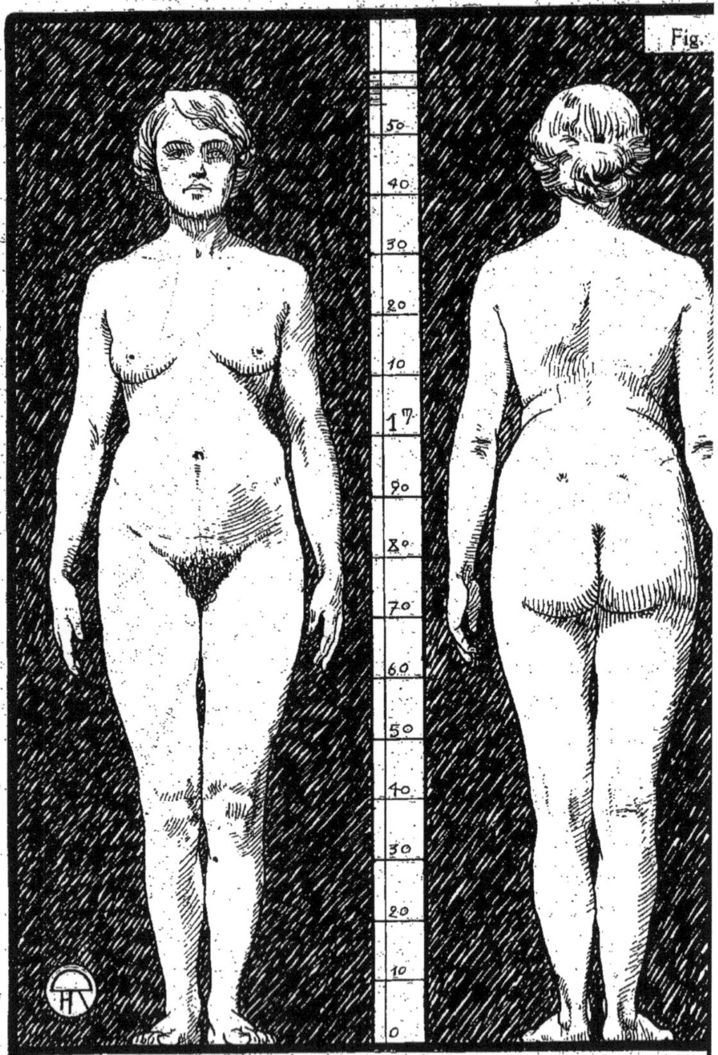

Parité. Type à l'apogée du développement du co
Femme de 30 ans. Taille: 1m58. Poids: 56k. Le changement
l'aspect morphologique du corps de 20 à 3
ans tient surtout au développement du tis
graisseux; les seins sont légèrement tomba
le ventre est arrondi, les fesses sont saill
-tés, l'espace inter-fémoral est réduit.

la tension naturelle des muscles, présente de bas en haut, du bord supérieur de la symphyse à l'ombilic, une direction oblique d'arrière en avant, dont la vue de profil permet de se rendre compte aisément (fig. 8 *a*, et p. 47). On sent que le contenu abdominal est soutenu parfaitement et sans effort par la sangle musculaire profonde.

La Vulve est toujours close par suite de la tonicité des tissus et de l'affrontement des bords internes des Grandes Lèvres.

2. Période de Parité. — La période de Parité va jusqu'à la Ménopause. Elle est d'autant plus longue que la période de Nulliparité a été plus courte et que la Ménopause est retardée. En moyenne, elle dure une trentaine d'années.

Deux âges en marquent les deux phases principales : 30 et 40 ans; la première répond à l'Apogée du développement du Corps féminin, la seconde à la Maturité qui fait pressentir le déclin.

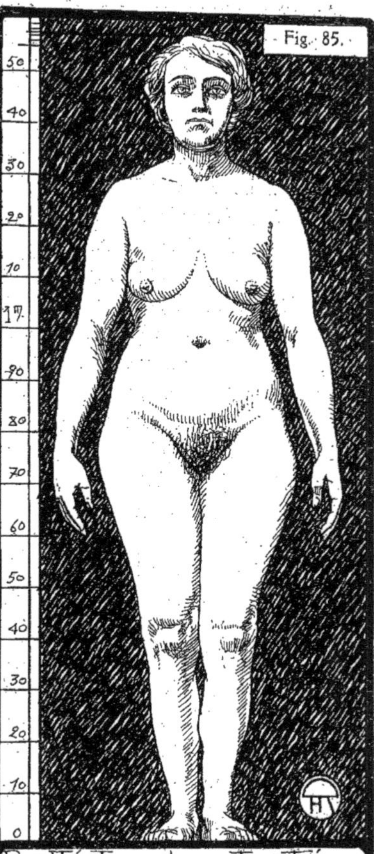

PARITÉ. TYPE DE MATURITÉ. — Femme de 40 ans. Taille : $1^{m}57\frac{1}{2}$. Poids : 57^{kil}. Le changement de l'aspect morphologique du corps, de 30 à 40 ans, tient au développement du tissu graisseux, au léger épaississement des attaches des membres, à l'accentuation des plis cutanés, à l'apparition des rides et des varicosités de la peau.

Apogée de développement du Corps de la Femme pare. — La Femme de trente ans (fig. 84) a atteint son maximum de développement : la Taille est à sa croissance extrême; le Système osseux est parachevé; les Muscles sont en pleine force; mais le Pannicule adipeux, souvent déjà un peu épais, laisse saillir çà et là quelque Stéatome, la Peau marque ses plis naturels, laisse deviner les plis accessoires et s'imprimer au coin de l'Œil et de la Bouche une ébauche de ride.

Les Seins, plus volumineux que dans la période de nulliparité, en raison de leur fonctionnement, ont perdu de leur fermeté et sont légèrement tombants chez la plupart des sujets.

Le Ventre s'est un peu arrondi; il ne possède plus nettement le plan oblique pubo-ombilical de bas en haut et d'arrière en avant, parce que, sous l'influence des grossesses, la sangle musculaire s'est toujours plus ou moins relâchée dans quelque proportion.

Maturité de la Femme pare. — La Femme de 40 ans (fig. 85) porte déjà les marques du déclin de la vie sexuelle. Mais ces marques sont faibles chez les sujets de bonne constitution qui ont échappé aux maladies occasionnelles, n'ont pas souffert de dures épreuves sociales et ont cultivé leur Corps.

La Taille a baissé légèrement, de 1/2 centimètre environ. Les Os se sont souvent légèrement épaissis au niveau des articulations, et les Mouvements ont quelque peu perdu de leur souplesse.

Le Pannicule adipeux sous-cutané, et, d'une manière générale, tout le Tissu graisseux de l'économie, se sont développés; les paquets graisseux lombaires, trochantériens, fessiers, etc., sont saillants.

C'est surtout à l'augmentation du Tissu adipeux qu'est due la progression du Poids qui, chez la Femme la plus normale, est d'environ 1 à 2 kilogrammes.

La Peau commence à perdre de sa finesse et laisse paraître, surtout à la Face, plis et rides, encore peu accusés, mais définitifs.

Le Système Veineux porte aussi l'empreinte du Temps : les varices des membres inférieurs, les varicosités de la face sont assez fréquentes, même chez des Femmes de bonne santé générale et destinées à une longue vieillesse.

Les Seins, en raison du développement du tissu graisseux, ont plutôt un peu augmenté de volume et, s'ils étaient de moyen développement, ne sont pas trop procidents.

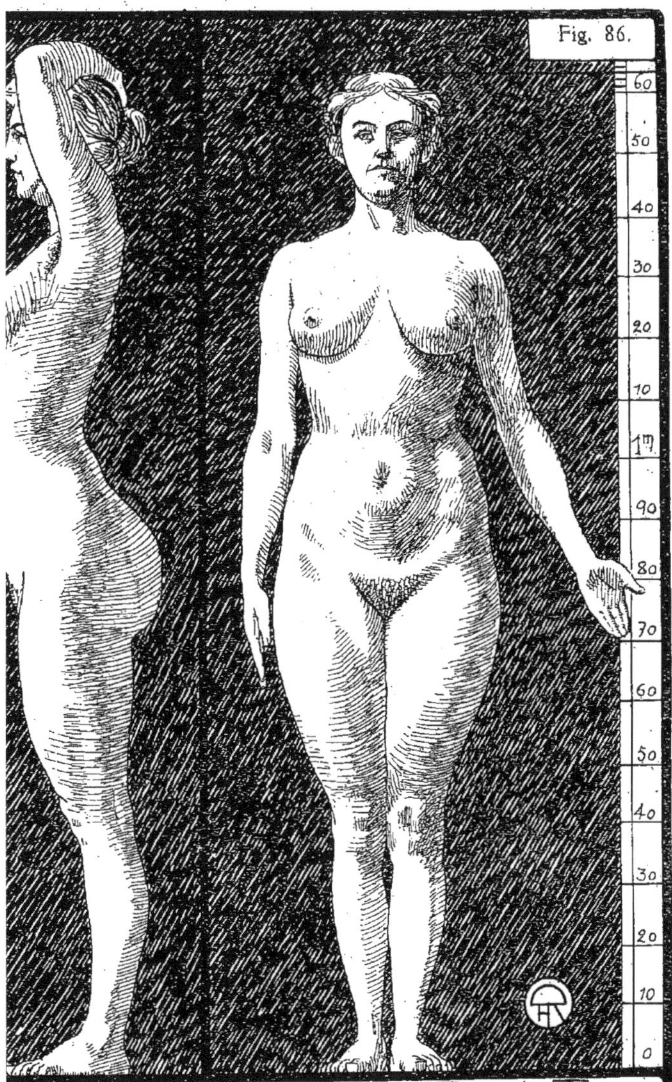

. Type de maturité à belle évolution plastique.
de 40 ans, de race celtique française (Limousine)
ycéphale (indice céphalique = 86.7) ayant cultivé
rps, nullipare. Taille : 1m 63. Poids : 66 kil. 500. Hauteur
au pubis : 81 ct 5. Hauteur de la tête : 20 ct. Diamètre bi-
nial osseux : 34 ct 5, avec les parties molles : 38 ct. Diamè-
-trochantérien osseux : 36 ct, avec parties molles : 38 ct.

Le Ventre, un peu plus adipeux qu'à la période précédente, conserve sa tonicité.

La Région Vulvaire, à moins de lésions traumatiques post-puerpérales, n'a subi d'autre transformation d'aspect que celle provenant de l'augmentation de son tissu graisseux sous-cutané.

A la période de Maturité, la beauté des proportions persiste encore dans son ensemble et l'évolution des formes peut s'être faite dans le sens d'une plastique harmonieuse. Certaines Femmes, dont les Tissus sont particulièrement sains et qui ont eu soin de cultiver leur Corps soit par des soins assidus, soit par des exercices intelligents, gardent à la fin de la Maturité et même pendant la Ménopause un bel aspect morphologique. Les Grossesses, pourvu qu'elles aient été normales et en nombre assez restreint, ne sont pas une cause de déchéance; au chapitre consacré à l'étude du Ventre, j'ai figuré une Femme dont la Paroi abdominale ne présente aucune déformation après six grossesses (V. plus loin).

Il existe une Beauté de la Maturité presque aussi prenante que celle de la Jeunesse et dont la caractéristique principale est le développement du Pannicule adipeux, principalement autour du Bassin et aux Cuisses. Le sujet de la figure 86, malgré quelque étroitesse de la poitrine, est une Femme de proportions harmonieuses et régulières. En le comparant à celui de la figure 14 (p. 69), qui représente une Femme également un peu grasse mais jeune, on se rend compte des particularités qui distinguent la Jeunesse de la Maturité. Le Tissu graisseux n'est plus maintenu aussi bien, à la Maturité, par une Peau parfaitement élastique, et le modelé du Corps n'offre plus une ligne aussi pure; le Cou n'est pas aussi dégagé parce qu'il s'est accumulé un peu de graisse sous le Menton; la Face montre des plis trop marqués, surtout au coin des Lèvres; la Paroi abdominale, quoique bien tendue, présente une légère saillie adipeuse pubienne et n'a plus cette parfaite obliquité ascendante de la toute jeune Femme (V. fig. 8 *a*, p. 47). Mais ces légers défauts de détail ne nuisent guère à l'ensemble. En plus, on peut dire avec quelque raison que la Jeunesse ne comporte pas le développement du Tissu graisseux et que le sujet de la figure 14 a le défaut d'être un peu adipeux, si bien que la comparaison doit plutôt être établie avec la Femme de 20 ans (p. 213). Dès lors, la Beauté de la Maturité se caractérise bien par l'importance particulière, mais non excessive, du Pannicule adipeux dans le modelé des Formes. Et ce Type de Beauté est réel et diffère du Type normal de la Beauté de la Jeunesse.

3. **Période de Ménopause.** — La période de Ménopause correspond, selon moi, non pas au temps relativement court, parfois même très court, des dernières menstruations de la Femme, mais aux années qui précèdent et suivent la cessation des règles. La terminaison de la Menstruation n'est qu'une étape au cours d'une évolution qui commence avant et se termine après, et dont le résultat est l'involution atrophique de l'Appareil génital.

La manière si différente dont s'accompagne la Ménopause tient, il me semble, à l'état des Glandes Ovariennes. Chez la Femme saine, les Ovaires ne sont pas atteints de dégénérescence scléreuse marquée lors de l'arrêt des règles; ils continuent à donner leur sécrétion interne, dont la continuité suffit à empêcher l'éclosion, ou tout au moins à diminuer l'importance des troubles nerveux, vasculaires et trophiques de l'Insuffisance ovarienne; d'autre part, leur vitalité a pour résultat de préserver l'Appareil vulvo-vaginal d'une atrophie scléreuse trop rapide. Sans doute, progressivement et lentement, les Glandes Ovariennes régressent; mais, chez la Femme normale, la période d'involution est longue et dure jusqu'à 60 ans. Si la période de la Ménopause présente, chez tant de Femmes, une déchéance rapide, la cause en est à la fréquence des altérations ovariennes.

Commençant vers 45 ans pour se terminer à 60 ans, le stade ménopausique offre une durée d'environ quinze années, au cours desquelles surviennent des modifications morphologiques importantes, portant surtout sur le Squelette, le Système Vasculaire et le Tissu adipeux.

La Taille diminue d'autant plus que le sujet est moins résistant; des différences de 3 à 4 centimètres entre 40 et 60 ans sont communes. Le Dos se voûte légèrement et la Cambrure lombaire s'accentue par suite de l'affaiblissement des muscles du Tronc.

Les Articulations deviennent plus anguleuses, et les Saillies Musculaires plus faibles.

Le Système Vasculaire, par suite de la réplétion qui suit l'arrêt des règles, a souvent tendance à s'hypertrophier; les varicosités, les veines apparaissent de plus en plus.

Les Os perdent de leur densité qui, d'après Charpy, tombe de 1,40 (période adulte) à 1,30 (50 ans).

Le Tissu adipeux se développe toujours à la Ménopause chez la Femme saine, mais dans des proportions variables : tantôt il prend des

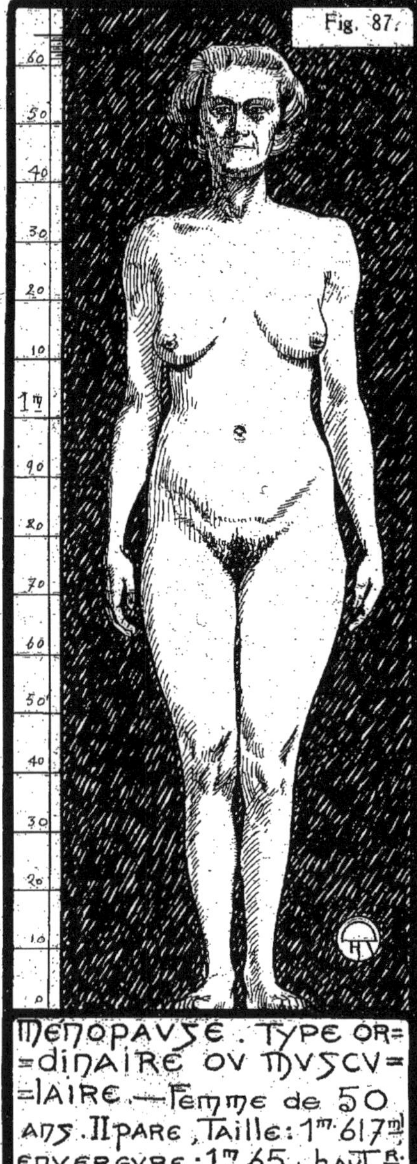

Fig. 87.

MÉNOPAUSE. TYPE ORDINAIRE OU MUSCULAIRE. — Femme de 50 ans. II pare, Taille : 1m 617ml Envergure : 1m 65 ; haut.r de la Tête : 0m 207 mil. ooo Poids : 57 kil. ooo

proportions anormales que j'étudierai à part (V. p. 232), tantôt il subit une hypertrophie importante, tantôt enfin il augmente légèrement.

Je pense que le meilleur état de santé comporte un léger embonpoint ; mais un degré marqué d'adipose est si fréquent, sans entraîner de déchéance organique, que j'estime conforme à la réalité l'existence et la description de deux Types de Femme ménopausée : la Normale proprement dite ou ordinaire, et l'Adipeuse, l'une et l'autre présentant les modifications du Squelette et du Système Vasculaire ci-dessus indiqués et ne différant entre elles que par leur richesse en tissu graisseux.

La Femme Ménopausée type ordinaire. — Le Tissu adipeux augmente assez pour compenser au delà la perte de poids que subit le Squelette en raison de la diminution de la densité. Il s'accumule surtout autour du Bassin, aux Fesses et aux Cuisses. D'une façon générale, il contribue à dissimuler les progrès de l'âge ; il soutient la peau, qui, devenue moins élastique, aurait une très grande tendance à se plisser si elle n'était pas maintenue, voire un peu tendue par le pannicule hypertrophié ; il masque les saillies osseuses qui tendent à paraître d'autant plus que les muscles amoindris les découvrent davantage.

La Peau présente, bien marqués, tous ses plis naturels et accessoires et se ride malgré le soutien heureux que lui donne le pannicule adipeux hypertrophié. Elle a perdu définitivement sa belle coloration blanche ou mate de l'âge du plein développement du Corps et elle se teint de jaune ou de brun.

Les Cheveux blanchissent, se raccourcissent, tombent, pendant que de petits Poils fâcheusement révélateurs garnissent la Lèvre supérieure. Les Seins gagnent en graisse ce qu'ils perdent en glande et se maintiennent.

Le Ventre est un peu plus arrondi et tombant, par suite du développement du pannicule adipeux; mais, chez la Femme robuste, la sangle musculaire reste bonne et s'oppose à la chute de la paroi.

La Vulve se flétrit; le Système pileux génital se raréfie, les Grandes Lèvres s'affaissent, les Nymphes s'atrophient et s'amincissent, la Muqueuse vestibulaire pâlit, l'Anneau vaginal tend à se scléroser.

La Femme Ménopausée, type adipeux. — La description que je viens de faire de la Femme ménopausée normale a trait au Type le plus commun de la Femme, le Type régulier ou musculaire (V. p. 108).

La Femme du Type abdominal est pour ainsi dire une Adipeuse, dès l'état adulte (V. p. 110). A la période de Jeunesse et de Maturité, elle est « forte », suivant l'expression usuelle. A la Ménopause, son tissu adipeux prend un développement proportionnel à celui de la Femme normale; mais, comme il est déjà plus abondant, il s'ensuit qu'il acquiert un volume plus important.

La Ménopausée Adipeuse diffère de l'Adipeuse pathologique par ce caractère que, chez elle, la Graisse est assez uniformément répandue sur tout le Corps et qu'elle s'allie à un Appareil Musculaire vigoureux et à un Squelette solide, tandis que, chez l'Anormale, le développement du Tissu adipeux est irrégulier et segmentaire et l'emporte sur les Os, surtout sur les Muscles affaiblis.

La Ménopausée Adipeuse (fig. 88) est de forte corpulence, mais encore assez bien proportionnée. Le Ventre, les Hanches, les Fesses et les Cuisses sont cependant un peu plus volumineux qu'il ne convient pour le reste du Corps.

La Taille est plus souvent élevée ou moyenne que petite.

Le Système Musculaire est vigoureux et revêt un Squelette résistant. Si les Membres sont gras, ils sont également musclés. Sous la couche de graisse abdominale qui forme tablier, on sent une sangle musculo-aponévrotique d'excellente qualité, sans aucun point de faiblesse.

Le Poids est lourd et atteint aisément 75 kil. et davantage, tant du fait de la masse musculaire et osseuse que du développement de la graisse.

Le Tissu adipeux donne au Corps son aspect (fig. 88) que l'on peut étudier de face et de dos.

Vue de face : la Tête est forte, le Cou gras ; les Seins sont gros et tombants ; le Ventre, large et proéminent, porte un gros bourrelet adipeux transversal sus-pubien qui retombe plus ou moins bas ; les Hanches disparaissent sous un gros amas de graisse ; les Membres inférieurs sont accolés de haut en bas dans la station debout, les pieds joints ; la Région Génitale, en partie cachée par le tablier graisseux abdominal, enfouie sous les paquets adipeux fémoraux supérieurs internes, est dissimulée ; les Cuisses sont élargies par les Stéatomes sous-trochantériens.

Vue de dos : le Tour de Taille est effacé par un bourrelet graisseux, les Fesses, hautes et larges, se continuent par les paquets adipeux lombaires, formant avec eux une masse imposante qui remonte jusqu'au Thorax.

La Région Génitale est également graisseuse ; les Grandes Lèvres s'appliquent l'une contre l'autre sur une hauteur de plusieurs centimètres et il faut les écarter pour trouver les Nymphes et l'Orifice Vaginal, qui, le plus souvent, ne sont pas sclérosés chez les Femmes de ce Type musculo-adipeux. Les Poils sont ordinairement raréfiés.

4. Période de Vieillesse. — La période de Vieillesse, commencée vers 60 ans, peut être regardée comme se terminant avec la vie. A l'état normal, tant chez la Femme que chez l'Homme, elle ne nécessite pas l'affaiblissement moral et physique profond auquel est décerné le nom de Sénilité. Cependant, à partir de 80 ans, bien peu de Vieillards sont soustraits à la déchéance de leur Organisme. Aussi, donnant à la Vieillesse une durée d'une vingtaine d'années, je décrirai à sa suite la période de Sénilité.

Suivant les soins que la Femme aura pris de son Corps pendant la période de Parité et de Ménopause, suivant la robustesse et le type de

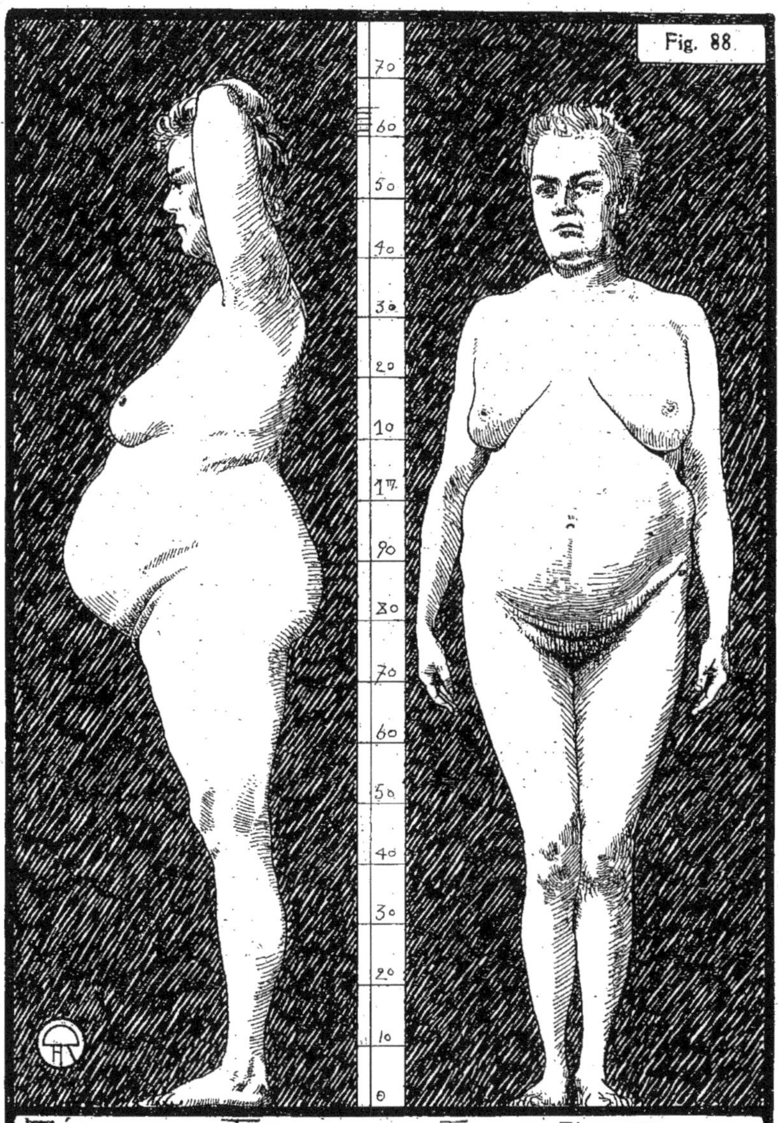

Ménopause, Type gras. — Femme de 51 ans, II pare, ménopausée à 46 ans. Taille $1^{m}645^{mil}$, largeur des épaules 0.42^{ct}, largeur des hanches 0.37^{ct}, largeur de la taille 0.30^{ct} Envergure : $1^{m}.745$. Périmètre om=bilical : $1^{m}21$. Poids de 30 à 40 ans. 65 à 70^{K}. à 51 ans. 90^{K}.

sa Constitution, suivant ses tendances Héréditaires, suivant le nombre de ses Accouchements et le volume de ses enfants à leur naissance, elle ralentira plus ou moins la déchéance de son Organisme.

Les deux Types ordinaire et adipeux, décrits à la période de Ménopause, se retrouvent à la Vieillesse, tout au moins jusqu'à 70 et 75 ans. Le Type ordinaire perdant régulièrement son tissu graisseux, je le décrirai sous le nom de Type maigre, par opposition au Type adipeux.

La Femme vieille, type ordinaire ou maigre. — Une modification profonde de la forme du Corps de la Vieille Femme est due à la diminution progressive, voire à la disparition, du Tissu adipeux. Sans jamais prendre chez la Femme de Type musculaire des proportions anormales, nous avons vu que le Pannicule adipeux augmente constamment jusqu'à 60 ans. Il peut ensuite soit progresser très légèrement encore, ou rester stationnaire jusqu'à 70 ans, soit le plus souvent diminuer.

La fonte du Tissu adipeux a pour premier résultat de laisser trop d'ampleur à la Peau, qui, n'étant plus élastique, se ride et se plisse sur toute son étendue. La seconde conséquence est de faire apparaître les Saillies osseuses et les Muscles.

Les Masses musculaires maigrissent elles-mêmes, et les Tendons deviennent de plus en plus saillants.

Les Vaisseaux, artères et veines, privés de leur enveloppe cellulo-graisseuse, montrent leurs troncs et sinuosités.

Le Poids diminue de plusieurs kilogrammes, tant à cause de la moindre densité des Os que de la disparition du Pannicule adipeux.

La Taille baisse, le Dos se voûte, les Reins se creusent par suite de la bascule des dernières vertèbres lombaires qui font saillie au-dessous du Bassin et bombent tellement que, dans la position couchée, elles viennent presque au niveau de la ligne horizontale tangentielle au pubis.

Le Bassin se porte en avant et se relève, montrant la Vulve, déterminant l'aplatissement des Fesses. Les Fémurs s'écartent et se portent en arrière; les Genoux se fléchissent légèrement pour contrebalancer la flexion antérieure du Tronc que déterminent la trop forte Ensellure lombaire et le changement de position du Bassin.

Les Seins et le Ventre se maintiennent souvent mieux qu'on ne pense, et chez une Femme de 73 ans, représentée figure 89, on peut remarquer que les Seins sont encore saillants et que, malgré quatorze grossesses, la paroi abdominale est encore bien tendue.

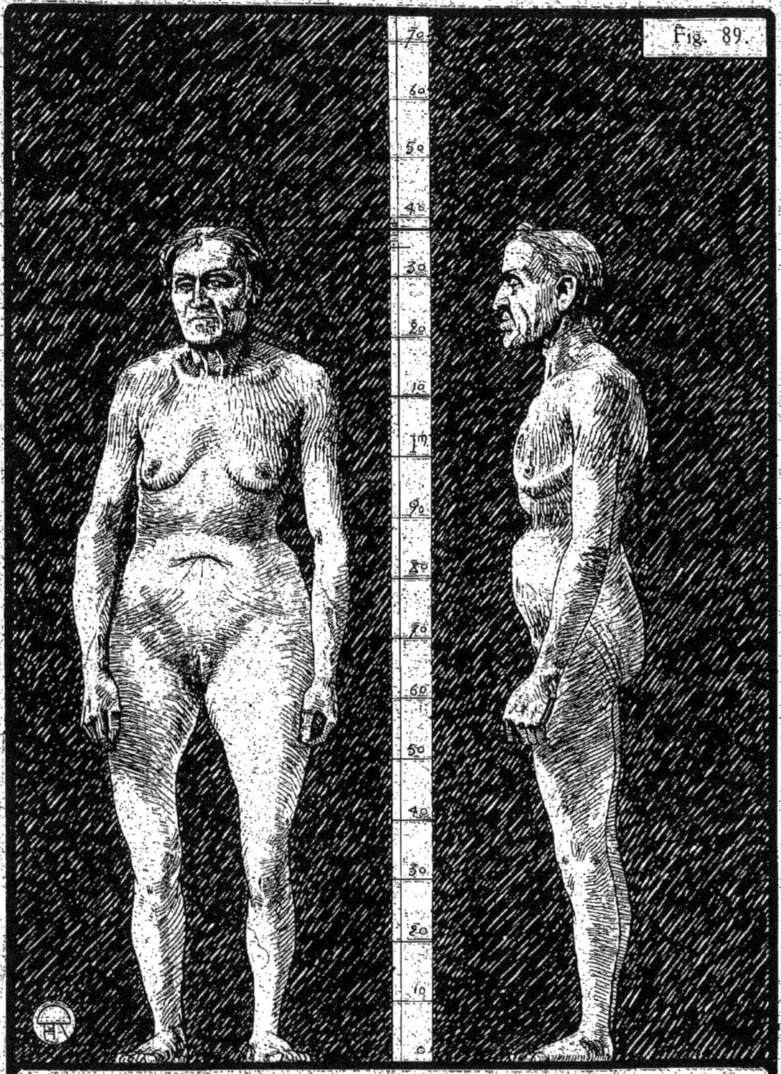

Fig. 89.

Vieillesse. Type maigre. — Femme de 73 ans, réglée de 14 à 47 ans, régulièrement, sans douleurs, abondamment; méno-pausée sans aucun trouble. XIV pare, de 19 à 45 ans; jamais malade. Toujours maigre. Taille: 1m38. Poids: 40 kil. Bonne paroi abdominale. Cyphose sénile. Sillon thoraco-abdominal déterminé par le port des vêtements.

La Vulve se flétrit et se sclérose; les Poils deviennent rares; les Nymphes disparaissent et la Muqueuse vestibulaire prend un aspect cutané.

La Femme vieille, type adipeux. — La Ménopausée adipeuse subit, comme la Musculaire ordinaire, une atrophie générale et progressive pendant la Vieillesse. Mais sa réserve de Graisse est si grande à la fin de sa Ménopause, qu'elle conserve de longues années une apparence grasse, tout en obéissant à la loi naturelle de la régression de tous ses Tissus.

Son aspect morphologique est identique à celui de la Femme maigre avec une surcharge graisseuse. En dépouillant, par la pensée, le sujet de la figure 90 de ses paquets adipeux, on retrouve assez exactement le Type de la Femme maigre de la figure 89.

La distribution de la Graisse reste la même qu'à la Ménopause; je noterai cependant que les Fesses sont moins saillantes par suite de l'inclinaison du Bassin en avant, et qu'elles tendent ainsi, malgré leur adipose, à prendre la forme plate de la Femme maigre.

5. **Période de Sénilité.** — La période de Sénilité est la période d'affaiblissement moral et physique profond de l'Organisme. De même, qu'elle peut manquer ou tout au moins se réduire à quelques années, elle peut aussi commencer de bonne heure, à 70 ans et même 60 ans.

Un fait, d'apparence paradoxale mais exact, est que les sujets qui arrivent à l'extrême limite de la vie humaine sont souvent mieux conservés que ceux qui succombent d'usure et d'anéantissement vers 70 et même 60 ans. Cela revient à dire que les Organismes robustes ne connaissent pas la décrépitude qui échoit aux sujets moins vigoureux, et pourtant assez résistants pour avoir pu gagner la période de Vieillesse.

L'état Sénile n'est donc pas fatalement dépendant de l'âge de la Vieillesse; telle Femme est sénile à 60 ans, et telle autre à 90 ans.

La Sénilité se caractérise par l'affaiblissement moral et physique et par des modifications de l'aspect morphologique du Corps.

Ces modifications sont en rapport avec le Type maigre ou adipeux qu'a présenté la Femme dans sa vieillesse, si bien que nous avons à considérer deux variétés d'aspect de la Femme sénile: la maigre et la grasse.

La Femme sénile, type maigre ou commun. — Le Type maigre est le Type communément observé.

Tous les Caractères de la période de la Vieillesse s'accentuent. Le

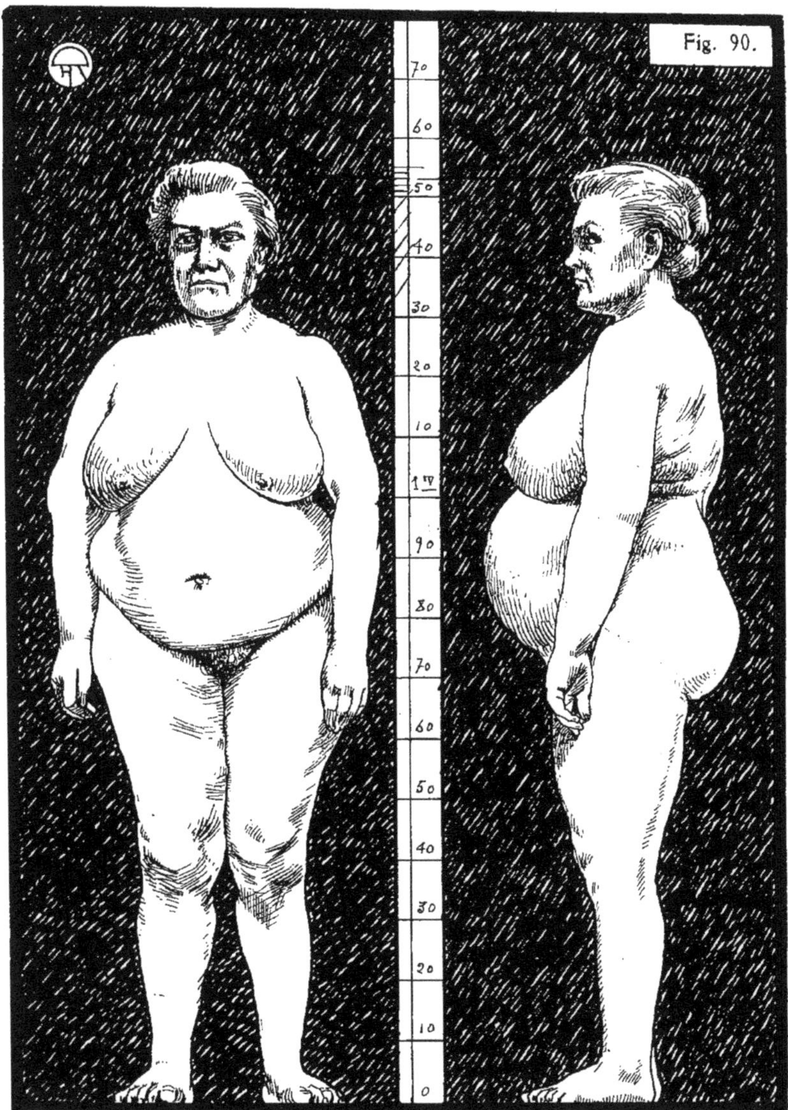

Fig. 90.

Vieillesse. Type gras. — Femme de 61 ans, nullipare, réglée à 16 ans, mariée à 24 ans, menstruée normalement, ménopausée à 47 ans. Taille : 1m 53. Poids : 82 kil., augmenté fortement depuis une dizaine d'années.

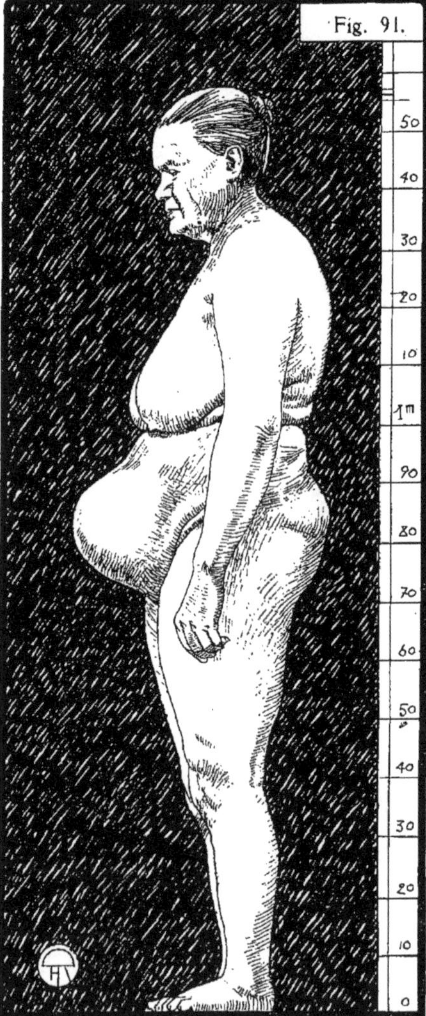

Sénilité. Type gras. — Femme de 70 ans. Réglée de 18 à 50 ans régulièrement, abondamment, sans douleurs. X pare de 21 à 46 ans, jamais malade. Taille : 1m57 ; Poids : 90 kil. Eventration post-opératoire depuis 2 ans.

Pannicule adipeux disparaît complètement, le Squelette devient très léger, les Muscles sont réduits dans toutes leurs dimensions ; en conséquence, le Poids tombe parfois au-dessous de 40 kilogrammes.

Le Dos se voûte, le Buste se fléchit en avant, au point que le Corps a l'air de se casser au niveau des Reins ; par suite, la Taille baisse jusqu'à 1m,45 et au-dessous.

Sclérosée et privée de son soutien graisseux, la Peau flotte autour des os et des muscles atrophiés, pendeloquant en grands plis inutiles et disgracieux (fig. 92, 93 et 94).

Les Seins sont atrophiés, aplatis, pendants, le Ventre est ptosique et la contraction, même forcée, des muscles abdominaux, ne peut le relever complètement, tant ces muscles sont affaiblis. La figure 92 donne mieux que toute description l'allure de la Femme sénile émaciée.

L'état de la Région Vulvaire varie suivant le degré de maigreur. Cependant il présente des caractères constants : Poils rares et blancs ou jaunâtres ; Grandes Lèvres dépourvues de tout tissu graisseux, flaccides et plissées, dé-

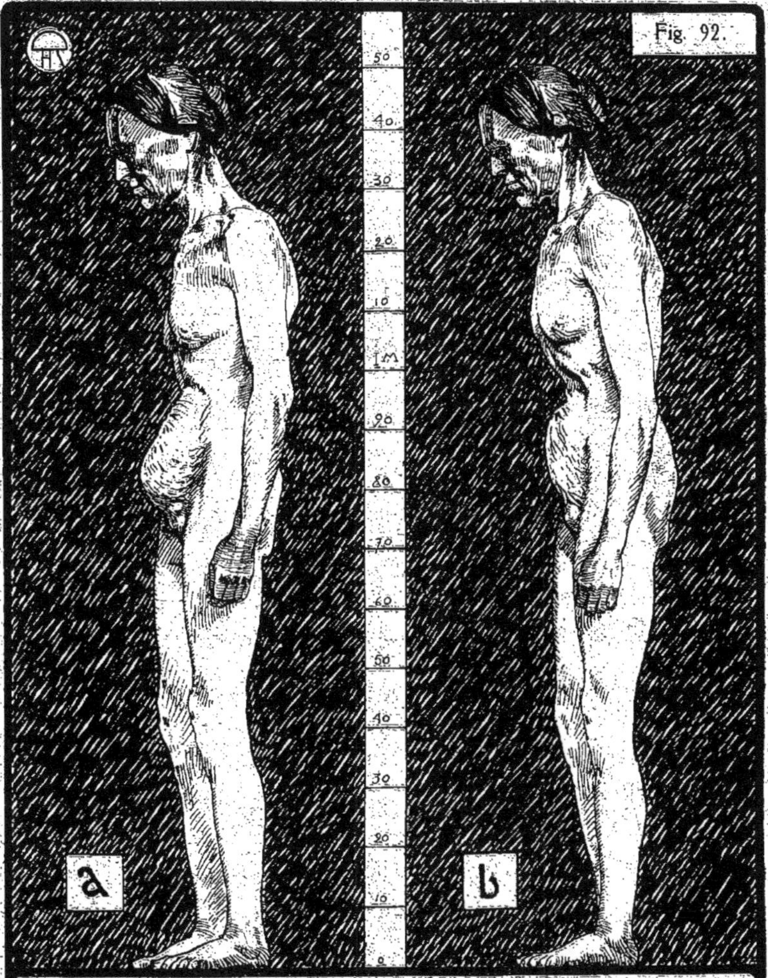

Sénilité précoce, type maigre, émacié. — Femme de 61 ans, V pare ménopausée à 52 ans. Taille : 1m50. Poids : 68 kil à 18 ans, 43k à 61 ans. Phlébite de la jambe gauche à 38 ans ; léger œdème chronique consécutif.

a :: station debout, en relâchement musculaire : le ventre tombe et pointe en avant.

b :: station debout, en contraction forcée : le ventre se relève un peu, mais reste saillant, par suite de l'affaiblissement mus=culaire. — Remarquer le changement général de la station

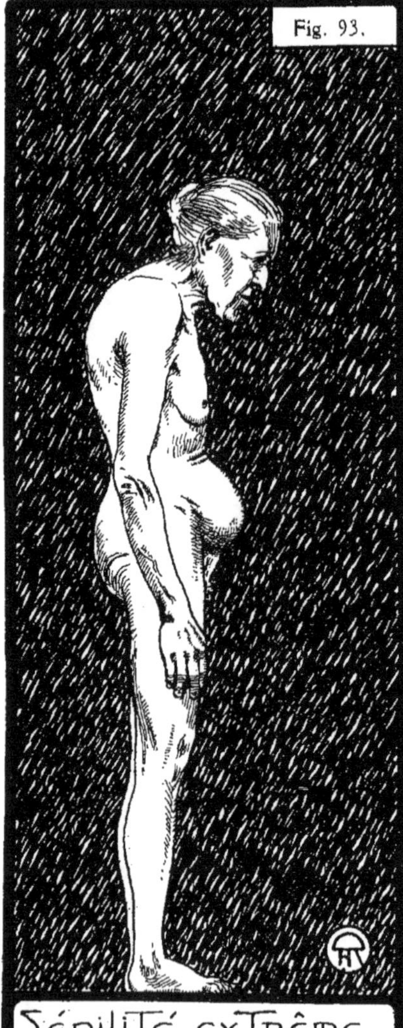

Fig. 93.

Sénilité extrême
Hauteur du sol au pubis : 79 ct
Hauteur de la Tête : 20 ct 4 mil
Diamètres : bi-acromial : 27 ct 5 ; Thoracique infre : 22 ct ; des crêtes iliaques : 29 ct 2 ; des épines iliaques : 27 ct 5 ; bi-Trochantérien : 31 ct 5.

couvrant un Orifice vaginal sclérosé, étroit, avec Hymen à peu près constamment disparu ; Muqueuse vestibulaire sèche et pâle.

Tous les Caractères de déchéance du Corps s'accentuent dans la Sénilité extrême, Type maigre (fig. 93 et 94).

La Femme sénile, type gras. — La Sénile Grasse présente tous les caractères généraux de la Sénile maigre. Mais le Tissu adipeux garde une prédominance importante (fig. 91). Il semble même que la Graisse conserve en quelque sorte l'ensemble de l'Organisme. Les Femmes séniles grasses sont moins voûtées, moins cassées que les maigres ; la Peau, soutenue par le Pannicule, n'offre pas les rides profondes et les plis pendants de la Sénile maigre. La Colonne vertébrale ne présente pas, chez les Séniles grasses, ces flexions antérieures si curieuses, presque à angle droit, que l'on trouve de temps en temps chez les Séniles maigres.

La Région Vulvaire est elle-même moins modifiée, le Tissu adipeux donnant quelque soutien aux Grandes Lèvres qui forment deux bourrelets recouvrant et enfouissant l'Orifice Vaginal.

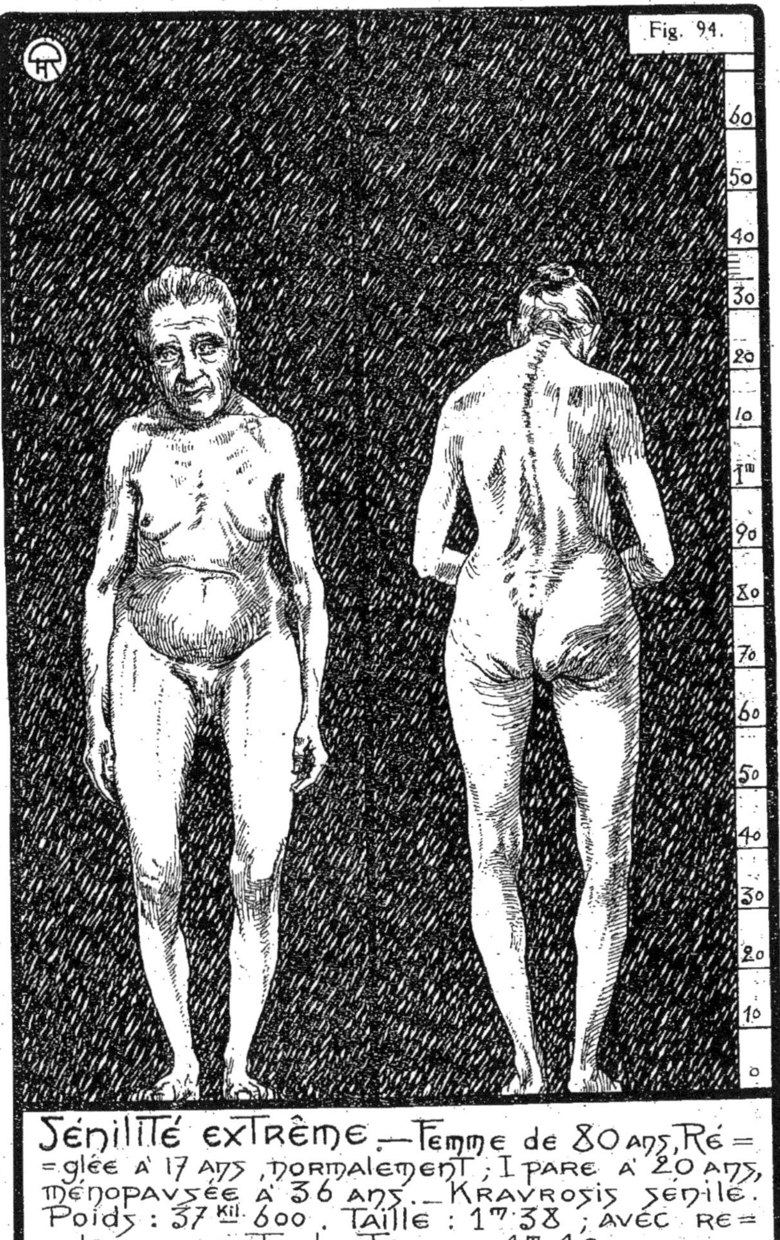

Fig. 94.

Sénilité extrême. — Femme de 80 ans, Ré=glée à 17 ans, normalement ; I pare à 20 ans, ménopausée à 36 ans. — Kravrosis sénile. Poids : 37 kil. 600. Taille : 1m 38 ; avec re=dressement du tronc : 1m 40.

ACTION DU TISSU GRAISSEUX SUR LA MORPHOLOGIE DU CORPS

En étudiant les modifications normales qu'imprime l'Age au Corps de la Femme, j'ai souligné déjà toute l'importance du rôle du Tissu graisseux dans l'évolution morphologique de l'Organisme. Il est facile de pressentir que les altérations pathologiques de ce Tissu déterminent des changements de forme importants.

Le Tissu adipeux pèche par manque (Hypoplasie) ou par excès (Hyperplasie) de développement. S'il est insuffisant, la Femme est amaigrie; s'il est trop prolifère, elle est adipeuse.

Hypoplasie du Tissu graisseux. — L'Amaigrissement s'observe à tous les âges de la vie. Je ne suis pas éloigné de croire qu'il correspond souvent à l'Infection Tuberculeuse sans lésions sur laquelle Landouzy et Poncet ont successivement attiré l'attention.

La Maigreur peut s'observer chez la toute jeune Femme (fig. 96) et j'ai remarqué qu'elle s'accompagne fréquemment d'Insuffisance ovarienne congénitale. Elle révèle le plus ordinairement des Organismes pauvres, incapables de longue vie et de procréation d'enfants nombreux et vigoureux.

Elle paraît souvent chez la Femme en pleine activité génitale, de 30 à 45 ans, et s'accompagne généralement de quelque lésion du tube digestif ou de l'appareil pulmonaire (fig. 130). Elle se complique alors volontiers de ptose généralisée et d'affaiblissement musculaire.

A la Ménopause (fig. 95), on l'observe d'abord chez les Femmes qui étaient maigres auparavant et ensuite chez d'autres précédemment grasses mais ayant fondu, soit progressivement, soit rapidement, le plus souvent à la suite de travail excessif, de peines morales, de maladies du tube digestif et de l'appareil génital ou d'un début d'artério-sclérose.

A la période de Vieillesse, puis de Sénilité, l'Amaigrissement du Corps devient un des processus normaux de l'évolution de l'Organisme;

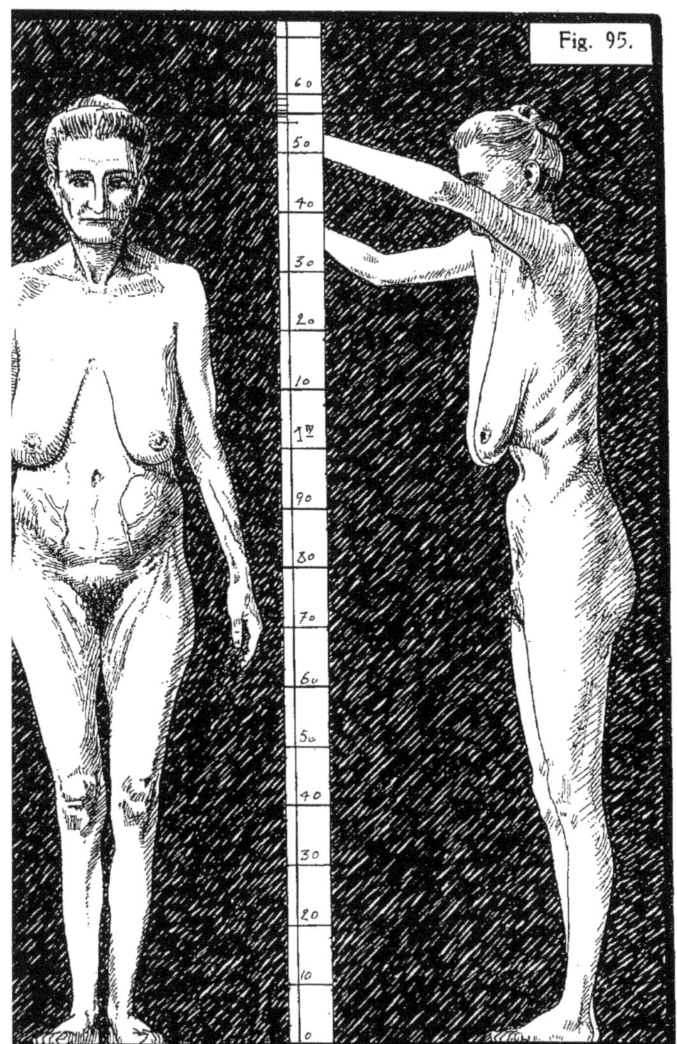

Fig. 95.

GRISSEMENT ET PTOSE, À LA MÉNOPAVSE.—
FACE : REMARQVER les veines abdominales. Vue de
à l'état de contraction de la paroi.— Femme de 57
ARE à 24 ans, ménopavsée à 50 ans. Taille : $1^{m}\,565^{mil}$;
des épavles : $0^{m}\,37^{ct}$; largevr des hanches : $0^{m}\,33^{ct}$;
R de la Taille : 26^{ct}. Poids : à 30 ans : 65^{kil} ; à 45
^{kil} ; à 55 ans : 55^{kil} ; à 57 ans : 48^{kil}.

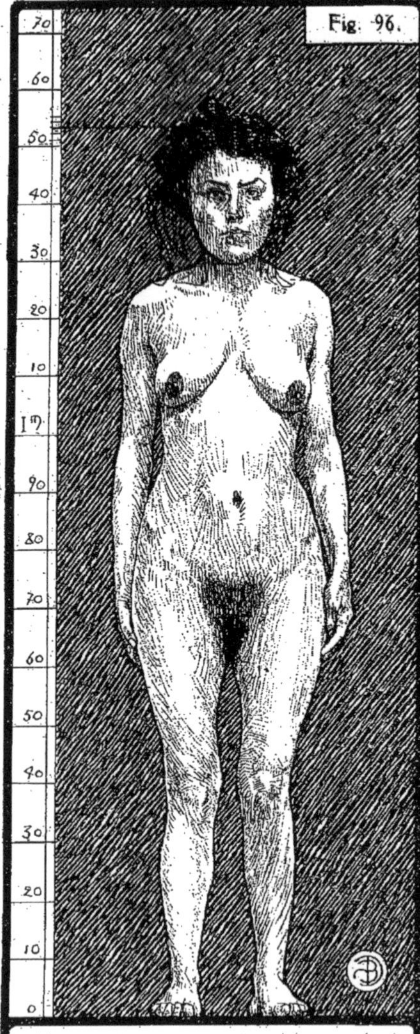

Maigreur juvénile avec insuffisance ovarienne congénitale. — Femme de 24 ans. I pare. Taille : 1m53. Poids : 42 Kil.

la Tuberculose ou une autre Maladie ne sont plus à incriminer. Je ne reviendrai pas ici sur la description que j'en ai donnée (p. 224 et 226).

L'aspect général de la Maigreur présente à tous les âges les mêmes Caractères généraux. Les Os sont plus saillants, les Muscles se dessinent sous la Peau, les Tendons sont visibles, le Système Veineux est fréquemment développé. La Peau a une teinte jaunâtre et d'autant plus riche en rides et en plis qu'elle n'a aucun soutien. Les Tempes, les Joues, les Creux sus et sous-claviculaires sont apparents. Les Côtes font saillie. Les Membres inférieurs, même rectilignes, ne se joignent dans leur accolement que par de faibles points de contact.

Les Seins n'ont aucune fermeté et sont plus ou moins pendants (fig. 95, 96 et 136). Parfois la Glande mammaire est atrophiée et le Sein, réduit à une sorte de petite galette, est plaqué contre le Thorax (fig. 130).

Le Ventre présente de multiples déformations que j'étudierai à part. (V. p. 255). Chez la jeune Femme dont l'Amaigrissement est pour ainsi dire d'origine congénitale, la paroi abdominale présente encore une assez bonne tension (fig. 97). Mais si l'Amaigrissement est acquis et succède à une période d'adipose normale ou exagérée, le Ventre devient flasque ; la disparition de la graisse intra-abdominale et sous-cutanée produit un vide que l'élasticité des tissus restants ne saurait remplir. Dans la position debout, le Ventre est ptosique (fig. 95) ; dans la position couchée, il se creuse et la peau se plisse (fig. 129) ; dans la position déclive, il s'excave (fig. 120) et la Peau n'ayant plus rien à contenir, puisque la masse intestinale a glissé sur le diaphragme et que les muscles se sont appliqués contre la colonne vertébrale, se laisse prendre et manipuler comme un chiffon (fig. 131).

La Région Génitale, chez la Femme amaigrie, présente quelques caractères particuliers. L'Amas graisseux sus-pubien n'existe pas et la Peau est plaquée contre le Pubis. Les Grandes Lèvres sont effacées et les Ischions saillants. Les Fesses sont molles et peu proéminentes par suite de l'atrophie de leur paquet adi-

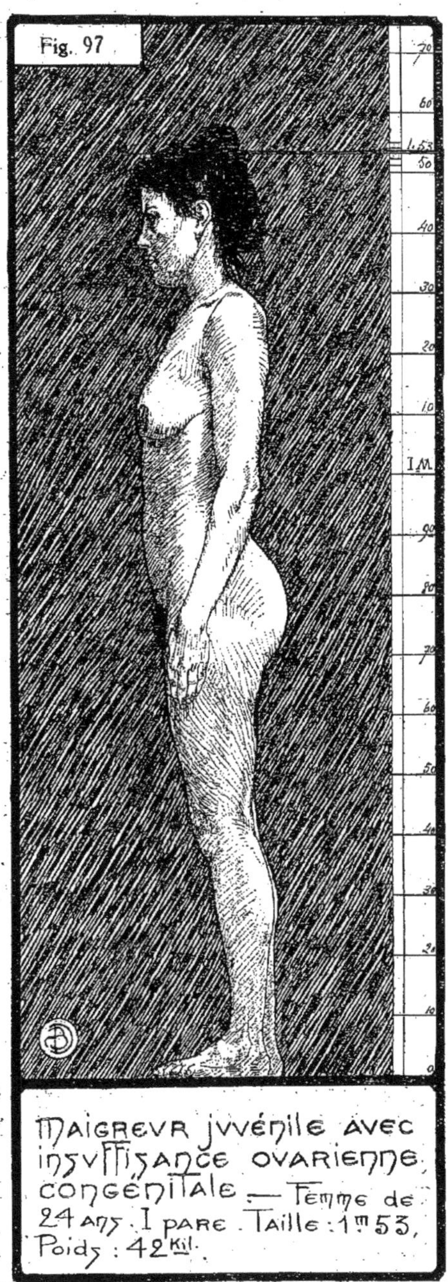

Fig. 97

MAIGREUR JUVÉNILE AVEC INSUFFISANCE OVARIENNE CONGÉNITALE. — Femme de 24 ans. I pare. Taille : 1m53. Poids : 42 Kil.

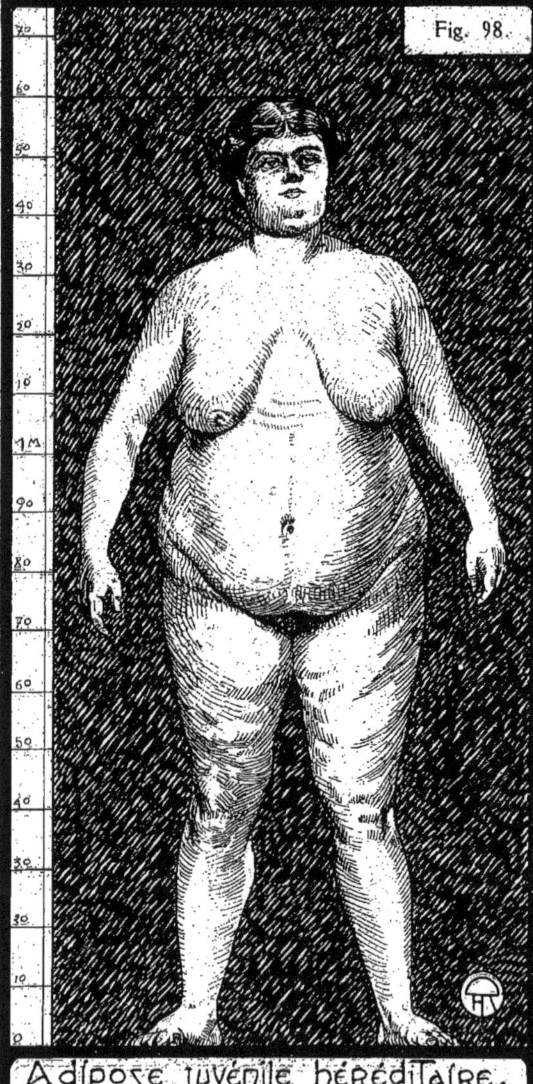

Fig. 98.

Adipose juvénile héréditaire.
Femme de 21 ans. Réglée à 11 ans. Mariée à 15 ans.
1 accouchement à 20 ans. 2 Fausses-couches à 17 et 21 ans. Scorbut à 13 ans. Diphtérie à 15 ans. Albuminurie puerpérale à 17 ans.
Insuffisance ovarienne. A eu un goitre.

peux ; de leur manque d'ampleur et de la disparition de l'amas graisseux sus-pubien, résulte une diminution de la Région Génitale dans le sens antéro-postérieur.

L'Orifice Vaginal est souvent béant, tant par suite de l'effacement des Grandes Lèvres que d'un certain degré d'affaiblissement du Tonus musculaire qui accompagne presque toujours la Maigreur. La Muqueuse vestibulaire se sclérose plus tôt chez la Femme amaigrie que chez la Femme normale.

L'atrophie du Pannicule adipeux s'accompagne souvent d'une atrophie du Squelette et du Système musculaire. Elle se double en tous cas, à peu près toujours, d'un affaiblissement de la Musculature ; cependant cet affaiblissement n'est pas tel que la contraction musculaire ne soit pas encore assez puissante. Les sujets des figures 95 et 97, par exemple, ont encore des muscles de bonne qualité : le Ventre de la jeune femme n'est pas ptosique au repos (fig. 97) et la Sangle abdominale de la ménopausée se contracte encore assez bien et remonte le contenu abdominal, sous l'effort.

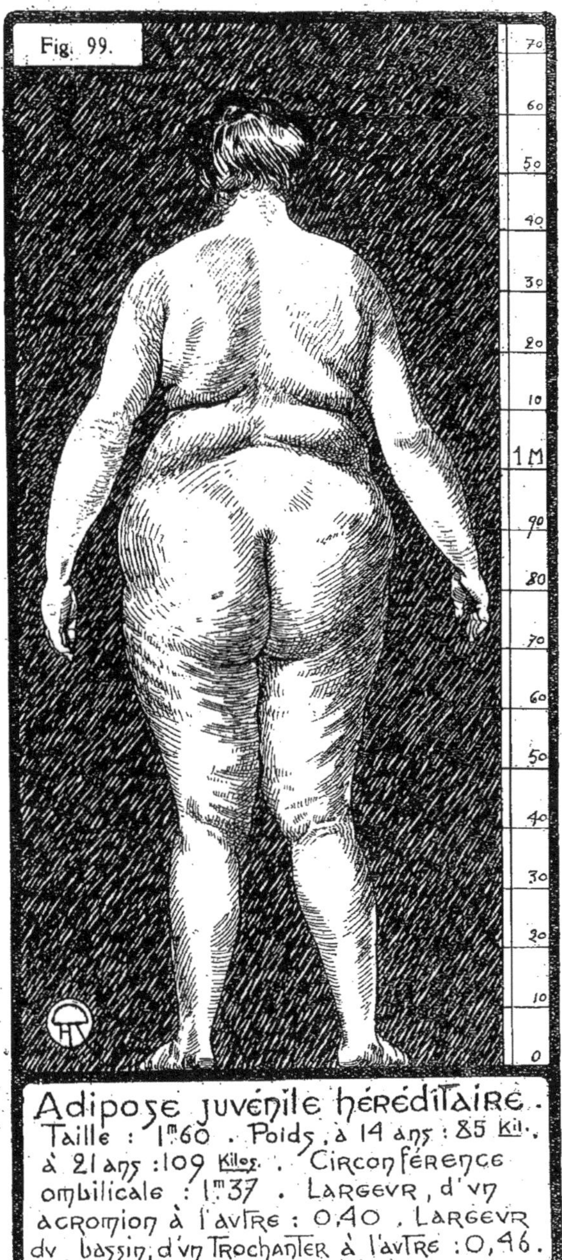

Fig. 99.

Adipose juvénile héréditaire. Taille : 1m60. Poids, à 14 ans : 85 Kil., à 21 ans : 109 Kilos. Circonférence ombilicale : 1m37. Largeur, d'un acromion à l'autre : 0,40. Largeur du bassin, d'un trochanter à l'autre : 0,46.

Hyperplasie du Tissu graisseux. — Sous des influences diverses et mal connues, le Tissu graisseux s'hypertrophie. A un premier degré, les lignes générales du Corps sont déformées mais encore respectées ; à un second degré, elles sont méconnaissables. Les dénominations

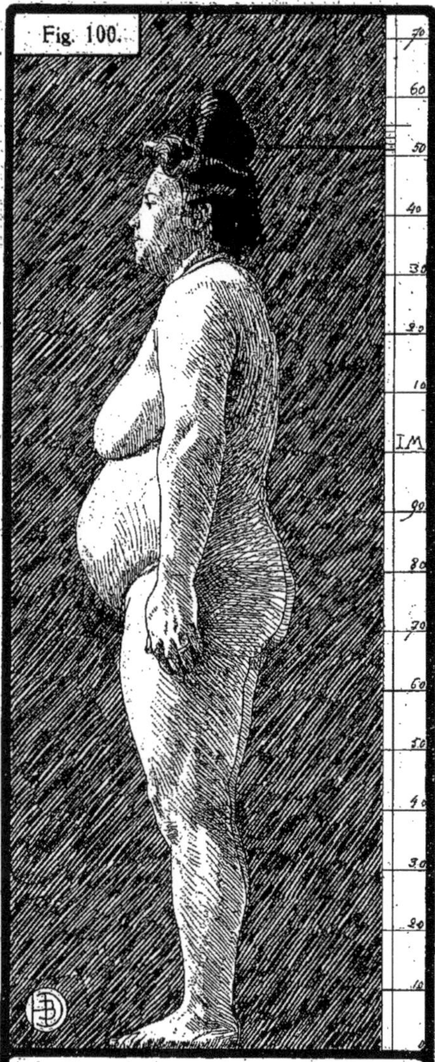

Fig. 100.

Adipose juvénile acquise. — Femme de 22 ans, II pare à 18 et 20 ans; ovarite double post-puerpérale avec insuffisance ovarienne. Type adipeux. Taille : 1m.51. Poids : 75 Kil.

d'Adipose et de Suradipose désignent ces deux étapes.

ADIPOSE. — L'aspect général de l'Adipeuse est sensiblement le même à tous les âges, mais il présente des variantes individuelles, tenant en particulier au développement plus accentué du Pannicule sous-cutané en certains points.

L'arrière-train est toujours plus gras que l'avant-train.

Dans l'Adipose peu accentuée de la Femme « rondelette », l'accumulation graisseuse se fait autour du Bassin et au niveau des Cuisses. Les Hanches sont doublées d'un fort coussinet adipeux, les Fesses sont saillantes, les Cuisses se touchent sur toute leur hauteur dans la position debout, le Ventre est légèrement proéminent. Sur le reste du Corps, Thorax, Membres supérieurs, Cou, Jambes, le Pannicule est un peu plus étoffé que normalement, mais ne présente pas de saillies. Le Poids total du sujet varie naturellement avec la Taille : pour 1m,58, il est d'environ 65 à 70 kilogrammes.

A ce degré, l'Adipose devient déjà un défaut, mais elle n'est pas une infirmité.

Certaines Races, certaines Familles, certains Individus sont de Type adipeux moyen; en décrivant la Femme ménopausée et la vieille Femme, j'ai déjà eu soin d'indiquer un Type gras normal, faisant remarquer qu'on l'observe de préférence chez le Type abdominal (p. 110) et que l'exagération du Tissu graisseux s'accompagne alors d'un Système ostéo-musculaire solide et vigoureux.

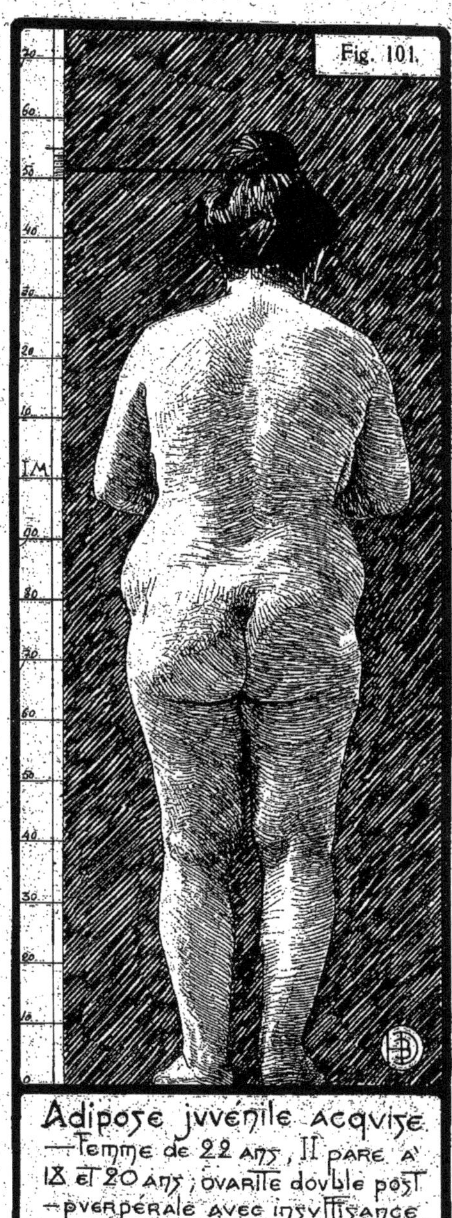

Fig. 101.

Adipose juvénile acquise — Femme de 22 ans, II pare à 18 et 20 ans; ovarite double post-puerpérale avec insuffisance ovarienne. Type adipeux. Taille 1m51. Poids : 75 kil.

Au delà de 70 kilogrammes pour une Taille moyenne, on est en présence d'un véritable trouble trophique. Tous les paquets graisseux de l'économie, pour lesquels je propose le nom de Stéatomes, qu'ils méritent surtout dans leur état d'hypertrophie, prennent un volume exagéré. Ils n'augmentent pas tous régulièrement et sur chaque Adipeuse on trouve tantôt l'un, tantôt l'autre saillant. C'est même de l'étude des Stéatomes observés sur une série importante de sujets que j'ai déduit, pour ma part, la topographie normale des paquets graisseux du Pannicule adipeux, trop peu marquée chez la Femme normale pour

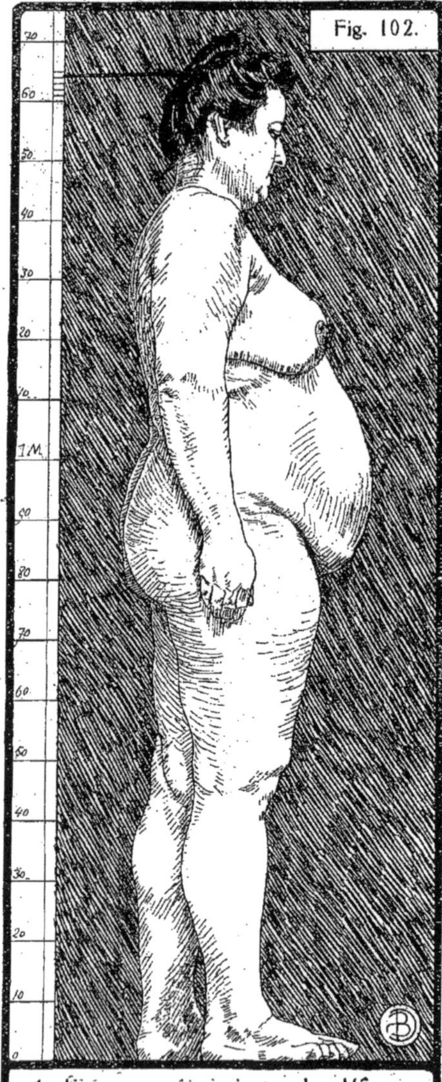

Fig. 102.

Adipose acquise de l'Âge mûr. — Femme de 36 ans, I pare à 18 ans, début d'ovarite. Insuffisance ovarienne et adipose accentuée depuis 10 ans. Taille : 1m,64. Poids : 106 kil.

qu'on puisse les reconnaître tous d'emblée.

Pour mettre quelque clarté dans la description de l'Adipeuse, je procéderai par ordre, en suivant les diverses parties du Corps.

La Tête est élargie par la disparition du Creux des Tempes et l'arrondissement des Joues ; chez la Femme jeune, la peau de la Face est souvent arborisée. Un gros pli sous-maxillaire, sorte d'abat-Joue, double la Mâchoire inférieure, cachant la région sus-hyoïdienne et augmentant la hauteur de la Face (fig. 101).

Le Cou, déjà raccourci en Haut par le bourrelet sous-maxillaire, l'est encore en bas par l'hypertrophie du tissu graisseux sus-claviculaire. Il faut ajouter qu'en arrière, au niveau de la nuque, le Pannicule sous-cutané forme un ou deux gros bourrelets qui se prolongent sur les côtés, élargissant la région cervicale postérieure au point de lui donner l'apparence d'un plan. Réduit de hauteur et épaissi, le Cou est court, et il paraît l'être plus qu'il ne l'est en réalité, par suite de la perte de son modelé.

Le Thorax est gras dans son ensemble, avec des épaississements adipeux siégeant de préférence :

En arrière, au niveau de la région cervico-dorsale et de la pointe de l'omoplate;

En avant, dans les creux sus et sous-claviculaires, au niveau du bord antérieur de l'aisselle et surtout à la région mammaire inférieure.

L'hypertrophie graisseuse n'aboutit pas à la formation de fortes saillies à la partie supérieure du Thorax, en raison de la convexité générale du Squelette et de la forme naturellement creuse de la plupart des régions qu'elle comble. Tous les épaississements adipeux se confondent dans un Pannicule gras recouvrant les parties profondes, et s'étalent sans saillie ni dépression, comme le ferait une couche de cire qui supprimerait tous les modelés.

En revanche, les Seins, n'ayant aucun soutien, tombent en glissant d'autant plus bas que le Stéatome mammaire est plus hypertrophié. La Glande mammaire est quelquefois volumineuse elle-même, rarement elle est atro-

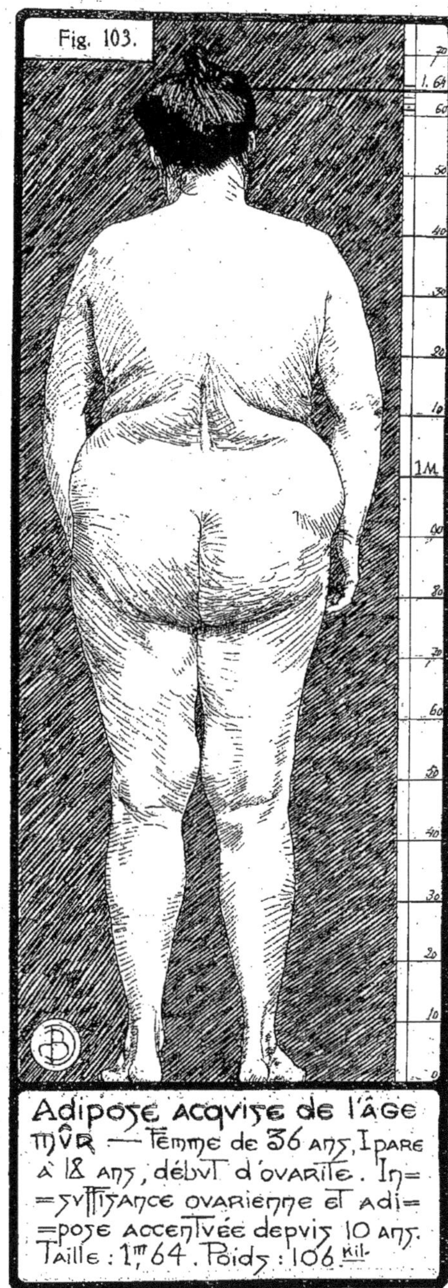

Fig. 103.

Adipose acquise de l'âge mûr — Femme de 36 ans, I pare à 18 ans, début d'ovarite. Insuffisance ovarienne et adipose accentuée depuis 10 ans. Taille : 1m,64. Poids : 106 kil.

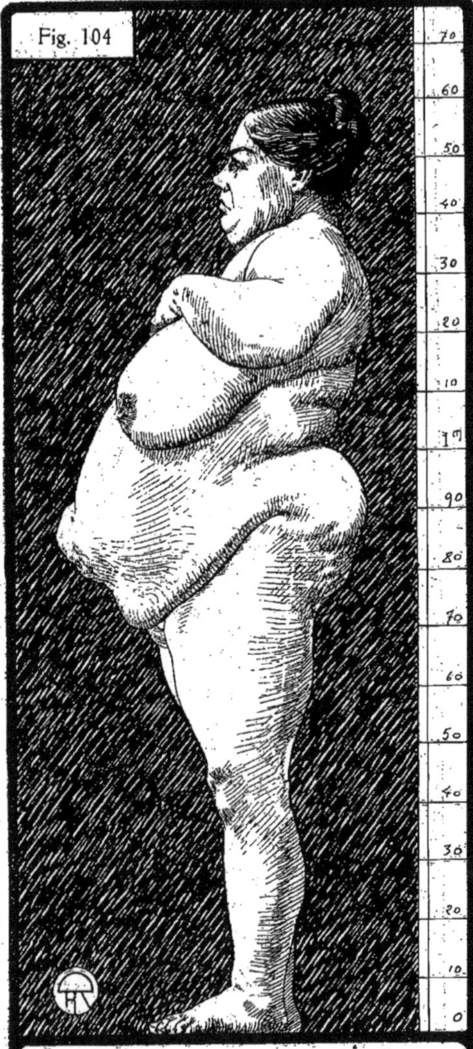

Fig. 104

Suradipose progressive. — Taille : 1m 60. Poids : 132 Kilos. Largeur du ventre, de face, au niveau de la région ombilicale : 0.55 cents. Largeur, de profil, de la région ombilicale à la fesse : 0.61. Circonférence : 1m 68

phiée. L'hypertrophie du Sein est donc tantôt glandulo-graisseuse, tantôt uniquement graisseuse. Chez certaines Femmes dont l'Abdomen est très gros ou peu ptosique, on peut voir les Seins reposer sur la partie supérieure de leur Ventre, dans la position debout (fig. 60 et fig. 104).

Le Ventre présente, dans tous les cas, un Tablier graisseux dû à l'hypertrophie des Stéatomes sous-ombilicaux. La manière dont se forme lentement ce Tablier est la suivante : au-dessus du Pubis est un Pli cutané à concavité supérieure constante ; ce Pli est fixe ; au fur et à mesure que se développent les Stéatomes sous-ombilicaux, ils font saillie au-dessus de ce Pli et bientôt se confondent en une masse commune transversale ; cette masse graisseuse soulève la Peau qui, n'ayant aucun point d'appui, tombe au-devant du Pli sus-pubien ; plus l'hypertrophie adipeuse augmente, plus la Peau descend entraînant avec elle l'amas graisseux ;

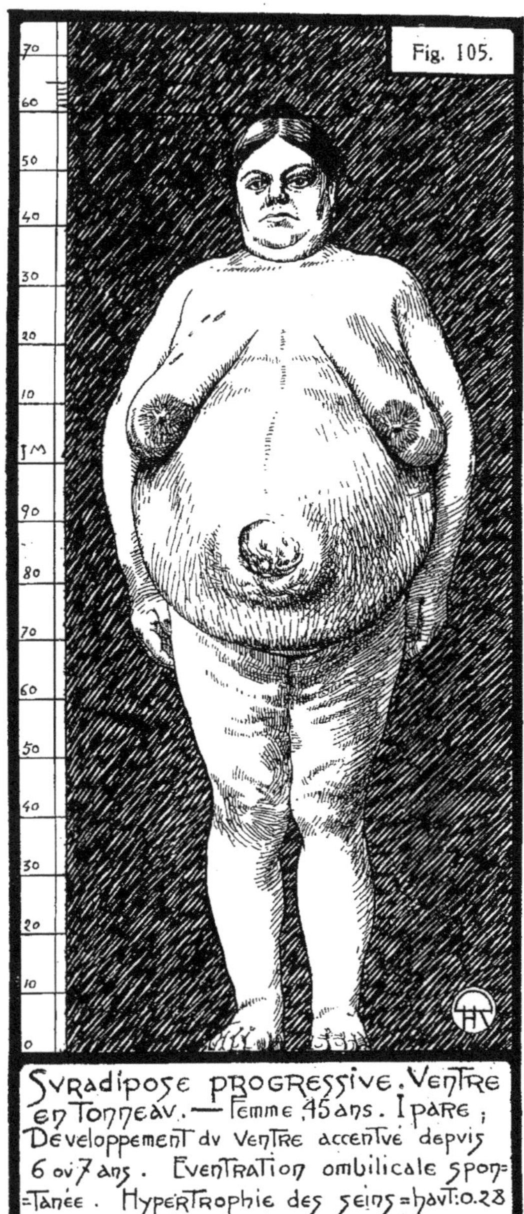

Fig. 105.

Suradipose progressive. Ventre en Tonneau. — Femme 45 ans. I pare; Développement du Ventre accentué depuis 6 ou 7 ans. Eventration ombilicale spon=tanée. Hypertrophie des seins = haut: 0.28 larg: 0.33. Pas de lésions viscérales.

le Tablier se constitue progressivement et prend une forme de pointe d'abord, de poche ensuite. Ce Tablier graisseux, qui ne comprend que la Peau et le Tissu graisseux sous-cutané, est fréquemment pris pour une chute de la Paroi dans son ensemble; en réalité, on peut le réséquer tout entier, sans intéresser la paroi musculo-aponévrotique.

Les Stéatomes épigastriques (fig. 66, p. 182) se développent également, mais toujours à un moindre degré. Il en est de même des amas graisseux thoraciques inférieurs qui, chez certains sujets, recouvrent le rebord cartilagineux et gagnent la région épigastrique. Dans la position debout, on ne voit ni les uns ni les autres; une coulée graisseuse d'apparence continue semble envelopper tout le Ventre, de la

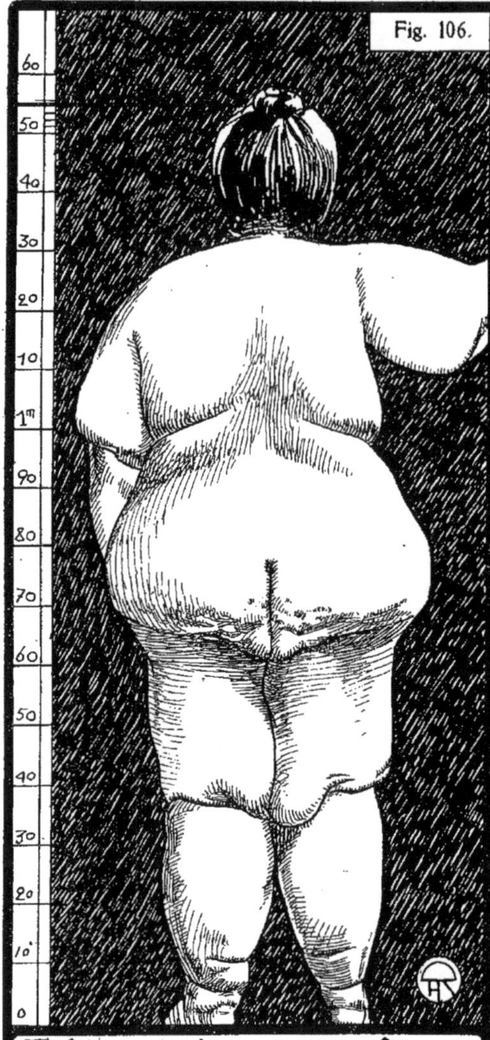

Polysarcie extrême de la vieillesse — Femme de 66 ans. Taille : 1m 54. Poids : 155 kil. soit 1 Kilo de poids pour 1 centimètre de Taille. (d'après Launois et Avreille.)

base du Thorax au Tablier graisseux sus-pubien avec lequel elle se confond. Mais, dans la position couchée, on peut les délimiter chez certains sujets, surtout les Stéatomes thoraciques qui s'isolent parfois, par un pli très net, des sus-ombilicaux. Ceux-ci forment plutôt, par suite de leur réunion sur la ligne médiane, une nappe diffuse et ils sont finalement plus faciles à distinguer chez une Femme normale (fig. 66) que chez une adipeuse. Dans la flexion du Tronc en avant (fig. 140) et dans l'état de contraction des muscles abdominaux, les saillies respectives de tous ces Stéatomes se montrent très bien chez quelques sujets (p. 291).

Les Régions Lombaire et Fessière sont surchargées de graisse. Aux Lombes se dessinent un, deux, trois gros bourrelets graisseux transversaux, et sur les Hanches proémine une grosse masse adipeuse (fig. 99), due à l'hypertrophie du Stéatome lombaire (p. 180) et du Pannicule adipeux qui le recouvre. Les Fesses, remarquables d'ampleur, sont collées l'une contre l'autre sur la ligne médiane ; la rainure interfessière est profonde de 5 à 10 centimètres. En bas, le bord des Fesses recouvre le Pli fessier qui est fixe, par un mécanisme analogue à celui que j'ai décrit pour expliquer la formation du Tablier graisseux abdominal.

Au-devant du Thorax, au Dos, à l'Abdomen, la Peau, surchargée de graisse, est lisse ; à la partie inférieure du Tablier abdominal, elle présente déjà certaines dépressions, marquées chez quelques sujets. Mais, aux Fesses, elle change nettement de caractère et prend un aspect matelassé. Le Tissu cellulo-graisseux de la région fessière est en effet emprisonné, pour ainsi dire, dans un Filet de

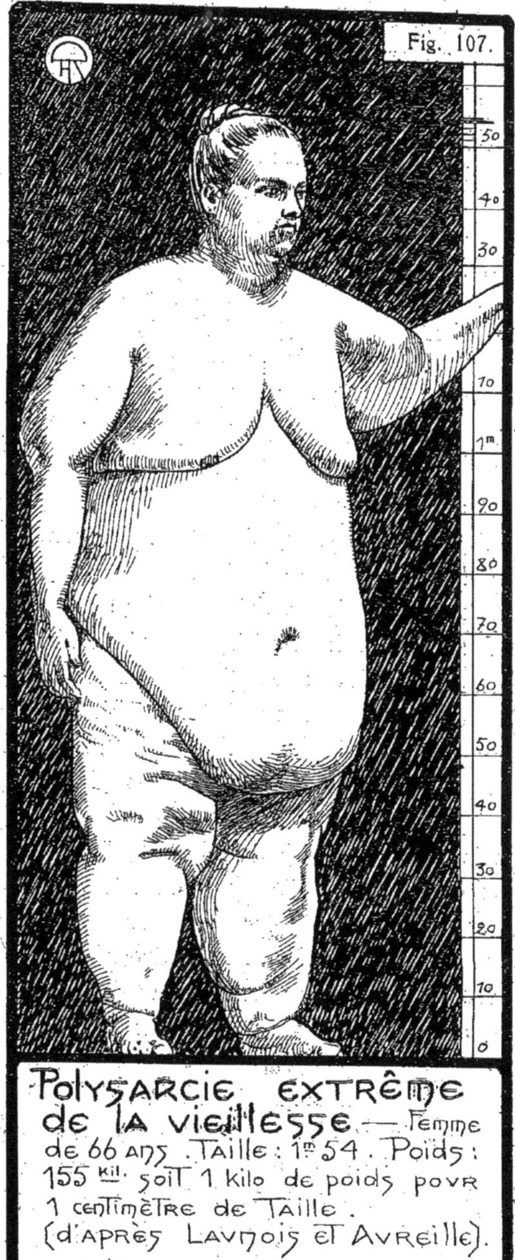

Fig. 107.

POLYSARCIE EXTRÊME DE LA VIEILLESSE. — Femme de 66 ans. Taille : 1m 54. Poids : 155 kil. soit 1 kilo de poids pour 1 centimètre de taille. (d'après Launois et Avreille).

tissu conjonctif allant de la Peau à l'Aponévrose; la graisse, en se développant, ne peut donc s'étendre à son aise et doit forcer les mailles peu extensibles de ce Filet. La Peau est soulevée par les pelotons graisseux; mais comme, en nombre de points, elle est retenue aux plans profonds par le Filet fibreux, elle ne se distend que par places, à l'instar d'un capiton.

Les Membres inférieurs sont hypertrophiés sur toute leur étendue. L'accumulation graisseuse occupe surtout les Cuisses. Le Stéatome sous-trochantérien a pris un développement considérable, recouvre en arrière le Trochanter et déborde sur la face antérieure de la Cuisse. Il donne aux Hanches une largeur inusitée. Le Stéatome crural interne (p. 186 et fig. 98) forme une masse qui rejoint sur la ligne médiane celle du côté opposé, enfouissant la région génitale dans la profondeur. Les Stéatomes condyliens internes et externes se développent inégalement suivant les sujets. Les Jambes sont toujours moins grasses que les Cuisses, et les Chevilles peuvent même être relativement fines. Les Pieds sont peu chargés de graisse.

Les Membres supérieurs sont gras sans doute, mais non déformés.

2° Suradipose. — Le Tissu graisseux peut s'hypertrophier dans des proportions imprévues, phénoménales, monstrueuses. Aucun autre Tissu de l'économie ne sait acquérir un aussi grand développement anormal. Le nom de Suradipose caractérise l'état de surcharge graisseuse considérable.

La Suradipose, ou Polysarcie, s'observe de préférence chez les Femmes âgées (fig. 68, p. 185 et fig. 106); elle peut se rencontrer à l'époque de la maturité (fig. 105 et 108). Elle est plus rare chez les jeunes sujets.

La déformation observée est en rapport avec la masse adipeuse d'une part, avec l'élasticité de la Peau, d'autre part. Chez la Femme encore jeune, les paquets graisseux peuvent être énormes, mais ils sont fermes et retenus assez bien à leur place par une Peau résistante. Au contraire chez la Femme âgée, la Peau a perdu son tonus et elle ne peut plus maintenir les accumulations adipeuses : à l'hypertrophie s'ajoute donc la ptose graisseuse et ainsi se forment sur le Tronc et sur les Membres d'énormes replis tombants.

Le Poids du Corps dépasse toujours 120 kilos et peut atteindre 132 kilos (fig. 104), 155 kilos (fig. 106) et davantage (225 kilos, fig. 108).

Le Cou est gros, court et caché en avant par un pli sous-mentonnier.

Le Thorax et le Ventre présentent la déformation ordinaire de l'Adipose, mais à un degré plus accentué. Une particularité tient au développement du Stéatome pubien chez la Femme âgée. En s'hypertrophiant, l'amas adipeux surplombe le Pubis et, n'étant plus assez maintenu par la

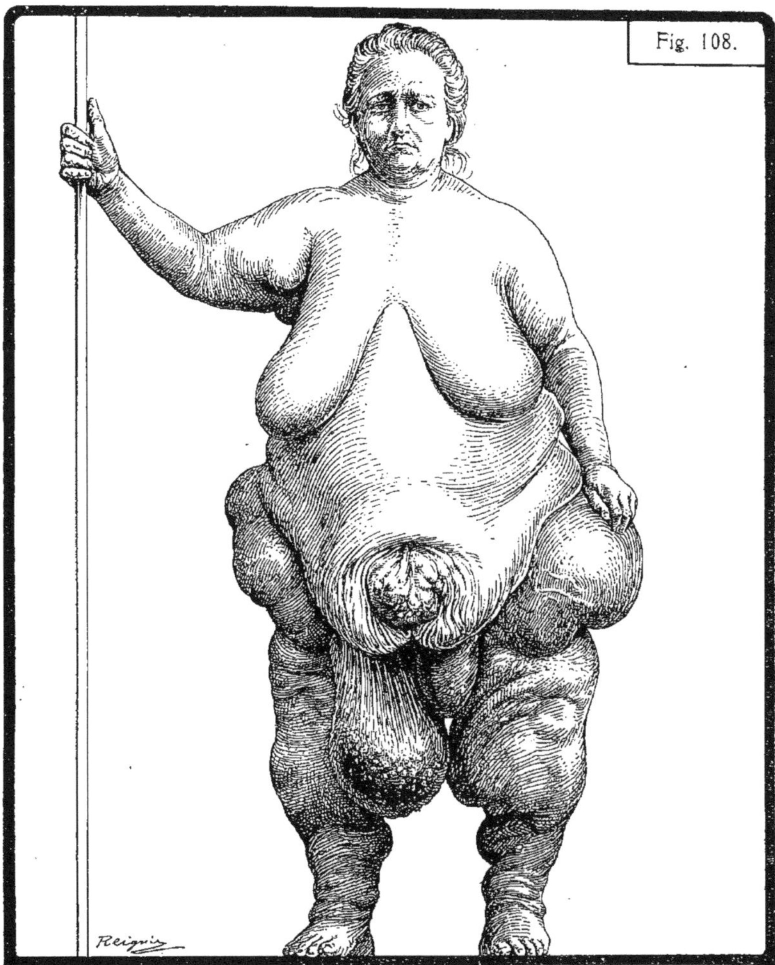

Fig. 108.

Polysarcie Généralisée, Monstrueuse, Héréditaire. — Femme de 47 ans, née à St Flour, de Taille élevée, II pare, à 24 et 25 ans. Réglée à 12 ans, régulièrement; aménorrhée pendant un an à 15 ans; à 16 ans, règles irrégulières, 4 à 5 fois par an. Poids: 16 ans, 90 Kil.; 24 ans, 110 Kil.; 42 ans, 225 Kil.; 47 ans, 180 Kil. — Père, 210 Kil.; Mère, 90 Kil.; Fille, 75 Kil. 23 ans; Fils 150 Kil., 1m74 de haut, 1m50 tour de taille. (Cas de Dartigues et Bonneau.)

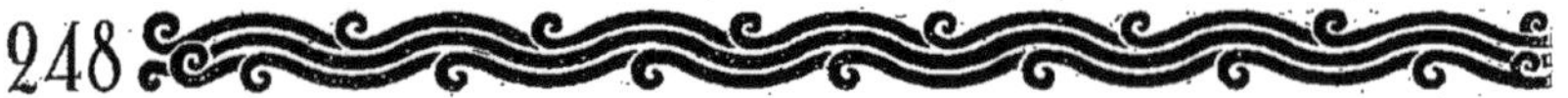

Peau relâchée, il tombe au-devant de la Vulve, constituant, sous le Tablier abdominal, un second petit Tablier pubien (fig. 68, p. 185).

Les Fesses sont étalées, très hautes et très larges, séparées par une rainure interfessière d'une profondeur de 10 centimètres et plus; la forme capitonnée observée sur la Femme adipeuse se retrouve chez la Suradipeuse, mais avec plus d'ampleur : les lobes graisseux herniés sont gros et nombreux, donnant aux Fesses un aspect matelassé (fig. 67, p. 183).

Suradipose monstrueuse. — L'excessif développement de la graisse peut donner au Corps un aspect monstrueux. De véritables tumeurs surplombent le Bassin et les Membres inférieurs (fig. 108); les principales sont dues à l'hypertrophie des Stéatomes normaux : sur la figure 108, on reconnaît les abdominaux, les pubiens, les lombaires, les trochantériens, les condyliens internes.

Sur les Membres, la Suradipose détermine des déformations extraordinaires soit par leur volume (fig. 108), soit par leur aspect ptosique (fig. 106).

La Peau des Cuisses présente un aspect matelassé rappelant celui des Fesses, mais à gros lobes irréguliers. La graisse, maintenue çà et là par quelques tractus cutanéo-aponévrotiques, donne l'impression d'un amoncellement en tas d'inégal volume. Il en résulte, sur le fond adipeux général, des saillies informes atteignant la grosseur d'un œuf d'autruche et davantage.

Les Jambes sont grosses à la fois parce qu'elles sont grasses et qu'elles sont le plus souvent œdémateuses chez ces femmes énormes; l'enflure est d'ordre mécanique simple. Le principal amas graisseux est à la partie postérieure, au niveau du mollet, et répond au Stéatome sural (p. 186). Chez la Suradipeuse jeune, il y a une disproportion entre le volume des Cuisses et celui des Jambes; celles-ci, bien que chargées de graisse, paraissent même relativement normales par rapport à la masse imposante des Cuisses qui les surplombent. La Femme suradipeuse jeune porte une culotte de graisse lâchement serrée au-dessous du genou (fig. 99, p. 237). Mais chez la Femme âgée, la Peau cède de toutes parts et les Jambes comme les Cuisses deviennent énormes. Fait curieux : le Pied reste indemne et la surcharge graisseuse s'arrête aux Chevilles, si bien que la Suradipeuse vieille semble porter un pantalon bouffant serré au cou-de-pied (fig. 106 et 107, p. 244 et 245).

A la partie interne et supérieure du Bras, le Stéatome brachial interne s'est développé (fig. 106, bras droit), et il prend une dimension telle qu'il devient pendant, entourant la face interne du Bras d'une demi-manchette graisseuse flottante pouvant passer en arrière et déborder en dehors.

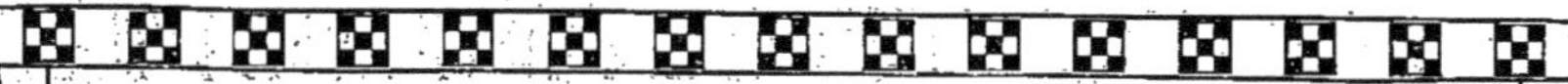

ACTION DES MUSCLES ET DES OS SUR LA MORPHOLOGIE DU CORPS

L'Appareil locomoteur donne au Corps normal son allure générale. Muscles et Os régissent, pour une bonne part, la Morphologie de l'Organisme chez le sujet sain; leur développement, leur évolution et leurs altérations pathologiques ont donc des conséquences directes sur la Forme humaine féminine.

Influence du Système musculaire. — L'influence du Système musculaire sur la Morphologie du Corps de la Femme est considérable, sans avoir peut-être l'importance du Système adipeux dont le volume, les localisations et les déformations impriment à la Figure féminine ses aspects les plus caractéristiques et les plus divers.

Le Type normal comporte un bon Système musculaire strié et un bon Système musculaire lisse. Les deux Systèmes sont toujours en rapport et je voudrais répandre la notion de la Synergie des Fibres striées et des Fibres lisses. Dès que les Muscles de la Paroi abdominale diminuent de vigueur, les Muscles lisses de l'Intestin perdent de leur contractilité; la meilleure manière de provoquer le Péristaltisme de l'Intestin est d'obtenir la Contraction de la Paroi abdominale. Les Femmes ne sont constipées que parce qu'elles ne font pas d'exercice.

La fréquence de plus en plus commune des Ptoses tient surtout à l'inactivité des Muscles du Tronc. Le perfectionnement des moyens de transport est une cause nouvelle d'affaiblissement musculaire; l'absence de marche favorise la déchéance de l'Organisme. La locomotion mécanique nécessite, à titre compensateur, des exercices réguliers et quotidiens de gymnastique.

Le Système musculaire d'une Femme de bonne constitution est bien développé; il ne se juge pas par de fortes saillies, un Pannicule adipeux suffisamment fourni masquant les reliefs trop prononcés et harmonisant tous les contours, mais il se reconnaît au modelé du Corps, et il contribue pour une bonne part à donner la sensation de fermeté élastique des Tissus qui est l'apanage des Femmes en plein épanouissement de la santé.

La Morphologie du Ventre, en particulier, dépend de l'état du Système musculaire. Par la seule inspection de la Paroi, dans la station debout, on peut reconnaître la valeur du Système musculaire. J'ai déjà insisté, et j'y reviens, sur le Plan oblique de bas en haut et d'arrière en avant que donne la région hypogastrique sur une Femme bien constituée (fig. 118 *a*, p. 265). La contraction de la Paroi fait disparaître complètement la saillie du Ventre (fig. 118 *b*, p. 265), même chez un sujet un peu gras. Dès que le Système musculaire faiblit, le Plan oblique devient convexe et la rétraction du Ventre, par contraction, n'est plus aussi complète. Si le Système musculaire a perdu beaucoup de sa puissance, le Ventre est tombant, et les efforts les plus soutenus ne le relèvent qu'à peine (fig. 92 *b*, p. 229). Et j'ajoute qu'on peut conclure de l'état du Système strié à celui du Système lisse.

De même que le Tissu adipeux, les Muscles deviennent anormaux par Hypertrophie ou par Atrophie.

L'Hypertrophie musculaire donne le Type athlétique. Absolument exceptionnel chez la Femme, le Type athlétique n'est jamais pur, comme on peut le trouver chez l'Homme. Les rares sujets féminins de ce Type, que j'ai observés, étaient musculo-adipeux, si bien que leur aspect morphologique se rapprochait de celui des adipeuses fortes. Les rondeurs graisseuses ne vont pas cependant jusqu'aux difformités et, sous le Pannicule adipeux épais, se dessinent quand même les Saillies musculaires, plus particulièrement aux bras, aux avant-bras et aux jambes, soit justement au niveau des segments du Corps qui sont le plus épargnés par l'adipose.

La tendance ordinaire du Système musculaire de la Femme est l'Amoindrissement. Elle s'explique par les conditions de sédentarité qui sont fréquemment son partage; elle devient de plus en plus commune, du fait des progrès de la locomotion mécanique passive, et de l'abandon de la vie active des champs en faveur des occupations plus douces et déprimantes des villes.

Je pense aussi que l'Infection tuberculeuse sans lésion détermine l'Atrophie du Système musculaire autant que du Tissu adipeux (p. 232).

L'aspect morphologique du Corps féminin à Système musculaire affaibli diffère suivant le degré de développement du Tissu adipeux. J'a déjà fait remarquer, en étudiant la Vieille Femme (p. 222), que la déformation du Corps dans l'ensemble est moins accentuée lorsque la graisse est abondante que lorsqu'elle manque; or, à cet âge, le système musculaire est toujours affaibli. Aux autres âges de la vie, il en est de même; le Tissu adipeux ne supplée pas à la force manquante, mais, au point de vue morphologique, il pallie les défauts du Système musculaire.

La Femme hypomusclée et un peu adipeuse ne diffère pas beaucoup, dans les lignes générales, de celle qui est musclée et grasse.

Cependant, le Dos se voûte plus tôt par suite du manque de tonicité des muscles vertébraux et dorsaux, et la Paroi abdominale se relâche. Les figures schématiques (fig. 133) de la coupe de la Paroi du Ventre chez l'adipeuse pure et chez l'adipeuse avec musculature faible font aisément comprendre qu'à un aspect morphologique sensiblement le même correspond une structure différente. Pour se rendre plus aisément compte de la différence, il faut faire contracter les Muscles abdominaux dans la position debout; chez l'adipeuse pure, on sent dans la profondeur un plan résistant droit, chez l'autre, on trouve un plan convexe.

Dans la position assise, le Ventre ne se rentre qu'incomplètement, si la paroi surchargée

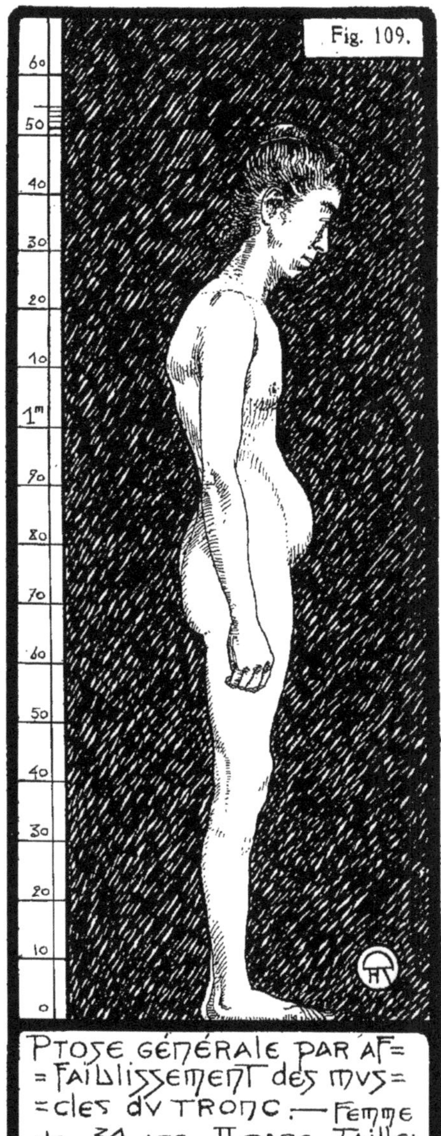

Fig. 109.

Ptose générale par affaiblissement des muscles du tronc. — Femme de 34 ans, II pare, Taille : 1m52 ; Poids : 50 Kilos. Station debout, à l'état de repos.

de graisse est affaiblie (fig. 142), comme c'est la règle chez l'adipeuse âgée.

La palpation des Membres donne encore un moyen de reconnaître, chez l'adipeuse, la qualité du Système musculaire. La fermeté des Tissus et la résistance profonde sont preuves de l'existence de Muscles vigoureux, alors que la mollesse indique une Musculature appauvrie.

Chez la Femme amaigrie, l'affaiblissement du Système musculaire se traduit par un aspect qui diffère suivant les âges.

Le Système musculaire peut être faible dès l'enfance et l'adolescence. Au début de la période adulte, il donne déjà au Corps un caractère de délabrement qui est d'autant plus sensible que la Peau, sans soutien adipeux, se colle en quelque sorte sur l'Appareil ostéo-musculaire.

Les corps charnus des Muscles recouvrent mal les Os, et ceux dont les tendons sont longs les laissent saillir sur toute leur étendue. Il en résulte un aspect anguleux des Membres et une dénudation du Thorax dont les Côtes apparaissent (fig. 134). Le Ventre est déjà ptosique à 20 ans et la palpation profonde permet de trouver les Organes abdominaux en voie de glissement. Les Cuisses et les Mollets ne s'accolent pas, dans la position debout, les talons étant rapprochés (fig. 15, p. 70, à comparer avec la fig. 13, p. 68), tant par suite du manque de graisse sous-cutanée que de la faible épaisseur des Muscles fémoraux et suraux.

La Cambrure lombaire est trop forte, parce que les Vertèbres ne sont pas soutenues et que le Bassin s'incline en avant (fig. 109).

Le Dos se voûte assez fréquemment, les Omoplates basculent en avant et en dehors, faisant saillir leur pointe, la Colonne dorsale se fléchit d'un côté ou de l'autre, réalisant une scoliose disgracieuse.

La Vulve a tendance à la béance et un prolapsus génital peut survenir même chez la vierge, par suite de la faiblesse des releveurs.

A la période où la Femme devrait atteindre l'apogée de son épanouissement, à 30 ans, elle revêt déjà en quelque sorte un aspect sénile plus ou moins marqué. Sans doute, les Rides manquent ou sont peu prononcées, la Peau reste généralement élastique, la Face présente quelque apparence de Femme encore jeune, mais l'Habitus du Corps réalise l'aspect de la Vieille Femme. La comparaison des figures 92 et 109 permet, mieux que toute description, de saisir à la fois les analogies et les dissemblances entre la Femme ptosique et à musculature affaiblie de la période de Parité et celle de la Sénilité.

La plupart de ces Femmes jeunes à musculature affaiblie ne gagnent pas la période de Ménopause et succombent à quelque maladie intercurrente ou à la Tuberculose. Celles qui survivent marquent toujours un âge supérieur à celui qu'elles ont : elles se cassent vers la cinquantaine, deviennent plus ou moins bossues, si elles ne le sont déjà, et quand elles parviennent à un âge avancé, elles réalisent le Type classique de la Petite Vieille maigre, affaissée, contournée, aux Membres de grenouille et dont la Face tirée, plissée, tannée, a pour caractères un Front trop découvert, des Pommettes anguleuses, un Nez pointu, des Lèvres pincées, un Menton en galoche, et, éclairant le tout, des Yeux vifs et trop grands que recouvrent avec peine des Paupières jaunâtres, pauvres de Cils et riches de Rides.

Influence du Squelette. — La Régularité des Proportions et la Symétrie du Squelette sont la base fondamentale du Canon, soit du Type idéal. Dans la réalité, cette double qualité ne s'observe jamais; un défaut de Proportion d'un segment du Corps et plus encore quelque asymétrie donnent la Tare humaine, que je dirai nécessaire, aux plus beaux Types de la Femme.

La Perfection des Lignes Osseuses s'allie à une parfaite Santé et les Déformations accentuées du Squelette révèlent une Tare organique, héréditaire ou acquise. Ces deux propositions n'excluent pas cette troisième : une Déformation légère de la Charpente osseuse du Corps n'implique pas un État maladif. De ce dernier point de vue, le Médecin juge différemment de l'Artiste qui, s'en tenant uniquement à l'idéal de Beauté, ne saurait accepter comme étant sans importance des Jambes un peu courtes, des Bras un peu longs, un Crâne ou un Thorax légèrement asymétriques.

Les défauts du Squelette, qui ne rentrent pas dans le chapitre des déformations pathologiques et ne sont à envisager que du point de vue morphologique, sont multiples. Ils ont trait au volume, à la longueur, à la configuration, à l'état symétrique.

La symétrie n'est pour ainsi dire jamais parfaite. Les chapeliers et les bottiers, qui sont les seuls, en matière d'habillement, à mesurer avec attention les segments du Corps qu'ils ont charge de préserver des intempéries, savent mieux que maint Médecin combien le côté droit diffère du gauche.

Un défaut de Symétrie de la Face ne se juge qu'autant qu'il est accentué. Il paraît davantage au Thorax, parce qu'il entraîne quelque courbure de la Colonne vertébrale dont l'existence se traduit aussitôt par un Pli plus ou moins accentué à la face postérieure de la région de la taille. Le terme de Scoliose dont on se sert aussitôt implique l'idée d'une déformation primitive de la Colonne vertébrale. J'estime qu'il ne s'agit là souvent que d'une courbure de compensation due à une Asymétrie du Thorax et qui n'a d'intérêt qu'au point de vue morphologique. Il en est de même du Bassin, qui, n'étant jamais symétrique, s'incline légèrement d'un côté ou de l'autre et détermine une minime différence de hauteur des Plis fessiers; si un Pli fessier secondaire existe, on peut remarquer qu'il est fréquemment unilatéral, et s'il se forme de chaque côté, la distance entre le Pli fessier principal et le Pli fessier secondaire est toujours inégale à droite et à gauche; la raison de ces aspects morphologiques divers est l'Asymétrie normale du Bassin.

La longueur proportionnelle des Membres varie si bien chez les sujets bien constitués que les Artistes et les Anthropologistes ont dû admettre le Type long ou longiforme et le Type court ou latiforme. L'aspect morphologique du Corps est en rapport étroit avec le Squelette chez ces Types féminins que j'ai déjà décrits (V. p. 52, 98, 146 et 149).

La configuration de certains Os contribue à modifier considérablement l'aspect morphologique. Sans entrer dans une description détaillée, qui ne trouverait pas de place dans cet aperçu, je ne puis omettre de signaler l'influence qu'a la Forme du Bassin sur la Largeur du Ventre et des Hanches. Il suffit de jeter les yeux sur la figure 27, p. 101, pour se rendre compte que le Bassin droit et le Bassin évasé répondent à deux aspects morphologiques différents de la partie inférieure du Tronc. Je mentionnerai encore l'Inclinaison du Bassin comme un facteur morphologique important; elle commande à la fois le degré de l'Ensellure lombo-sacrée (p. 162) et la situation antérieure ou postérieure de la Région vulvaire.

Sans insister, je rappelle les Variétés Crâniennes : Dolichocéphale, Mésaticéphale et Brachycéphale, qui impriment à la Tête une forme toute particulière (V. p. 135).

Le volume des Os varie suivant les Races et les Types, dans des proportions suffisantes pour imprimer au Corps une allure spéciale. Les Organismes dans lesquels dominent le Système musculaire et l'Appareil digestif se font remarquer par l'importance de leur Ossature; au contraire, grêles et fins sont les Membres et le Tronc de ce Type crânien qu'on rencontre dans les villes et dont la Face présente comme caractéristique un Front de hauteur disproportionnée (V. p. 111). Entre ces Types extrêmes se trouvent tous les intermédiaires.

ANATOMIE MORPHOLOGIQUE DU VENTRE DE LA FEMME

Le Ventre ou Abdomen est la grande cavité splanchnique qui s'étend du Thorax au Bassin et renferme, chez la Femme, l'Appareil Gastro-intestinal et l'Appareil Génital interne.

Le Ventre se définit encore : la portion du Torse comprise entre le Thorax et le Bassin. Légèrement comprimée d'avant en arrière, cette portion du Torse offre une surface antérieure dite *Ventre proprement dit*, deux latérales ou *Flancs* et une postérieure ou *Région Lombaire* ou *Reins*.

En Anatomie morphologique, comme en langage usuel, la Région Lombaire a son individualité propre; elle ne fait pas partie du Ventre qui, au point de vue extérieur, ne comprend que deux parties : le Ventre proprement dit et les Flancs.

Du point de vue morphologique, l'acception des mots Ventre et Flanc a un sens restreint. Bien que le contenu de l'Abdomen exerce une action prépondérante sur la forme du Ventre et des Flancs, le contenant, et plus particulièrement l'enveloppe cutanéo-graisseuse, est seul étudié en Anatomie Morphologique.

I. — LE VENTRE PROPREMENT DIT

Le Ventre de la Femme adulte présente une configuration très variable suivant les sujets et qui est en rapport avec le Type morphologique général, avec la Gestation, avec l'état des diverses parties constitutives de la Paroi, avec l'Age, avec le port des Vêtements.

Chez l'Adulte jeune, vierge ou nullipare, saine et de bonne musculature, le Ventre présente l'aspect dit normal ou régulier, dont il faut tout d'abord établir les caractères constants.

L'étude du Ventre comprend donc les sept Chapitres suivants :

1° Le Ventre normal ou régulier.

2° Les Modifications du Ventre par la Gestation.

3° Les Modifications du Ventre par l'Adipose.

4° Les Modifications du Ventre par l'Amaigrissement.

5° Les Modifications du Ventre par l'Age.

6° Les Modifications du Ventre sous l'action combinée de la Gestation, de l'Adipose ou de l'Amaigrissement, et de l'Age.

7° Les Modifications du Ventre sous la lente influence du port des Vêtements.

I. LE VENTRE NORMAL OU RÉGULIER

La description morphologique du Ventre comprend celle de ses Limites, de son Ombilic et de ses Plis cutanés, de ses Aspects divers suivant les Positions du Corps.

Limites. — Dans les diverses positions debout, étendue et déclive se perçoivent les limites du Ventre, en haut, en bas et sur les côtés.

La Limite supérieure est constituée sur la ligne médiane par l'Appendice xiphoïde, et sur les côtés par les rebords cartilagineux du Thorax. La Limite inférieure est marquée : au milieu par le Pli sus-pubien ou le bord supérieur du Pubis, latéralement par les Plis inguinaux. Sur un sujet maigre, couché à plat ou incliné à la renverse (fig. 117, p. 264), les délimitations supérieures et inférieures du Ventre sont nettement marquées.

Fig. 110.

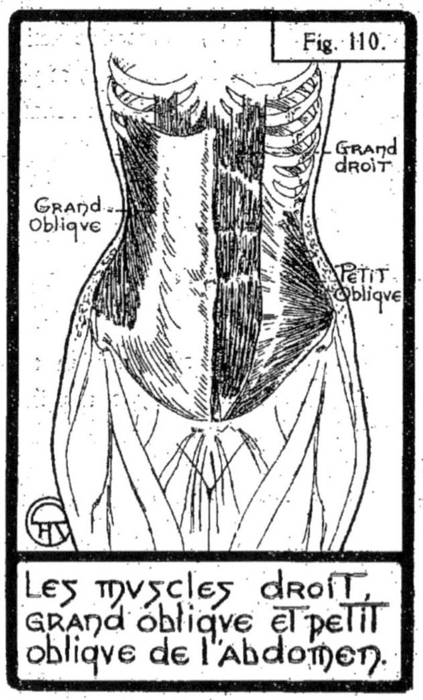

Les muscles droit, grand oblique et petit oblique de l'Abdomen.

Sur les côtés, la séparation du Ventre et des Flancs est souvent peu visible. Elle est cependant indiquée par un léger sillon vertical, dénommé par Gerdy : Sillon latéral du Ventre. Ce Sillon commence vers la saillie du cartilage de la dixième côte, à son point d'union avec celui de la neuvième, et il descend verticalement vers l'aine. Plus accentué chez les sujets musclés, il répond au relief que forment les fibres charnues du Grand oblique en s'insérant sur son aponévrose (fig. 110). Il se voit le mieux dans la position debout, si l'on examine le sujet à jour frisant. Un moyen de le rendre plus apparent est de faire contracter les muscles de la paroi (fig. 111 *b* et 116).

Ombilic. — Au centre du Ventre, sur la ligne médiane, se trouve l'Ombilic ou Nombril.

La situation de l'Ombilic par rapport au Pubis et à l'Appendice xiphoïde varie quelque peu suivant les Types humains. Trèves dit qu'il est toujours plus rapproché de la Symphyse pubienne. Tillaux, d'après dix mensurations, estime qu'il siège à peu près à égale distance du

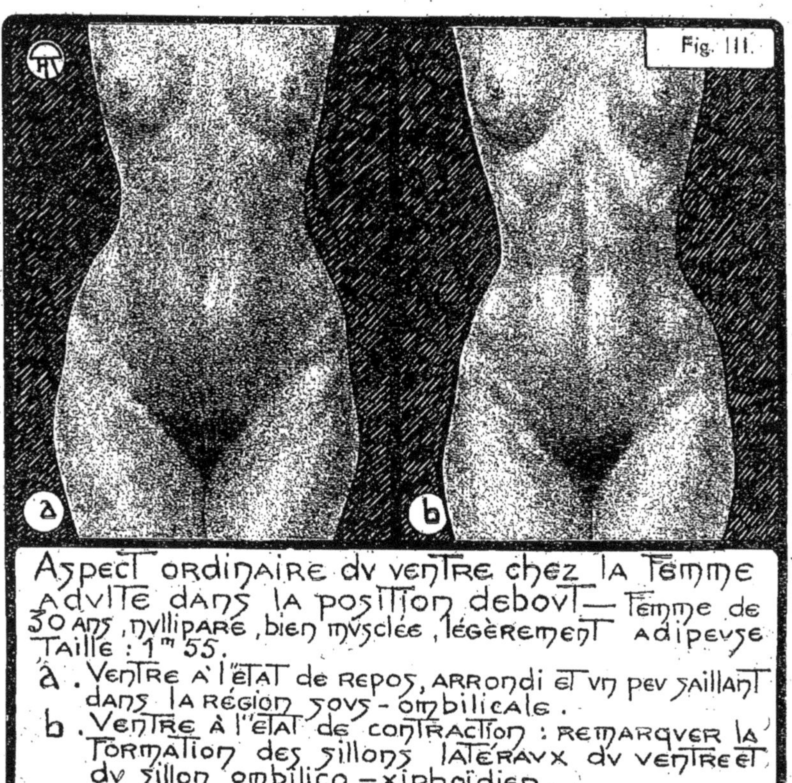

Fig. 111.

Aspect ordinaire du ventre chez la Femme adulte dans la position debout — Femme de 30 ans, nullipare, bien musclée, légèrement adipeuse. Taille : 1 m 55.

a. Ventre à l'état de repos, arrondi et un peu saillant dans la région sous-ombilicale.

b. Ventre à l'état de contraction : remarquer la formation des sillons latéraux du ventre et du sillon ombilico-xiphoïdien.

sommet de l'Appendice xiphoïde et du bord supérieur de la Symphyse pubienne; la majorité de ses sujets a cependant une distance ombilico-pubienne légèrement supérieure à la distance ombilico-xiphoïdienne. Voici d'ailleurs ses mensurations, le sexe et l'âge n'étant pas indiqués :

Distance ombilico-pubienne en cm. :	15,	15,	13,	14,5,	15,	12,	12,5,	17,	12,5,	21.
Distance ombilico-xiphoïdienne en cm. :	14,	15,	14,	14,5,	12,	11,	11,5,	16,	14, -	18.
Distance pubo-xyphoïdienne en cm. :	29,	30,	27,	29,	27,	23,	24,	33,	26,5,	39.

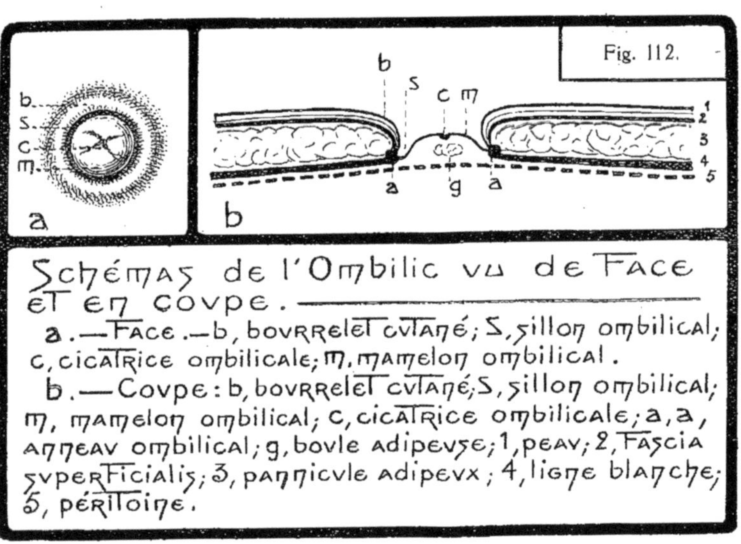

Fig. 112.

Schémas de l'Ombilic vu de Face et en coupe. — a. — Face. — b, bourrelet cutané; s, sillon ombilical; c, cicatrice ombilicale; m, mamelon ombilical. b. — Coupe : b, bourrelet cutané; s, sillon ombilical; m, mamelon ombilical; c, cicatrice ombilicale; a, a, anneau ombilical; g, boule adipeuse; 1, peau; 2, fascia superficialis; 3, pannicule adipeux; 4, ligne blanche; 5, péritoine.

Sappey donne à la Ligne ombilico-pubienne les dimensions suivantes :

Homme	Longueur moyenne	15°, 8	Femme	Longueur moyenne	16°, 1
	— maxima	19		— maxima	18
	— minima	13		— minima	14

J'ai fait, sur le vivant, chez des Femmes maigres, jeunes et nullipares, un certain nombre de mensurations qui me font penser que l'Ombilic est, en général, un peu plus rapproché du Pubis que de la base de l'Appendice xiphoïde ou un peu plus distant que de sa pointe.

La Ligne ombilico-pubienne est assez facile à mesurer : le sujet étant couché sur le dos, on applique immédiatement contre le bord pubien le bout d'un mètre flexible et on note la distance de ce point au milieu de l'Ombilic.

La distance ombilico-xiphoïdienne est difficile à préciser, parce que le point de repère supérieur est malaisé à trouver ; en effet, l'Appendice xiphoïde est souvent cartilagineux chez les sujets jeunes, ou perdu dans les tissus, et il se révèle mal au doigt ainsi qu'à la radiographie. Lorsque

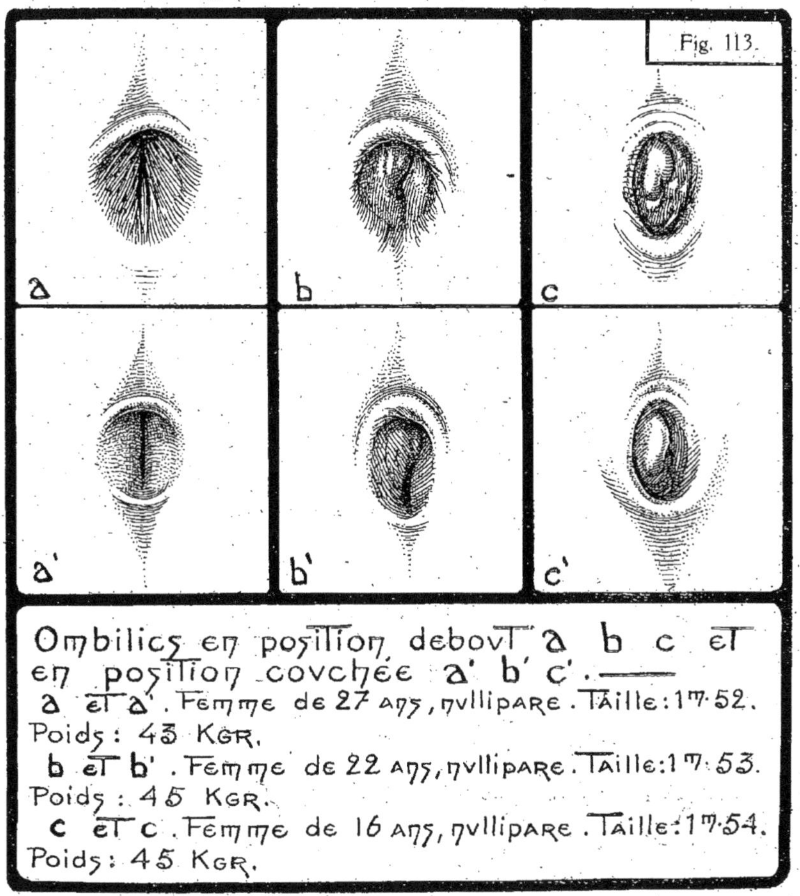

Fig. 113.

Ombilics en position debout a b c et en position couchée a' b' c'. —
a et a'. Femme de 27 ans, nullipare. Taille : 1m 52. Poids : 43 Kgr.
b et b'. Femme de 22 ans, nullipare. Taille : 1m 53. Poids : 45 Kgr.
c et c. Femme de 16 ans, nullipare. Taille : 1m 54. Poids : 45 Kgr.

à la palpation profonde, on ne trouve pas l'extrémité de l'Appendice xiphoïde, le mieux est d'en chercher la base, située 2 ou 3 centimètres plus haut, et que l'on sent toujours fort bien. J'ai procédé ainsi : appliquant le bout du mètre soit au sommet de l'Appendice xiphoïde, quand je l'ai trouvé, soit à sa base, j'ai mesuré la distance de ce point au centre de l'Ombilic ; lorsque le bout du mètre était à la base de l'Appendice xiphoïde, j'ai retranché 2 cm. 5 pour avoir la distance ombilico-xiphoïdienne. Voici les résultats de dix de mes mensurations :

Age	Taille en mètres	Poids en kilos	Distance ombilico-xiphoïdienne en centimètres			Distance ombilico-pubienne en centimètres		Longueur totale du Ventre en centimètres
			Pointe de l'Appendice	Base de l'Appendice				
—	—	—	—	—		—		—
26 ans	1,63	55	13,5	16	+	16,5	=	32,5
23 —	1,54	45	15	17,5	+	16	=	33,5
24 —	1,55	64,500	14	16,5	+	15,5	=	32
25 —	1,60	62	13,5	15	+	15,5	=	30,5
27 —	1,53	43	14	16,5	+	14,5	=	31
29 —	1,47	49,500	12,5	15	+	14	=	29
24 —	1,55	64	15,5	17,5	+	14	=	31,5
24 —	1,51	48,500	12,5	15	+	13,5	=	28,5
22 —	1,54	45	12,5	15	+	13	=	28
24 —	1,52	59	14	16,5	+	12	=	28,5
Moyenne	1,544	53,55	13,70	16,05	+	14,45	=	30,5

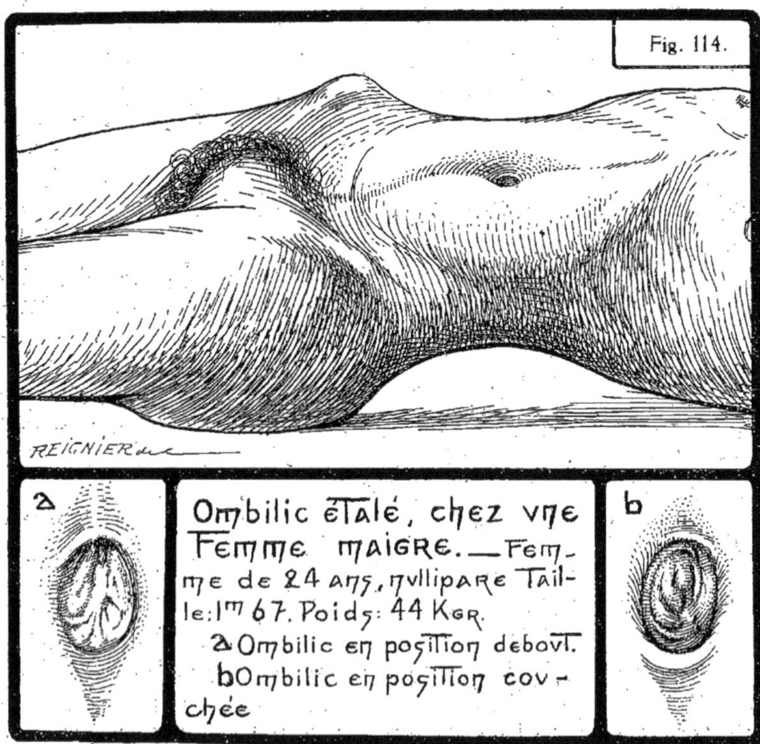

Fig. 114.

Ombilic étalé, chez une Femme maigre. — Femme de 24 ans, nullipare Taille : 1^m 67. Poids : 44 Kgr.
a Ombilic en position debout.
b Ombilic en position couchée

L'addition des deux mesures ombilico-xiphoïdienne et ombilico-pubienne donne la *longueur du Ventre*, ou distance de la *base* de l'Appendice xiphoïde au Pubis; je relève le chiffre de 30,5, obtenu en position couchée. Charpy a trouvé 34 centimètres et de Giovanni 32, mais ils ne donnent ni la Taille ni la position de leurs sujets mensurés. Or, dans la station debout, la paroi augmente de longueur en s'arrondissant. Je fais remarquer aussi que mes sujets, qui sont des malades gynécologiques, sont petits et maigres en général.

La *Forme* de l'Ombilic est variable. Schématiquement on le considère comme un Anneau de 10 à 12 millimètres de diamètre dont le centre est occupé par une Saillie. Le contour de l'Anneau est recouvert par un Bourrelet cutané, d'autant plus épais que le sujet est plus gras, rendant

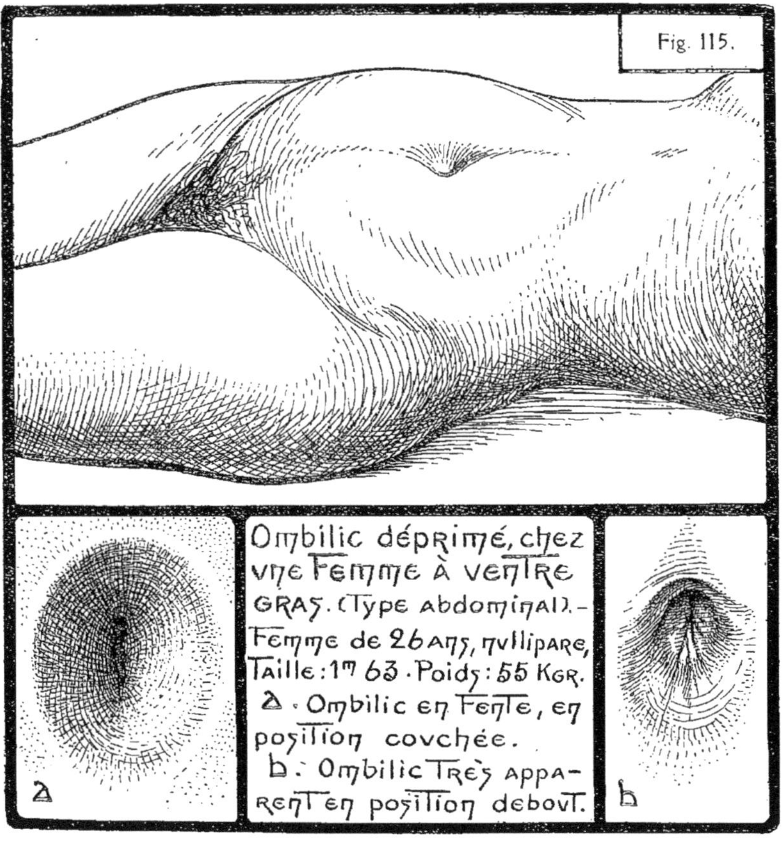

Fig. 115.

Ombilic déprimé, chez une Femme à ventre gras. (Type abdominal). — Femme de 26 ans, nullipare, Taille : 1m 63. Poids : 55 Kgr.
a. Ombilic en Fente, en position couchée.
b. Ombilic très apparent en position debout.

ainsi l'Ombilic plus ou moins profond. La Saillie, ou Mamelon ombilical, correspond au point de chute du Cordon ombilical et porte, en conséquence, une Cicatrice plus ou moins irrégulière, parfois linéaire, située tantôt à son centre, tantôt sur un de ses côtés. Entre la Saillie et le Bourrelet périphérique, se trouve délimité un Sillon circulaire ou semi-circulaire, qui est dû à l'union de la peau et du fascia superficialis, au niveau de l'Anneau : c'est le Sillon Ombilical (fig. 112).

Cette description schématique ne se retrouve qu'en partie sur le vivant. L'aspect de l'Ombilic, comme celui de tout moignon cicatriciel, est sujet aux plus diverses variétés. J'ai figuré quelques types, dans la position couchée et dans la position debout; on remarquera que l'aspect diffère sensiblement dans chacune de ces deux positions (fig. 113, 114 et 115).

L'état du Pannicule adipeux de la Paroi modifie pour une bonne part l'aspect de l'Ombilic. Chez la Femme maigre, le Nombril est étalé (fig. 114); dans la position debout, il se tend et fait volontiers une petite hernie. Chez la femme grasse (fig. 115), il est déprimé au fond d'une

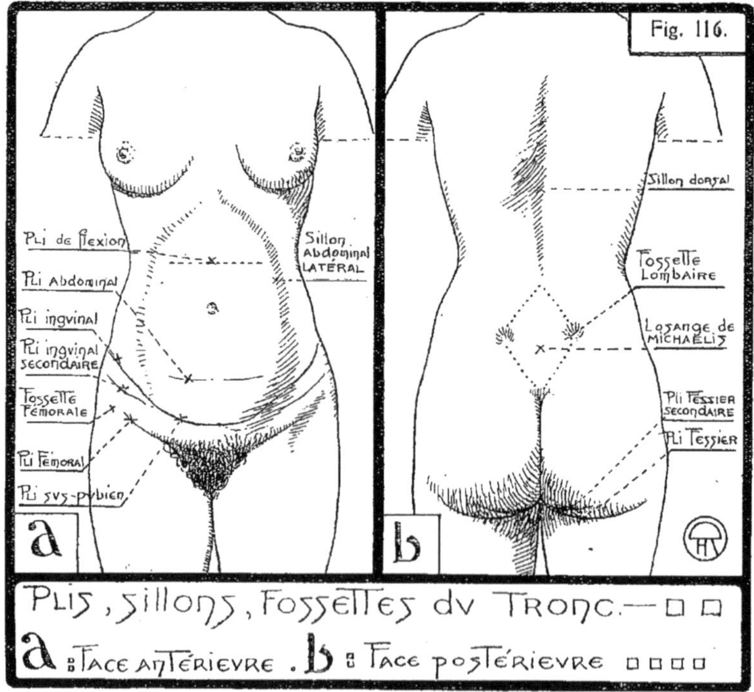

PLIS, SILLONS, FOSSETTES DU TRONC.
a : FACE ANTÉRIEURE. b : FACE POSTÉRIEURE

sorte d'entonnoir formé par la masse adipeuse péri-ombilicale; dans la position debout, il paraît encore plus enfoncé, par suite du repli cutané supérieur qui se forme, dans cette position, à la partie supérieure de l'Anneau.

Peau et Plis abdominaux. — La peau du Ventre est glabre, fine et de coloration régulière.

Elle présente trois Sillons ou Plis constants, plus ou moins marqués (fig. 116): 1° le Pli de Flexion du Tronc, sus-ombilical, transversal, superficiel, exagéré par le port des jupes qui sont serrées à son niveau; 2° le Pli Semi-circulaire abdominal, à concavité supérieure situé à l'union du tiers inférieur et des deux tiers supérieurs de la Ligne ombilico-pubienne, décrit par Richer; 3° le Pli Sus-pubien, transversal, avec légère concavité supérieure, qui, dans la position debout, marque la limite inférieure du Ventre et se perd sur les côtés dans les Plis inguinaux. Les deux premiers Plis sont acquis et déterminés par les mouvements du Corps. Le troisième, le Pli Sus-pubien, me paraît être dû à ce que, à son niveau, la face profonde de la Peau serait fixée par quelques tractus fibreux aux parties profondes : ce serait un Pli naturel.

Aspect du Ventre régulier dans les principales positions du corps. — La forme du Ventre varie suivant la position du Corps. La Paroi abdominale, ne comportant aucune ossature, subit fatalement l'influence de tous les mouvements; elle se tend, se relâche et se plie suivant le déplacement du Tronc; elle oscille suivant le Rythme respiratoire. La mobilité est donc un des Caractères principaux de son aspect morphologique.

Deux éléments commandent la forme générale du Ventre : le Tonus des tissus constitutifs de la Paroi et le développement du Pannicule adipeux.

Bien que ne comprenant aucune partie osseuse dans ses éléments constitutifs, la Paroi abdominale possède, chez la Femme saine, une certaine rigidité qu'elle doit au Tonus de ses tissus, de ses muscles en particulier. Membrane, mais membrane vivante, elle lutte sans cesse, comme sans peine, contre toutes les causes qui tendent à modifier défavorablement la Statique abdominale.

Les attitudes du Corps impriment sans doute au Ventre des modifications d'aspect; mais ces modifications restent, en somme, légères tant que la Peau, la Couche graisseuse et les Muscles ont gardé leur Tonus physiologique. De véritables déformations apparaissent dès que ces Tissus ont perdu de leur qualité, de leur vie.

Réduite à ses muscles et à ses aponévroses, la Paroi présente une surface à peu près régulière, à peine inégalisée par les bords des muscles Droits et l'insertion des fibres charnues du Grand oblique sur son aponévrose (fig. 110). C'est le Pannicule adipeux, avec ses paquets graisseux ou Stéatomes, qui donne au Ventre son modelé (fig. 111). Je rappelle que la couche graisseuse sous-cutanée de l'Abdomen présente, à droite et à gauche de la ligne médiane, un épaississement principal sous-ombilical et deux accessoires : un sus-ombilical et un sus-pubien (V. p. 182). La topographie de ces paquets graisseux ou Stéatomes doit être retenue pour comprendre les principales déformations du Ventre. L'épaississement général du Pannicule et le développement exagéré des Stéatomes déterminent les déformations les plus accentuées, les plus typiques, les plus inattendues.

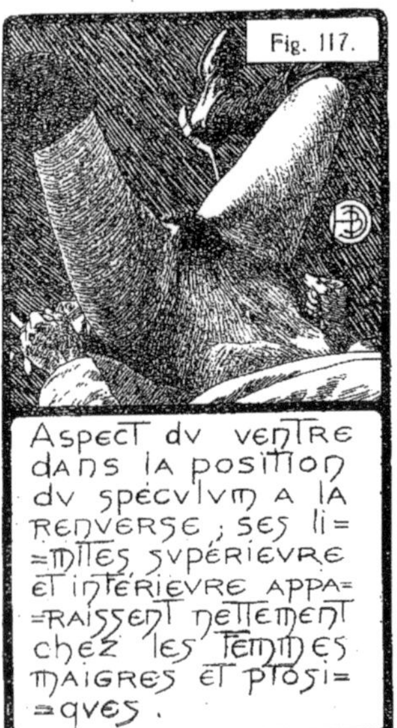

Fig. 117.

Aspect dv ventre dans la position dv spécvlvm a la renverse ; ses limites svpérievre et inférievre apparaissent nettement chez les femmes maigres et ptosiqves.

Je ne saurais me hasarder à donner une description complète des diverses Formes que peut prendre le Ventre, sous toutes les influences de pression ou de dépression auxquelles il est soumis. Du point de vue Gynécologique, il me semble d'ailleurs suffisant de connaître la manière dont se comporte la paroi abdominale, dans les principales positions. Je suppose, dans ces descriptions, que le sujet est au repos, respire légèrement, et que l'observateur s'attache de préférence à noter l'état du Ventre pendant l'expiration.

L'étude du Ventre comporte donc l'examen en position debout, en position assise, en position étendue, en position déclive, en position de flexion et d'extension.

Position debout. — Dans la Position debout (fig. 118), le Ventre doit être examiné de Face et de Profil, à l'état de repos et à l'état de contraction,

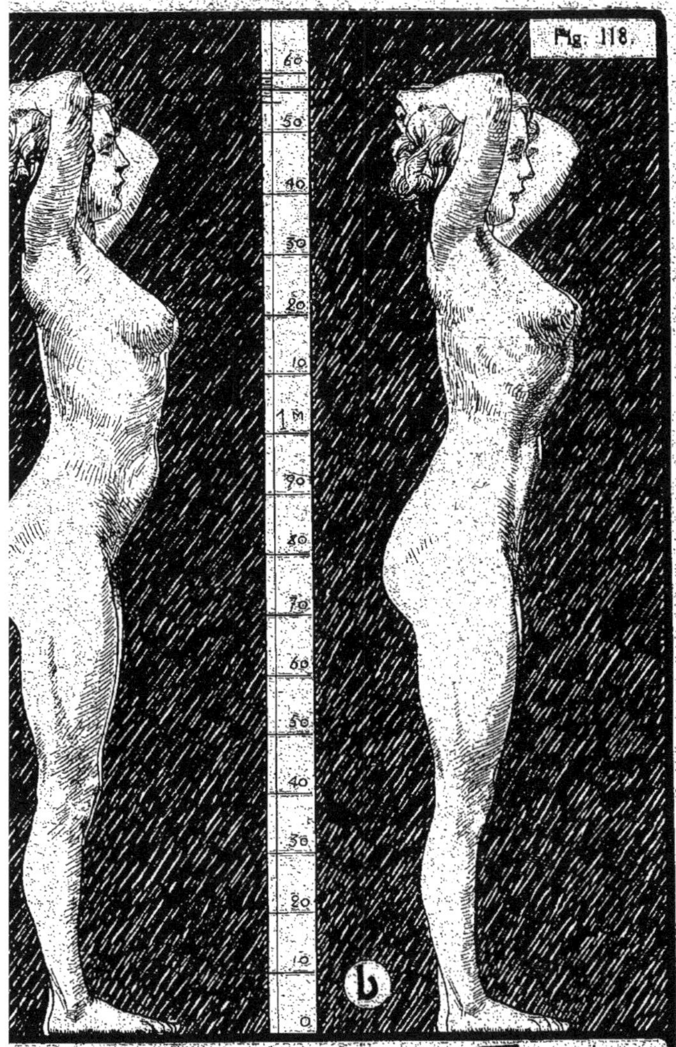

il du ventre dans la position de=
t. — a. Profil à l'état de repos ; par suite
onus musculaire, le ventre est comme san=
et remonté. La ligne du ventre est oblique=
nt ascendante
rofil à l'état de contraction. La saillie abdo=
ale disparaît presque complètement.

Vu de *Face*, et à *l'état de repos*, le Ventre est légèrement saillant et arrondi (fig. 111), un peu plus volumineux chez la Femme à Type abdominal (fig. 30, p. 109) que chez celle à Type Thoracique (fig. 29, p. 107).

Vu de *Profil* et à *l'état de repos* (fig. 118 *a*), le Ventre présente une ligne qu'il importe de noter : à partir du Pubis, la Paroi monte obliquement de bas en haut et d'arrière en avant jusque vers l'union des 3/4 inférieurs avec le 1/4 supérieur de la distance ombilico-pubienne ; puis elle se recourbe légèrement en arrière pour gagner au-dessus de l'Ombilic le Sillon thoraco-abdominal, d'où elle se continue avec une légère obliquité antérieure vers l'Appendice xiphoïde. Le Ventre paraît comme sanglé dans sa partie inférieure pour mieux tenir et porter le paquet intestinal. Le maximum de saillie correspond à 4 ou 5 centimètres au-dessous de l'Ombilic ; il est dû, en partie, à la présence des Stéatomes sous-ombilicaux.

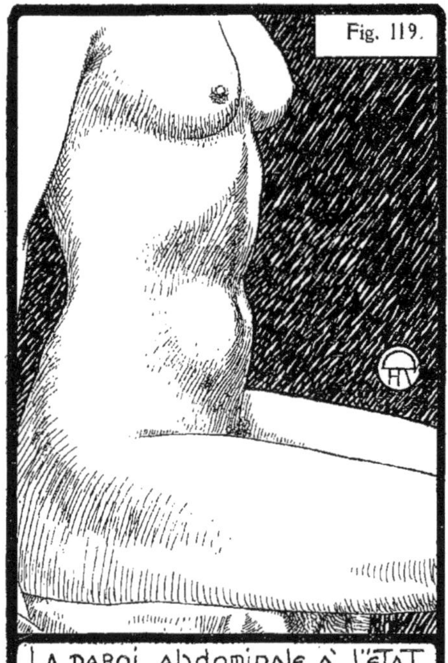

Fig. 119.

La paroi abdominale à l'état normal dans la position assise. — Femme de 20 ans, nullipare, mariée à 19 ans ½. Taille : 1^{m}63. Hauteur du sol au plan sus-pubien : 81^{cent}5. Hauteur de la tête : 21^{c}4^{mil}. Diamètre bi-acromial : 36^{cent}. Diamètre bi-trochantérien : 30^{cent}5^{m}. Diamètre de la taille : 20^{cent}. Musculature bonne.

La dépression sus-ombilicale ne s'observe pas à l'état nature ; elle résulte de la formation du Sillon thoraco-abdominal par le port du corset ou le serrage direct des jupes sur la peau. Chez de vieilles femmes, elle devient parfois extrêmement marquée (fig. 137). Les Négresses qui vivent nues ne la présentent pas : le maximum de proéminence de leur ventre correspond au même point sous-ombilical que chez la femme européenne, mais au-dessus la paroi ne se creuse en aucun point et gagne l'appendice xiphoïde par une légère courbe à concavité postérieure (V. p. 148 et 149).

A l'*état de contraction* de la Paroi, l'aspect morphologique du Ventre change (fig. 111*b*, 118*b*). Les Sillons latéraux du Ventre s'accentuent, un Sillon médian ombilico-xiphoïdien, dû à l'écartement des Droits, se creuse, l'Ombilic se déprime, le contour des masses graisseuses ou Stéatomes se dessine, la saillie du Ventre disparaît presque en totalité. L'examen de profil permet particulièrement de mesurer la valeur de la sangle musculaire abdominale et d'apprécier le degré de rétraction du Ventre sous sa contraction vigoureuse.

Position assise. — Dans la position assise (fig. 119), le Tonus musculaire empêche l'affaissement du Ventre et la Paroi abdominale antérieure ne se laisse pas déprimer dans sa partie sus-pubienne. La figure 119 représente une jeune Femme de 20 ans, nullipare, assise sur une chaise, et s'y tenant sans effort : la portion sous-ombilicale de l'Abdomen est très légèrement arrondie et séparée de la région épigastrique par le Sillon thoraco-abdominal (ou de la taille). Les renflements épigastriques et sous-ombilicaux s'expliquent par les Stéatomes de ces régions (V. p. 182) qui se laissent bien apercevoir dans cette position.

Position étendue. — Dans la Position étendue (fig. 120), le Ventre, à

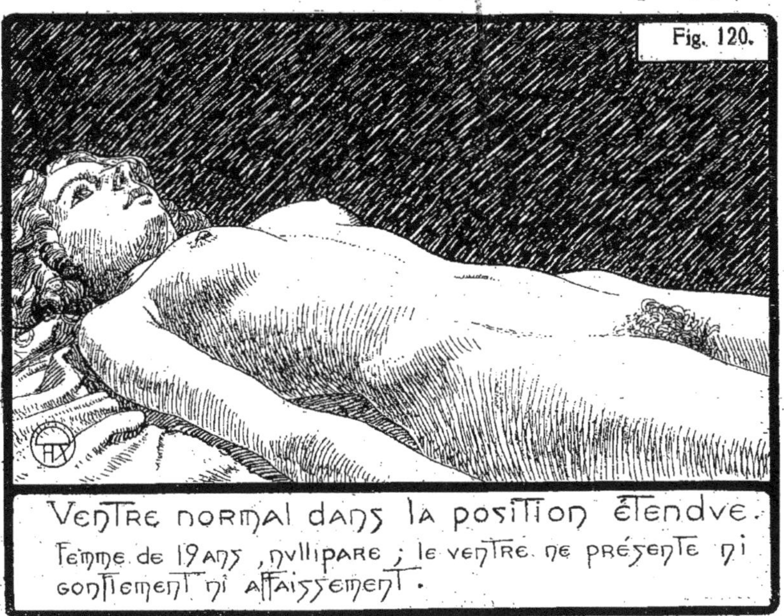

Fig. 120.

Ventre normal dans la position étendue. Femme de 19 ans, nullipare ; le ventre ne présente ni gonflement ni affaissement.

l'état normal ou régulier, ne présente ni gonflement ni affaissement. Son contour, léger et régulier, se dessine par suite de la légère saillie des Crêtes iliaques et des Rebords costaux. Plat dans la région sus-pubienne, il s'arrondit au-dessous de l'Ombilic au niveau des amas graisseux, pour se déprimer insensiblement au-dessus. La Paroi, d'une tonicité parfaite, contient les Organes abdominaux sans les comprimer en aucun point comme sans se laisser dis-

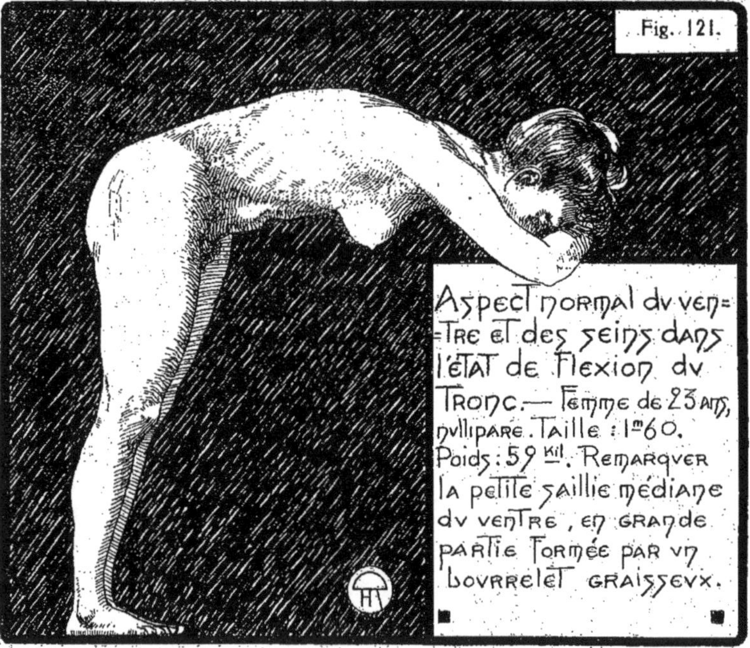

Fig. 121.

Aspect normal du ventre et des seins dans l'état de flexion du tronc. — Femme de 23 ans, nullipare. Taille : 1m60. Poids : 59 kil. Remarquer la petite saillie médiane du ventre, en grande partie formée par un bourrelet graisseux.

tendre par nul d'entre eux. La Peau n'est plus marquée des quelques plis que montre la position debout et qui s'effacent dans la position étendue. La surface du Ventre, fine et lisse, est d'une harmonieuse régularité.

Position déclive. — Dans la Position déclive (fig. 117), le paquet intestinal glissant vers la concavité diaphragmatique, la Paroi abdominale se déprime au-dessus du Pubis, rendant ainsi plus facile l'examen du Pelvis. En même temps, la région épigastrique se gonfle légèrement par suite du déplacement des anses intestinales vers la partie supérieure du Ventre. Ces modifications de forme ne sont jamais très accentuées sur un Ventre normal, par suite de la tonicité de sa paroi; elles ne prennent jamais en tout cas l'importance qu'elles acquièrent si aisément chez les femmes ptosiques, par suite de l'affaiblissement de la Musculature et de la diminution de l'élasticité de la Peau (fig. 117).

POSITION DE FLEXION. — Dans la Position de flexion du Corps sur les Membres inférieurs (fig. 121), le Ventre tombe légèrement et la saillie sous-ombilicale s'accentue. La modification de forme ne reconnaît pas pour cause principale l'affaissement de la Sangle musculaire. Ce sont les paquets graisseux, sus-ombilicaux et sous-ombilicaux qui impriment au Ventre son nouvel aspect; en vertu de leur poids, dans cette position de flexion, ils soulèvent la peau et forment les saillies que l'on aperçoit. Je recommande d'ailleurs cette position pour juger de leur valeur et de leur importance, qui sont beaucoup plus difficiles à apprécier dans la Position debout ou étendue. Pour bien se rendre compte que ce sont ces Stéatomes, et non la Sangle musculaire, qui, à l'état normal, déterminent surtout cette apparence de ptose dans la position de flexion, il importe de joindre, à l'examen par la vue, l'examen par le palper : on peut prendre entre les doigts les paquets graisseux et sentir au-dessous la ligne régulière des muscles du Ventre. Cette palpation montrera que dans la position de flexion et à l'état de repos, la Sangle musculaire garde son tonus et ne se laisse que légèrement affaisser sous l'influence de la pesanteur.

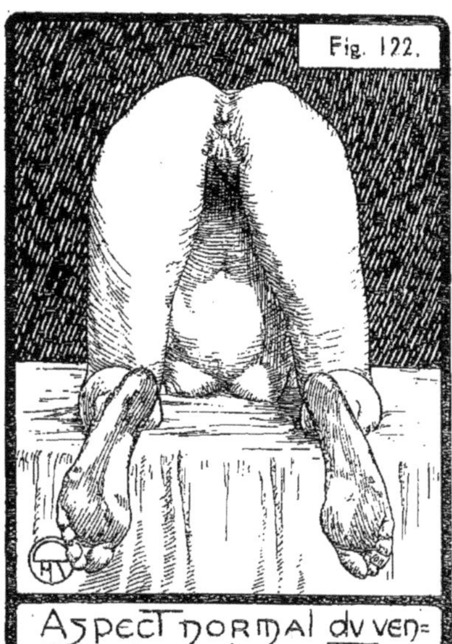

Fig. 122.

Aspect normal du ventre dans la position génu-pectorale. — Femme de 22 ans, nullipare, de souplesse très développée. Remarquer le creux sus-pubien et la saillie épigastrique.

POSITION GENU-CUBITALE ET GENU-PECTORALE. — Dans la Position genu-cubitale et plus encore dans la Position genu-pectorale (fig. 122), qui n'est réalisée que par des sujets très souples, le Ventre prend un aspect tout particulier, surtout après quelques profondes inspirations et à l'état de laisser-aller complet, sans aucune contraction musculaire. Le Paquet intestinal a glissé vers le Diaphragme pendant que s'est creusée la Région sus-pubienne. Le Pelvis s'est vidé de ses anses intestinales comme dans la Position déclive dorso-sacrée (fig. 117). Mais, tandis que dans cette dernière position, le Paquet intestinal tombe à la fois sur le Diaphragme et la Colonne Vertébrale, dans la Position genu-pectorale, il glisse également vers le Diaphragme, mais en avant, et il vient faire saillir la Paroi abdominale qui s'arrondit dans sa portion sus-ombilicale, comme le montre très clairement la figure 122 : la Région épigastrique se gonfle et paraît d'autant plus saillante que le Creux sus-pubien s'est affirmé davantage.

Position d'extension et d'hyperextension. — Dans la Position d'extension du Tronc sur les Membres inférieurs, le Ventre s'aplatit : les muscles abdominaux se tendent, les paquets graisseux s'étalent et il ne reste plus de dépression qu'au niveau de la Fossette ombilicale.

Si l'*hyperextension* est réalisée, comme peuvent l'obtenir certains acrobates, la Colonne vertébrale se coude sur le Bassin au niveau de la région lombaire, et la Paroi abdominale dessine une courbe (fig. 123).

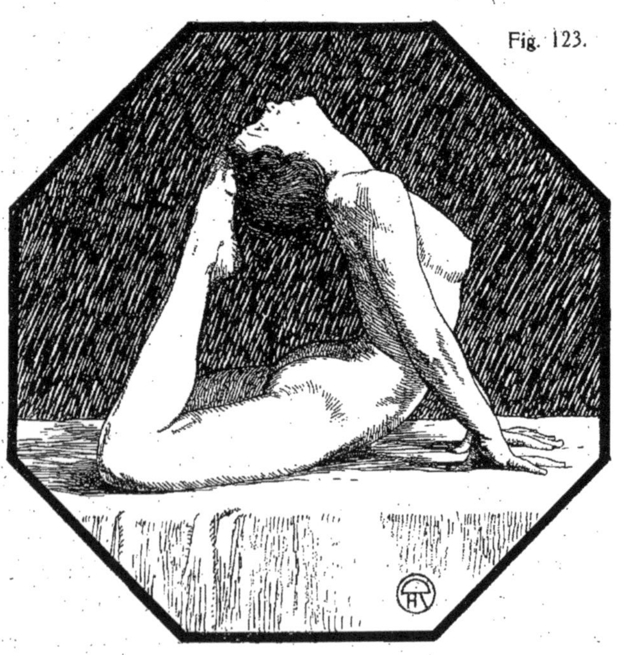

Fig. 123.

II. LES MODIFICATIONS DU VENTRE PAR LA GESTATION

La Gestation imprime une distension considérable à la Paroi abdominale en même temps qu'elle produit, la plupart du temps, certaines modifications de couleur ou d'aspect de la Peau du Ventre.

Modifications de la Paroi. — Chez la Femme parfaitement saine et bien conformée, devenue gravide pour la première fois après la fin de la période de l'adolescence, les Tissus de la Paroi subissent, après l'accouchement, une involution égale à la distension qu'ils ont subie. Il en résulte qu'après quelques mois, le Ventre ne présente plus aucune déformation appréciable. On ne constate guère qu'une légère augmentation de volume dans la position debout due à une minime diminution du Tonus général de la Paroi.

Plusieurs Grossesses peuvent ainsi évoluer, chez les sujets parfaitement sains, sans amener une déformation accusée de l'abdomen. La figure 124 montre, dans la position couchée, un Ventre de nullipare, très remarquable par l'absence de toute séquelle de Grossesse. La Femme qui a fait l'objet de ce dessin était de taille et de poids moyens, d'origine belge, blonde; employée à de rudes travaux, elle ne s'était jamais reposée, ni avant, ni après l'accouchement; en plus, elle boitait légèrement par suite d'une coxalgie. Toutes les conditions semblaient donc réunies pour amener des déformations importantes du Ventre : or la paroi était si belle que je l'ai fait dessiner.

La Grossesse, répétée quelques fois, ne laisse donc pas de traces bien sensibles de déformation de la paroi abdominale, chez les Femmes de bonne santé et de conformation régulière. Il ne faut pas accepter cette opinion trop répandue dans le public, et à laquelle donnent crédit bien des Médecins, que la Grossesse nuit à la beauté des Femmes parce qu'elle les déforme. Je pense, tout au contraire, que la Gestation est nécessaire au développement complet de la Femme et que, toute condition de perfection des Tissus étant égale, la Beauté de la Femme productive l'emporte sur celle de l'improductive à l'âge de trente à quarante ans. Sans doute, la pureté des lignes du Ventre et la fermeté des Seins sont diminuées, mais l'ensemble du Corps a gagné en développement harmonieux.

La Femme saine ne se laisse donc pas déformer par la gestation limitée. Mais, en revanche, la Grossesse laissera des marques indélébiles, et souvent profondes, chez tous les sujets d'état général mauvais, de musculature faible, de bassin mal conformé. Ces sujets sont légion dans les grandes villes et il n'est pas difficile de trouver un Ventre flétri, après une seule grossesse, dans les consultations hospitalières, refuges des classes misérables ou tarées de la Société. J'ai même remarqué que les déformations les plus accentuées du Ventre paraissent ordinairement dès le premier accouchement, preuve évidente que la parturition n'est que la cause seconde, bien que nécessaire, du relâchement de la paroi, la cause première résidant dans la constitution du sujet.

Si les Grossesses se multiplient, atteignent le chiffre de 8, 10, 15 et davantage, surtout si les intervalles ne sont pas espacés et que les Tissus n'aient pas pu parcourir le cycle de leur involution, la Paroi abdominale, même chez une Femme saine, présentera une certaine distension. Il en sera de même si, pendant la Grossesse, la Femme ne prend pas les soins nécessaires à la conservation de sa Paroi abdominale. Ces soins consisteront soit à exercer constamment la musculature de la Paroi abdominale

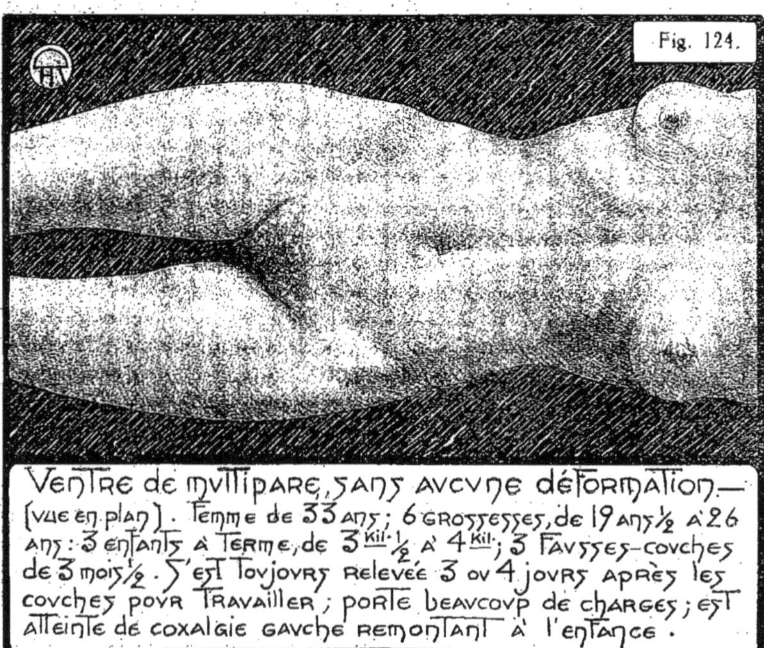

Fig. 124.

Ventre de multipare, sans aucune déformation — (vue en plan). Femme de 33 ans ; 6 grossesses, de 19 ans ½ à 26 ans : 3 enfants à terme, de 3 kil. ½ à 4 kil. ; 3 fausses-couches de 3 mois ½. S'est toujours relevée 3 ou 4 jours après les couches pour travailler ; porte beaucoup de charges ; est atteinte de coxalgie gauche remontant à l'enfance.

comme l'a fait cette Femme du peuple dont le Ventre si remarquable est dessiné fig. 124, soit à parer à la fatigue musculaire par l'emploi de ceintures ou de corsets appropriés. Par ces deux moyens essentiellement différents, on arrive à peu près au même but.

L'Infection post-puerpérale, les Hémorragies de la parturition, les diverses Complications de la Grossesse sont autant de facteurs fâcheux qui, chez la Femme saine, en diminuant la valeur de son état général, contribuent pour une forte part à retarder l'involution des Tissus distendus par la Gestation, parfois même à l'empêcher. De leur chef, le Ventre gardera quelques déformations. On peut sans doute dire que la déformation ainsi obtenue est d'origine gravidique ; elle ne l'est pas directement, mais seulement indirectement, les causes qui l'ont provoquée n'étant ni fatales, ni constantes, et pouvant être évitées.

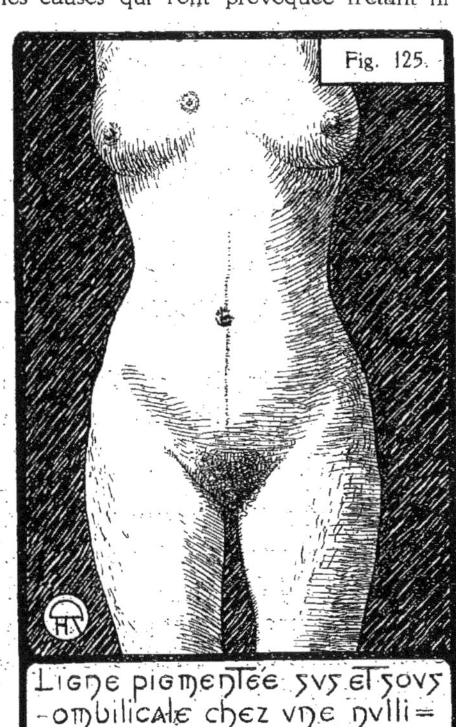

Fig. 125.

Ligne pigmentée sus et sous-ombilicale chez une nullipare. — Femme de 29 ans, brune, nullipare (remarquer les vergetures des cuisses et une petite mamelle supplémentaire).

Modifications de la Peau.

— Les modifications de la Peau après la Gestation s'observent dans les mêmes conditions que les déformations de la Paroi abdominale. Chez la Femme saine, l'élasticité cutanée est telle qu'après plusieurs parturitions, le Ventre ne présente guère plus de Plis que n'en comporte l'âge du sujet. Au contraire, chez les Femmes dont l'état général est mauvais, chez celles qui présentent des troubles trophiques, portant en particulier sur le Système adipeux (Adipose ou Amaigrissement), on voit apparaître les Vergetures, les Plissements, la Perte d'élasticité de la peau, etc.

Un *Aspect de coloration*

cutanée spéciale s'observe chez la majorité des Femmes brunes pendant la grossesse et après la parturition, et cet aspect est d'ordre normal.

Au cours de la Gestation se développe une Ligne médiane pigmentée allant du Pubis vers l'Ombilic et souvent le dépassant pour gagner la région épigastrique. C'est la *Ligne brune de la Grossesse,* dont le maximum de largeur répond à la partie sus-pubienne et peut atteindre 4 ou 5 millimètres. Elle est surtout marquée chez les Femmes du Type brun franc.

En même temps que se forme cette Ligne brune, la Peau du Ventre se pigmente légèrement dans son ensemble.

La parturition faite, les Tissus se rétractent en vertu de leur élasticité; mais la Ligne brune ne disparaît pas complètement et persiste.

La Ligne brune n'est pas une preuve absolue de Gestation. On l'observe chez de jeunes Femmes nullipares, du Type brun, surtout en sa portion sous-ombilicale; on admet qu'elle ne se développe dans la portion sus-ombilicale qu'après la grossesse; cette assertion classique correspond à une règle incontestable, mais il y a des exceptions. La figure 125 montre une jeune Femme nullipare chez laquelle la Ligne sus-ombilicale apparaissait, très légère, mais nettement indiquée.

III. MODIFICATIONS DU VENTRE PAR L'ADIPOSE

L'Adipose imprime au Ventre des Déformations superficielles et profondes, dues à l'Hypertrophie de la Graisse sous-cutanée et intra-abdominale.

Déformations superficielles. — L'Hypertrophie du Tissu graisseux sous-cutané imprime au Ventre des aspects divers, aboutissant parfois à des difformités pénibles. La Position debout et la Position de flexion du Tronc en avant permettent de bien juger de l'importance du développement tant du Pannicule adipeux dans son ensemble que des Stéatomes en particulier.

A un *premier degré,* l'Adipose arrondit le Ventre sans le déformer notablement. Dans la Position debout, la Paroi est plus bombée qu'à l'état normal, mais elle n'offre aucune saillie disgracieuse. Les Femmes du Type abdominal présentent fréquemment cette Adipose au premier degré; celles qui, en même temps, ont un peu de tympanisme abdominal, voient leur

Ventre prendre une forme globuleuse régulière à laquelle s'applique assez justement l'expression de « Ventre en ballon » (fig. 126).

Chez quelques sujets jeunes, j'ai noté le développement du Tissu graisseux sus-pubien, coïncidant avec une Adipose légère et sans aucune participation des paquets graisseux sous-ombilicaux. La figure 133, en B (p. 284), donne l'idée de cette hypertrophie localisée.

A un *second degré*, les Stéatomes abdominaux s'hypertrophient nettement. Sous l'influence de la pesanteur, ils glissent dans la position debout; mais le Pli sus-pubien, en retenant la Peau aux parties profondes, leur forme un arrêt. L'hypertrophie et le glissement continuant, ils refoulent la Peau en avant, au-dessus du Pli. La Peau se distend, bombe de plus en plus et finalement retombe au-devant du Pli qui n'a pas cédé. Ainsi s'est constitué un Bourrelet sus-pubien (fig. 88, p. 223).

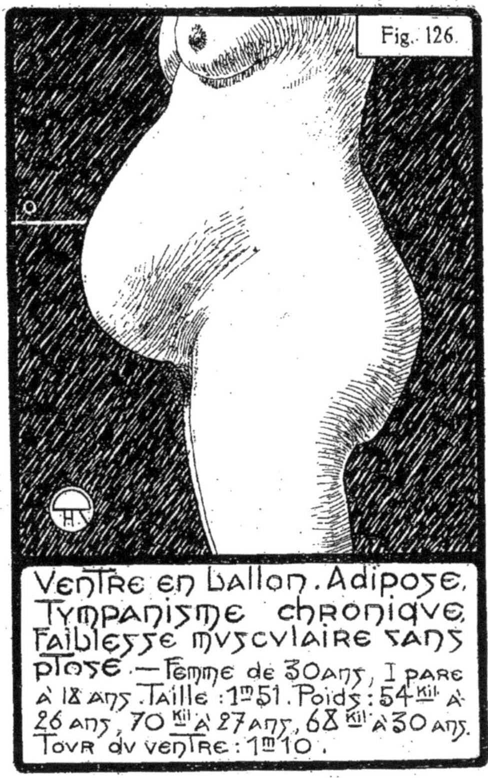

Fig. 126.

Ventre en ballon. Adipose. Tympanisme chronique. Faiblesse musculaire sans ptose. — Femme de 30 ans, I pare à 18 ans. Taille : 1m51. Poids : 54 kil. à 26 ans, 70 kil. à 27 ans, 68 kil. à 30 ans. Tour du ventre : 1m10.

A un *troisième degré*, le Bourrelet sus-pubien augmente de plus en plus : il descend au-devant du Pubis formant une sorte de Tablier. Si l'on veut bien retenir que les Stéatomes abdominaux sont situés de chaque côté de la ligne médiane, on comprendra pourquoi ce Tablier graisseux est subdivisé sur cette ligne médiane par une sorte d'encoche. On a alors l'aspect de deux poches graisseuses, l'une droite et l'autre gauche, souvent de procidence inégale et que l'on peut palper aisément (fig. 68, p. 185).

En même temps, les Stéatomes sus-ombilicaux se sont développés. Dans la Position couchée, on les voit former deux boursouflures épigastriques se juxtaposant sur la ligne médiane, ayant comme limite externe les Rebords costaux et s'arrêtant en bas au Sillon thoraco-abdominal, au Pli déterminé par le port des vêtements.

A un *quatrième degré*, le Tablier graisseux devient énorme. En même temps, les Stéatomes du mont de Vénus prolifèrent pour leur compte, glissent au-devant du Pubis et constituent un second Bourrelet, un second Tablier qui dépasse le Tablier sous-ombilical ou reste caché par lui; pour bien le découvrir, et prendre nettement connaissance de sa forme, il faut relever le Tablier graisseux abdominal (fig. 68, p. 185). A ce degré, la déformation du Ventre a acquis les caractères de la Monstruosité.

Déformations profondes. — L'Hypertrophie de la couche graisseuse sous-cutanée s'accompagne d'un développement exagéré de la Graisse intra-abdominale. Sous l'influence de la poussée adipeuse interne, la Paroi musculaire fléchit : un certain degré de ptose se manifeste en même temps que l'Ombilic se distend, cède et devient le siège d'une hernie dans les cas d'Adipose excessive (fig. 131, p. 282).

IV. LES MODIFICATIONS DU VENTRE PAR L'AMAIGRISSEMENT

L'Amaigrissement cause des déformations abdominales également importantes et qui sont, comme les précédentes, superficielles et profondes.

Déformations superficielles. — L'*Amaigrissement* peut être *primitif*. Il s'agit alors d'un état de Maigreur générale qui se traduit, au niveau du Ventre, par une absence presque complète de Tissu adipeux (fig. 96 et 97, p. 234 et 235).

Dans la Position couchée, le Ventre est plat, ou même creux; l'Ombilic est à fleur de la Paroi; les Rebords costaux se dessinent exagérément; les Epines iliaques sont saillantes (fig. 114, p. 260).

Dans la Position debout, la Région sus-pubienne se renfle, parce que le Paquet intestinal manquant des coussinets graisseux que lui forment, à l'état normal, le grand épiploon, le mésentère et la couche adipeuse sous-péritonéale, tombe dans le Pelvis, et que la Paroi musculaire est le plus souvent elle-même affaiblie chez ces sujets maigres (fig. 134, p. 285).

L'*Amaigrissement* peut être *secondaire*. Il succède soit à l'état normal, soit à l'Adipose.

L'Amaigrissement, sans Adipose préalable, présente deux degrés : où il est très prononcé, et le Ventre a l'aspect de la Maigreur primitive, ou il est peu marqué et la Paroi ne diffère de la normale que par la tendance au plat, en position couchée, et par la saillie des contours osseux : avec la disparition du Tissu adipeux s'évanouit la Beauté du modelé du Ventre.

L'Amaigrissement, suite d'Adipose, imprime des déformations plus marquées, suivant son importance. Il peut être de moyen degré : Adipose et Amaigrissement se succèdent alternativement, souvent plusieurs fois de suite; la Peau, par suite de ses mouvements de distension et de retrait, se vergeture ou se plisse, et ne s'applique plus exactement sur les plans profonds par perte de son élasticité. La couche graisseuse, diminuée mais non disparue, reste encore épaisse et l'aspect général, Peau exceptée, est celui du Ventre adipeux.

L'Amaigrissement peut être notable. La Peau ne revient plus sur elle-même; les Bourrelets graisseux sus-pubiens disparaissent, mais le Pli cutané persiste et il en résulte, dans la position debout, un aspect bien typique dénommé : Dermatolysie ventrale (fig. 127). Si l'Amaigrissement succède à une forte Adipose, on devine l'aspect lamentable que donnent au Ventre toutes les énormes poches vides de leur graisse fondue et dont la place se marque par autant de pendeloques cutanées.

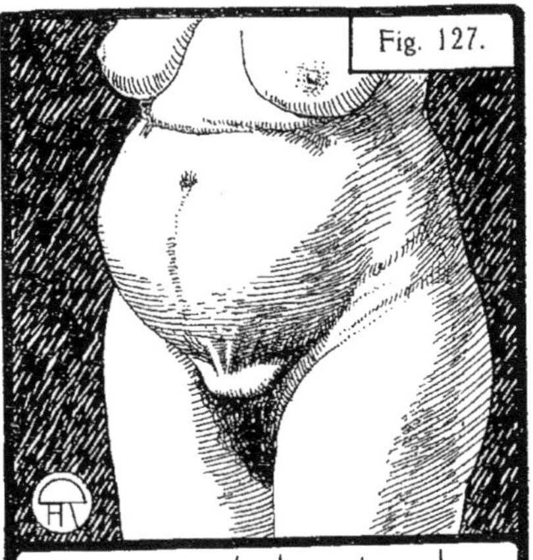

Fig. 127.

Ptose abdominale avec dermatolysie ventrale. — Femme de 48 ans. II pare, méno-pausée. Taille : 1m.46. Poids, à 35 ans : 70 Kil. à 48 ans : 53 Kil.

Déformations profondes. — La Paroi musculaire est faible dans la Maigreur primitive; elle est relâchée quand l'Amaigrissement est secondaire, et elle ne revient pas sur elle-même. Dans les deux cas, existe donc une Ptose, qui est surtout accentuée dans le second (fig. 135, p. 286).

V. LES MODIFICATIONS DU VENTRE PAR L'AGE

En dehors de toute Gestation, la forme du Ventre se modifie sous l'influence de l'Age, comme l'ensemble du Corps. Les Muscles, chez la Femme saine, ne perdent leur Tonus qu'à un Age avancé et ne sont donc pas la cause principale des changements de forme de l'Abdomen. C'est la Couche graisseuse cutanée qui, par son développement ou sa rétrocession, normalement en rapport avec l'Age, détermine la plupart des modifications morphologiques du Ventre.

Jusqu'à la Ménopause et à l'état normal, le Ventre présente une légère Adipose qui lui donne plus de rondeur vers 30 ans et l'épaissit un peu vers 40 ans. A l'époque de la Ménopause, le Tissu graisseux augmente ou diminue, accentuant les Saillies adipeuses dans le premier cas (fig. 88, p. 223), plissant la Peau dans le second (fig. 95, p. 233). A la Vieillesse et plus encore à la Sénilité, ces deux genres d'aspect s'accentuent, en même temps que paraît une Ptose plus ou moins marquée, suite fatale de l'affaiblissement musculaire à ces âges avancés (V. p. 228 à 231).

VI. LES MODIFICATIONS DU VENTRE SOUS L'ACTION COMBINÉE DE LA GESTATION, DE L'ADIPOSE OU DE L'AMAIGRISSEMENT, ET DE L'AGE.

L'action combinée des diverses causes de modifications du Ventre que je viens d'étudier donne naturellement le maximum de déformation de la Paroi abdominale. Sous ces influences multiples, le Ventre prend les aspects les plus divers. En général, il existe cependant un Caractère de déformation plus marqué que les autres. Prenant ce Caractère pour la base d'une classification, j'ai établi un certain nombre de Types que j'ordonne suivant les trois plans constitutifs de la Paroi : la Peau, la Couche graisseuse, la Paroi musculaire.

Ventres à caractère principal de déformation cutanée. — La Peau de l'Abdomen présente trois déformations principales : des Vergetures, des Rides, des Varices.

Je donne aux Ventres qui les présentent à un degré marqué les noms de : Ventres vergeturé, gaufré, ridé, en chiffon, variqueux.

1° *Ventre vergeturé.* — Les Vergetures sont des espaces linéaires irréguliers, larges de 2 à 3 millimètres, longs de 1 à 5 et 6 centimètres ou plus, déprimés, de coloration d'abord violacée, puis rose, enfin blanche, d'aspect cicatriciel, que l'on rencontre de préférence sur la Peau des régions latérales sous-ombilicales de l'Abdomen et de la partie supéro-antéro-externe des Cuisses. Elles sont le résultat de l'éclatement par distension du Derme, sous l'influence de l'Adipose et de la Grossesse, isolées ou combinées. Leur production nécessite une Peau un peu scléreuse et des alternatives d'Adipose et d'Amaigrissement. Elles ne sont pas caractéristiques d'une Grossesse antérieure et il ne faut pas oublier qu'elles peuvent être observées même chez des Vierges, chez des Nullipares (fig. 125, p. 273), et le Ventre vergeturé tire son nom de leur présence en grand nombre (fig. 128).

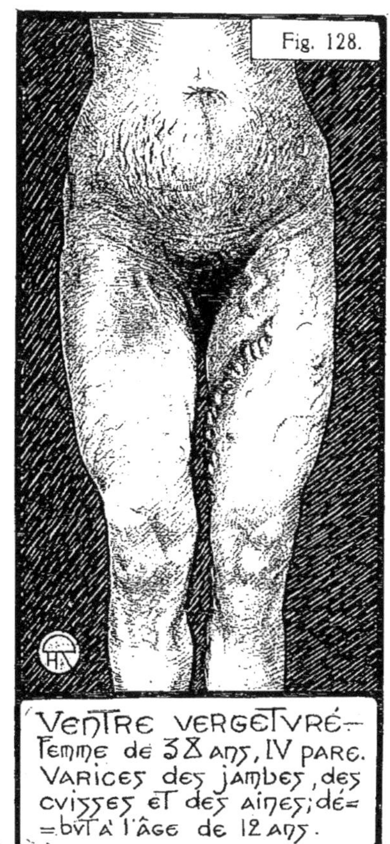

Fig. 128.

Ventre vergeturé — Femme de 38 ans, IV pare. Varices des jambes, des cuisses et des aines; dé=but à l'âge de 12 ans.

2° *Ventre gaufré.* — Le Ventre gaufré (fig. 129) est une variété de Ventre vergeturé. Il s'en distingue par la confluence et l'aspect des éclatements cutanés. La Peau semble avoir été comme imprimée par un moule, et présente à la fois des lignes et des cercles de dépression; à la loupe, on remarque la curieuse disposition dessinée dans l'angle de la figure 129.

3° *Ventre ridé.* — Le Ventre ridé (fig. 134) s'observe chez des femmes très amaigries. Par suite de la disparition de la couche graisseuse, les Vergetures se sont creusées et transformées en Rides et elles se sont rapprochées au point de se toucher : la Peau du Ventre a entièrement perdu son aspect lisse, même dans la région sus-ombilicale (fig. 129 et 134).

4° *Ventre en chiffon.* — Le Ventre en chiffon (fig. 136) nécessite, pour exister, un amaigrissement considérable et une diminution marquée de l'élasticité du derme. La Peau, qu'une Adipose et des Grossesses préalables ont distendue, ne peut revenir sur elle-même; trop grande pour l'Abdomen qu'elle recouvre, elle se replie sur elle-même à l'instar de l'enveloppe d'un ballon dégonflé. Dans la Position couchée, elle s'étale en vagues concentriques qui glissent vers l'Ombilic dans la Déclivité dorsale (fig. 136 *a*). En la prenant entre les doigts, on la soulève et on la tortille comme un chiffon, à 10 centimètres et plus de hauteur, d'où l'expression imagée de « Ventre en chiffon » (fig. 136 *b*).

5° *Ventre variqueux.* — Les dilatations veineuses sont fréquentes à la Paroi abdominale et on les observe assez développées chez les vieilles Femmes (fig. 138). Mais sous le nom de Ventre variqueux, je désigne une variété assez rare de développement de Varices en amas, dans la moitié inférieure de la région sous-ombilicale (fig. 130). Ces Varices présentent tous les caractères de celles des Membres inférieurs; elles sont saillantes dans la position debout, tortueuses, et disparaissent dans la position

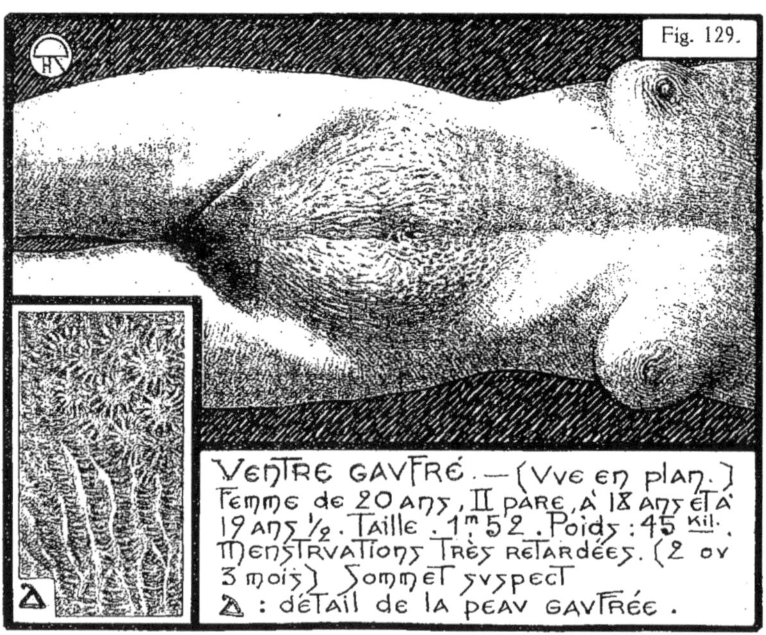

étendue; leur coloration n'est bleue ou violacée que par places, car elles sont plutôt sous-cutanées et la peau qui les recouvre n'est généralement pas aussi amincie que sur les Membres inférieurs.

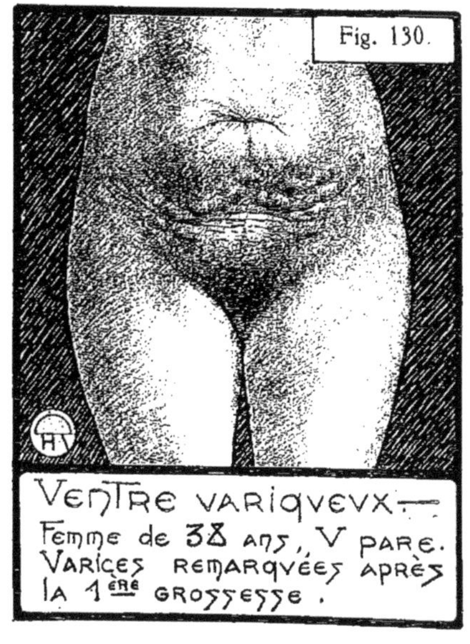

Fig. 130.

VENTRE VARIQVEVX — Femme de 38 ans, V pare. Varices remarqvées après la 1ère grossesse.

Ventres à caractère principal de déformation graisseuse. — On peut réduire à trois variétés les Ventres qui tirent leur caractère de l'exagération extrême ou de la disparition totale du Tissu graisseux : le Ventre en besace, le Ventre en tonneau, le Ventre flaccide :

1° *Ventre à tablier ou en besace.* — Le Ventre à tablier ou en besace (fig. 132) est un Ventre adipeux avec un tablier sus-pubien épais de 10 centimètres et plus. Cette énorme masse tombante n'est pas formée par la totalité de la Paroi abdominale, comme je l'ai entendu dire souvent. Elle est constituée essentiellement par de la Graisse. Sans doute, la Sangle musculaire est elle-même assez affaiblie, mais est encore distante de 10 à 12 centimètres et plus. On peut réséquer tout le tablier graisseux sans atteindre les muscles.

La déformation du Ventre se double d'une hypertrophie adipeuse lombo-fessière, si bien que la racine des Cuisses est véritablement coiffée d'un bissac, ou besace, éclatant de graisse, dont une poche répond aux Fesses et l'autre à l'Abdomen. Élargi par devant et par derrière, le profil d'une Femme atteinte de cette fâcheuse difformité présente un aspect inattendu, très caractéristique et presque monstrueux.

L'expression de « Ventre en besace » n'est pas juste : c'est le bas du Tronc qui est en besace. En plus, elle tend à faire croire que toute l'épaisseur de la Paroi prend part à la saillie retombante et que l'intestin y est contenu; or la couche graisseuse la constitue presque en entier.

2° *Ventre en tonneau.* — Je donne le nom de Ventre en tonneau à la Suradipose en masse de tout l'Abdomen qui est distendu dans son

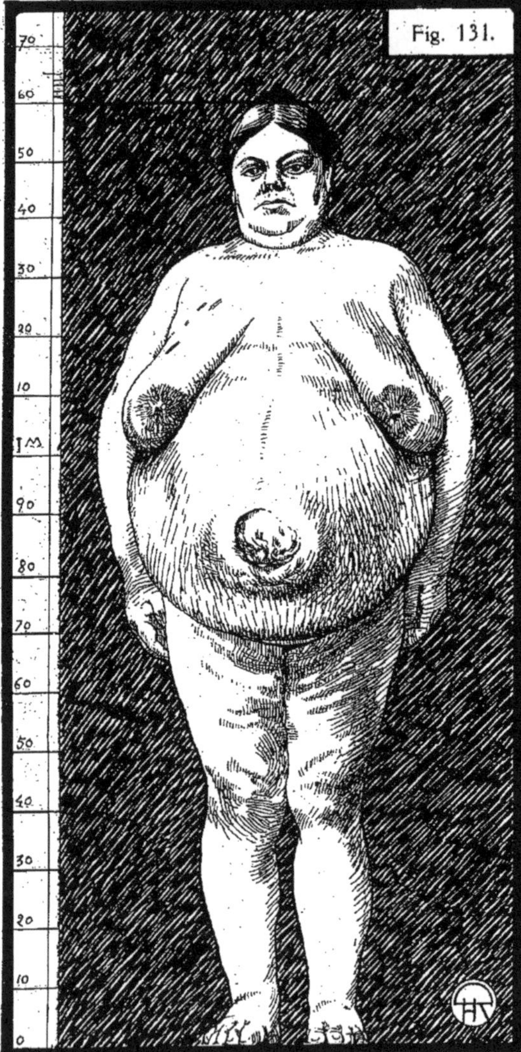

Fig. 131.

Suradipose progressive. Ventre en tonneau. — Femme 45 ans. I pare; Développement du ventre accentué depuis 6 ou 7 ans. Eventration ombilicale spontanée. Hypertrophie des seins = haut: 0.28 larg: 0.33. Pas de lésions viscérales.

ensemble. Dans le Ventre en besace, l'Adipose est surtout externe; dans le Ventre en tonneau, elle est autant interne qu'externe. Il se fait une poussée intra-abdominale colossale qui a pour effet de distendre la Paroi en tous ses points, de faire éclater l'Ombilic spontanément et de chasser par son orifice et le Grand Epiploon surchargé de graisse et l'Intestin distendu. La figure 131 en reproduit un exemple bien remarquable.

3°. *Ventre flaccide, en pendeloque.* — A l'opposé des deux variétés que je viens de décrire se place le Ventre en pendeloque. Un amaigrissement important est nécessaire, comme pour le Ventre en chiffon. Il n'existe d'ailleurs entre les deux qu'un degré de plus de développement en faveur du premier.

Le Ventre en pendeloque (fig. 135) s'observe le mieux dans la position de flexion du Tronc en avant. La Peau retombe flasque, inerte et amincie. Sans doute, il existe une Ptose musculaire concomitante, mais la procidence observée est essentiellement cutanée. Les Seins avachis pendent non moins lamentablement et viennent rehausser curieusement le caractère de cette difformité d'ordre trophique cutané.

Ventres à caractère principal de déformation musculaire. — L'affaiblissement de la Sangle musculaire détermine tout un ensemble de modifications dans la statique abdominale auquel on donne le nom de *Ptose*. La Paroi, par son Tonus, maintient en place les Organes abdominaux; dès qu'elle fléchit et qu'elle cède, ces Organes chutent et l'aspect du Ventre se modifie.

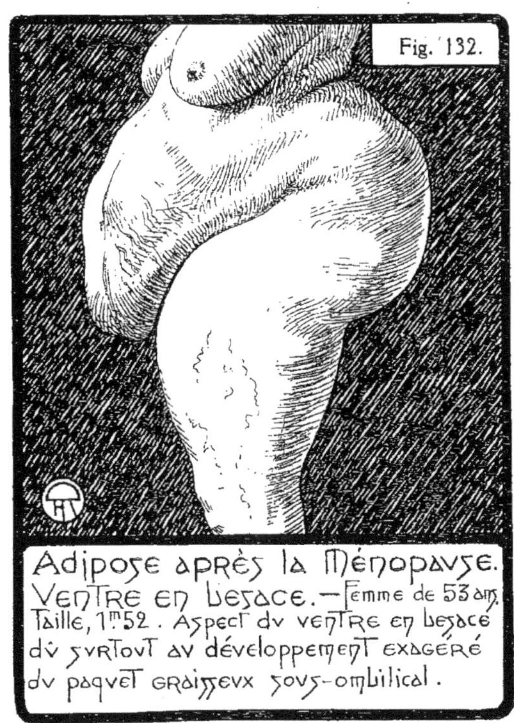

Fig. 132.

Adipose après la Ménopause. Ventre en besace. — Femme de 53 ans. Taille, 1m52. Aspect du ventre en besace dû surtout au développement exagéré du paquet graisseux sous-ombilical.

La Ptose a pour résultat de déterminer, dans la position debout, une Voussure sous-ombilicale. A l'état normal, la Paroi présente une direction droite, de bas en haut et d'arrière en avant (V. p. 265, fig. 118). En s'affaissant, elle se creuse de dedans en dehors et arrive à former comme un sac dans les cas très accentués

La Voussure sus-pubienne peut exister sans Ptose chez certaines Femmes, d'Adipose moyenne ou même normale, mais présentant un épaississement graisseux marqué à la partie inférieure de la région sous-ombilicale (fig. 133, B). Le diagnostic de cette particularité de conformation ne peut guère se faire dans la position debout. Je conseille d'examiner le sujet en position dorsale avec relèvement et écartement des cuisses, comme dans la position du spéculum : on voit et on saisit entre les doigts la masse adipeuse; en faisant contracter les Grands Droits, on se rend encore mieux compte de l'épaisseur et de la forme du paquet graisseux. La position de flexion du Corps en avant, avec ou sans contraction des muscles abdominaux, permet aussi, à la vue et surtout au palper, d'apprécier le degré d'Hypertrophie graisseuse sus-pubienne.

Le degré de Ptose n'est pas indiqué par l'importance de la Voussure sous-ombilicale. Il importe de tenir compte de l'état du Pannicule adipeux et de diviser les Ptoses en deux grandes classes : les Ptoses grasses et les Ptoses maigres.

Les Ptoses grasses sont dues, la plupart du temps, à un affaiblissement léger ou moyen de la Sangle musculaire et à une hypertrophie considérable de la Couche graisseuse sous-cutanée. La figure 133, en D, montre clairement cette diposition.

Les Ptoses maigres s'accompagnent d'une fonte du Pannicule

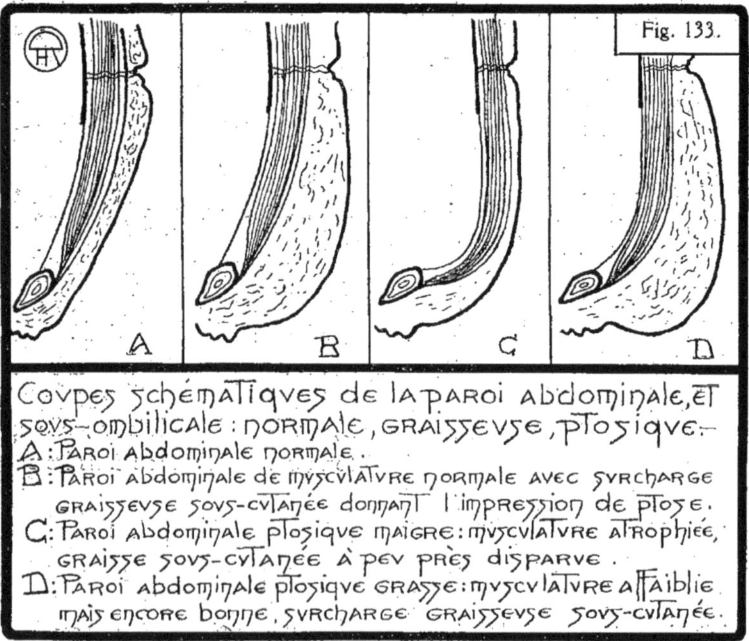

Fig. 133.

Coupes schématiques de la paroi abdominale et sous-ombilicale : normale, graisseuse, ptosique.
A : Paroi abdominale normale.
B : Paroi abdominale de musculature normale avec surcharge graisseuse sous-cutanée donnant l'impression de ptose.
C : Paroi abdominale ptosique maigre : musculature atrophiée, graisse sous-cutanée à peu près disparue.
D : Paroi abdominale ptosique grasse : musculature affaiblie mais encore bonne, surcharge graisseuse sous-cutanée.

abdominal; la totalité de la Voussure constatée est de formation cutanée et musculaire (fig. 133, C).

La Ptose abdominale peut s'accompagner d'écartement des Grands Droits, d'un degré accentué de distension, d'amincissement, d'atrophie des muscles; chacune de ces modifications de l'état normal imprime au Ventre un caractère particulier.

Toutes ces causes d'affaiblissement de la Paroi, de la parésie à l'atrophie, s'unissent et se combinent plus ou moins entre elles. L'une prédomine ordinairement et permet de dégager un certain nombre de Types principaux de déformation musculaire, entre lesquels se rangent les innombrables Variétés que l'on rencontre en Clinique.

1° *Ventre ptosique maigre.* — Le Ventre ptosique maigre reconnaît pour cause un état de Maigreur, primitif ou secondaire à l'Adipose (V. p. 276).

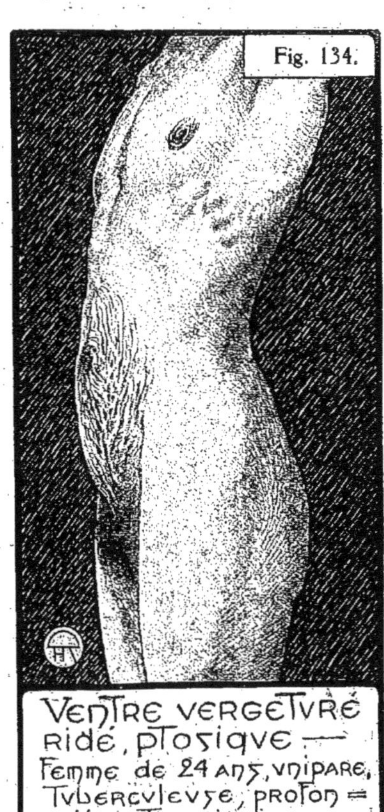

Fig. 134.

Ventre vergeturé ridé, ptosique — Femme de 24 ans, unipare, tuberculeuse, profondément amaigrie.

Il se présente sous trois formes principales, en rapport avec l'Age, et auxquelles je donne les noms de Ventre en jabot, Ventre en sac et Ventre sénile.

Le *Ventre en jabot* est l'apanage des sujets jeunes. Il est caractérisé par la formation d'une Voussure sus-pubienne due à la projection en avant de la Paroi. Le Ventre, en s'affaissant, forme une sorte de dilatation ou de poche plate sus-inguino-pubienne dans laquelle viennent reposer les anses intestinales, en station debout (remarquer la forme de la région sus-pubienne de la figure 134; le sujet est très maigre et la Paroi forme comme une poche au-dessus du Pubis et de la partie interne du Pli de l'Aine).

Cette variété de Ventre ptosique est souvent méconnue, par défaut de méthode d'observation. Pour en faire le diagnostic, je conseille de se placer assis devant le sujet debout, qui doit ne faire aucune contraction, et de l'examiner successivement de face et de profil.

L'observateur attentif remarquera, au bout de quelques minutes, que la partie inférieure du Ventre se distend progressivement, que les régions sus-inguinales se gonflent, comme si une poche se formait, dont le fond, seul occupé, dépasserait le plan antérieur du Pubis, tandis que le haut, vide, irait se perdre vers l'Ombilic. Pendant ce temps, les parties moyenne et supérieure du Ventre gardent une apparence normale et trompeuse; souvent même les saillies des Grands Droits se dessinent manifestement, comme pour donner la preuve d'une solidité musculaire parfaite. Mais en bas, surtout sur les côtés, en dehors de l'extrémité inférieure des Droits qui devient assez étroite, la Ptose paraît nettement.

J'insiste sur cette forme, à laquelle je donne un nom pour mieux l'individualiser, parce qu'elle passe inaperçue. Sa méconnaissance amène soit des conceptions théoriques erronées pour l'explication de troubles d'ordre ptosique simple, soit des traitements intempestifs. Les « déséquilibrées du Ventre sans ptose », décrites par un auteur fort consciencieux

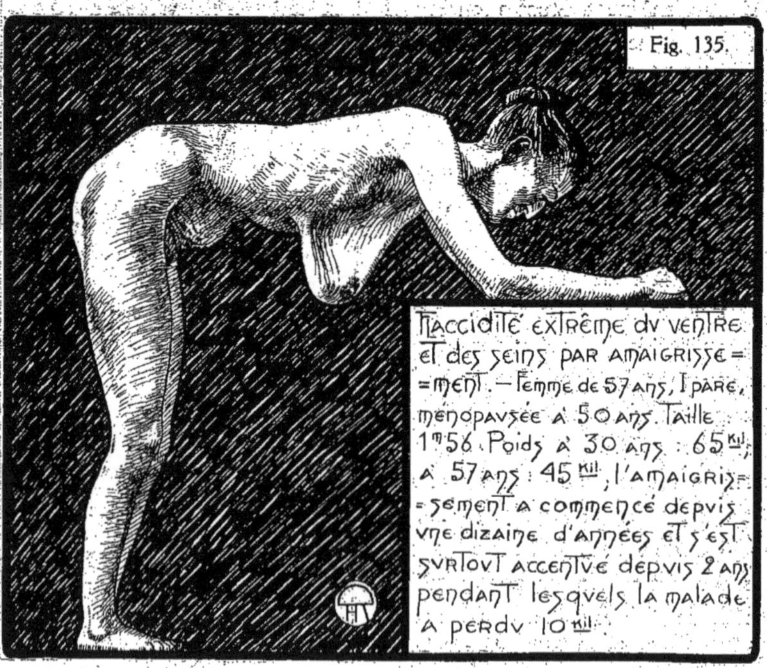

Fig. 135.

Flaccidité extrême du ventre et des seins par amaigrissement. — Femme de 57 ans, I pare, ménopausée à 50 ans. Taille 1m56. Poids à 30 ans : 65 kil; à 57 ans : 45 kil; l'amaigrissement a commencé depuis une dizaine d'années et s'est surtout accentué depuis 2 ans pendant lesquels la malade a perdu 10 kil.

et d'excellent conseil, ne sont, à mon avis, que des Ptosiques à Ventre en jabot.

Pendant de longues années, je les ai moi-même ignorées; c'est la Radiographie qui, me montrant parfois une Ptose marquée de l'estomac et de l'intestin que je ne soupçonnais pas, me conduisit à examiner de plus près mes malades et à trouver la Ptose pariétale dont elles étaient atteintes.

Le *Ventre en sac* est le Ventre ptosique maigre classique. On l'observe surtout chez des malades de 30 à 50 ans.

La Paroi a perdu son Tonus et, tout comme la toile d'un sac, se laisse distendre ou affaisser par la moindre pression. Dans la position debout, le Ventre s'arrondit, pointant plus ou moins en avant et en bas (fig. 128, p. 279). Dans la position dorsale, il se creuse, dessinant son contour osseux. Dans la position déclive, il s'excave au-dessus du pubis, la paroi se plaquant contre les fosses iliaques et le promontoire (fig. 117, p. 264).

Le *Ventre sénile* (fig. 137) est une variété de Ventre ptosique à sac, caractérisé par sa forme qu'on ne trouve qu'à un âge avancé et dans la

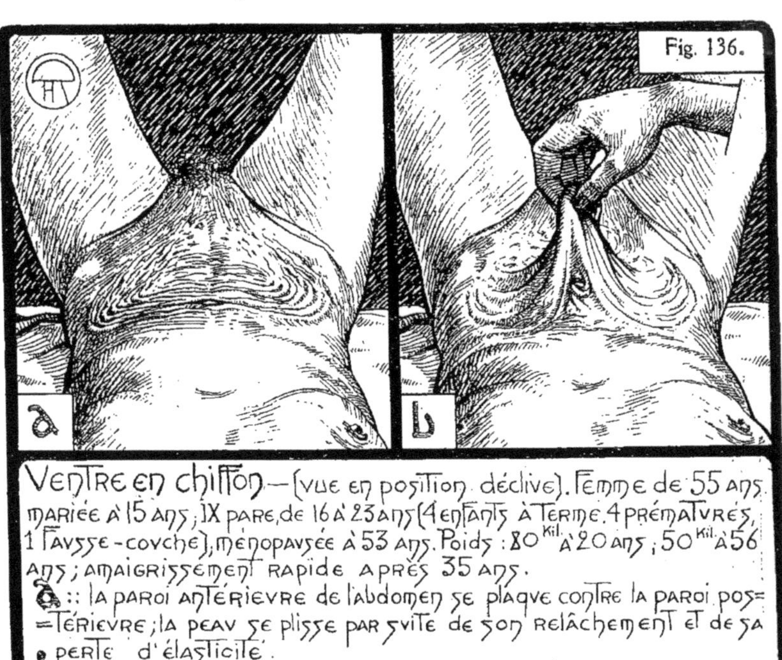

Fig. 136.

Ventre en chiffon — (vue en position déclive). Femme de 55 ans mariée à 15 ans; IX pare, de 16 à 23 ans (4 enfants à terme, 4 prématurés, 1 fausse-couche), ménopausée à 53 ans. Poids : 80 Kil. à 20 ans; 50 Kil. à 56 ans; amaigrissement rapide après 35 ans.

a :: la paroi antérieure de l'abdomen se plaque contre la paroi pos=térieure; la peau se plisse par suite de son relâchement et de sa perte d'élasticité.

b :: On soulève la peau largement et on la tord sur elle-même.

position debout. Le Ventre se détache nettement des Flancs et des Fosses iliaques, à l'instar de la tête d'une brioche sur sa masse. Il est globuleux, ptosique. Comme il s'observe fréquemment chez des vieillards ayant passé par des périodes d'adipose et d'amaigrissement, la Peau en est plus ou moins flasque et forme souvent deux poches vides latérales séparées l'une de l'autre par une sorte de sillon médian. Des plis semi-circulaires, à concavité supérieure, creusent la surface cutanée et leur extrémité interne vient se perdre sur la ligne médiane qui s'est moins distendue et reste profonde (fig. 137).

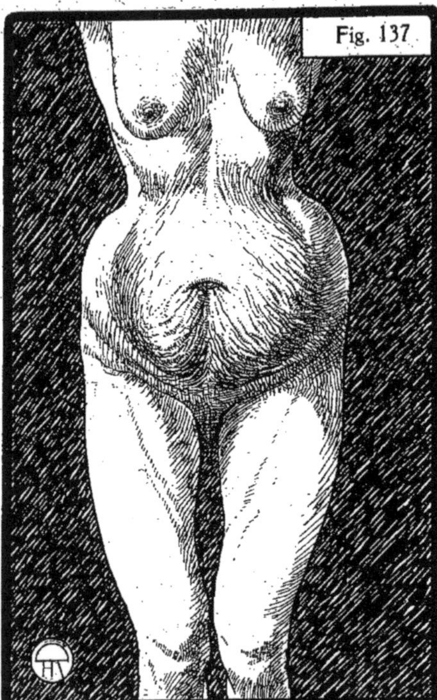

Fig. 137

Ventre sénile ptosique. — Femme de 64 ans ; IV pare ; ménopausée à 50 ans. Poids : 50 kil. ; alternatives d'engraissement et d'amaigrissement ; sillon thoraco-abdominal très marqué, dû au port des vêtements. A toujours eu une taille très mince ; ne porte plus de corset depuis 35 ans ; auparavant ne le portait que le Dimanche.

La Sangle musculaire du Ventre sénile ptosique est presque toujours si distendue et atrophiée que la contraction la plus forte ne permet pas de relever le Ventre ; sans doute, la Paroi se réduit un peu, mais l'abdomen reste saillant (fig. 92, p. 229).

En position couchée, le Ventre sénile ne présente pas un caractère aussi distinctif qu'en position debout ; mais il offre encore certaines particularités. La Paroi s'affaisse sur le contenu abdominal. Le contour osseux prend une importance notable : le mont de Vénus fait une saillie marquée ; non seulement, les Epines mais les Crêtes iliaques se montrent ; enfin le Rebord costal surplombe la région sus-ombilicale.

La Peau présente des

Vergetures, des Rides, des Plis plus ou moins marqués et des Veines dilatées.

La Paroi amincie et atrophiée, par suite tant de la distension chronique que de l'âge, se plaque contre les Organes profonds. Elle se laisse soulever par les Anses intestinales (fig. 138) dont on peut suivre les mouvements et, dans la région ombilicale, par l'Aorte dont l'œil peut assez souvent compter les battements.

2° *Ventre ptosique gras.* — Le Ventre ptosique gras comporte deux éléments de formation : un affaiblissement de la Sangle musculaire et un développement marqué du Pannicule adipeux. L'affaiblissement musculaire n'est pas aussi accentué que dans le Ventre ptosique maigre ; assez souvent même, il est peu important.

Un certain nombre de Ventres ptosiques maigres, les Ventres à jabot, sont méconnus. L'erreur est généralement inverse, en ce qui concerne les Ventres ptosiques gras. A voir l'aspect retombant des masses graisseuses,

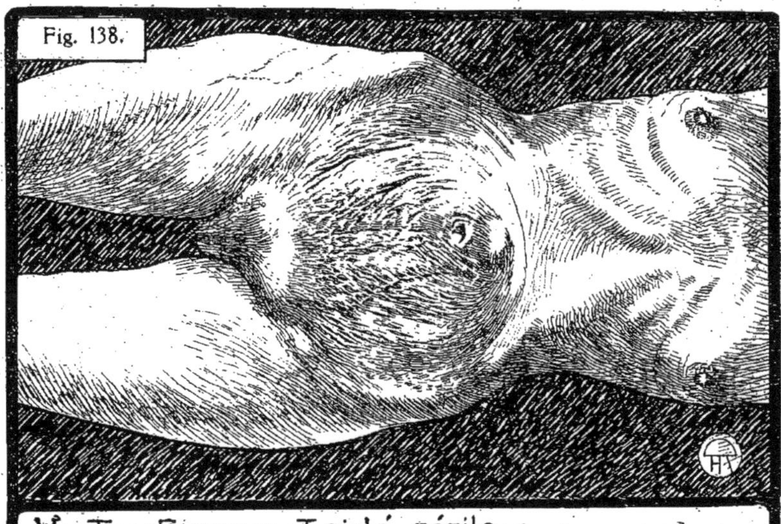

Fig. 138.

Ventre flasque et ridé, sénile — (vue en plan).
Femme de 61 ans, V pare, ménopausée à 52 ans. Taille : 1m50. Poids : 68 kil. à 18 ans ; 43 kil. à 61 ans ; l'amaigrissement a paru dès le 1er accouchement et a persisté. Ptose ; prolapsus de l'utérus. Petite saillie sus-ombilicale, due au soulèvement passager de la paroi par une anse intestinale. Varice abdominale du côté gauche. Phlébite de la jambe gauche à 38 ans ; œdème chronique consécutif. Cf. Fig.

on présume un degré notable de Ptose, alors que la Sangle musculaire fait assez bien son office par-dessous les masses graisseuses. Le terme même de Ventre en besace semble faire croire que tout le paquet intestinal est compris dans cette sorte de prolongement anté-pubien du Ventre que montre le sujet. J'ai le souvenir d'avoir vu, dans une leçon faite par un médecin instruit mais jeune, présenter comme ptosique extrême une Femme qui n'avait qu'un Tablier graisseux très développé : soulevant de

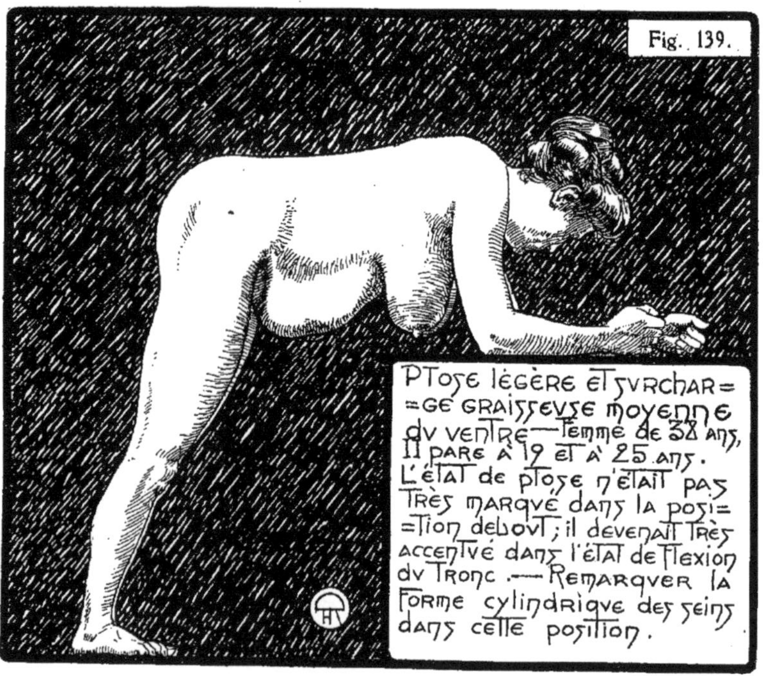

Fig. 139.

Ptose légère et surcharge graisseuse moyenne du ventre — Femme de 38 ans, II pare à 19 et à 25 ans. L'état de ptose n'était pas très marqué dans la position debout; il devenait très accentué dans l'état de flexion du tronc. — Remarquer la forme cylindrique des seins dans cette position.

sa main la lourde masse adipeuse, le médecin croyait tenir et montrer le paquet intestinal lui-même.

Pour juger de l'état de Ptose d'un Ventre gras, il faut, dans la position debout, faire contracter les Grands Droits. Le sujet rentre son Ventre; à la vue et mieux à la palpation, on juge de l'épaisseur de la couche graisseuse : sous la main, on sent, en effet, profondément le plan musculaire durci.

Mais je pense qu'il est préférable d'étudier le Ventre gras dans la position de flexion en avant du tronc. Les deux figures 139 et 140 représentent un Ventre avec surcharge moyenne graisseuse dans cette position, avant et après la Contraction des muscles. Il existe, en même temps, un léger degré de Ptose. A examiner seulement la figure 139, on croit cette ptose considérable ; les masses graisseuses entraînent la Peau et donnent l'illusion d'une chute complète de toute la paroi et du paquet intestinal, mais la figure 140 rectifie le jugement.

La palpation, dans cette position, permet mieux encore que la vue, de juger de l'importance des masses graisseuses.

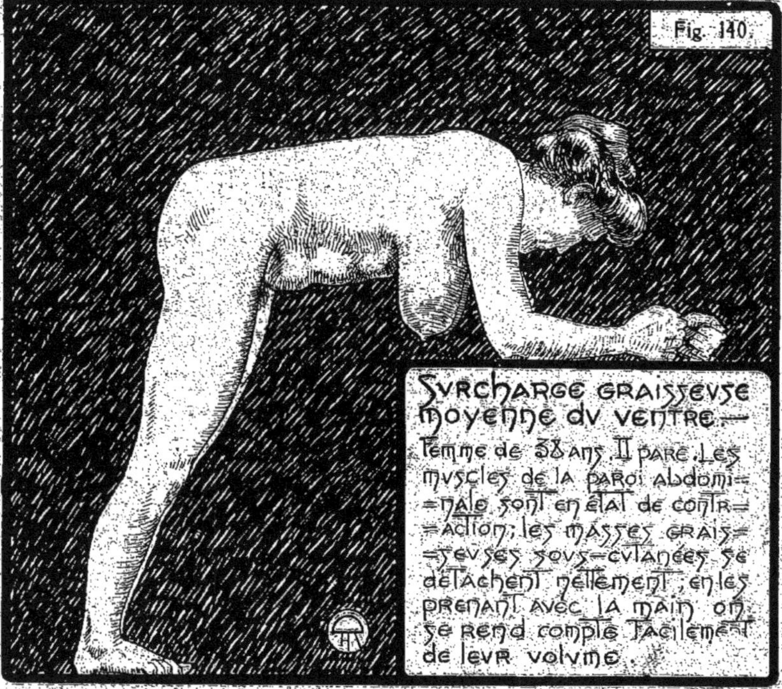

Fig. 140.

Surcharge graisseuse moyenne du ventre. — Femme de 38 ans. II pare. Les muscles de la paroi abdominale sont en état de contraction ; les masses graisseuses sous-cutanées se détachent nettement ; en les prenant avec la main on se rend compte facilement de leur volume.

Je conseille encore de regarder le Ventre contracté, par-dessous : la ligne médiane est plus profonde et sépare les Stéatomes abdominaux dont on apprécie parfaitement, dans cette position, la bilatéralité.

Une autre manière de mesurer la part respective de la faiblesse musculaire et de la masse adipeuse dans la formation du Ventre ptosique gras consiste à examiner la Femme dans la position assise à l'état de repos, puis à l'état de contraction de la paroi.

Le sujet est placé sur une chaise en bois dont le dossier est perpendiculaire au siège. La figure 141 représente, à l'état de repos, une grosse

Femme de 50 ans, ménopausée, du poids de 85 kilogrammes : la paroi du Ventre repose sur la partie supérieure des Cuisses. La figure 142 montre la même Femme, à l'état de contraction de la paroi; on se rend compte de la différence de l'aspect du Ventre, et sur ce profil on juge très nettement, en particulier, la valeur d'un paquet graisseux sus-ombilical qui fait une saillie remarquable sous l'influence de la contraction des muscles sous-jacents.

Les Ventres ptosiques gras n'ont donc pas, en général, une Sangle musculaire aussi faible qu'on peut le croire de prime abord.

Sans doute, il y a des exceptions à cette règle et on les constatera par la méthode d'examen que je préconise. Le Ventre en tonneau est, par exemple, un Type évident à la fois de surcharge graisseuse et d'effondrement de la Paroi abdominale.

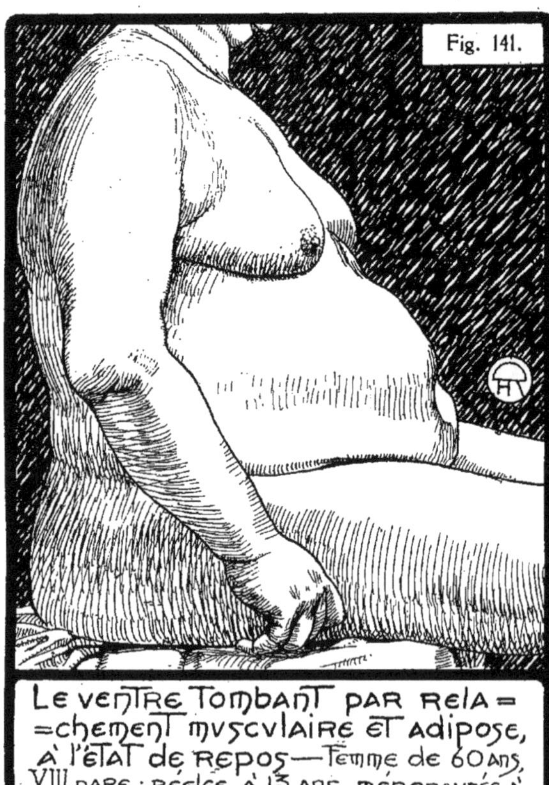

Fig. 141.

Le ventre tombant par relâchement musculaire et adipose, à l'état de repos — Femme de 60 ans, VIII pare ; réglée à 13 ans, ménopausée à 50 ans. Taille : 1m58. Poids : 85 Kil.

3° *Ventre en obus.* — A la suite d'un nombre important d'accouchements, certaines Femmes prédisposées subissent un écartement considérable des Droits. La distance entre les deux bords internes de ces muscles peut aller jusqu'à 12 centimètres, comme je l'ai constaté sur la malade dessinée fig. 143, à qui j'ai pratiqué une résection de la paroi, il y a une douzaine d'années. Privé de tout soutien médian, le Ventre, dans la position debout, tombe et pointe en avant, rappelant la forme de l'extrémité d'un obus.

Dans la position couchée, le Ventre en obus prend l'aspect du Ventre unilobé ou trilobé, suivant que les muscles latéraux du Ventre se contractent régulièrement ou non.

4° *Ventre unilobé.* — Je donne le nom de Ventre unilobé à l'aspect que présente, dans la position dorsale, et à l'état de contraction des muscles abdominaux, le Ventre atteint d'un écartement des Droits. Dans l'effort que fait le sujet, le contenu abdominal fait hernie sur la ligne médiane et détermine une saillie oblongue, d'autant plus étendue que l'écartement des Droits est plus considérable. On donne souvent à cette disposition de la paroi abdominale le nom d'Éventration, terme qui me plaît peu, parce qu'il a plusieurs autres acceptions.

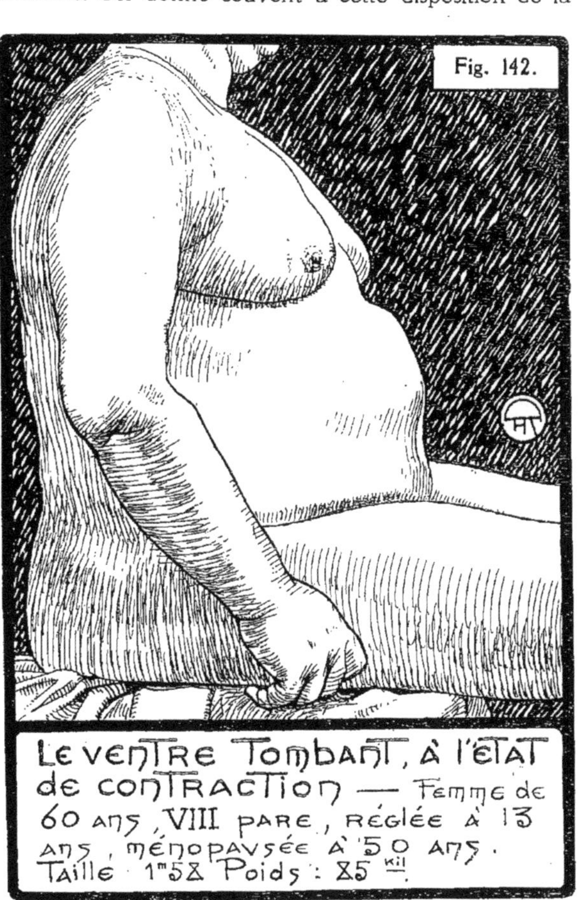

Fig. 142.

LE VENTRE TOMBANT, À L'ÉTAT DE CONTRACTION — Femme de 60 ans, VIII pare, réglée à 13 ans, ménopausée à 50 ans. Taille 1m58 Poids : 85 kil.

La figure 145 indique la déformation médiane du Ventre unilobé, à laquelle s'en ajoute une bilatérale pour constituer le Ventre trilobé.

5° *Ventre bilobé.* — Sous le nom de Ventre bilobé (fig. 144), je désigne une déformation ayant pour cause la faiblesse des muscles latéraux de l'Abdomen. Les muscles Droits ne sont pas écartés et leur contraction se fait régulièrement. Cet aspect s'observe bien dans la position dorsale, lorsqu'on fait contracter les muscles du Ventre (fig. 144). Le Ventre présente une partie médiane, plate, et deux parties latérales formant deux saillies ou deux lobes. La partie plate répond aux Grands Droits non écartés et en état de contraction. Les saillies sont déterminées par la poussée du Paquet intestinal contre les Muscles latéraux affaiblis.

6° *Ventre trilobé.* — Le Ventre trilobé (fig. 145) tire son nom, déjà ancien, de l'aspect que présente l'Abdomen, dans la position dorsale et à l'état de contraction, lorsque les Grands Droits sont écartés et que les Muscles latéraux sont affaiblis.

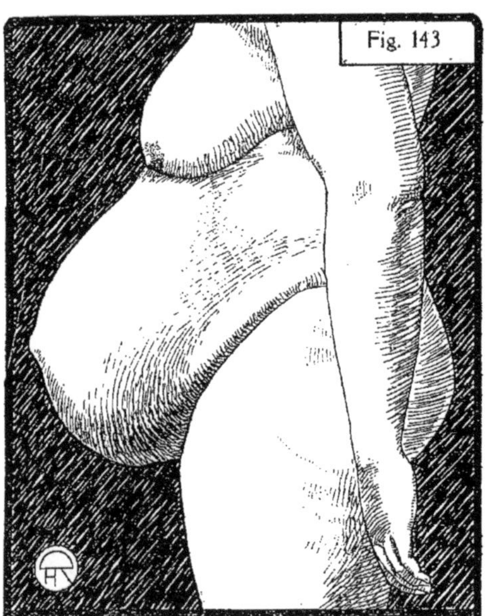

Ventre en obus. Écarte=
=ment des droits — Femme
de 38 ans. IX pare. Taille : 1m60.
Poids : 70 Kil. La paroi a été ré=
=séquée sur : 0,40 cent. de haut
et 0,20 cent. de large. La partie
réséquée n'avait pas plus de
2 à 3 mil. d'épaisseur ; il n'y a=
=vait ni graisse ni muscles,
entre la peau et le péritoine. Les
droits étaient minces, très éta=
=lés, très pâles et leur bord
antérieur à environ 0.12 cent.
de la ligne médiane.

Le Ventre trilobé résume, en quelque sorte, les deux variétés précédentes.

Au moment de la contraction abdominale, les Grands Droits se tendent. Entre leurs bords internes distants fait hernie le contenu abdominal sous la forme d'une saillie plus ou moins considérable et pouvant aller, comme sur le sujet représenté fig. 145, de l'appendice xiphoïde au pubis. En même temps, sur le bord externe de chaque Grand Droit se montre une saillie latérale moindre et due à la faiblesse des muscles sous-jacents. Ainsi le Ventre présente trois saillies ou lobes qui lui ont valu son nom.

7° *Ventre flasque.* — Le

Ventre flasque s'observe de préférence chez les femmes maigres, mais il se rencontre aussi chez des sujets de quelque embonpoint. Il est fréquent chez les Vieilles femmes (fig. 138, p. 289)

La Flaccidité du Ventre résulte de la diminution du tonus des diverses parties constitutives de la Paroi : peau, couche graisseuse, muscles. L'enveloppe abdominale a perdu de son élasticité et de sa contractilité; au lieu de maintenir les organes intra-abdominaux, elle se laisse distendre par eux dans la position debout, et s'affaisse dans la position couchée.

Si le Ventre est gras, la Paroi donne, dans le décubitus dorsal, une impression de mollesse accentuée; elle s'étale vers les flancs, et la face antérieure de l'Abdomen prend un aspect *plat*, sans relief.

Si le Ventre est amaigri, la Paroi se trouve réduite à une sorte de feuillet musculo-cutané qui, dans la position couchée, se moule sur les organes profonds, eux-mêmes sans tonicité, et laisse saillir les Épines iliaques, la Crête iliaque, les Rebords thoraciques : le Ventre est *creux*.

8° *Ventre vallonné.* — Je donne le nom de Ventre vallonné (fig. 146) à une configuration curieuse que présentent, dans la position dorsale,

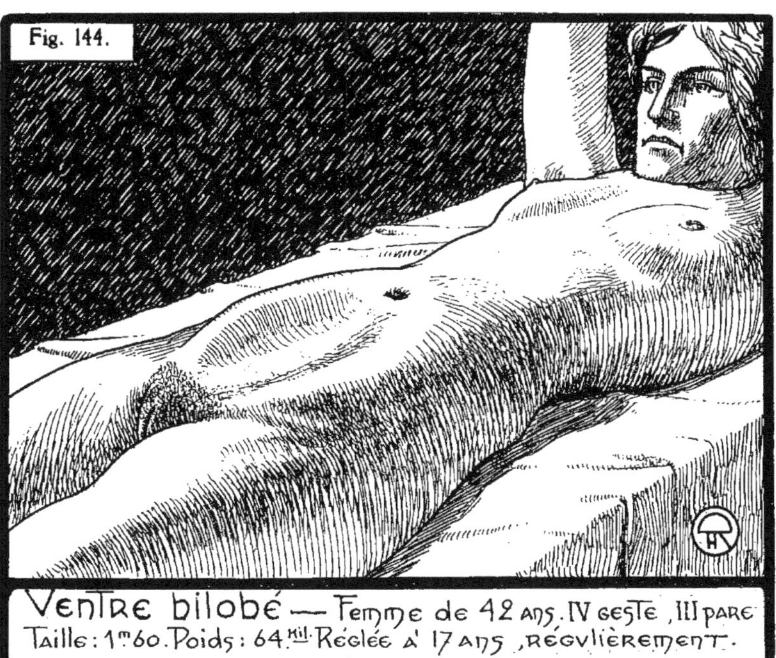

Fig. 144.

Ventre bilobé — Femme de 42 ans. IV geste, III pare
Taille : 1m60. Poids : 64 kil. Réglée à 17 ans, régulièrement.

certains Ventres ptosiques maigres. La Paroi abdominale est si flottante, si flasque et si mince, qu'elle se laisse soulever par les anses intestinales. Il en résulte que le Ventre présente des creux et des saillies, qu'il est en quelque sorte vallonné. Creux et saillies se déplacent d'ailleurs au gré des contractions intestinales.

La figure 146 montre un cas type de cette variété. Les muscles, surtout à gauche, étaient atteints d'une atrophie considérable. La Paroi, presque

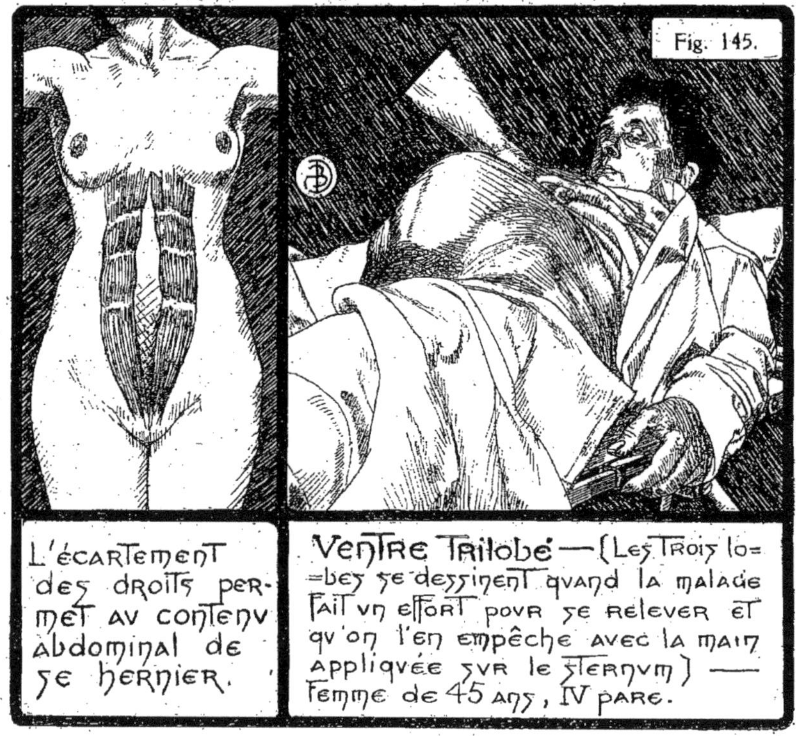

réduite à la Peau, semblait jetée comme un mouchoir sur la masse intestinale dont on suivait à l'aise tous les mouvements péristaltiques.

Réflexions sur les diverses variétés de déformations du Ventre. — Les diverses appellations données aux déformations variées que présente le Ventre chez des sujets différents ne sont justes qu'autant que l'examen de l'Abdomen est pratiqué dans les conditions nécessaires pour que les déformations paraissent. Les expressions de

Ventre en ballon, Ventre en tablier ou en besace, de Ventre en tonneau, de Ventre ptosique, ne sont exactes que si le sujet est observé dans la position debout. En revanche, les termes de Ventre en chiffon ou de Ventre flasque supposent l'examen en position couchée. Les Ventres unilobés, bilobés, trilobés ne s'observent qu'en décubitus dorsal et lors de la contraction des muscles abdominaux.

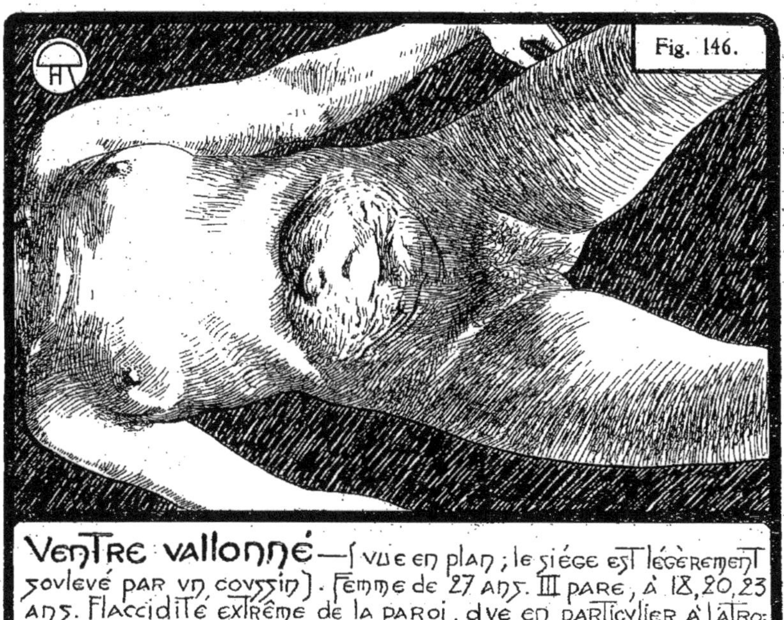

Ventre vallonné — (vue en plan ; le siège est légèrement soulevé par un coussin). Femme de 27 ans. III pare, à 18, 20, 23 ans. Flaccidité extrême de la paroi, due en particulier à l'atrophie des muscles abdominaux, très marquée du côté gauche. L'estomac et les anses intestinales font des saillies multiples qui changent et se modifient sous l'influence des mouvements péristaltiques. Forte dépression sus-pubienne, due à la position légèrement déclive. Ptose généralisée.

Toutes les dénominations cliniques que j'ai données ne correspondent donc qu'à des aspects obtenus dans des conditions déterminées d'examen. C'est dire que pour faire le diagnostic des déformations superficielles ou profondes que dénotent ces aspects divers, il faut placer le sujet dans les conditions de statique nécessaires pour que ces aspects paraissent. Un même Ventre peut revêtir plusieurs de ces aspects : il peut être vergeturé, ptosique et en tablier; ridé, flasque et en chiffon; ptosique et trilobé, etc.

Si la Femme présente un nombre plus considérable et une variété plus grande de déformations abdominales que l'Homme, elle le doit au développement particulier de son Ventre. Le sexe féminin se différencie, en effet, du sexe masculin par le rapport entre le volume de l'Abdomen, d'une part, la capacité du Thorax et la Masse ostéo-musculaire, d'autre part. Ce rapport est en faveur du Ventre chez la Femme, de la Poitrine et du Système musculo-squelettique chez l'Homme.

En plus, la situation intra-abdominale de l'Appareil utéro-ovarien, les phénomènes congestifs périodiques dus à l'Ovulation, les changements de statique abdominale déterminés par la Gestation sont autant de facteurs de modifications de l'état du Ventre de la Femme. L'instabilité étant en quelque sorte le caractère physiologique normal du Ventre féminin, il est facile de prévoir que toute cause pathologique prendra de suite une importance toute particulière et amènera aisément des déformations de valeur et de diversité très grandes. La Clinique montre, en effet, la fréquence et la variété de ces déformations qui ont fait l'objet de ce chapitre.

VII. LES MODIFICATIONS DU VENTRE SOUS L'INFLUENCE DU PORT DES VÊTEMENTS

Le port des Vêtements influe, plus qu'on ne pense, sur la forme du Ventre. On peut dire que tous les agencements actuels du Costume féminin nuisent à la bonne conformation et à la solidité de la Paroi abdominale parce qu'ils ont pour faute commune de prendre un point d'appui au niveau du Tour de taille. Seul le système de draperie tombant des épaules et laissant toute liberté au Ventre ne produit aucune déformation.

Les Vêtements ceignant le Tour de taille y sont fixés soit directement par l'usage de Liens, soit indirectement par le port d'un Corset.

Les Liens creusent le Sillon de la taille plus encore que le Corset ; ils refoulent lentement et progressivement le Ventre en bas. Leur influence est désastreuse chez les Femmes maigres ; elle est moins accentuée sur les grasses, les Stéatomes lombaires faisant l'office de coussinets amortisseurs et permettant aussi, par leur saillie, aux Vêtements de s'y tenir sans un serrement trop profond des Liens. Chez les Femmes maigres, l'usage continu des cordons de jupes parvient à approfondir le Sillon thoraco-abdominal plus que n'y peut parvenir un corset dont la surface de compression agit sur une plus large étendue. La figure 137 représente une

Femme de 64 ans n'ayant presque jamais porté de corset et n'en mettant plus depuis trente-cinq années : le Sillon du Tour de taille est très profond et le Ventre présente un degré de Ptose accentué (p. 288).

Le Corset agit différemment. Il comprime la base du Thorax au point de refouler le Foie quand il est très serré. Mais la majeure partie des Femmes s'abstiennent de constriction trop forte et, chez elles, c'est secondairement que le port du Corset est funeste à la forme du Ventre. La conséquence inévitable du Corset est, en effet, de diminuer ou même d'annihiler l'action des Muscles abdominaux et surtout des Grands Droits. Ces Muscles, privés de leur fonctionnement physiologique et régulier, perdent de leur résistance; à la première Grossesse, ils se laissent distendre; après l'accouchement, ils ne reviennent pas sur eux-mêmes pour deux raisons : d'abord, ils ont perdu leur Tonus régulier; ensuite, la reprise immédiate du Corset empêche les exercices de contraction que nécessiterait la récupération de leur ancien état. Chaque Grossesse agissant de même on conçoit qu'une Ptose marquée doive s'ensuivre. Comme les Liens, le Corset produit ses effets les plus accentués chez les Femmes maigres.

II. LES FLANCS

Les régions latérales du Ventre portent le nom de Flancs; elles correspondent à l'espace osseux compris entre les dernières Fausses Côtes et la Crête iliaque. Leur importance est très accessoire.

Limites. — Les *Limites* des Flancs sont bien indécises sur la Femme normale, par suite de l'épaisseur du Pannicule adipeux. A l'attitude de repos, en station droite, aucun Pli ne doit même se former sur la région latérale du Tronc, dont le galbe gracieux contribue pour une bonne part à la Beauté du Corps féminin. Dans certains mouvements et chez certains sujets, dans quelques cas de déformations, s'accentuent de légers Sillons que l'on donne pour limites à la Région des Flancs.

Les Flancs, compris entre le Thorax et la Crête iliaque, le Ventre et les Reins, sont un peu théoriquement délimités par quatre dépressions ou

Sillons cutanés : le *Pli latéral de la Taille* en Haut, le *Sillon iliaque* en bas, le *Sillon latéral du Ventre* en avant, le *Sillon lombaire latéral* en arrière.

Plis et Sillons. — Le *Pli de la Taille* s'accentue avec l'âge; il est transversal. Il aboutit en arrière à une dépression qui correspond à l'extrémité inférieure du Thorax, au point où les Côtes viennent à manquer : Richer propose de réserver à cette dépression le nom peu précis de *défaut des côtes*.

Le *Sillon iliaque* correspond à la Crête iliaque, mais sans la suivre exactement, d'après Richer : il repose dans son tiers antérieur sur la Crête elle-même, mais descend au-dessous dans ses deux tiers postérieurs; il offre une courbe à concavité supérieure qui s'oppose à la courbe inverse de la Crête. Ce sillon, qui existe chez l'Homme, manque chez la Femme.

La distance entre le Pli de la Taille et le Sillon iliaque donne la hauteur des Flancs qui oscille entre 10 et 12 centimètres. Elle est plus grande chez les Femmes à Type abdominal que chez les Femmes à Type thoracique (V. p. 108 et fig. 29 et 30).

Le *Sillon latéral du Ventre* (V. p. 256 et fig. 116) se dessine surtout à l'état de contraction des Muscles abdominaux.

Le *Sillon lombaire latéral* marque le bord externe du relief des muscles Spinaux et s'apprécie surtout dans la flexion du Tronc.

Configuration. — La *Surface* des Flancs est convexe d'avant en arrière; de haut en bas, elle est convexe à l'état normal; elle devient bossuée chez les femmes grasses, et concave chez les amaigries.

Le développement du Stéatome lombaire (V. p. 180 et fig. 64) imprime au Flanc féminin son aspect morphologique qui diffère complètement, du fait de cet amas graisseux, du Flanc masculin.

A l'état normal, le Stéatome lombo-iliaque uniformise la surface de la Région postéro-latérale des Flancs, supprimant toute démarcation nette entre les Flancs et les Fesses en arrière, les Flancs et les Hanches latéralement. Cette heureuse disposition a un double effet : elle donne une ampleur plus grande au Bassin et aux Hanches, en même temps qu'elle accentue la dépression du Tour de taille. « A voir dans nos Musées certaines figures un peu grasses dans la station hanchée ou bien couchée sur le côté, il semble que leurs Hanches immenses, commençant où finit la Poitrine, et absorbant à leur profit les Flancs et une partie de la Cuisse, deviennent le centre même de leur personne » (Charpy) [V. p. 305, fig. 150, *a*].

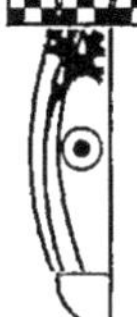

ANATOMIE MORPHOLOGIQUE DES REINS ET DU BASSIN DE LA FEMME

Du point de vue de l'Etude morphologique, les expressions Reins et Bassin ont une signification propre qui ne doit pas se confondre avec le sens de ces mêmes mots en Anatomie descriptive. Il ne s'agit point ici d'Organes, mais de Régions, et ces Régions ne sont considérées que dans leur forme, leur aspect extérieur.

I. LES REINS

En Anatomie Morphologique, l'expression Reins signifie une surface losangique à grand diamètre vertical qui correspond sur le Squelette aux cinq Vertèbres lombaires et au Sacrum. Sur les parties molles, la Région est mal délimitée chez la plupart des Femmes, par suite tant du développement du Pannicule adipeux que de la faiblesse des saillies musculaires.

Limites et Aspect général. — Les Reins présentent, dans leur ensemble, une surface à concavité postérieure verticale plus ou moins marquée dont la forme est commandée par le plan osseux sous-jacent. Le Squelette de cette région est composé de deux parties : la Colonne lombaire à courbure convexe antérieure, le Sacrum à direction inclinée de haut en bas et d'avant en arrière. La soudure lombo-sacrée se fait sous un Angle à sinus postérieur dénommé Angle sacro-vertébral. L'ouverture de cet Angle dépend de l'Inclinaison du Bassin (p. 162). Plus le Bassin penche en arrière, plus cet Angle se ferme, et plus se marque la Concavité Lombo-Sacrée. L'exagération de cette concavité, observée dans la race équine, a fait donner aux chevaux qui la présentent le nom d'Ensellés, parce que leur dos prend la forme d'une selle. Duchenne de Boulogne, prenant le qualificatif Ensellé, a fait le mot *Ensellure* et a créé l'expression : Ensellure dorso-lombo-sacrée, pour désigner l'exagération de Cambrure des Reins. Le terme Ensellure est devenu ultérieurement synonyme de Cambrure et n'a plus toujours aujourd'hui le sens primitif d'une exagération de courbure.

La Cambrure des Reins est généralement plus prononcée dans les Races brunes méridionales que dans les Races blondes septentrionales. Elle s'exagère sous l'influence de l'atrophie des muscles du dos et de ceux de la paroi abdominale. La grossesse, les grands kystes de l'ovaire, les volumineux fibromes de l'utérus déterminent une Ensellure très marquée, transitoire ou en partie définitive.

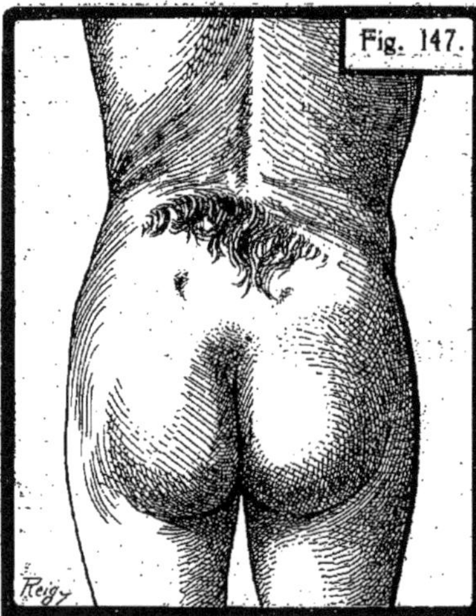

Fig. 147.

Pilosisme Lombaire. Femme de 34 ans, scoliotique.

La Région des Reins comprend deux parties : une supérieure ou Lombaire, qui répond à la Colonne Lombaire; une inférieure ou Sacrée, délimitée par le Sacrum.

La *Partie Lombaire* des Reins participe des Caractères généraux de la région médiane du Dos. Le Sillon dorsal s'y continue, la partageant en deux moitiés symétriques, et vient mourir sur le Plan sacré; il est délimité par les masses musculaires des Spinaux dont la saillie s'efface progressivement en gagnant le Sacrum où elle disparaît.

La *Partie Sacrée* des Reins, ou Plan sacré, ou Saillie sacrée, a la forme plane-convexe de la face postérieure ou externe du Sacrum qui n'est recouvert que par la Peau et fait saillie. Cette face osseuse est plane-convexe dans le sens vertical et dans le sens latéral; les parties molles l'égalisent mais gardent cependant la direction du Squelette sous-jacent.

La Peau présente le plus souvent un duvet qui quelquefois est assez marqué. J'ai relevé un cas où s'était développée une Touffe de cheveux (fig. 147). Au niveau du Sillon dorsal et sur le Sacrum, elle est assez adhérente et à peine doublée de graisse. L'Adipose au début exagère la profondeur du Sillon dorsal et accentue la forme du Plan sacré, parce que le Pannicule adipeux est peu développé au droit de ces parties et que tout autour, il est plus abondant et libre d'expansion (V. fig. 149).

Les Sillons et les Fossettes Lombaires. — Les Limites des Reins sont, dans leur ensemble, plus conventionnelles que réelles, car les Sillons qui doivent les marquer et que je vais décrire sont la plupart absents ou peu marqués chez la Femme.

Le Sommet supérieur du Losange des Reins n'est indiqué par aucune saillie ni dépression; sur le Squelette, il répond à l'Apophyse épineuse de

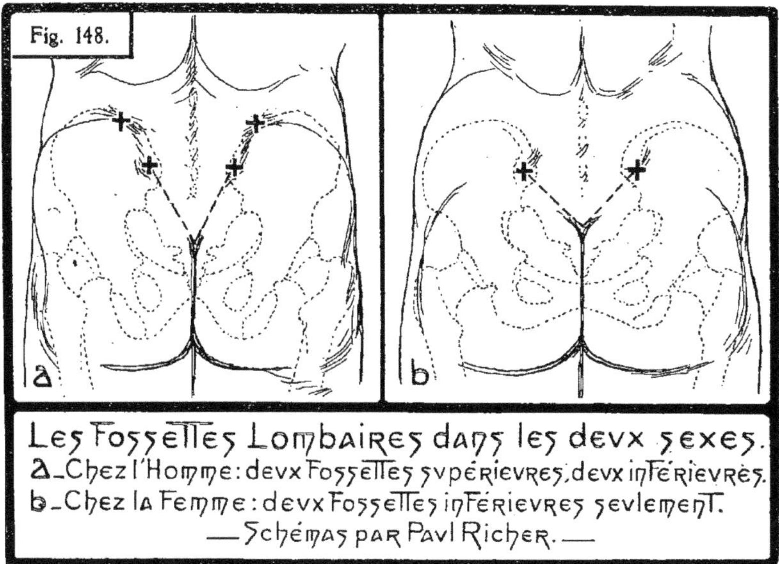

Fig. 148.

Les Fossettes Lombaires dans les deux sexes.
a_Chez l'Homme: deux Fossettes supérieures, deux inférieures.
b_Chez la Femme: deux Fossettes inférieures seulement.
—Schémas par Paul Richer.—

la 12e dorsale. Il peut se marquer sur la Peau, par le point de rencontre des deux bords supérieurs du Losange, lorsque ceux-ci existent eux-mêmes.

Le Sommet inférieur est précis : il correspond à l'extrémité supérieure de la Rainure interfessière; chez quelques sujets une petite dépression existe à ce niveau.

Les Sommets latéraux sont indiqués par deux Fossettes constantes, dites *Fossettes Lombaires*, situées au niveau des Épines iliaques supérieures et postérieures. Ces Fossettes sont dues à l'adhérence de la peau aux plans fibreux qui recouvrent l'Épine iliaque postéro-supérieure, aucun muscle ne s'interposant à ce niveau entre le plan osseux et le plan cutané.

Les Bords supérieurs du Losange, quand ils sont apparents, sont représentés de chaque côté par le *Sillon Lombaire Supérieur.* Ce Sillon, qui existe chez l'Homme musclé, ne paraît guère chez la Femme que dans des conditions exceptionnelles de forte musculature doublée de maigreur ou chez les séniles débilitées. Gerdy l'attribue au relief que forment les fibres charnues du Grand Dorsal sur leur aponévrose d'insertion. Sa situation d'ailleurs est variable par suite de la longueur des fibres charnues.

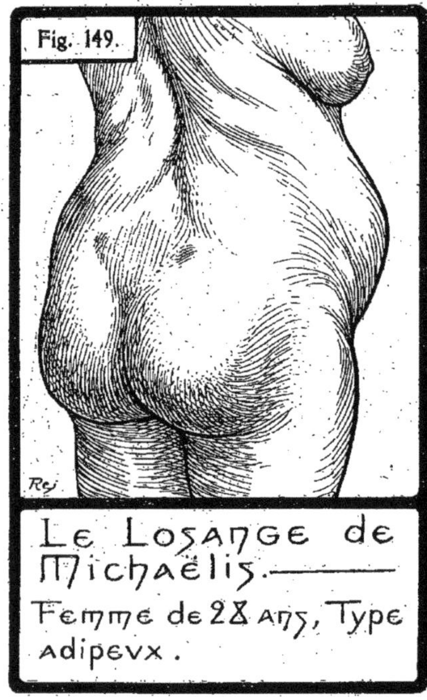

Fig. 149.

Le Losange de Michaëlis. — Femme de 28 ans, Type adipeux.

Ce Sillon est relativement haut et externe; il aboutit, en bas, à une Fossette signalée par Gerdy : la *Fossette Latérale Lombaire Supérieure,* qui correspond à l'angle obtus que forme en dehors la Tubérosité iliaque en se continuant avec la Crête iliaque. Cette Fossette n'existe que chez l'Homme; elle est un peu en dedans du Triangle de J.-L. Petit.

Richer préfère réserver le nom de Sillon Lombaire Supérieur à un Sillon de même sens que le précédent, mais situé plus bas et dû au relief des fibres charnues du Sacro-Lombaire sur son aponévrose d'insertion. Si le grand Dorsal a des fibres charnues très longues, sa ligne d'insertion aponévrotique se superpose à celle du Sacro-Lombaire et, dès lors, il n'y a plus lieu de proposer deux tracés au Sillon Lombaire supérieur.

Les Bords inférieurs du Losange sont plus apparents; ils vont de la Rainure interfessière aux Fossettes lombaires.

Dans le Losange des Reins s'en trouve inscrit un autre, celui-là constant chez la Femme bien conformée et bien musclée, et dont la connaissance est intéressante en Clinique : le Losange de Michaëlis.

Le *Losange de Michaëlis* (fig. 149) est un quadrilatère facilement appréciable à l'œil, au niveau de la région sacrée; pour bien le voir, il faut placer le tronc en légère extension et de telle façon que la lumière tombe sur lui obliquement et latéralement. Il est limité aux quatre angles par

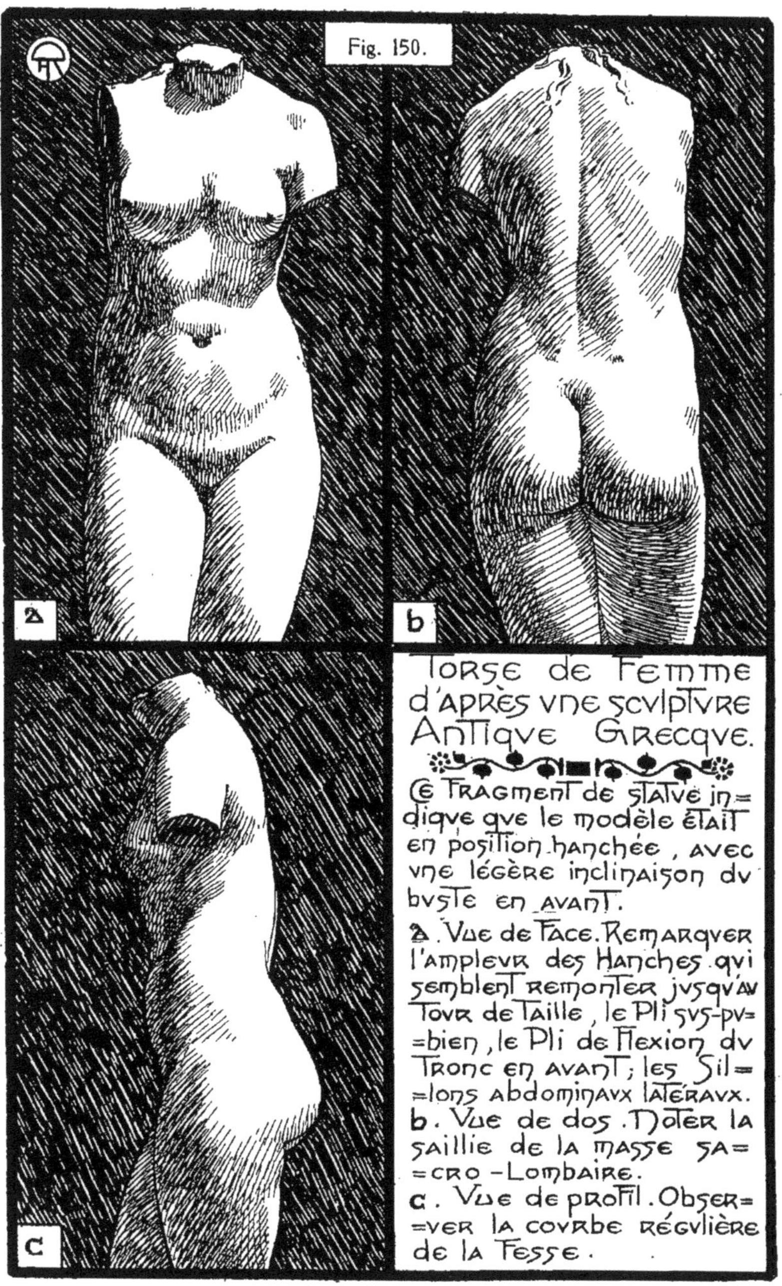
a
b
c
Torse de Femme d'après une sculpture Antique Grecque.
Ce fragment de statue indique que le modèle était en position hanchée, avec une légère inclinaison du buste en avant.
a. Vue de Face. Remarquer l'ampleur des Hanches qui semblent remonter jusqu'au Tour de Taille, le Pli sus-pubien, le Pli de Flexion du Tronc en avant; les Sillons abdominaux latéraux.
b. Vue de dos. Noter la saillie de la masse sacro-Lombaire.
c. Vue de profil. Observer la courbe régulière de la Fesse.

Fig. 150.

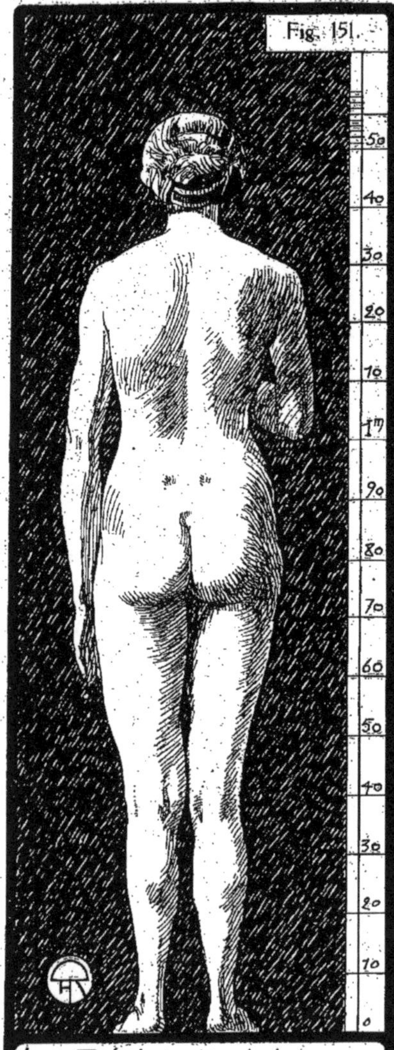

Fig. 151.

Les Régions Lombaires et Fessières. Type normal. — Femme de 18 ans. Poids : 55 kil. Envergure : 1m575. Diamètre bi-acromial : 35 c/m 8. Diamètre bi-trochantérien : 30 c/m 5. Race celtique brachycéphale (indice céphal. : 83.8)

quatre Fossettes, dont les latérales sont les mieux marquées et sont précisément les Fossettes Lombaires déjà signalées. La Fossette supérieure est placée sous la pointe de l'Apophyse épineuse de la 5ᵉ vertèbre lombaire. La Fossette inférieure répond au point d'union des Fesses ; elle est fort peu apparente.

Les Limites inférieures du Losange de Michaëlis se confondent donc avec les limites inférieures du Losange lombo-sacré.

Variétés morphologiques. — L'Aspect de la Région des Reins varie suivant la Cambrure et suivant l'état du Pannicule adipeux.

Si la Cambrure est très marquée, la Région présente une concavité postérieure d'autant plus accentuée que les Fesses sont plus saillantes, et on a les *Reins creux* du Type ensellé (fig. 155, p. 311). Si elle est peu accentuée, l'Angle sacro-vertébral est peu développé et on dit les *Reins plats* (fig. 95, p. 233). Le Pannicule adipeux contribue ici, comme partout, à varier l'aspect morphologique. S'il est atrophié, les reliefs osseux se montrent ; s'il est exagéré, Sillons et Fossettes disparaissent.

Chez une Femme jeune, de *Type maigre* (fig. 152), on pourra noter, sur le Sacrum, une *Fossette médiane,* située entre les Fossettes Lombaires et à leur niveau. Le Sillon Vertébral est fréquemment assez profond au niveau des Vertèbres Lombaires, puis il disparaît vers les Vertèbres dorsales moyennes qui font, au contraire, une saillie marquée.

Chez la Femme âgée et maigre, le Squelette se dessine sous la Peau; les Apophyses épineuses se laissent compter et on reconnaît même les Trous sacrés (fig. 94, p. 231).

Les Reins des Femmes de *Type gras* n'offrent plus de Fossettes : une coulée graisseuse recouvre toute l'ossature et rend la surface cutanée uniforme (fig. 153). Si l'Adipose est considérable, la Partie Lombaire des Reins est occupée par un bourrelet graisseux plus ou moins saillant, transversal, encoché sur la ligne médiane en raison de son origine bilatérale (fig. 99, p. 237; 103, p. 241; 154, p. 310).

II. LE BASSIN

En Anatomie morphologique, la dénomination Bassin doit être entendue avec une large acception. Le mot Bassin est, à mon sens, synonyme d'Extrémité inférieure du Tronc. Le Pénil et les Aines, en avant; les Hanches, sur les côtés; les Fesses, en arrière, constituent par leur ensemble le Bassin de la Femme.

1. LE PÉNIL

Le Pénil correspond au Corps et à la Symphyse des Os pubiens. De surface d'allure triangulaire, à sommet inférieur, sa base répond au Sillon sus-pubien qui le sépare du Ventre et ses côtés sont délimités par les Plis fémoraux. Les angles latéraux sont flous et se perdent dans les Aines. Le sommet inférieur se continue avec les Grandes Lèvres, sans aucune ligne de démarcation.

Le Système pileux. — La Peau est garnie de *Poils,* dès la puberté. Normalement, la surface pileuse a la forme d'un triangle assez régulier, dont la base reste à envi on 2 centimètres du Pli sus-pubien et dont

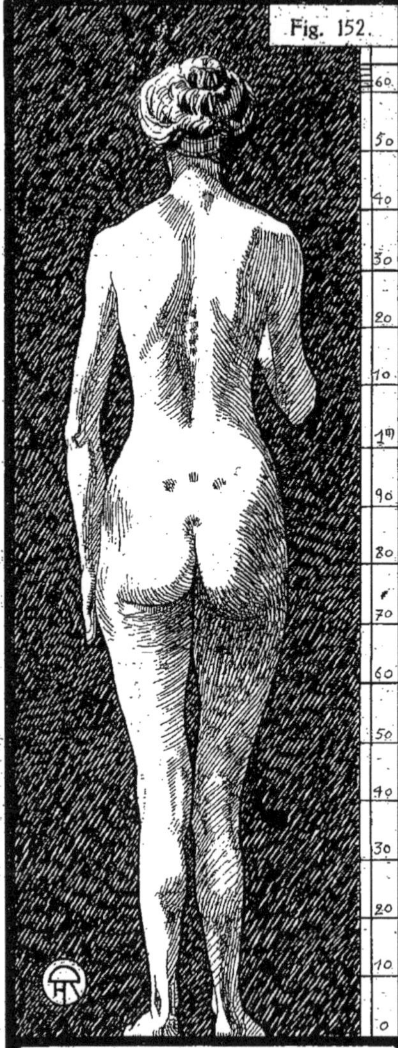

Fig. 152.

Les Régions Lombaires et Fessières, Type Maigre. — Femme de 27 ans, Poids : 54 k. Remarquer la saillie des vertèbres dorsales moyennes, la fossette lombaire médiane, la station hanchée. (Pli fessier oblique).

les côtés gagnent, sans les combler, les Plis fémoraux, le sommet se continuant avec les Poils des Grandes Lèvres (fig. 111, p. 257).

Le dépassement de ces limites est un défaut de Sexualité ; il n'est pas rare de le constater. A un premier degré d'exagération du Système pileux, les Poils paraissent dans les Plis fémoraux et gagnent le Sillon sus-pubien. A un second degré, ils atteignent le Ventre, remontant parfois jusqu'à quelques centimètres de l'Ombilic, le long de la ligne médiane ; plus souvent, ils se développent sur la partie supéro-interne des Cuisses (V. fig. 166, p. 329 et fig. 162, p. 326).

Un autre défaut tient à l'insuffisance du Système pileux. Le Pubis garde un aspect infantile, ne montrant qu'une petite touffe maigre pouvant n'occuper que le quart de l'étendue normale (V. fig. 165, p. 328).

La forme, le nombre, la longueur, la couleur des Poils pubiens varient suivant les Races. En général, mais sans constance absolue, ils rappellent les caractères des cheveux (V. p. 328). Fins et soyeux chez les blondes, ils sont plus rigides chez les rousses ; chez les brunes, ils sont souvent implantés serrés. Communément ondulés, ils frisent parfois en boucles très régulières. Chez quelques sujets, ils forment une touffe importante qui augmente notablement la valeur du Mont de Vénus.

Les Poils du Pénil sont clairsemés chez les Femmes de Race jaune, crépus et peu abondants chez les Négresses.

L'Age influe sur leur couleur, mais moins tôt que sur les cheveux ; on peut rencontrer des Poils pubiens entièrement noirs chez des Femmes très grisonnantes. Il amène aussi leur chute progressive et chez la Vieille Femme, le Pubis présente un Système pileux pauvre.

La normalité de développement du Système pileux pubien semble en rapport avec la qualité des Ovaires, comme tous les autres Caractères sexuels féminins secondaires. La Femme normale a une Glande génitale bien développée et un Système pubien régulier sans atrophie ni hypertrophie, variable d'ailleurs dans son aspect suivant les Races.

Mais le défaut de normalité permet-il de conclure à la déficience de l'activité ovarienne? Des faits, d'observation

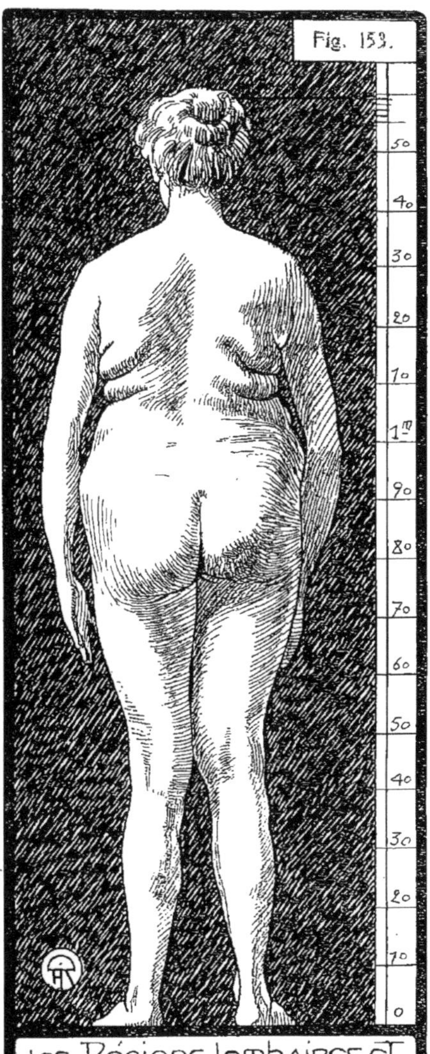

Fig. 153.

Les Régions lombaires et fessières. Type adipeux. — Femme de 42 ans, nullipare. Poids 76 Kil. Envergure : 1m645. Remarquer l'aspect aplani des reins, l'irrégularité des fesses, les bourrelets thoraciques.

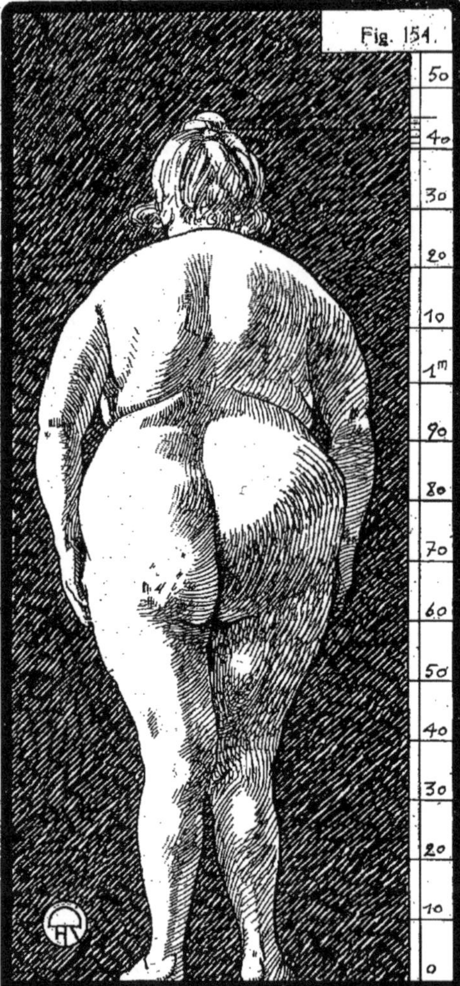

Fig. 154.

Les Régions lombaires et Fessières. Type suradipeux. Femme de 62 ans, nullipare, ré=glée à 9 ans ½, ménopausée à 45 ans. Poids: 100 kil; embonpoint énorme après la ménopause. Périmètre sous-axillaire: 1m07. Tour de Taille: 0.97. Remarquer la masse culminante des Fesses.

courante chez la Femme blanche, tendent à faire admettre un rapport entre la sécrétion interne des Ovaires et l'état du Système pileux pubien : chez les Femmes ayant subi l'ovariectomie en pleine période d'activité génitale, on voit assez souvent les Poils pubiens se raréfier; à la Ménopause et plus encore à la Vieillesse, le Pénil se dénude; chez les Infantiles, dont les Ovaires sont mal développés, la rareté des poils pubiens est un caractère quasi constant. Mais d'autres faits, non moins faciles à relever, viennent s'inscrire en sens contraire : tout d'abord, la castration ne détermine pas une tendance à l'alopécie dans la majorité des cas et on peut même observer chez des ovariectomisées un Système pileux pubien en parfait état de développement; de plus, des Femmes dont le Pénil est pauvrement recouvert peuvent avoir des Ovaires en bon état; enfin, l'hypertrophie du Système pileux pubien peut coïncider avec des Ovaires soit normaux, soit déficients.

Les anomalies restent donc difficiles à expliquer. S'il est exact de dire que chez la Femme normale les Ovaires sont sains et les Poils pubiens de développement régulier, on ne peut conclure que la Glande ovarienne seule commande l'état du Système pileux du Pénil. D'autres glandes endocrines, le Système nerveux, les Influences héréditaires, divers facteurs encore inconnus interviennent soit directement, soit indirectement, sur l'Ovaire, pour modifier la toison pubienne dans le sens tantôt hypertrophique, tantôt atrophique. En Clinique, il faut cependant tenir les anomalies pour des défauts dont l'explication doit être cherchée, en particulier dans l'état du Système génital.

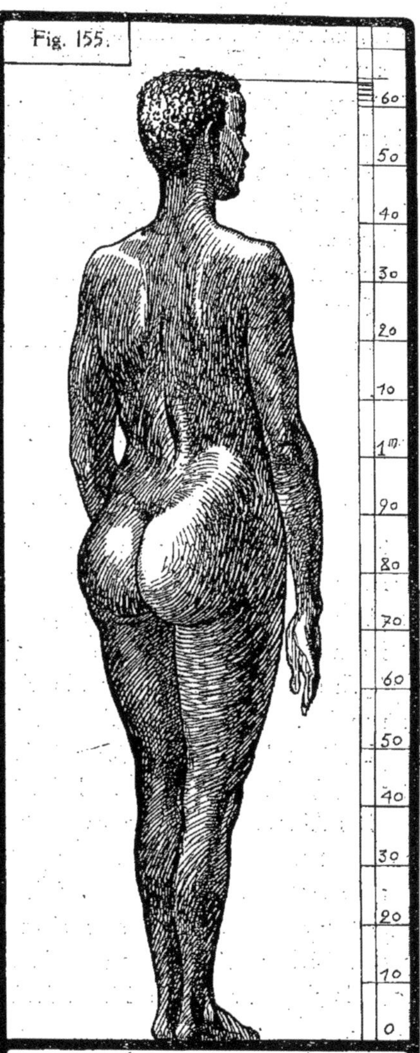

Les Régions Lombaires et Fessières. Type ensellé. — Négresse Soudanaise, race Bambara, 23 ans. Poids : 62 Kil. Remarquer la robustesse de la région lombaire, la saillie graisseuse des fesses qui tendent à la stéatopygie.

Le Stéatome pubien. — La Peau du Pénil est doublée d'un amas graisseux important : le *Stéatome pubien* (V. p. 184). Cette masse adipeuse donne à la région son aspect; elle constitue une éminence, dite *Mont de Vénus*, que les Plis fémoraux contribuent à rendre très apparente.

Chez la Femme grasse, le Stéatome prend un développement marqué, et forme une forte saillie (fig. 133, *b* et *d*, p. 284), puis un gros bourrelet, enfin un tablier (V. p. 184 et fig. 68, p. 185). Les Stéatomes abdominaux évoluent concomitamment, formant un pli adipeux qui masque plus ou moins le Pénil (fig. 88, p. 223; 90, p. 227 et 98, p. 236).

Avec l'Age, et chez le Type gras, l'amas graisseux augmente progressivement et il prend une telle épaisseur que la région devient fortement saillante et disgracieuse. La saillie pubienne est encore accentuée par le mouvement de relèvement en avant que l'Age imprime au Bassin.

Chez le Type amaigri, la Graisse pubienne s'atrophie et, dans la position dorsale, les Os pubiens pointent sous la Peau (V. fig. 138, p. 289).

II. LES AINES

L'Aine est la région du Pli de flexion de la Cuisse sur l'Abdomen. Oblique de haut en bas et de dehors en dedans, elle comprend deux Plis constants, le Pli inguinal et le Pli fémoral (fig. 116, p. 262), ainsi que l'espace d'environ 3 centimètres qui les sépare (fig. 66, p. 182). Sa largeur est de 4 à 5 centimètres. En haut et en dehors, elle se continue directement avec la région supéro-externe de la Hanche. En bas et en dedans, elle se termine dans le Pénil et les Grandes Lèvres.

La Peau de toute la région est glabre et fine sauf à la partie inféro-interne qui, en se continuant sur le Pénil, en présente l'aspect pileux.

Les Aines sont assez souvent le siège de dilatations veineuses qui se continuent ordinairement avec des varices crurales (fig. 128, p. 279), exceptionnellement avec des varices abdominales (fig. 138, p. 289). En les palpant profondément, on sent, chez la majorité des sujets, de petits ganglions échelonnés dans le sens du Pli fémoral et dont l'hypertrophie accuse le plus souvent une lésion vulvaire, anale ou vaginale.

Les Plis inguinal et fémoral. La Fossette fémorale. — Les Plis inguinal et fémoral sont des Plis de nature différente. Le premier est un Pli de démarcation régionale : il sépare le Ventre de la Cuisse; il est accentué et visible dans toutes les positions du Corps. Le second est un Pli de flexion articulaire; il a pour cause le mouvement de flexion de la Cuisse sur le Bassin et ne prend d'importance que dans ce mouvement. Les deux Plis sont parallèles dans leur partie moyenne.

Le *Pli inguinal,* ou Pli de l'Aine, répond à l'Arcade crurale ou Ligament de Fallope; il est constant et persistant, par suite de l'existence de trousseaux fibreux qui unissent l'Arcade crurale à la Peau. Pétrequin a décrit, le premier, l'Appareil ligamenteux qui détermine la formation du Pli inguinal : « La Peau est fixée par quelques brides autour de l'épine et de la crête iliaque, mais son adhérence est partout prononcée en dedans; j'ai découvert vers la symphyse une expansion à fibres rayonnées, de nature cellulo-fibreuse, qui s'implante sur le pubis et y fixe immédiatement la Peau: je l'appelle *Ligament cutané ou suspenseur du Pli de l'Aine.* »

Le *Pli fémoral* continue le Pli génito-crural; il sépare de la Cuisse, en dedans, l'extrémité antérieure de la Grande Lèvre correspondante et la Région pubienne; ensuite, à peu près parallèle au Pli inguinal, il se dirige obliquement en haut et en dehors, puis diverge en bas pour se terminer à trois travers de doigt au-dessous de l'Épine iliaque; à ce niveau, il s'élargit en une dépression qui correspond à l'écartement du Couturier et du Tenseur du Fascia lata : c'est la *Fossette fémorale* (fig. 116, p. 262).

Entre la Fossette fémorale et l'Epine iliaque antéro-supérieure, vers le milieu de l'espace qui résulte de la divergence des Plis inguinaux et fémoraux, se marque assez fréquemment un petit Pli qui traverse obliquement la région pour gagner, sans toujours l'atteindre, le Pli sus-pubien : c'est le *Pli inguinal accessoire* (fig. 116, p. 262). Sous l'influence de l'Amaigrissement et de l'Age, plusieurs Plis accessoires peuvent se former.

III. LES HANCHES

La Hanche est la partie externe et saillante de la base du Tronc. Essentiellement constituée par des parties profondes osseuses, elle répond à la face externe de l'Os iliaque et au Grand Trochanter.

Limites. — Sur la Peau, ses limites sont assez indécises. En haut, elle se continue avec le Flanc dont la sépare le *Sillon iliaque,* quand il existe (V. p. 300). En bas, elle s'arrête au-dessous du Grand Trochanter, sans autre transition avec la Cuisse qu' « une légère dépression de la peau dans l'angle que forme le Trochanter avec le Corps du Fémur; encore cette dépression disparaît-elle avec l'embonpoint » (Charpy). En arrière, elle se sépare de la Fesse par un méplat rétro-trochantérien qui se creuse pendant la contraction énergique du Grand Fessier et qui répond à la partie tendineuse de ce muscle. En avant et en haut, elle se continue avec la Paroi abdominale au niveau de l'Epine iliaque supérieure et au-dessous avec le Pli de l'Aine (fig. 66, p. 182); en avant et en bas, la limite se sent mieux au toucher qu'elle ne se voit; elle répond à l'interstice situé entre le Fascia lata et le Couturier (qu'il est bon de faire contracter au cours de la palpation), et dont le point de repère, assez constant, est la *Fossette fémorale*.

La Peau et le Stéatome sous-trochantérien. — La Peau de la Hanche est glabre, résistante, assez fréquemment vergeturée, parfois même en dehors de la Grossesse (V. p. 159, fig. 53 et p. 273, fig. 125)

Les Hanches de la Femme présentent, par leur dimension en Largeur, un important Caractère de sexualité déjà étudié (V. p. 80 et 87).

Leur Forme est également spéciale à chaque sexe. Chez la Femme, le Pannicule adipeux se développe plus que chez l'Homme, arrondissant tous les contours osseux de la région. Mais ce qui donne à la Hanche féminine son aspect tout spécial, c'est le *Stéatome sous-trochantérien* (V. p. 181).

Le Pannicule adipeux, après avoir fourni ce renflement sous-trochantérien, s'amincit à la saillie du Trochanter, s'épaissit à nouveau en recouvrant la Fosse iliaque externe et diminue encore à la Crête iliaque.

Les sujets obèses peuvent présenter au niveau du Trochanter (fig. 158, *a*) un énorme paquet graisseux qui fait saillie et donne aux Hanches une largeur considérable et supérieure de plusieurs centimètres à celle des

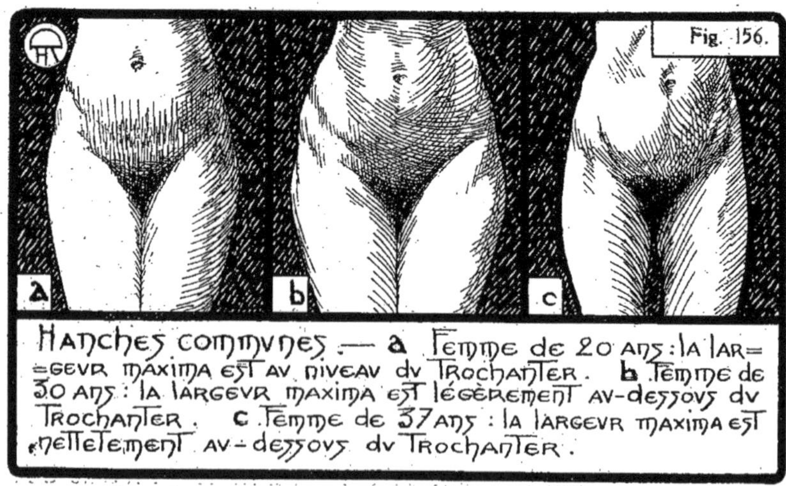

Hanches communes. — a. Femme de 20 ans : la largeur maxima est au niveau du Trochanter. b. Femme de 30 ans : la largeur maxima est légèrement au-dessous du Trochanter. c. Femme de 37 ans : la largeur maxima est nettement au-dessous du Trochanter.

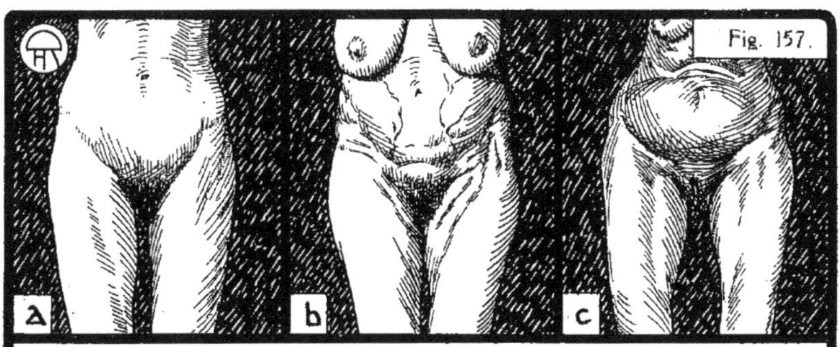

Hanches maigres. — a. Femme de 21 ans : les Trochanters sont saillants. b. Femme de 57 ans : la largeur maxima est au niveau du Trochanter. c. Femme de 80 ans : Type de hanche sénile osseuse et déformée.

Epaules (fig. 39, p. 123). Au niveau de la crête iliaque, une saillie graisseuse peut encore se développer, mais elle n'est pas aussi considérable que celle du Stéatome sous-trochantérien. En revanche, une véritable bosse graisseuse peut naître, sur la face externe de l'os iliaque, aux dépens du *Stéatome lombaire* (p. 180). Chez certains sujets adipeux, le Stéatome lombaire prend un développement particulièrement intensif; c'est à son niveau que les Hanches présentent alors leur maximum de largeur (fig. 99 p. 237; 101, p. 239; 103, p. 241; 154, p. 310 et 158, *b* et *c*, p. 315).

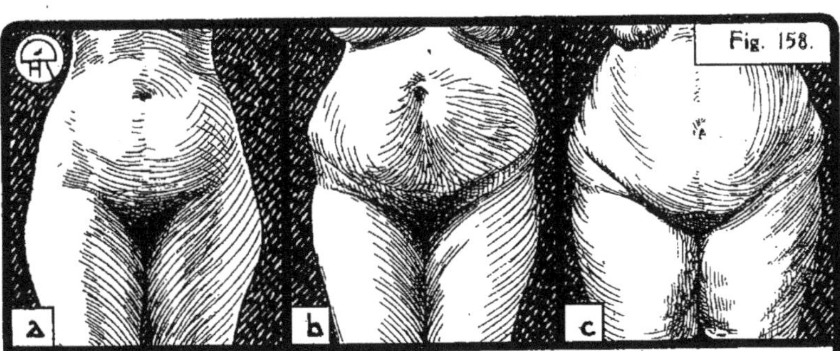

Hanches grasses. — a. Femme de 40 ans : la largeur maxima est au-dessous du Trochanter. b. Femme de 23 ans : la largeur maxima est au-dessous de la crête iliaque. c. Femme de 21 ans : la largeur maxima est au-dessous de la crête iliaque.

Les Variétés morphologiques. — La Forme des Hanches est en rapport d'une part avec le Squelette, d'autre part avec l'Adipose. De là les aspects les plus variés, suivant la prépondérance des parties osseuses ou du système graisseux. Je ramène les Variétés à trois principales :

1° Les *Hanches communes.* Il en existe deux Types : dans l'un, le profil donne une ligne ellipsoïde ne présentant aucune saillie marquée : la largeur maxima est au Trochanter (fig. 156 *a*); dans l'autre, le Stéatome sous-trochantérien est légèrement développé : la largeur maxima est au-dessous du Trochanter, au niveau de l'amas graisseux (fig. 156, *b* et *c*).

2° Les *Hanches grasses.* On en trouve également deux Types : dans l'un, l'accumulation graisseuse maxima est sous la Crête iliaque (fig. 158, *b* et *c*; fig. 154, p. 310); dans l'autre, au-dessous du Trochanter (fig. 158, *a*).

3° Les *Hanches maigres.* Les saillies sont osseuses : Crête iliaque et Trochanter paraissent sous la Peau. On les rencontre à tout âge : chez de jeunes sujets (fig. 157, *a*), à la ménopause (fig. 157, *b*) et chez les vieilles femmes amaigries (fig. 157, *c*). Il faut noter, pour ces dernières, l'élargissement des Hanches produit par l'écartement et le déplacement en arrière des fémurs, résultat de la déviation sénile du Bassin et du Rachis.

IV. LES FESSES

Les Fesses forment deux masses musculo-adipeuses, symétriques, de morphologie variable suivant le sexe, qui limitent le Tronc à sa partie inférieure et postérieure.

Les Fesses sont un attribut de la Race humaine : « Les Fesses, a dit Spiegel, ont été données à l'Homme pour qu'étant commodément assis, il puisse se livrer à son aise à l'étude des choses divines », et de la Femme, me permettrai-je d'ajouter au cours de cet aperçu morphologique. Leur Forme est un Caractère de Sexualité secondaire. Chez la Femme, elles sont plus grandes en volume, en saillie et en surface que chez l'Homme.

Limites. — La Fesse est nettement limitée en dedans par la *Rainure interfessière,* et en bas par le *Pli fessier*; en dehors, elle se sépare du Grand Trochanter par un méplat rétrotrochantérien que Gerdy appelait le *Creux de la Fesse*; en haut, elle se perd vers la Région des Reins en dedans, la Crête iliaque en dehors : les Sillons lombaire inférieur et iliaque établissent la démarcation à ce niveau, quand ils existent (V. p. 303).

La Rainure interfessière. — Elle commence à l'angle inférieur de la Région des Reins. Juste au-dessus de sa naissance, se trouve parfois, chez les sujets maigres, une petite fossette ou méplat de forme losangique qui marque, d'autre part, l'angle inférieur du Losange de Michaëlis (V. p. 304 et fig. 149).

Cette Fossette ou, quand elle n'existe pas, son emplacement, est en rapport avec l'*Hiatus sacro-coccygien*, point par lequel on pénètre dans le canal sacré. Cathelin estime que l'Hiatus est situé de 1 à 3 centimètres en haut de la Rainure interfessière et il ajoute que, dans la position latérale, surtout chez les sujets d'embonpoint moyen, la Rainure interfessière se déplace vers le plan du lit et que, dès lors, elle ne se trouve plus dans le prolongement de la Ligne sus-épineuse sacrée, mais à 1 ou 2 centimètres au-dessous. La Rainure se déplace, dans le décubitus latéral, parce que la Fesse supérieure tombe sur l'autre et l'abaisse, dans la proportion de 90 °/o des cas. Sicard fixe l'Hiatus à un travers de doigt de l'origine du Pli interfessier, à 7 centimètres environ de la pointe du Coccyx.

Fig. 159

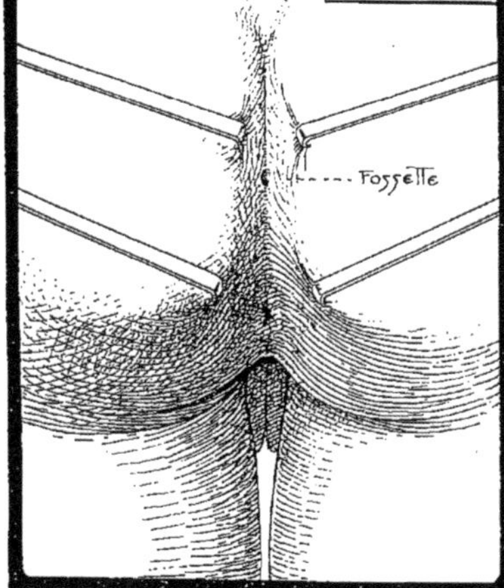

Fossette

LA FOSSETTE INTERFESSIÈRE. — (Vue dans la position de Flexion du Tronc en avant.). — Fillette de 17 ans. Type arriéré.

La Rainure interfessière est le résultat de l'adossement, sur la ligne médiane, des bords internes des Fesses dont la saillie commence à se dessiner quelques centimètres plus haut. En l'écartant, on rencontre sur quelques sujets une *Fossette* dite *interfessière* (fig. 159), de la dimension d'une lentille, pouvant se continuer par un Infundibulum de 3 et 4 millimètres de profondeur. Le siège de cette dépression est sur la ligne médiane et il répond le plus souvent à l'articulation Sacro-coccygienne, à la pointe du Coccyx ou à l'Hiatus du canal sacré.

La *Fossette interfessière*, signalée par Roser (1853), a été décrite, d'après son siège variable, sous des noms différents : Fossette rétro-anale (Luschka, 1864), Fossette coccygienne (Ecker, 1879), dépression de la région sacro-coccygienne (Peyramaure-Duverdier, 1882). Lannelongue l'a rencontrée 95 fois sur 130 enfants, Rieffel dans 45 à 50 °/₀ des cas. L'Infundibulum est plus rare; Heurtaux ne l'a trouvé que 42 fois sur 960 sujets. Chez la Femme adulte et bien conformée, je n'ai pas vu souvent de Fossette interfessière.

Très exceptionnellement, on a relevé l'existence de plusieurs Fossettes. Peyramaure-Duverdier, sur 160 cas de Fossette interfessière, en a trouvé 10 multiples : 2, 3, 4, 6, superposées ou à la fois médianes et para-médianes.

La forme de la Fossette est variable : aspect d'un trou, circulaire ou ovalaire à diamètre longitudinal, cupuliforme, infundibuliforme ou linéaire.

La Rainure interfessière doit sa fixité à un ligament suspenseur, décrit et figuré par Morestin. Ce *Ligament* ou *Appareil suspenseur du pli interfessier* fait suite aux tractus cellulo-fibreux qui unissent la Peau de la Région Sacrée au niveau des Apophyses épineuses, formant, suivant l'expression de Morestin, une véritable haie antéro-postérieure. Il est formé de deux lames juxtaposées, l'une droite, l'autre gauche. Ces lames commencent au niveau de la dernière vertèbre sacrée ou de la base du coccyx et se terminent dans le voisinage de sa pointe; elles se fusionnent en avant et en arrière, et sont séparées à leur partie moyenne par du tissu cellulaire lâche dans lequel on peut trouver une bourse séreuse; formées de trousseaux fibreux juxtaposés, de 10 à 15 millimètres de haut, elles s'insèrent sur les tissus fibreux qui revêtent la face postérieure de l'Articulation sacro-coccygienne et du Coccyx, tout près des bords de cet os; se dirigeant obliquement de haut en bas et de dehors en dedans, elles se terminent à la face profonde de la Peau, sur la ligne médiane, en formant un feutrage serré.

Le Pli Fessier. — Très nettement délimitée par la Rainure interfessière, la Fesse s'arrondit en bas et en dedans et marque son bord par un pli constant, le Pli ou Sillon Fessier.

Le Pli Fessier est le plus marqué de tous les plis naturels du Corps. Il naît sur le tiers externe de la Cuisse, plus ou moins près de la partie inférieure du Trochanter, et se porte transversalement un peu en bas, en décrivant une légère courbe à concavité supérieure dans le sens vertical et à concavité antérieure dans le sens transversal. Parvenu à la Rainure interfessière, il se porte en avant et en haut et se continue par le Pli génito-crural.

Par rapport aux plans profonds, il passe au-dessous de la Tubérosité ischiatique et croise le bord inférieur du Grand Fessier qui descend très obliquement du Coccyx à l'extrémité inférieure du Trochanter (fig. 64, p. 180).

Sa longueur est variable, dépend des sujets et surtout de l'état adipeux qui en diminue l'étendue à sa partie externe. Chez un sujet adulte, jeune et bien conformé, le Pli Fessier mesure environ 10 centimètres.

Sa profondeur dépend de la couche graisseuse sous-cutanée. Elle atteint le maximum, qui oscille autour de 4 centimètres chez le sujet jeune

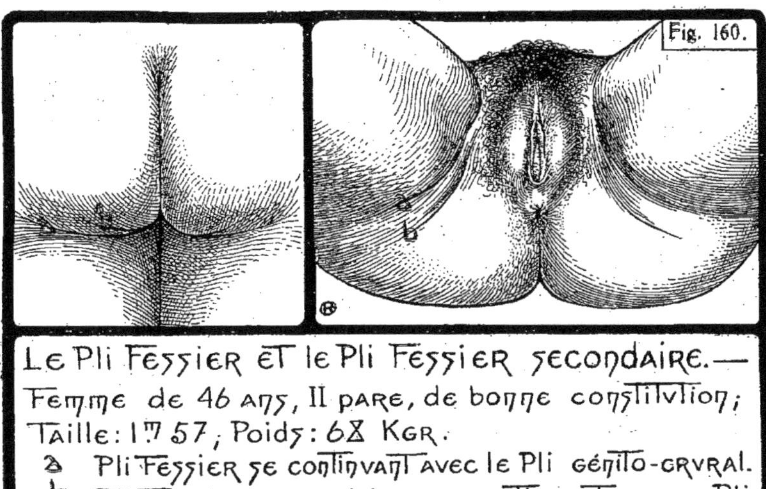

Fig. 160.

Le Pli Fessier et le Pli Fessier secondaire. — Femme de 46 ans, II pare, de bonne constitution; Taille : 1m 57; Poids : 68 Kgr.

a Pli Fessier se continuant avec le Pli génito-crural.

b Pli Fessier secondaire se continuant par un Pli génito-crural accessoire.

et bien conformé, dans son tiers interne, pour diminuer à 2 et 1 centimètre dans le tiers moyen, et devenir presque nulle dans le tiers externe.

Le Pli Fessier présente deux lèvres, l'une antérieure ou fémorale l'autre postérieure ou fessière, et il délimite nettement la Cuisse de la Fesse.

Fréquemment, le Pli Fessier se double d'un second, dit *Pli Fessier accessoire*; on voit alors deux Plis. Contrairement à ce que disent certains auteurs, le Pli principal est le plus bas situé et non le plus haut; pour s'en assurer, il suffit de tracer à l'encre les deux Plis, dans la position debout. En mettant ensuite le sujet dans la position du spéculum, on voit que c'est le Pli inférieur qui se continue avec le Pli génito-crural (fig. 160).

Chez des Femmes amaigries ou trop grasses, ayant, en général, dépassé la trentaine, on trouve parfois plusieurs plis (fig. 48, p. 139 et fig. 153, p. 309).

Les Plis accessoires ne sont pas de même longueur, ni symétriques : un Pli accessoire peut exister d'un seul côté : plusieurs Plis se marquent à droite, et un seul à gauche, etc. Ils sont particulièrement nombreux et volumineux chez la Femme stéatopyge (fig. 35, p. 115).

Par rapport à la Hauteur du Corps, le Pli Fessier est au-dessous de son milieu, qui serait plutôt vers le sommet des Fesses (fig. 6, p. 43). Chez la Femme de Taille moyenne, il est distant de 6 cm. 1/2 à 7 cm. 1/2 de ce milieu. Il est proportionnellement plus bas chez la Femme que chez l'Homme. La Taille étant rapportée à 100, et le 0 répondant au sol, le Pli correspond, d'après Charpy, à 46-47 chez l'Homme et à 44-45 chez la Femme. Il est donc situé au 46,5 centièmes de la Taille de l'Homme et au 44,5 centièmes de celle de la Femme. Vus de derrière, les membres inférieurs sont donc plus courts dans le sexe féminin dans une proportion appréciable. Ils le sont d'ailleurs en eux-mêmes de 1 centième de Taille, et Papillaut a constaté que c'est la Cuisse qui subit la diminution de longueur, les Jambes restant égales dans les deux sexes. L'aspect postérieur du Corps accentue la brièveté des membres inférieurs de la Femme, surtout lorsque les Fesses sont développées et les Hanches larges. « Leur buste est près de terre » dit Charpy, en parlant des Toulousaines qui présentent une disproportion accentuée entre l'ensemble de leur Stature et la longueur de leurs Membres inférieurs que raccourcit un large Bassin.

Le Pli Fessier s'étale dans la Flexion de la Cuisse sur le Bassin, dans la Position du spéculum et dans la Station Hanchée. Les lèvres fessière et crurale s'effacent, d'abord dans la partie externe, puis dans la partie interne, au fur à mesure que se complète le mouvement. Mais il persiste toujours une ligne cutanée, de coloration plus claire, due à l'amincissement de la peau, qui répond au sommet du Pli, et en marque l'emplacement.

Dans la Station Hanchée, le poids du Corps repose sur un seul membre, l'autre se fléchissant au genou. Le Pli Fessier persiste naturellement sur le premier, qui a sa position habituelle, et disparaît sur le second, du fait de sa flexion. Mais, fait intéressant, le Pli qui s'efface est remplacé par un autre, plus ou moins oblique de haut en bas et de dedans en dehors, dont seul le point de départ, à la Rainure interfessière, est identique à celui du Pli Fessier. Chez l'Homme, ce Pli nouveau est rectiligne et il répond nettement au bord inférieur du Grand Fessier; chez la Femme, il reste arrondi et distant du muscle, par suite de l'épaisseur particulière de la masse adipeuse et du moindre développement du Grand Fessier (fig. 150 et 152).

Comme tous les plis naturels, le Pli Fessier résulte de l'existence de faisceaux fibreux qui fixent la Peau aux parties profondes. Charpy a décrit et figuré, sous le nom de Ligament suspenseur, l'ensemble de ces trousseaux fixateurs succinctement mentionnés par Luschka, constatés par Symington et Poirier.

Le *Ligament suspenseur du Pli Fessier* (fig. 63, p. 179) est une « lame conjonctive, blanchâtre, parsemée de quelques lobules adipeux qui lui donnent l'aspect de la Glande mammaire. Il est dense, épais d'un demi-centimètre et très résistant: il porte facilement un poids de 12 kilogrammes. Son bord profond ou osseux s'insère en partie sur la Tubérosité de l'ischion (bord postérieur et face interne) et sur sa branche ascendante, en partie sur les arcades tendineuses qui circonscrivent l'origine des muscles Biceps, Demi-tendineux et Grand Adducteur. De là, le Ligament se porte en arrière et en bas, contourne le bord inférieur du Grand Fessier en dehors, le Coussinet adipeux en dedans, et, se déployant en éventail par son bord superficiel ou cutané, traverse le Pannicule adipeux pour se fixer à la face profonde du derme. Cette insertion cutanée est très large, au moins au voisinage de la Tubérosité ischiatique; elle s'étend depuis le fond du Pli Fessier jusqu'à 2 et 3 centimètres au-dessus ».

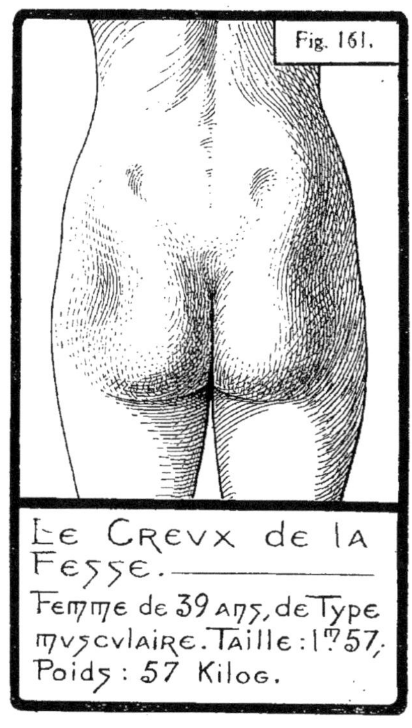

Fig. 161.

Le Creux de la Fesse. — Femme de 39 ans, de Type musculaire. Taille : 1m57. Poids : 57 Kilog.

Le Creux de la Fesse. — Le Creux de la Fesse (fig. 161) est une dépression oblique de haut en bas et de dedans en dehors, dont on apprécie la profondeur en plaçant une règle du Trochanter à la Fesse. Son bord externe est formé par le Trochanter et le Tenseur du fascia lata, l'interne par le bord supérieur du Grand Fessier. La contraction de ce muscle augmente la profondeur du Creux.

Variétés morphologiques. — La Forme de la Fesse varie essentiellement avec l'Adipose et avec l'Age. Pour faire comprendre l'influence de l'état adipeux, il faut tenir compte de la disposition anatomique du Pli Fessier (p. 318) et du Stéatome Fessier (p. 178 et 179).

Sa consistance et son aspect cutané sont encore liés à l'état adipeux : la couche graisseuse présente, en effet, une infinité de logettes qui constituent d'innombrables filaments inextensibles allant de la Peau à l'Aponévrose du Grand Fessier; en plus, elle est bridée par le Pli Fessier. La Graisse est en quelque sorte à l'état de tension dans ses logettes et elle donne à la Fesse une sensation de fermeté et d'élasticité parfaite. Maintenue dans son réticulum fibreux, elle ne peut se développer en nappe; elle doit forcer ses alvéoles qui prêtent peu, mais s'arrondissent; du côté de la Peau, il peut en résulter un aspect grenu, rappelant la peau d'orange et, dans les cas d'Adipose excessive, le capitonnage (fig. 67, p. 183).

Les diverses formes de la Fesse chez la Femme, peuvent se résumer en six Types principaux auxquels j'ajouterai le Type stéatopyge.

1° La *Fesse ronde.* — A l'état de parfait développement, la Fesse présente une forme régulièrement arrondie : les profils vertical et horizontal correspondent à des segments de sphère. La Peau est glabre, régulièrement lisse, résistante. Le palper donne la sensation de fermeté et de résistance. La Fesse ronde, Type de Beauté sculpturale, ne s'observe que pendant une période courte de la vie, de 20 à 25 ans, et chez des sujets de pleine santé et d'élégante proportion.

2° La *Fesse commune.* — Chez la plupart des Femmes de Taille et de Poids ordinaires, entre 20 et 40 ans, la Fesse est irrégulièrement arrondie et elle manque de l'harmonie des contours de la Fesse ronde. Elle tend à s'aplatir dans le sens antéro-postérieur, en même temps que la pureté de sa rotondité inféro-interne disparaît, tantôt sous l'influence du développement exagéré du Stéatome, tantôt par une sorte de Ptose due à l'affaiblissement du Tonus des Tissus.

3° La *Fesse plate ou maigre.* — La Femme de haute Taille, d'ossature et de musculature puissantes, se fait le plus souvent remarquer par un défaut de développement du Système adipeux. Il en résulte, comme conséquence, que l'arrondi de la Fesse, qui est d'origine graisseuse, manque et fait place à un aplatissement. La Fesse paraît d'autant plus plate que les contours du Trochanter et de la Crête iliaque sont plus anguleux. Elle reflète la forme du Grand Fessier que ne recouvre plus un important Pannicule adipeux et que ne domine plus, en bas et en dedans, un Stéatome saillant. La Fesse plate s'observe également chez toute Femme amaigrie.

4° La *Fesse carrée ou grasse.* — L'hyperproduction de la graisse se traduit, en particulier, à la Fesse par le développement continu de son Stéatome. L'amas graisseux se porte en dedans, repoussant chaque Fesse vers la Rainure qui s'enfonce au fur et à mesure que ses bords s'épaississent. En bas, le paquet adipeux est cerclé par le Pli fessier; à sa partie externe, ce Pli se laisse élargir, mais il ne cède pas à sa partie interne et profonde. Bridé en dedans par la Fesse opposée, et en bas par le Pli Fessier, le Stéatome repousse, jusqu'à la rendre *carrée* la partie naturellement arrondie de la portion inféro-interne de la Fesse. En haut et en dehors, l'élargissement se poursuit parallèlement, supprimant toute courbe régulière. Dans l'ensemble, la Fesse est agrandie dans toutes ses dimensions et elle présente un angle droit inféro-interne qui lui donne plus spécialement une forme carrée (fig. 101, p. 239).

La Peau perd, en même temps, sa surface lisse pour prendre l'aspect de la peau d'orange ou même, par places, celui d'un capiton.

5° La *Fesse hyperadipeuse.* — A son développement extrême, la Graisse détruit toute forme naturelle. La Rainure est profonde de 6, 8 et 10 centimètres. La Fesse se poursuit, en bosses graisseuses, en haut avec les gros amas adipeux lombo-iliaques; en dehors, elle gagne le Trochanter, supprimant le Creux fessier, et se continue avec le volumineux Stéatome trochantérien; en bas, elle finit en pain de sucre, surplombe le Pli fessier et le déborde (fig. 106, p. 244 et fig. 154, p. 310).

La Peau, déformée, craquelée, amincie, présente un aspect matelassé, curieux (fig. 67, p. 183 et 36, p. 117).

6° La *Fesse sénile.* — La Sénilité amène une déformation marquée de la Région fessière : la Peau n'est plus suffisamment élastique pour revenir sur elle-même, l'ensemble des Tissus a perdu de son Tonus, les Muscles se sont atrophiés; en plus, le Bassin bascule en avant rendant à la fois la Vulve plus antérieure et les Fesses moins proéminentes.

La Fesse sénile est une Fesse plate dont l'aspect varie suivant l'état de maigreur ou d'adipose du Corps.

Si la Femme est du Type gras, le profil se dessine comme l'indique la figure 91, page 228. La Fesse est plus ou moins plate, parfois tombante; le Pli fessier, mou, irrégulier, n'offre plus la ligne nette de démarcation de la jeunesse et de l'âge mûr; la Peau est sèche, dépourvue de toute finesse et d'élasticité, soulevée çà et là par les lobules adipeux sous-jacents.

Chez la Sénile, Type maigre, les déformations atteignent leur maximum. Le Squelette, dégarni de la graisse sous-cutanée qui a fondu et d'une bonne partie des muscles qui se sont atrophiés, dessine ses formes anguleuses, montrant Sacrum, Coccyx, Crête iliaque et Trochanter. Ce qui reste de la masse charnue ne fait plus aucun relief et se cache sous les grands replis que forme la Peau, avachie dans son ampleur démesurée. La profonde et étroite Rainure interfessière devient une large gouttière que couronne, à la façon d'un chapiteau burlesque, le Coccyx agrémenté des Cornes saillantes du Sacrum (fig. 94, p. 231).

7° La *Stéatopygie.* — Certaines Races humaines ont eu pour caractère particulier de présenter une adipose excessive et localisée à la Fesse dite Stéatopygie (στέατος, graisse, πυγή, fesse), le restant du Pannicule offrant un aspect normal. Par les figurines de Menton (fig. 58, p. 174), nous savons que les Femmes des premières Races humaines pouvaient être stéatopyges; par des terres cuites trouvées dans des fouilles (fig. 34, p. 114) et les sculptures de certains tombeaux (p. 118), nous avons appris l'existence de Races stéatopyges vivant en Orient, il y a trois ou quatre mille ans; par les explorateurs du début du XIXe siècle, nous connaissons une Race contemporaine, la Race Bosjesmane ou Bosjemane, que caractérise la Stéatopygie (fig. 35, p. 115). Les études anthropologiques plus récentes faites en Afrique, soit à l'Est (pays des Somalis), soit à l'Ouest et au Centre (négresses d'Afrique), montrent que l'hypertrophie fessière est, encore de nos jours, facile à observer (fig. 155, p. 311). En Europe, même, des femmes blanches ont des fesses fort saillantes; mais il faut reconnaître que, la plupart du temps, elles sont en même temps atteintes d'adipose sinon généralisée, du moins bien étendue (fig. 39, p. 123).

La Stéatopygie est due au développement de tout le tissu graisseux de la Fesse qui prend un aspect lipomateux et atteint un volume considérable. La masse graisseuse de la Vénus Hottentote, conservée au Muséum, mesure 16 centimètres de long, 10 de large et 14 d'épaisseur; sa consistance est molle, si bien que les deux masses fessières ballottaient, chez le sujet vivant, d'un côté à l'autre sous l'influence de la marche.

ANATOMIE MORPHOLOGIQUE DE L'APPAREIL GÉNITAL EXTERNE FÉMININ

Comme j'ai essayé de l'établir (p. 187), l'Appareil Génital externe de la Femme comprend les Organes Génitaux externes et les Seins.

Du point de vue Embryogénique, les Organes Génitaux externes : Grandes Lèvres, Nymphes, Clitoris, sont les dérivés du Sinus uro-génital. Le Vagin et l'Utérus ont une origine différente : ils proviennent des Canaux de Müller (p. 192) et sont décrits comme Organes internes.

L'Anatomie morphologique ne doit se lier ni à l'Embryogénie, ni à la Coutume. En tant qu'elle étudie la forme et l'aspect de toutes les parties visibles, elle doit aller au delà du Vestibule et, par conséquent, s'étendre chez la Femme adulte jusqu'au Vagin et au Col utérin qui sont accessibles à l'œil.

Les Organes Génitaux externes de la Femme envisagés, du point de vue morphologique, comprennent ainsi non seulement la Vulve, mais encore le Vagin et le segment intravaginal du col de l'Utérus.

La description de ces Organes doit être précédée d'une Vue d'ensemble de la Région Génitale. La Clinique comporte, en effet, l'examen des alentours de la Vulve et, pour en apprécier les modifications pathologiques, il est nécessaire d'en connaître l'aspect morphologique normal.

D'après ces considérations, je divise l'étude morphologique de l'Appareil Génital externe de la Femme en 8 chapitres.

1° La Région Génitale.
2° Les Grandes Lèvres.
3° Les Petites Lèvres ou Nymphes.
4° Le Clitoris et le Vestibule.
5° L'Hymen.
6° Le Vagin.
7° Le Col de l'Utérus.
8° Les Seins.

La description que je vais faire est basée sur la Femme française; elle a donc trait aux Femmes de Races Celtique, Kimrique et Méditerranéenne (V. p. 137), plus ou moins métissées. Le nombre assez considérable de Femmes de diverses nationalités, que j'ai eu l'occasion d'examiner, me permet de dire qu'il n'y a pas de différences marquées, au point de vue de l'Anatomie morphologique de l'Appareil génital, entre les Types divers de Femmes blanches; si bien que cette étude s'applique en somme à la Femme de Race blanche. Mais je ne l'étends pas aux Femmes de Races jaune et noire. Si l'Appareil génital reste identique d'aspect général, dans les trois grands embranchements humains, il ne faut pas en déduire qu'il présente les mêmes détails morphologiques chez les Femmes de toutes les Races. Le système Pileux, les Nymphes offrent, en particulier, des caractères différents suivant les Races blanches, jaunes ou noires. La description de l'Appareil génital féminin des Races jaune et noire ne peut se borner aux quelques observations que j'ai eu l'occasion de relever chez de rares sujets, et elle reste à faire, pour qui en aura les éléments complets.

I. — LA RÉGION GÉNITALE

Tant dans le sens Morphologique que Clinique, la Région Génitale doit être comprise avec une acception large et sans limites rigoureuses; pour en fixer et voir toute l'étendue, il faut placer la Femme dans la Position du spéculum. Ayant la Vulve pour centre, elle s'étend vers l'Abdomen jusqu'au Pli sus-pubien et, en arrière, gagne l'Anus et les Fesses. Latéralement, elle empiète sur la racine des Membres comprenant le Pli de l'aine et la partie supérieure de la Face interne des Cuisses. Chez des sujets à Système pileux très dé-

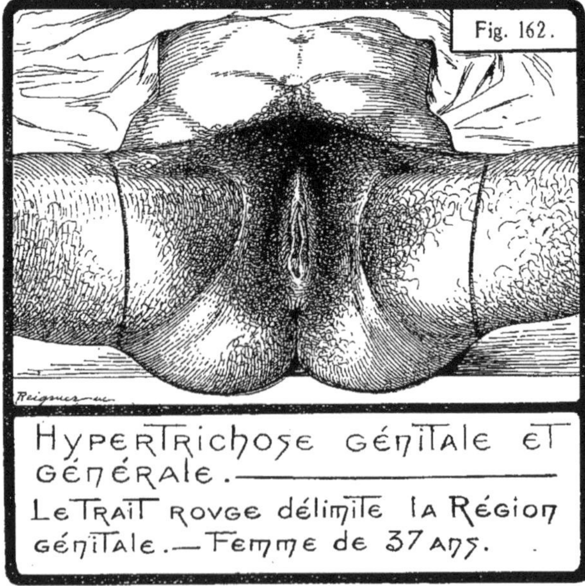

Fig. 162.

Hypertrichose génitale et générale. — Le Trait rouge délimite la Région génitale. — Femme de 37 ans.

veloppé (fig. 162), elle est indiquée en quelque sorte par les Poils abondants qui la recouvrent.

La Région Génitale se découvre d'autant mieux que l'abduction des Cuisses est plus complète. Chez quelques sujets exceptionnels, cette abduction peut être portée à une limite extrême, effaçant complètement le Pli génito-crural (fig. 164), tandis que chez d'autres également peu fréquents, elle est assez limitée, rendant l'accès quelque peu malaisé (fig. 163).

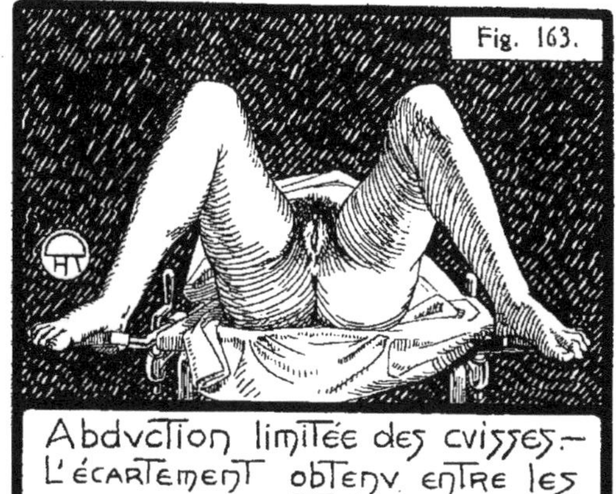

Fig. 163.

Abduction limitée des cuisses. — L'écartement obtenu entre les genoux ne peut dépasser 21 cm. Femme de 31 ans ; se plaignant de temps à autre de vagues douleurs articulaires.

La Région Génitale comprend, en plus de la Vulve qui en est le centre, cinq zones périphériques : le Pénil, le Pli de l'Aine, la Région supéro-interne de la Cuisse, le Périnée, la zone Ano-fessière. Glabre chez l'enfant, elle se recouvre chez l'adolescente d'un Système pileux qui constitue un Caractère morphologique important. L'étude de cette

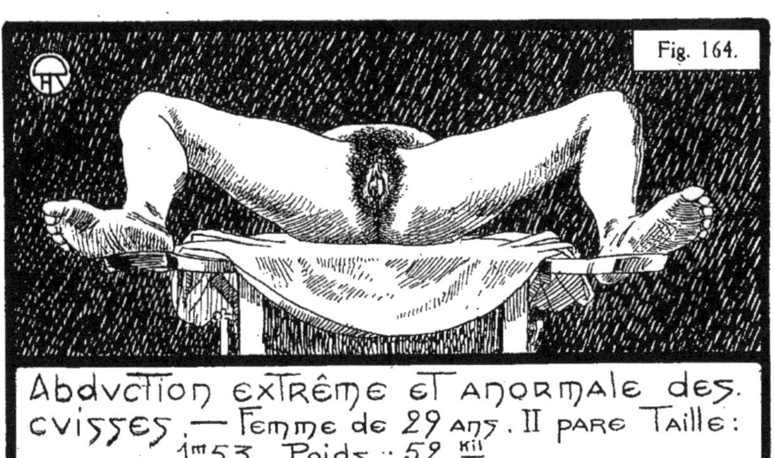

Fig. 164.

Abduction extrême et anormale des cuisses. — Femme de 29 ans. II pare Taille : 1m53. Poids : 52 kil.

Région peut se subdiviser en 8 parties : le SystèmePileux, les cinq Zones périphériques, la Région vulvaire, la Vue d'ensemble de la Région génitale.

1° LE SYSTÈME PILEUX GÉNITAL

Le Système pileux de la Région génitale offre une disposition, un développement et une conformation en rapport avec la Race et l'état de l'Ovaire ou du Système endocrine. Toute Femme saine ayant un Appareil génital anatomiquement et physiologiquement régulier, présente un Système pileux dont les Caractères d'étendue et d'aspect constituent la Normalité. L'altération de ces Caractères détermine des Anormalités.

Normalité. — Le Système pileux couvre normalement, chez la Femme adulte, et de Race blanche, la Région pubienne, la face externe et le bord des Grandes Lèvres. Pour en apprécier l'ensemble, il faut examiner la Femme en position dorsale, les cuisses écartées. Les Poils de la région pubienne forment une touffe étalée, un peu plus fournie vers le centre que sur les bords. En haut, leur insertion se fait suivant une ligne transversale régulière, située au-dessous du Pli sus-pubien (p. 257).

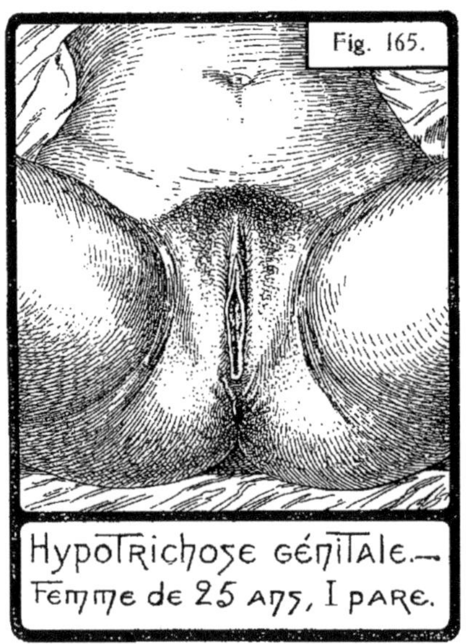

Fig. 165.

Hypotrichose génitale. — Femme de 25 ans, I pare.

Anormalités. — Le Système pileux présente deux anomalies : l'Hypotrophie, et l'Hypertrophie.

Hypotrophie. — L'Hypotrophie peut aller jusqu'à l'absence chez des sujets atteints de tares dystrophiques multiples. Mais chez les Femmes ne présentant pas d'arrêt de développement général et pouvant même concevoir et engendrer, malgré un Appareil génital mal développé dans son ensemble, l'Hypotrophie se caractérise seulement par une raréfaction du Système pileux. L'aspect de la région rappelle celui d'une fillette à l'époque de la formation. Les Grandes Lèvres sont glabres ou presque glabres, et le Pénil n'offre, en son milieu, qu'une petite touffe de poils peu abondants et courts (fig. 165). L'hypotrophie est un signe de faiblesse de l'Appareil génital et en même temps de l'Organisme.

HYPERTROPHIE. — L'Hypertrophie se présente sous deux formes : tantôt elle est localisée à la Région génitale, le reste du corps restant glabre (fig. 166), tantôt, et c'est le cas le plus fréquent, elle s'accompagne d'un développement pileux général (fig. 162). Dans le premier cas, le Système pileux gagne légèrement la face interne des Cuisses et la région Anale, mais il respecte l'Abdomen et n'envahit que la partie interne du Pli de l'Aine. Dans le second, les Poils se continuent largement sur la face interne des Cuisses, occupent le Pli de l'Aine (fig. 162) et remontent sur le Ventre, en suivant la ligne médiane pour gagner l'Ombilic et voire le dépasser ; les Membres, et même la Face, sont plus ou moins poilus. L'Hypertrophie, et j'entends une hypertrophie marquée, s'accompagne le plus souvent d'Insuffisance ovarienne interne (hypoménorrhée, irrégularité menstruelle) et parfois, mais moins fréquemment, d'Insuffisance externe (stérilité, fécondité limitée, faiblesse des produits).

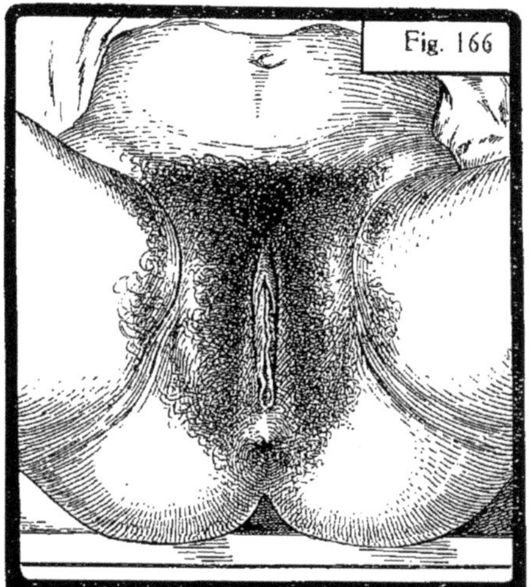
Fig. 166

Hypertrichose génitale localisée. — Femme de 26 ans, II pare ; réglée à 16 ans et 9 mois ; corps glabre, seins peu développés, chevelure abondante avant les accouchements. Taille : 1m47. Poids : 45 Kilog.

Coloration du Système pileux. — La coloration du Système pileux génital est en rapport avec la Race, avec l'Age, avec l'état des Ovaires et du Système endocrine.

Système pileux et Races. — Les Anthropologistes ont étudié et classé les Races d'après la Coloration des Cheveux. D'après les nombreuses observations que j'ai faites durant plusieurs années chez la Femme, je suis tenté de dire qu'en ce qui concerne nos régions, le Caractère de Race se retrouve souvent mieux dans le Système pileux génital que dans les Cheveux.

On peut distinguer, d'après la Coloration des Cheveux ou des Poils, quatre Types :

1° le Type brun ou noir;

2° le Type châtain;

3° le Type blond;

4° le Type roux.

1° *Type brun ou noir.* — Ce Type est très fréquent, surtout dans le Midi de la France où s'est développée la Race dite Méditerranéenne. La Coloration des Cheveux et du Système génital est uniforme : brun-noir. Sourcils, Cils, Poils axillaires sont de même couleur. Les Yeux sont marron-foncé.

2° *Type châtain.* — Également très commun dans toute la France, ce Type présente une Coloration uniforme des Cheveux et du Système génital, mais avec des nuances de variation de tonalité; tantôt, les Cheveux sont plus châtains que le Système génital, et c'est la règle; tantôt, ils le sont un peu moins.

Les Sourcils et les Cils sont châtains, plus foncés ou moins que les Cheveux. Les Poils axillaires prennent le plus souvent un ton pisseux, en rapport avec la sudation. Les Yeux sont marron, marron-vert, marron-jaune.

3° *Type blond.* — Plus particulièrement répandu dans le Nord de la France, le Type blond présente deux grandes variétés, le *Type blond pur* et le *Type blond-châtain*, résultat d'un croisement avec un des deux Types précédents.

a) Dans le *Type blond pur*, les Cheveux et le Système génital présentent une nuance blonde allant du blond blanc au blond doré Sourcils, Cils, Poils axillaires sont blonds. Les Yeux sont bleus.

b) Dans le *Type blond-châtain*, il y a souvent discordance entre la Coloration du Système pileux génital et celle des Cheveux. Le plus ordinairement, les Cheveux sont plus foncés que les Poils pubiens; de même, les Sourcils. Les Poils axillaires sont assez fréquemment blond-pisseux. Les Yeux sont bleus, bleu-gris, bleu-vert, bleu-vert-marron, brun-marron.

Voici quelques exemples de coloration discordante des Cheveux, des Poils, des Sourcils, des Cils et des Yeux, dans le Type blond-châtain :

Age.	*Poils génitaux.*	*Cheveux.*	*Poils axillaires.*	*Sourcils.*	*Yeux.*	*Remarques.*
26 ans.	Blond cendré.	Blond virant châtain.	Blond-châtain-clair.	Châtain-clair.	Bleu-vert-marron.	A été blond-cendré.
28 —	Pénil jaune-d'or ; Vulve blond-châtain-clair.	Blond-châtain.	Blond-châtain.	Blond-châtain.	Bleu.	Père blond, Mère brune.
49 —	Blond-doré.	Gris-châtain-blond.	—	—	—	Mère blond-or Père châtain.
53 —	Jaune-clair.	Brun-gris.	—	Pas.	—	—
22 —	Châtain-clair.	Blond virant châtain-clair.	Blond-pisseux.	Châtain.	Jaune-blond.	A été blonde.
29 —	Blond-châtain très clair.	Blond-châtain-foncé.	Blond-châtain-clair-pisseux.	Châtain-clair.	Gris-clair.	Frère brun, Frère blond ; fût très blonde.
24 —	Châtain-blond.	Châtain-blond plus foncé.	Châtain-foncé.	Châtain-foncé.	Brun-marron.	Fut châtain très clair.
25 —	Châtain-clair.	Blond-d'or virant châtain-clair.	Blond-châtain.	Châtain-foncé.	Gris-vert.	Père et Mère bruns. Un Frère blond.
25 —	Blond-châtain-clair.	Blond-or.	Châtain.	Châtain-clair.	Bleu.	Blond-filasse, enfant.

4° *Type roux.* — Disséminé un peu partout, surtout dans le Nord et le Centre de la France, le Type roux se présente sous deux formes :

a) Le *Type roux franc* : Cheveux, Système génital, Poils axillaires sont roux.

b) Le *Type roux masqué*, c'est-à-dire le Type Roux qui, à l'état adulte, est pris pour un Châtain ou un Blond, à cause de la coloration de ses Cheveux.

Les Anthropologistes sont d'accord pour classer à part le Type roux dont toute l'histoire reste à faire, dit Topinard. Mais l'on tient pour Roux uniquement les sujets à Cheveux roux. Or, des sujets, Châtains par les Cheveux, sont cependant des Roux par le Système pileux génital. Sont-ils Châtains ou Roux? Ils sont Roux, et la preuve, c'est qu'en interrogeant leur enfance, en étudiant leurs ascendants, on trouve le Type roux. Il en est de même, mais plus rarement, pour le Type blond. C'est pour cette raison que j'ai dit plus haut (p. 330) que le Système pileux génital doit être préféré aux Cheveux pour le classement des Types.

Voici quelques exemples de Femmes dites Châtaines ou Blondes, de par la coloration de leurs Cheveux, et qui sont des Rousses :

Age.	*Poils génitaux.*	*Cheveux.*	*Poils axillaires.*	*Sourcils.*	*Yeux.*	*Remarques.*
24 ans.	Roux.	Noir-roux.	Blond-roux.	—	—	Enfant, blond-roux; éphélides.
46 —	Roux-doré.	Châtain très foncé, quelques blancs.	Châtain-clair.	Brun.	Marron-foncé.	Mère rousse, Père brun, à moustache rousse. Rousse jusqu'à 30 ans.
45 —	Roux-clair.	Châtain noir.	Châtain-clair.	Châtain.	Marron-clair.	Père roux, rousse jusqu'à 13 ans.
30 —	Roux-jaune.	Châtain-roux.	Roux-jaune-clair.	Châtain.	—	—
26 —	Roux-châtain-clair.	Châtain-noir.	Châtain-clair.	Noir.	Gris-vert-roux.	Père roux, Frère barbe rousse.
30 —	Roux-jaune.	Blond virant châtain.	Blond-châtain	Châtain.	Bleu-vert.	—
33 —	Blond-roux.	Blond-roux-châtain-foncé.	Blond-roux-clair.	Blond-châtain.	Bleu.	
26 —	Blond-roux.	Blond-châtain.	Blond-roux.	Blond.	Bleu.	Père, barbe rousse.
27 —	Rouge.	Blond-roux.	Blond.	—	—	—
38 —	Roux-jaune-maïs.	Châtain clair.	Châtain-clair-jaune.	—	—	Rousse, enfant.

Rapports de tonalité entre les Cheveux et le Système pileux génital. — En général, la Tonalité des Cheveux est supérieure à celle du Système pileux génital chez les Châtaines, les Blondes et les Rousses, comme le montrent ces exemples :

Age.	*Poils génitaux.*	*Cheveux.*	*Remarques.*
26 ans . . .	Blond cendré.	Blond devenant châtain.	Enfant blond cendré.
29 —	Blond.	Blond-clair tendant à foncer.	—
34 —	Jaune-d'or.	Roux-châtain.	Jaune-d'or enfant.
29 —	Jaune-d'or.	Roux-ardent.	Frère rouge.
28 —	Pubis, jaune-d'or; Vulve, blond-châtain-clair.	Blond-châtain.	Père blond, Mère brune.
26 —	Pubis, blond-roux : Vulve, blond	Blond-châtain reflets roux.	Blonde-rousse, enfant.
30 —	Jaune-roux.	Blond virant châtain-roux.	—

A cette règle, il y a des exceptions; les Cheveux sont alors d'une Tonalité plus claire que le Système pileux génital :

Age.	*Poils génitaux.*	*Cheveux.*	*Remarques.*
22 ans. . . .	Châtain-clair.	Blond-foncé virant châtain-clair.	Très blonde enfant.
26 —	Blond.	Blond-blanc.	—
25 —	Châtain-clair.	Blond d'or.	Pénil toujours châtain.
25 —	Blond-châtain-clair.	Blond-d'or.	Blond-blanc, enfant.
27 —	Rouge.	Blond-roux léger.	—

Consistance du Système pileux génital. — Les Poils de l'Appareil génital présentent, comme les Cheveux, des différences de consistance suivant les Races. Plutôt gros et un peu rudes, chez les Femmes de la Race méditerranéenne, ils sont plus fins chez les Celtes et les Kimriques. Souvent soyeux chez les Femmes du Type blond, ils ont quelque dureté sur le Type roux.

Chute ou Canitie du Système pileux génital et Age — Le Système pileux génital participe à l'évolution générale du Système pileux : il se raréfie et blanchit vers l'âge de la ménopause; mais il faut remarquer que la décoloration et la chute des Cheveux précèdent de beaucoup d'années, en général, celles des Poils du pubis. La Canitie des Cheveux, en particulier, peut être très précoce chez certaines femmes, survenir même très brusquement à un âge encore jeune, à la suite de violentes émotions ou de grands chagrins; dans ces cas, le Système pileux génital ne participe pas à cette évolution, de même d'ailleurs que l'Appareil ovario-utérin qui continue à fonctionner.

A l'appui de ce fait d'observation courante que le Système pileux génital résiste plus longtemps que la Chevelure à la Canitie, je donne les quelques exemples suivants :

Age.	*Poils génitaux.*	*Cheveux.*	*Sourcils.*	*Remarques.*
49 ans. . . .	Blond-roux ; quelques très rares, blanc.	Gris.	Noir.	Blonde, enfant, puis brune, grise depuis 30 ans.
49 —	Blond-doré.	Gris.	—	Canitie précoce.
60 —	Noir.	Blanc.	—	—
72 —	Raréfiés, fond noir ; quelques rares, blanc.	Presque tout blanc.	Noir-roux ; quelques-uns blanc.	Était brune-châtain.
81 —	Très rares, blanc ; quelques-uns, noir.	Tout blanc depuis 65 ans.	Moitié gris, moitié blanc.	Début de canitie à 25 ans.

Dès la Ménopause, le Système pileux génital se raréfie, puis blanchit. En même temps qu'il blanchit, le Poil s'allonge souvent. La Vulve se dégarnit plus vite que le Pénil. A la Vieillesse, les Grandes Lèvres sont souvent glabres et le Pénil est à peine ombragé. Chez la Femme grasse et vieille, les Poils manquent parfois totalement au sommet du Pénil, très saillant chez elles (V. p. 353), alors qu'ils existent encore sur les parties latérales ; cet effet est dû sans doute, pour une part, au frottement des vêtements et au manque de résistance des Poils.

Système pileux génital et état des Ovaires. — La Raréfaction et la Canitie du Système pileux génital peuvent être tenus pour des troubles trophiques en rapport avec l'Insuffisance ou l'Absence de la Sécrétion ovarienne. Les Poils génitaux paraissent à la Puberté, c'est-à-dire au moment du début du fonctionnement de la Glande génitale et ils croissent avec elle. A l'âge adulte, Glande génitale et Système pileux sont à l'apogée de leur développement. Au déclin de la vie génitale, ils présentent ensemble les signes avant-coureurs de leur régression commune.

La *Raréfaction* s'observe plus tôt que la Canitie. Constatée chez une Femme en pleine activité génitale, et en l'absence de toute affection cutanée locale, elle dénote ordinairement une altération déficiente de la Glande ovarienne.

La *Canitie* survient tardivement, de longues années après la Canitie des Cheveux. Par conséquent, si elle apparaît tôt, elle doit être considérée comme un trouble de nutrition en rapport avec la Sécrétion ovarienne. L'existence de quelques Poils pubiens blancs avant 40 ans, la présence de

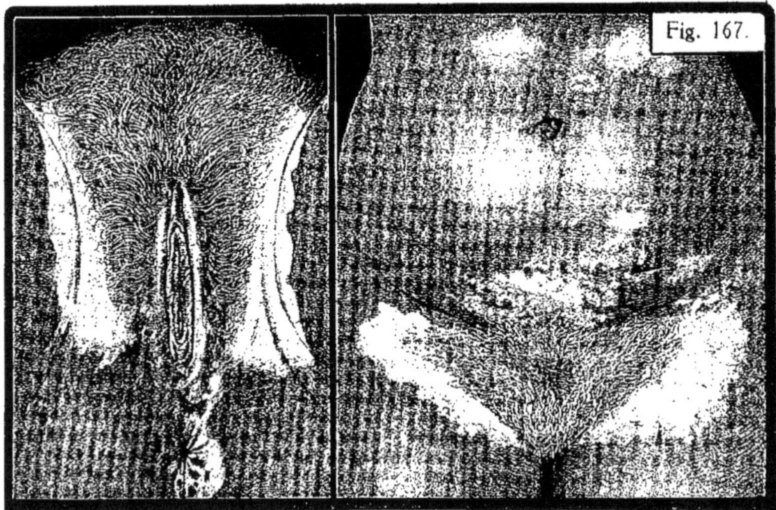

— Vitiligo de l'ensemble de la Région Génitale. — Femme de 27 ans. 0 pare. Insuffisance ovarienne. Fièvre Typhoïde à 7 ans. Syphilis à 25 ans. Le Vitiligo a été observé dès l'enfance.

nombreux Poils pubiens blancs vers 45 ans, sont révélateurs d'un état de Sclérose.

Le Vitiligo du Pubis et de la Vulve (fig. 167) est également un signe de Sclérose ovarienne.

La question reste posée de savoir si l'action trophique de l'Ovaire se double de l'influence des autres Glandes Endocrines et plus particulièrement de la Glande Thyroïdienne, ou si elle est entièrement sous leur dépendance. Y a-t-il action concomitante de l'Ovaire et d'une ou plusieurs autres Glandes Endocrines? Ou bien la sécrétion ovarienne est-elle soumise à la sécrétion des autres Glandes? (V. p. 118 et suivantes, et p. 309.)

Différence entre le Système pileux du Pubis et celui de la Vulve. — Le Système pileux du Pubis est plus abondant que celui de la Vulve. S'il y a raréfaction congénitale ou acquise, la Vulve peut être glabre ou presque glabre, alors que le Pubis présente toujours une touffe plus ou moins développée (V. p. 328).

Les Poils du Pubis sont généralement plus longs et moins fins que ceux de la Vulve. Ils peuvent dans certains cas d'hypertrophie en longueur et en nombre constituer une touffe importante d'une épaisseur de 3 à 4 centimètres. Parfois, il frisent en petites boucles arrondies, alors que les Poils vulvaires, en raison de leur aplatissement par le rapprochement des Cuisses, sont droits dès qu'ils sont longs, ceux d'un côté s'accolant à ceux de l'autre.

Les Poils vulvaires sont ordinairement plus clairs que les pubiens, sans doute par l'effet du contact de l'urine. Exceptionnellement, on voit une disposition inverse : j'ai noté une femme de 28 ans avec des poils pubiens jaune d'or sur les 3/4 supérieurs du pubis; sur le 1/4 inférieur, au-dessus de la Vulve, ils étaient blond virant sur le châtain clair, et plus soyeux.

Le Système pileux génital chez les Femmes des Races Jaunes et Noires. — D'une manière générale, le Système pileux des *Races jaunes* est caractérisé par un moindre développement que chez les Femmes de Race blanche.

Dans les *Races noires*, les Poils pubiens sont toujours noirs, résistants et rappellent l'aspect crépu des Cheveux. Ils sont fréquemment abondants, formant une touffe épaisse, remontant parfois sur le ventre et gagnant les

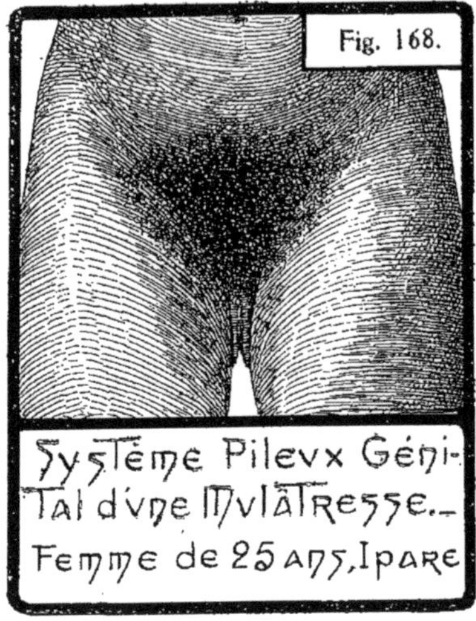
Fig. 168.

Système Pileux Génital d'une Mulâtresse. — Femme de 25 ans, Ipare

cuisses comme chez les Femmes blanches à Système pileux hypertrophique.

Sur quelques sujets que j'ai eu l'occasion d'examiner, j'ai relevé que la ligne transversale d'insertion supérieure est remplacée par une courbe ou une ligne plus irrégulière que chez la Femme blanche.

La comparaison des fig. 111 (p. 257) et 168 permet de se rendre compte de la différence de configuration de la zone pilifère dans les Races blanches et noires, chez les sujets dont le Système pileux est de développement ordinaire.

La Canitie et la Raréfaction commencent à la Ménopause et s'accentuent ensuite avec l'Age, comme dans les Races blanches.

Les Négresses métissées de sang blanc ont un Système pileux qui peut tenir de l'une des deux Races blanche et noire : j'ai vu une Négresse, fille de Nègre et de Blanche, qui avait les caractères généraux de la Race nègre, dont les Cheveux et les Poils génitaux (fig. 168) étaient frisés, très abondants et d'un noir de jais.

2° LE PÉNIL

Le *Pénil* ou *Mont de Vénus* a déjà été étudié (V. p. 307). Il limite en avant la Région Génitale, en formant une saillie dont la hauteur dépend du développement du Stéatome pubien (V. p. 184) et de l'Inclinaison du Bassin (p. 162).

Chez la Femme de Type gras, le Stéatome pubien se développe avec l'Age, si bien que le Mont de Vénus devient plus saillant à la Ménopause chez les sujets de ce Type.

L'Inclinaison du Bassin varie suivant les Races et les Individus; plus elle est accentuée, plus la Symphyse pubienne tend à se porter en bas et en arrière : le Pénil, placé devant la Symphyse, suit le plan profond osseux et s'efface avec lui (p. 162).

L'Age modifie l'Inclinaison du Bassin. Chez la Vieille Femme, le Bassin bascule en avant, faisant saillir la Symphyse (p. 224) : le Pénil devient plus proéminent. On conçoit que la Femme grasse et vieille présente un Mont de Vénus très développé (fig. 184, p. 353), par suite du volume du Stéatome pubien et de la saillie de la Symphyse.

3° L'AINE

L'*Aine* fait partie de la Région Génitale parce qu'elle contient les Ganglions tributaires de la Vulve et du Vagin, qui s'enflamment au cours de quelques Affections génitales, et qu'elle renferme de gros Troncs Veineux qui parfois deviennent variqueux pendant et après certaines Grossesses (fig. 128, p. 279). Sa configuration a déjà été décrite (p. 312).

4° LA RÉGION CRURALE SUPÉRO-INTERNE

Dans la Station debout, les Cuisses se touchent par leur face interne à leur partie supérieure (fig. 7, p. 45), cachant et protégeant la Vulve. Un amas graisseux, le Stéatome Crural interne (p. 186; fig 32, p. 113; fig. 62, p. 178), aide à la protection en avant. Ces Rapports de contiguïté font pressentir que les inflammations vulvaires doivent retentir sur la face supéro-interne des Cuisses et la Clinique démontre chaque jour qu'il en est ainsi. Pour ces raisons, il est juste de comprendre dans la Région Génitale le quart supérieur de la face interne des deux Cuisses.

La Région crurale supéro-interne présente une surface légèrement convexe d'avant en arrière et de haut en bas, entièrement glabre, très fine et douce au toucher. En bas, elle se continue sans aucune ligne de démarcation avec la face interne moyenne de la Cuisse. En haut, elle est limitée par un Sillon, le Sillon ou Pli dit Génito-crural que je propose d'appeler Crural interne; la région Vulvaire n'est en effet délimitée par ce Pli que dans sa partie antérieure; dans la partie postérieure, c'est un autre Pli qui en marque la limite (fig. 170). En arrière et en haut, elle est séparée de la Fesse par le Pli Fessier; au dessous, elle s'unit à la face postérieure de la Cuisse sans démarcation. En avant, elle se continue avec la face antérieure de la Cuisse, au niveau du Stéatome crural interne qui les réunit.

Le *Sillon* ou *Pli crural interne*, dit *Génito-Crural*, est toujours nettement marqué. Il se continue en arrière avec le Pli fessier (fig. 160, p. 319) et en avant avec le Pli fémoral (fig. 170). Les trois Plis, fémoral, génito-crural, fessier, peuvent donc être considérés comme ne formant qu'un seul grand Pli qui délimite la racine de la Cuisse, en avant, en dedans et en arrière, et qu'on pourrait appeler *Grand Pli crural.* Ce Grand Pli crural se divise en trois segments : un antérieur, Pli Crural antérieur ou Fémoral; un interne, Pli Crural interne; un postérieur, Pli Crural postérieur ou Fessier.

Il peut exister un ou plusieurs *Sillons Cruraux internes accessoires* qui sont eux-mêmes la continuation de Plis fessiers accessoires (fig. 176).

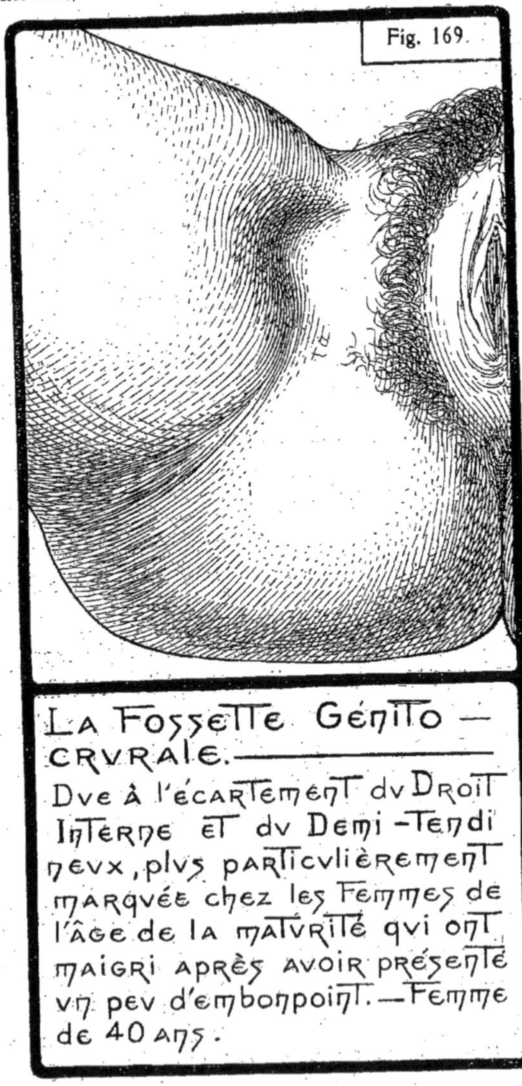

Au-dessous du Sillon Crural interne, la face interne de la Cuisse présente assez souvent chez les sujets un peu gras, et de préférence après un amaigrissement consécutif à une période adipeuse, une *Fossette* que je nomme *Génito-crurale* (fig. 169). Cette Fossette est peu profonde, mais bien visible; elle est formée par l'espace que laissent entre eux deux muscles, le Droit Interne et le Demi-Tendineux, lorsqu'ils se tendent dans le mouvement d'abduction de la Cuisse. La Fossette Génito-crurale, quand elle existe, remplace à son niveau le Pli Crural interne.

Fig. 169.

LA FOSSETTE GÉNITO-CRURALE. — Due à l'écartement du Droit Interne et du Demi-Tendineux, plus particulièrement marquée chez les Femmes de l'âge de la maturité qui ont maigri après avoir présenté un peu d'embonpoint. — Femme de 40 ans.

5° LE PÉRINÉE

Le Périnée est l'espace compris entre la Commissure des Petites Lèvres et Anus. Son étendue antéro-postérieure est variable suivant les sujets; je l'ai vue réduite à moins d'un 1/2 centimètre chez une nullipare, par suite d'une conformation particulière d'ordre congénital : les orifices anal et vulvaire étaient à peine séparés, comme dans les cas de rupture périnéale. En général, le Périnée mesure 2 cm. 1/2 à 3 centimètres et je l'ai vu atteindre 4 cm. 1/2.

La *Peau* qui le recouvre est souvent pigmentée; elle participe, surtout dans la partie antérieure, des caractères de la Peau de la Fourchette; comme celle-ci, elle est tantôt lisse, tantôt plissée (fig. 216, p. 388).

Assez souvent, elle présente un *Raphé médian*, plus accusé vers la partie anale (fig. 212, p. 384). Ce Raphé peut rejoindre la Commissure (fig. 217, p. 389). Exceptionnellement, les Nymphes se prolongent jusqu'à l'Anus (p. 378), ou bien des *Plis commissuraux* se voient sur sa partie antérieure (p. 386-387).

Fig. 170.

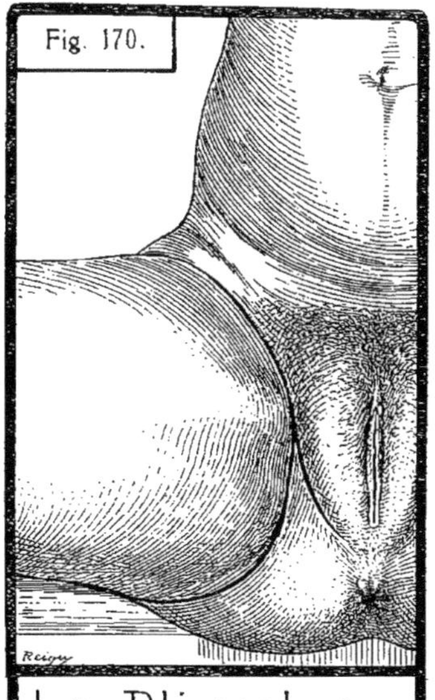

Le Pli vulvo-cruro-fessier.— Remarquer qu'il se continue en haut avec le pli Fémoral et reste distant en bas du pli cruro-Fessier.- Fillette de 15 ans.

6° LA RÉGION VULVAIRE

La Région Vulvaire constitue le centre de la Région Génitale. Au point de vue morphologique, sous le terme de Région Vulvaire, je décrirai seulement les parties superficielles de la Vulve, vues dans leur ensemble. (Voir plus loin l'étude détaillée des Grandes Lèvres, des Nymphes, du Clitoris, etc.)

Limites. — La Région Vulvaire se continue en avant et sans aucune ligne de démarcation, avec le Pénil; en arrière et sur la ligne médiane avec le Périnée dont la sépare la Fourchette; en dehors, elle a pour limite le Pli vulvo-cruro-fessier (fig. 170).

Le Pli Vulvo-cruro-fessier. — Je donne le nom de *Pli Vulvo-cruro-fessier* à un Pli naturel, que l'on voit très bien chez l'enfant, la fillette, les jeunes femmes, et chez la plupart des sujets de tout âge, qui limite la Grande Lèvre en dehors, et par conséquent la Région Vulvaire à ce niveau. Ce Pli est distinct sur plus de la moitié de son étendue, du Pli dit Génito-crural et que je propose de dénommer Pli Crural interne (V. p. 337). Si le Pli Vulvo-cruro-fessier s'identifie tout en avant avec le Pli Crural interne, il s'en écarte à angle aigu, au niveau de la saillie du tendon du droit interne, pour se diriger en arrière et en dedans vers le Périnée (fig. 170). Il sépare la Grande Lèvre, en avant, de la Cuisse ; en arrière, de l'extrémité antéro-interne de la Fesse.

Configuration. — La Forme de la Vulve varie suivant que les Cuisses sont rapprochées ou écartées. Elle doit donc être successivement étudiée dans la position d'*adduction* et d'*abduction* des Cuisses.

Dans l'adduction des Cuisses. — En Position debout, les talons rapprochés, les Cuisses sont accolées à leur partie supérieure et la partie tout antérieure de la Vulve seule est visible (fig. 171) ; encore, si le Système Pileux est très développé, même cette partie antérieure est pour ainsi dire cachée. Chez les sujets très maigres (V. fig. 31, p. 111), chez les rachitiques, atteints d'arcuation des Membres inférieurs (V. p. 82), les Cuisses ne se touchent pas et la Vulve devient visible sur presque toute son étendue.

Fig. 171.

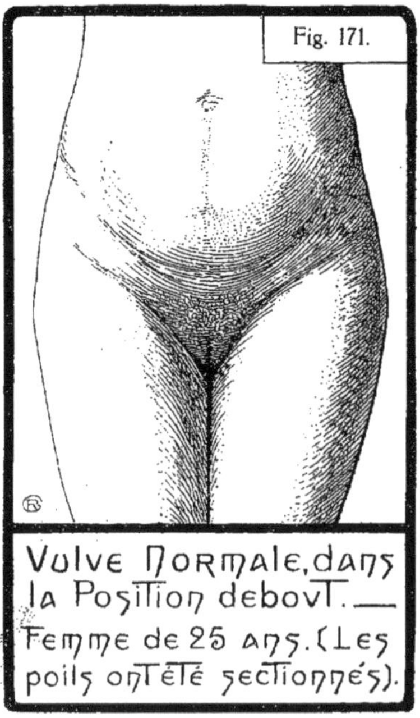

Vulve normale, dans la Position debout. — Femme de 25 ans. (Les poils ont été sectionnés).

Dans la position de Flexion à angle droit des Cuisses sur le Bassin, les Genoux étant rapprochés, telle qu'on peut l'obtenir sur une table d'examen, la Région Vulvaire paraît dans son entier. De même, à *fortiori* dans la position dite de la Taille, les Genoux étant toujours en contact ; mais peut-être dans cette Position y a-t-il quelque tiraillement des tissus qui en modifie légèrement l'aspect.

La forme de la Région Vulvaire, dans l'adduction des Cuisses, est celle d'une saillie antéro-postérieure, d'à peu près même largeur en avant et en arrière, mais plus élevée en avant qu'en arrière. Suivant les sujets, et plus particulièrement d'après le développement du Tissu adipeux des Grandes Lèvres, de la hauteur et de la longueur des Nymphes, on constate un aspect général polymorphe, mais dont les diverses variétés peuvent se ramener à deux Types principaux entre lesquels viennent se ranger tous les Types intermédiaires.

1° *Type de Vulve Close.* — La Saillie Vulvaire est constituée par deux gros bourrelets, les Grandes Lèvres s'accolent d'un bout à l'autre et sont séparées par un Sillon antéro-postérieur : la Fente Vulvaire. Les Femmes grasses, pourvues de Nymphes courtes, présentent ce Type ; de même les Enfants. (Les figures 175 et 185 qui représentent la Région Vulvaire dans la Position d'abduction des Cuisses font aisément comprendre que dans l'adduction, les bords des Grandes Lèvres se touchent sur toute leur longueur, cachant entièrement les Nymphes).

2° *Type de Vulve Semi-Close.* — Toutes les fois que les Grandes Lèvres ne s'accolent pas à leur partie postérieure, la Vulve peut être dénommée Semi-Close. Trois conditions peuvent déterminer cet état :

a) Les Grandes Lèvres sont courtes et l'Orifice Vaginal est porté plus ou moins en arrière. Les Grandes Lèvres, s'accolant sur une étendue restreinte, laissent à découvert une partie du Capuchon et les Nymphes parfois dans leur totalité. Si les Nymphes sont courtes, on voit alors, en arrière d'elles, l'Orifice Vaginal exclusivement fermé par l'Hymen et les parois du Vestibule.

b) Les Grandes Lèvres sont longues et accolées sur toute leur étendue, protégeant bien l'Orifice Vaginal, mais les Nymphes sont très développées et font en quelque sorte hernie dans la Fente Vulvaire, qu'elles dépassent plus ou moins.

c) Le sujet est très maigre ; les Grandes Lèvres ne constituent que des bourrelets sans importance, le Capuchon et les Nymphes sont entièrement apparents.

Dans l'abduction des Cuisses. — La forme de la Région Vulvaire varie suivant le degré d'abduction des Cuisses. Dans la position assise, les Cuisses en Semi-abduction, la Vulve présente la forme d'un triangle isocèle dont la base répond au Pénil; c'est cet aspect qui lui a valu le nom de Cunnus, de cuneus, coin (fig. 172).

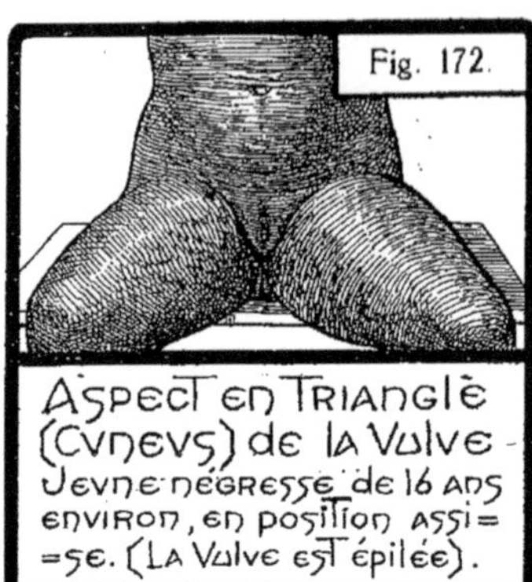

Fig. 172.

Aspect en Triangle (Cuneus) de la Vulve. Jeune négresse de 16 ans environ, en position assise. (La Vulve est épilée).

Dans la Position du Spéculum, c'est-à-dire dans la Position Clinique, on peut retrouver parfois chez quelques sujets cet aspect triangulaire (fig. 182); mais il faut convenir que généralement les côtés du Triangle Vulvaire s'arrondissent, que la pointe disparaît, que la base se courbe, si bien que la Vulve devient elliptique, ovale, oblongue; l'examen des fig. 175 à 186 montre toutes les variétés de forme.

L'aspect de la région se modifie au fur et à mesure que se complète l'abduction : les Grandes Lèvres s'étalent, la Fente Vulvaire s'élargit et laisse voir les Nymphes sur toute leur longueur, le Capuchon et souvent le Clitoris. Les Nymphes sont elles-mêmes accolées et séparées par une nouvelle Fente qu'on peut appeler la Fente Nymphéale et qui n'est que la partie profonde de la Fente Vulvaire. Cette Fente reste fermée dans l'abduction même complète des Cuisses chez tous les sujets normaux; elle s'ouvre plus ou moins, montrant le Vestibule et l'entrée du Vagin, dès qu'il existe un défaut, congénital ou acquis, de structure; anomalie congénitale, rupture du Périnée, relâchement ou sclérose des Tissus vulvaires.

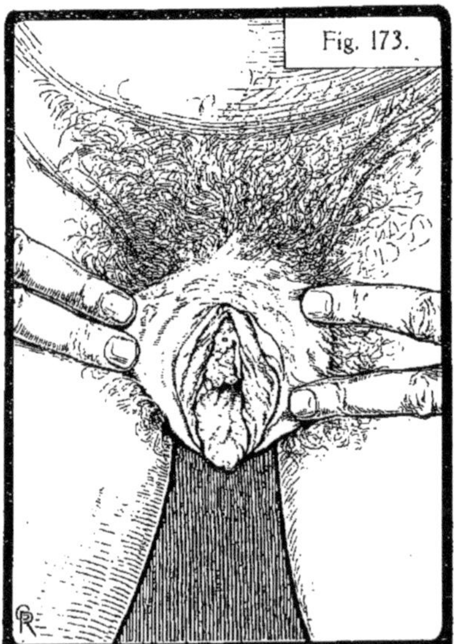

Fig. 173.

Vulve Antérieure (malade debout). — Femme de 38 ans; cinq accouchements simples. Colpocèle antérieure et postérieure. Tissus Flasques.

Système Pileux. — La Région Vulvaire est glabre jusqu'à la Puberté. A l'adolescence, elle se recouvre progressivement de Poils dont la couleur, la forme, le nombre et la disposition varient suivant les Races et les Types individuels ((V. p. 328). Les Poils sont implantés sur la Face externe et le Bord des Grandes Lèvres, gagnant assez souvent la Zone anale et le Sillon crural interne.

Situation. — La Vulve est à peu près perpendiculaire à l'axe du Corps et regarde par conséquent en bas dans la Position debout. Mais sa direction varie légèrement suivant l'Inclinaison du Bassin (V. p. 162). En plus, sa position n'est pas rigoureusement commandée par le Squelette Symphysaire sous-jaçent; elle peut, en quelque sorte, glisser en arrière ou en avant.

Inclinaison du Bassin et Glissement de la Vulve peuvent s'effectuer dans le même sens, en avant ou en arrière. La situation de la Vulve devient alors en quelque sorte anormale : si toute la Région est portée sensiblement en avant, la Vulve est dite antérieure et visible dans la Position debout (fig. 173); si elle est déplacée en arrière, la Vulve est dite postérieure et la Fente est totalement cachée entre les Cuisses, dans la Station verticale; dans la Position du Spéculum, on voit nettement que l'Orifice Vaginal est situé très en arrière (comparer les fig. 174 et 177).

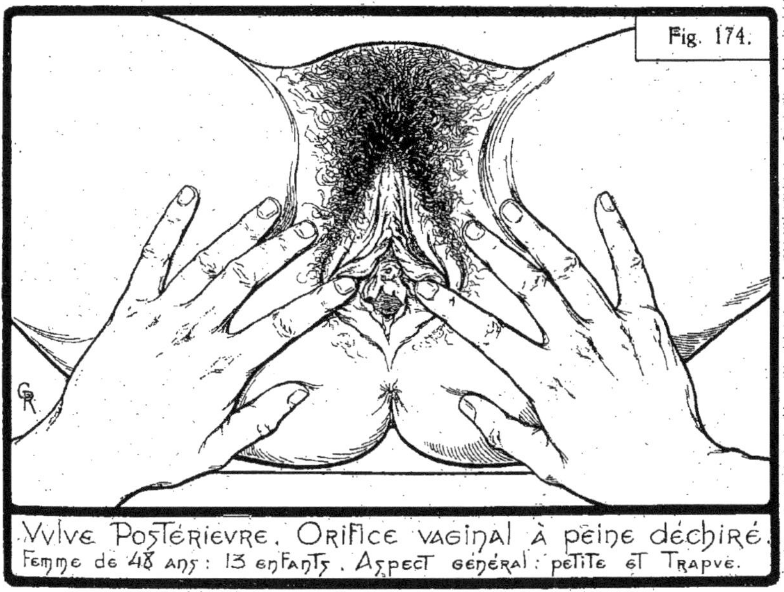

Fig. 174.

Vulve Postérieure. Orifice vaginal à peine déchiré.
Femme de 48 ans : 13 enfants. Aspect général : petite et trapue.

7° ZONE ANO-FESSIÈRE

La Zone Ano-fessière comprend l'Anus, l'Extrémité inféro-interne des Fesses et la fin de la Rainure interfessière.

L'*Anus* est un orifice circulaire, fermé au repos, situé dans une dépression, sur la ligne médiane, en arrière du Périnée (p. 339). Le plus souvent, la dépression qu'il forme est peu marquée et, dans l'abduction des Cuisses, il s'étale (fig. 176, 177); d'autres fois, et surtout chez les Femmes adipeuses, l'orifice anal s'enfouit et se rétrécit (fig. 185). Il présente des Plis radiés, plus ou moins bien marqués suivant les sujets et suivant l'âge.

La Peau qui l'entoure est fine, pigmentée dans les Races brunes; normalement, elle ne présente jamais de Poils chez la Femme; assez fréquemment cependant, et c'est un défaut de Sexualité, elle en a soit quelques-uns (fig. 179), soit un grand nombre (fig. 162).

L'*Extrémité inféro-interne des Fesses* est convexe, glabre et recouverte d'une Peau généralement fine. Les caractères morphologiques de cette Extrémité participent tout naturellement de ceux de la Fesse elle-même (p. 322).

La *Fin de la Rainure interfessière* vient se terminer à l'Anus; pour l'apercevoir, chez les sujets un peu gras, il faut écarter les Fesses. Elle présente une Peau amincie, souvent un peu rosée ou rose chez les Femmes de Type blond (p. 317).

Fig. 175.

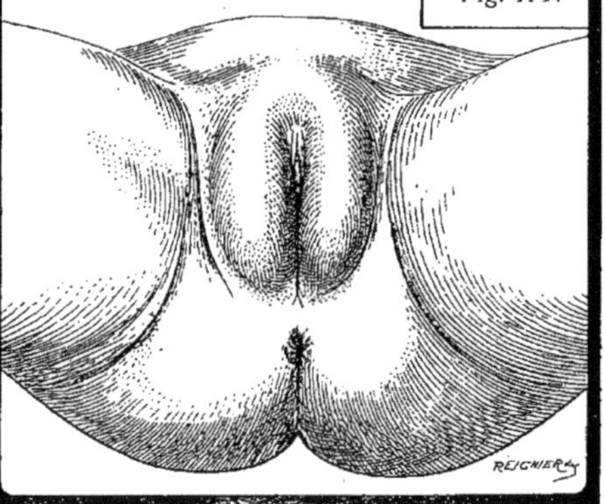

RÉGION GÉNITALE CHEZ L'ENFANT — Fillette de 3 ans ½. Les Grandes Lèvres forment deux gros bourrelets qui, même dans la position d'écartement des cuisses, s'accolent, laissent à peine entrevoir les Nymphes et surplombent le Vestibule qui est, en quelque sorte, enfoui profondément.

8° VUE D'ENSEMBLE DE LA RÉGION GÉNITALE

La Région Génitale présente, suivant les Types individuels et avec l'Age, des modifications d'ailleurs en rapport avec celles du Corps dans son ensemble.

Le Système Pileux, la Peau, le Pannicule adipeux, déterminent par leurs transformations les différents aspects de cette Région.

Le *Système Pileux* se développe jusqu'à trente ans; ensuite, il reste stationnaire pour commencer à se raréfier et à blanchir lors de la Ménopause (V. p. 333). A la Vieillesse, il est peu abondant, et le plus ordinairement blanc ou blanc-jaunâtre (surtout au niveau des Grandes Lèvres, par suite du contact de l'urine).

La *Peau*, jusqu'à la Ménopause, est très élastique et elle s'applique sur les parties profondes. Elle est remarquablement lisse partout où elle n'est pas recouverte de poils : régions de l'Aine, du Pli crural interne, de la face interne des Cuisses. Avec l'Age, ou sous l'influence d'un affaiblissement général pathologique, elle perd de sa Tonicité; aussi, si le Tissu adipeux

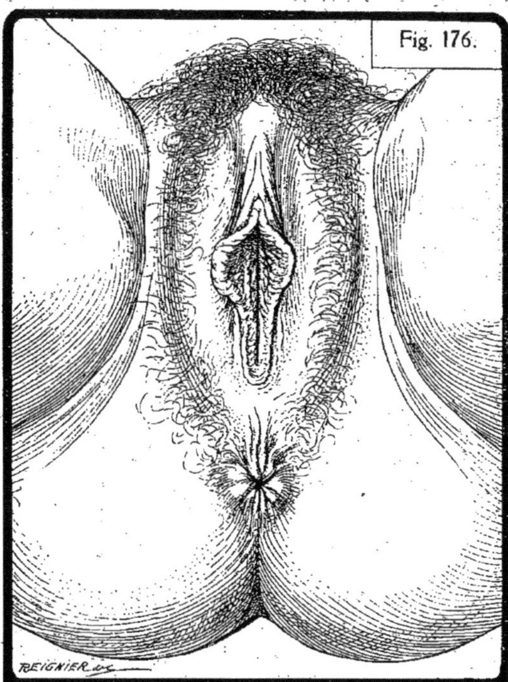

Fig. 176.

Région génitale chez une Jeune Fille de 18 ans. — Jeune Fille de 18 ans, Taille moyenne, un peu maigre (50 Kilos). Les Nymphes s'accolent et cachent le vestibule.

sous-jacent s'atrophie ou disparaît, elle se plisse (Ménopause et Vieillesse, type maigre), tandis qu'elle reste tendue si le Pannicule graisseux augmente (Ménopause et Vieillesse, type gras). Chez la Vieille Femme (type maigre), elle forme aux Grandes Lèvres et aux Fesses de grands replis atones (fig. 186, p. 355 et 187, p. 356).

A la partie interne et supérieure des Cuisses, elle se pigmente souvent, soit par suite d'une inflammation chronique en rapport avec une affection génitale, soit, chez la Femme grasse, par suite du contact et du frottement continus.

Le *Pannicule Adipeux* contribue, pour une bonne part, à donner à la Région génitale des variations d'aspect morphologique.

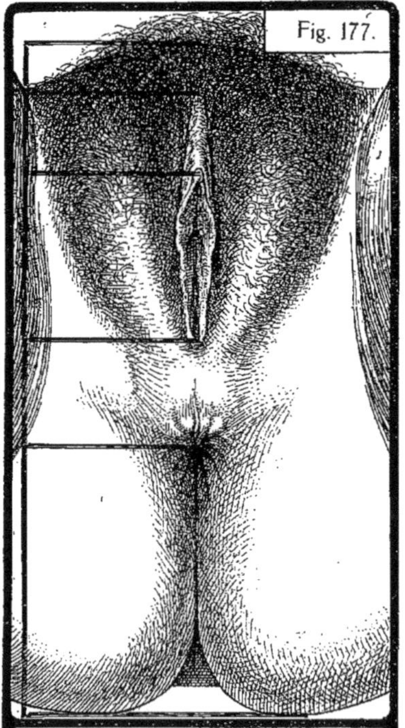

Fig. 177.

Division du Diamètre antéro-postérieur de la Région Génitale en cinq segments.

Type moyen de la Région génitale. — J'ai établi le Type commun, d'après vingt sujets, ayant une moyenne de Taille de 1^{m},56, une moyenne de Poids de 50 kg. 500. Le Type moyen ainsi obtenu est celui de la Femme parisienne de la classe ouvrière, qui est à la fois peu musclée et peu grasse.

Faisant abstraction complète de l'Aine et de la Région crurale supéro-interne, j'ai cherché à déterminer ce Type moyen en me basant sur les mensurations des divers segments de la Région génitale, suivant l'axe antéro-postérieur. Le Sujet étant placé dans la Position du spéculum, l'extrémité des Fesses débordant un peu la table d'examen, j'ai mesuré la distance du Pénil au Bord fessier pour obtenir le Diamètre antéro-postérieur total. Puis j'ai divisé ce Diamètre en cinq segments d'après les points de repère suivants (fig. 177) : sommet du Pénil, naissance du Capuchon, Clitoris ou Pointe du Capuchon, Fourchette, Centre de l'Anus Bord des Fesses.

Voici le résultat moyen des mensurations faites sur ces cinq segments

Distance du Sommet du Pénil à la Naissance du Capuchon	$1^{c},5$
— de la Naissance du Capuchon au Clitoris	$2^{c},5$
— du Clitoris à la Fourchette	5^{c}
— de la Fourchette au Centre de l'Anus	3^{c}
— du Centre de l'Anus au Bord fessier	8^{c}
Diamètre antéro-postérieur total du Sommet du Pénil au Bord fessier	20^{cent}

Ce Type moyen de la Femme jeune et sans aucune surcharge graisseuse étant établi, on peut étudier les variations de mensurations de chacune de ces parties, suivant les Types individuels et suivant l'Age.

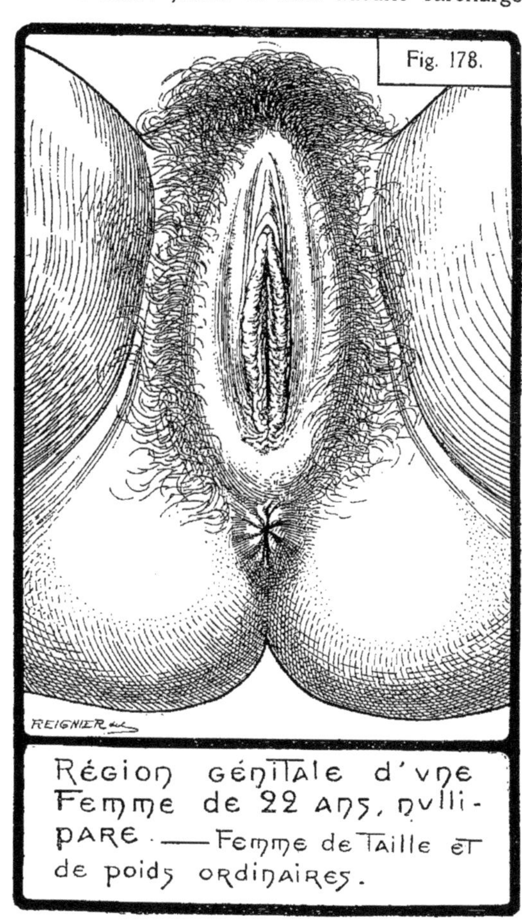

Fig. 178.

Région génitale d'une Femme de 22 ans, nullipare. — Femme de Taille et de poids ordinaires.

Variations morphologiques suivant les Types individuels. — Ces Variations dépendent de la Situation de la Vulve, de la Distance du Clitoris à la Fourchette ou Fente Nymphéale, de la dimension du Périnée, de l'état du Tissu adipeux.

SITUATION DE LA VULVE. — La Situation de la Vulve est un premier facteur qui change tous les rapports de mensurations de la Région Génitale. Il suffit pour s'en convaincre de comparer entre elles les figures 173, 174 et 177 qui représentent les trois Types principaux de Situation de la Vulve.

DISTANCE DU CLITORIS A LA FOURCHETTE OU FENTE NYMPHÉALE. — Dans le Type moyen (fig. 177), la Fente Nymphéale représente le quart du Diamètre antéro-postérieur (5 centimètres sur 20) et elle répond environ au second quart de ce Diamètre (4 centimètres du Pénil au Clitoris, 8 centimètres de la Fourchette au Bord Fessier [fig. 177]). Sa longueur est en rapport surtout avec la Parturition qui l'augmente, même en ne tenant pas compte d'une déchirure du Périnée Cette longueur oscille autour de 4 cm. 5 chez la Vierge, et de 5 centimètres chez la nullipare; elle dépasse 5 centimètres chez la I-pare, atteint 6 centimètres chez la II-pare, et gagne 6 cm. 5 et plus après trois ou quatre accouchements.

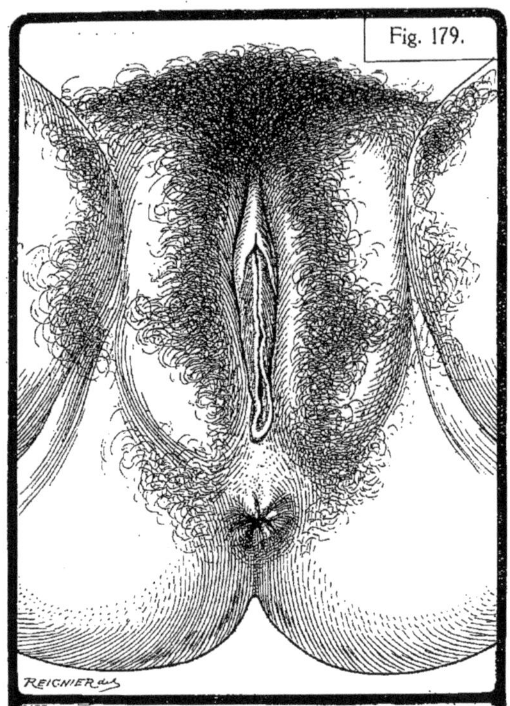

Fig. 179.

Région génitale d'une Femme de 25 ans, pare. — Femme, I pare, de petite taille: (1m 47), de faible poids: (43 Kilos 500). La région, très p-leuse, est ferme. Les Nymphes, étirées à leur commissure, closent l'orifice vaginal.

LONGUEUR DU PÉRINÉE. — Le Périnée a environ 2 à 3 centim. de la Fourchette au ras de l'anus; mais il peut être réduit à 1/2 centimètre ou dépasser 3 centimètres chez quelques sujets, en dehors de toute parturition,

Tissu adipeux. — Le Tissu adipeux influe considérablement sur l'Aspect de la Région génitale, comme sur l'Aspect général du Corps (p. 237) par son augmentation ou par sa disposition.

Hypertrophie du Tissu graisseux. — Les Stéatomes pubien, fessiers et cruraux internes (V. p. 184, 178 et 186) agrandissent particulièrement la Région Génitale en se développant.

Le *Stéatome crural interne* augmente la largeur de la face interne de la Cuisse et contribue à enfouir profondément la Vulve chez la Femme grasse, dans la Position debout (fig. 88, p. 223 et fig. 98, p. 236).

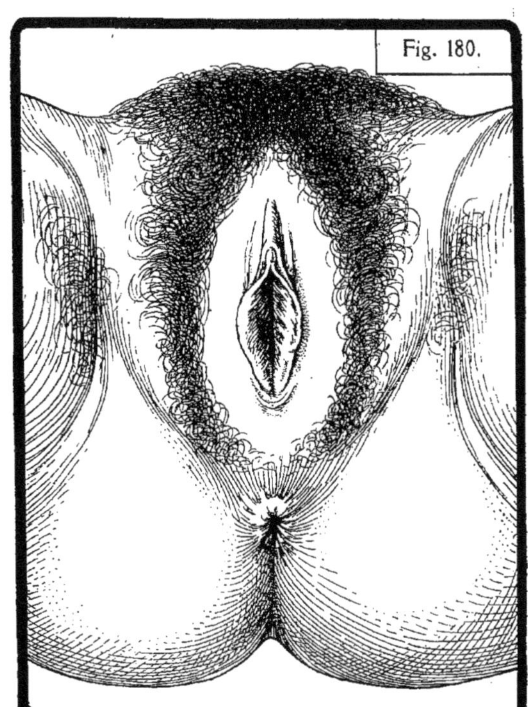

Fig. 180.

Région génitale d'une Femme de 30 ans, pare. — Femme de 30 ans, II pare, de Taille ordinaire (1m 55), musclée, non adipeuse. Le Périnée est intact et l'orifice vaginal est fermé.

Le *Stéatome pubien* surélève le Pénil; quand il devient volumineux, il imprime un aspect spécial à la Région génitale, dans la Position debout et dans la Position du spéculum.

Dans la Position debout, il retombe plus ou moins et cache la Vulve, arrivant dans les cas d'adipose extrême à constituer un véritable Tablier pubien qui peut être uni ou bilobé (p. 185).

Dans la Position du spéculum, l'Hypertrophie du Stéatome pubien augmente la distance antéclitoridienne. Chez la Femme jeune, cette distance, qui est de 4 centimètres dans le Type moyen, atteint 7 et 8 centimètres sur des sujets pesant 75 à 80 kilogrammes pour une Taille de 1^{m},65. A la Ménopause et à la Vieillesse surtout, l'hypertrophie augmente encore et c'est elle qui contribue, avec le déplacement du Bassin en avant, à augmenter le Diamètre antéro-postérieur de la Région Génitale (fig. 185, p. 354).

Le *Stéatome fessier*, en donnant plus d'importance aux Fesses, agrandit la Zone ano-fessière. Chez la jeune fille et la jeune Femme, la distance moyenne de l'Anus au Bord Fessier est de 8 centimètres; elle dépasse 10 centimètres en cas d'adipose et atteint jusqu'à 13 et 15 centimètres. Le maximum de développement de la Région ano-fessière a lieu chez la Femme adipeuse encore jeune; après la Ménopause, la saillie fessière est proportionnellement plutôt moins forte, par suite de l'aplatissement de la Fesse et de la diminution de la tonicité des Tissus.

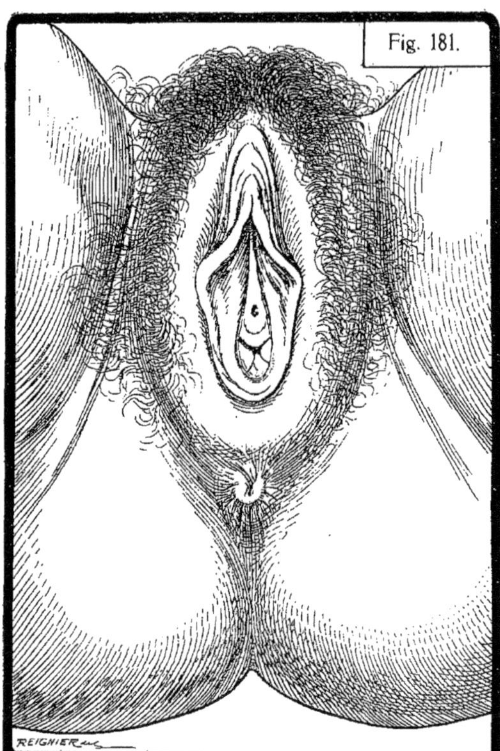

Fig. 181.

Région génitale d'une Femme de 30 ans, pare. — Femme, III pare, de petite Taille: (1^{m} 55), de bonne santé générale, de poids moyen: (55 Kilos). Le Périnée est conservé, bien que le premier né fût de 6 Kilos. L'Hymen, divisé en quatre lambeaux, ferme le vagin.

Atrophie du Tissu graisseux. — En s'atrophiant, le Tissu graisseux produit naturellement un effet inverse de celui donné par son hypertrophie. La Région génitale diminue d'ampleur dans toutes ses dimensions.

En même temps, les saillies osseuses du Pubis et de l'Ischion paraissent, les Muscles se dessinent, les Plis cutanés s'accentuent et tout le modelé de la Région disparaît progressivement.

Variations morphologiques suivant l'Age. — L'Age imprime sa marque puissante à la Région Génitale, comme à l'ensemble du Corps.

Chez l'Enfant et la Fillette, le Tissu adipeux est normalement abondant; il en résulte que tous les Plis de la Région sont bien marqués, que les Grandes Lèvres sont hautes, larges, arrondies, recouvrant et préservant toutes les parties profondes. La Région est totalement glabre. Dans la Position d'abduction des Cuisses, la Vulve est le plus souvent de forme générale ovalaire et constitue une assez forte saillie bilobée longitudinalement; les Nymphes s'aperçoivent à peine à la partie antérieure de la Fente Vulvaire (fig. 175). Cet aspect peut persister à l'adolescence et même à l'âge adulte,

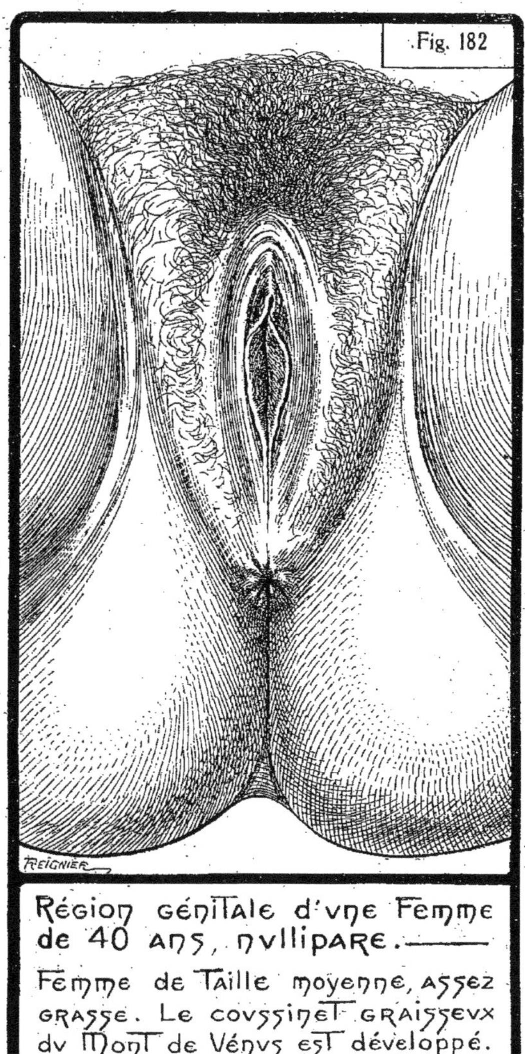

Fig. 182

Région génitale d'une Femme de 40 ans, nullipare. — Femme de Taille moyenne, assez grasse. Le coussinet graisseux du Mont de Vénus est développé.

quand il y a un défaut de développement de l'Appareil Génital et l'on dit la *Vulve infantile*. A la vieillesse, il peut tendre à reparaître (fig. 185).

Chez la Jeune Fille, deux Types se montrent : le Type gras et le Type maigre. Dans le premier, les Grandes Lèvres conservent leur prépondérance de volume, comme dans l'enfance, masquant plus ou moins le Capuchon et les Nymphes. Dans le second, elles diminuent d'importance et, lors de l'abduction des Cuisses, elles découvrent complètement le Capuchon et les Nymphes (fig. 176). Le Système pileux se développe progressivement, sans être abondant. Les Nymphes sont toujours accolées, recouvrant parfaitement toute la Région vestibulaire. Tous les Tissus sont remarquablement fermes.

A l'Age adulte et durant la période d'activité génitale, la Région Génitale se déforme peu chez le Sujet normal. Sans doute, l'ensemble de la Région s'agrandit sous l'influence du développement

Fig. 183

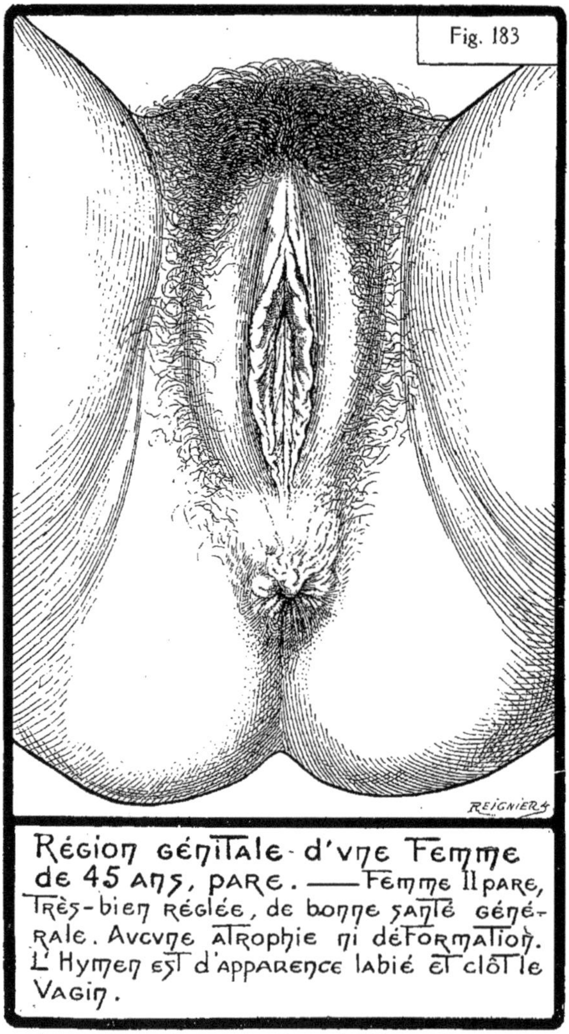

Région génitale d'une Femme de 45 ans, pare. — Femme II pare, très-bien réglée, de bonne santé générale. Aucune atrophie ni déformation. L'Hymen est d'apparence labié et clôt le Vagin.

régulier du Tissu adipeux, le Système pileux acquiert son maximum de force et d'étendue, la Fente Nymphéale s'étend sous l'influence du Coït et de la Parturition, mais les Tissus restent élastiques et l'Orifice Vaginal n'est jamais béant (fig. 178 à 183). Assurément des traumatismes obstétricaux peuvent déterminer des déchirures; mais leur importance tient le plus souvent à un défaut de qualité des Tissus, en rapport lui-même avec quelque dégénérescence scléreuse des Ovaires ou une faiblesse de l'État général. Ce qu'il convient de retenir, c'est que des sujets sains peuvent présenter une Région Génitale non déformée, à l'heure de la Ménopause (fig. 183), preuve que l'Age, à lui seul, imprime peu de modification à cette Région, tant que les Ovaires sont en état de fonctionnement régulier.

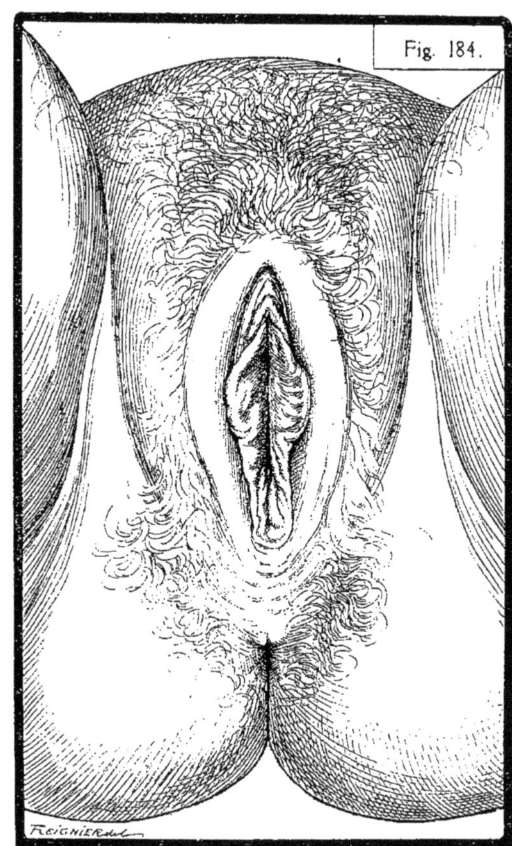

Fig. 184.

Région génitale d'une Femme de 55 ans, pare. — Femme nullipare, adipeuse (Poids : 75 Kilos), de taille moyenne. Le Mont de Vénus est élevé, par surcharge graisseuse. Les poils sont raréfiés et blanchissent. Les Nymphes ne sont pas atrophiées. L'orifice vaginal est fermé.

Avec la Ménopause, paraissent les Déformations. Les Tissus perdent de leur tonus, le Système Pileux se raréfie et blanchit, de petites arborisations vasculaires se montrent çà et là sous la Peau ou la Muqueuse Vulvaire. J'ai déjà décrit (p. 219) un Type ordinaire, un Type adipeux, et (p. 232) un Type maigre de la Ménopause, les deux premiers étant les plus réguliers. Dans le Type ordinaire ou musculaire, la Région Génitale s'affaisse dans son ensemble par perte de tonicité, mais sans présenter trop d'aplatissement parce que le Tissu graisseux ne disparaît pas. Dans le Type adipeux, elle augmente en étendue, surtout du côté du Pénil qui devient fort saillant (fig. 184). Dans le Type maigre, elle se rétrécit et se plisse : les Grandes Lèvres s'affaissent et se rident, laissant à découvert le Capuchon et les Nymphes qui ont eux-mêmes perdu toute tonicité. L'Orifice Vaginal reste souvent fermé

Fig. 185.

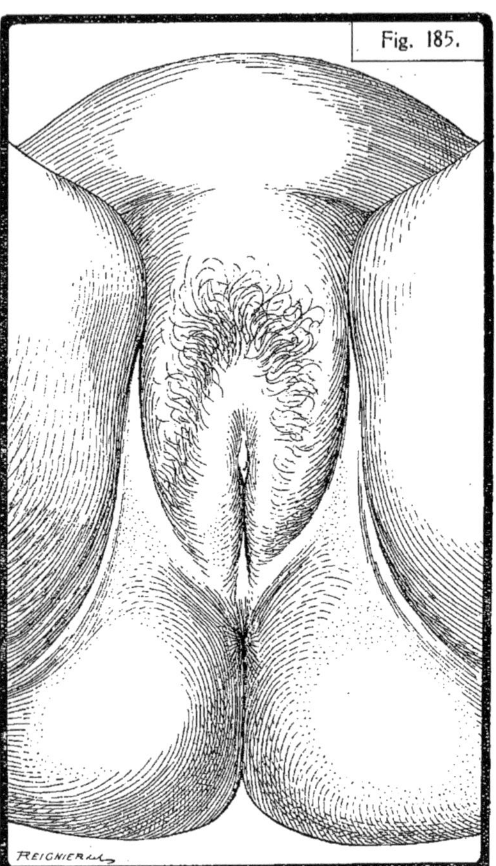

Région génitale d'une Femme de 60 ans, nullipare. — Femme ménopausée à 47 ans, adipeuse (Poids : 82 Kilos), de petite Taille (1m. 53). La Vulve est d'aspect infantile. Les Grandes Lèvres cachent les Nymphes atrophiées et l'orifice vaginal sclérosé.

dans le Type gras, parce que les Nymphes qui l'oblitèrent sont en quelque sorte soutenues par les Grandes Lèvres adipeuses, tandis qu'il s'entr'ouvre dans le Type maigre, Grandes Lèvres et Nymphes n'ayant plus aucune consistance. Lors de la Vieillesse, les déformations de la Ménopause s'accentuent, tantôt dans le sens du développement adipeux (fig. 185), avec ou sans atrophie des Nymphes, tantôt dans le sens de l'amaigrissement. L'Orifice Vaginal est tantôt sclérosé, étroit, profondément enfoui entre des Grandes Lèvres grasses (fig. 185), tantôt large, apparent, bordé d'une muqueuse pâle, lisse et sans souplesse.

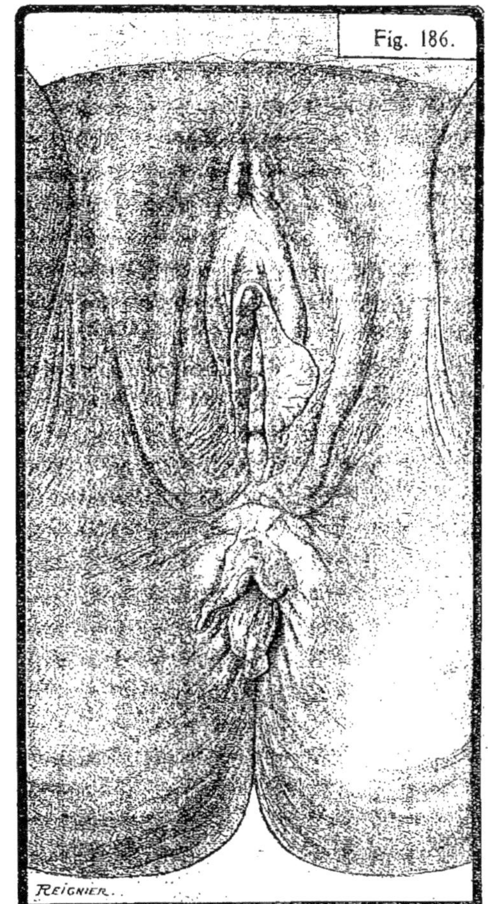

Région génitale d'une Femme de 70 ans, pare.— Femme, VII pare, ménopausée à 52 ans, de bonne constitution, de corpulence assez forte, sans adipose exagérée Les Grandes Lèvres sont flasques et plissées; Les Nymphes ne sont pas atrophiées; l'orifice vaginal est légèrement béant.

Si la Vieillesse est avancée (70 ans et au delà), les Tissus ont perdu toute leur élasticité et le Système Pileux s'est extrêmement raréfié. Vulve, Anus, Cuisses, Fesses présentent de longs replis cutanés, même chez des Femmes de quelque corpulence (fig. 186). Si le Tissu adipeux a disparu, tous les replis augmentent et, chez la Vieille Femme amaigrie, on les voit s'affaisser les uns sur les autres, imprimant à toute la Région l'aspect de la décrépitude corporelle; souvent alors, les Organes pelviens, n'ayant plus ni soutien musculaire ni soutien graisseux, glissent à travers l'Anneau vulvaire, et, progressivement, Vagin d'abord, Utérus ensuite prolabent entre les Cuisses (fig. 187).

Influence des Accouchements. — Chez une Femme robuste, saine, musclée, l'expulsion fœtale n'amène pas de déformation constante de la Région Vulvaire. Dans son ensemble, la Vulve de mainte Femme ayant eu 4, 5, 6 enfants et davantage ne diffère de celle d'une nullipare que par un peu plus d'ampleur, comme si la Fonction maternelle développait l'Organe.

Au contraire, si le Système musculaire est faible, si les Tissus sont scléreux à quelque degré, la sortie du Fœtus détermine des distensions ou des déchirures, superficielles ou profondes, qui se traduisent par des lésions immédiates (rupture du périnée) ou consécutives (béance, prolapsus).

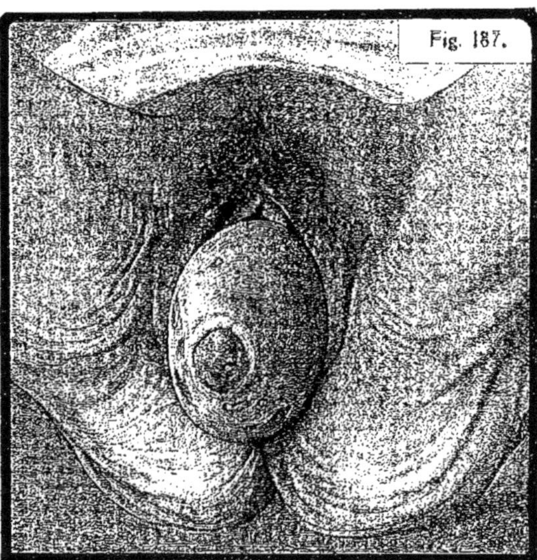

Région génitale d'une Femme, pare, sénile, très amaigrie, (40 Kilos), de 83 ans, atteinte de prolapsus total. — Femme IIIpare, dont le prolapsus date de vingt années. La couche graisseuse sous-cutanée a disparu entièrement: la peau, dépourvue d'élasticité, trop large, fait de grands plis; les tendons des muscles font saillie.

Le point sur lequel il convient d'insister, c'est que l'Accouchement n'agit que comme cause seconde, la faiblesse des Tissus étant la cause première. Après un seul Accouchement, on peut trouver la Région Vulvaire effondrée comme peut l'être de son côté la Paroi abdominale (fig. 134, p. 285); de même, on l'observera en parfait état d'ensemble chez une multipare, ainsi qu'il en est également pour son Ventre (fig. 124, p. 272). Entre ces deux extrêmes se trouvent tous les intermédiaires qui s'expliquent par les divers degrés de qualité des Tissus. (V. fig. 179, 180, 181, 183 et plus loin les figures de l'Hymen après l'Accouchement.)

Une importante exception à cette règle tient à certaines déchirures qui peuvent survenir chez des Femmes ayant de bons Tissus, si le Fœtus, très gros, est expulsé trop brusquement ou si des manœuvres obstétricales compliquent l'Accouchement.

Enfin, si le nombre des Accouchements devient considérable et que les Grossesses se succèdent à très court intervalle, la distension des Tissus devient si fréquente qu'ils finissent par se relâcher, surtout si l'état général faiblit, que quelque parturition se complique ou qu'un amaigrissement survienne.

II. LES GRANDES LÈVRES

Les Grandes Lèvres et le Scrotum sont des organes homologues. Tous deux proviennent des Bourrelets génitaux qui limitent latéralement, chez l'Embryon, le Sinus Uro-Génital; ces Bourrelets restent indépendants chez la Femme et sont séparés par la Fente Vulvaire; ils se fusionnent chez l'Homme sur la ligne médiane en formant la Cloison du Scrotum.

Cette communauté d'origine des Grandes Lèvres et du Scrotum explique certains *aspects scrotoïdes de la Vulve.* La figure 188 représente des Grandes Lèvres qui, par leur aspect plissé, leur forme, leur proéminence, rappellent étonnamment le Scrotum; cette disposition était sans nul doute congénitale, la Femme l'ayant toujours connue et n'ayant présenté ni maladie locale ni alternative d'amaigrissement et d'embonpoint permettant l'idée d'une autre explication. L'aspect scrotoïde est surtout remarquable dans la position du spéculum; les Petites Lèvres sont également hypertrophiées et se réunissent en arrière par une large commissure. Dans la position debout, le Capuchon clitoridien forme un relief important et se montre nettement indépendant des Nymphes.

Les *Grandes Lèvres scrotoïdes* sont d'origine congénitale et d'observation rare; elles ne doivent pas être confondues avec les Grandes Lèvres ridées ou plissées (fig. 189), dues à divers facteurs que je décrirai plus loin.

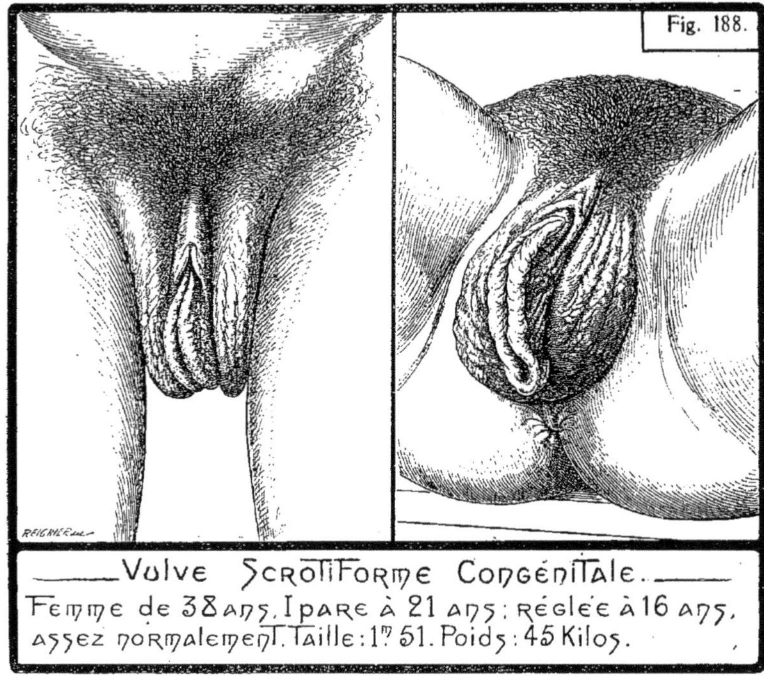

Fig. 188.

Vulve Scrotiforme Congénitale.
Femme de 38 ans. I pare à 21 ans : réglée à 16 ans, assez normalement. Taille : 1m 51. Poids : 45 Kilos.

Constitution. — Les Grandes Lèvres sont deux gros bourrelets qui limitent à droite et à gauche la Fente Vulvaire. Ces bourrelets sont essentiellement formés par un repli cutané doublé de Graisse. La Graisse a une double origine : le Pannicule adipeux sous-cutané et une Masse graisseuse centrale, dite *Corps adipeux de la Grande Lèvre*. Le Corps adipeux donne à la Lèvre son volume et s'étend sur toute sa longueur ; « il remonte vers l'entrée du Canal inguinal pour se continuer, parfois sans interruption, avec la graisse qui avoisine le Ligament rond et il dépend de la Couche adipeuse sous-péritonéale » (Rieffel); comme cette dernière, il ne disparaît qu'avec un amaigrissement excessif. Le Pannicule adipeux, peu épais, se continue en avant avec le Tissu graisseux du Pénil, s'efface en arrière, et se perd sur le Périnée et l'extrémité antéro-interne de la Fesse.

Limites. — La Grande Lèvre est limitée en dedans par la Fente Vulvaire et en dehors par le Sillon ou Pli Vulvo-cruro-fessier (V. p. 340); en avant, elle se continue sans ligne de démarcation avec le Pénil; en arrière, elle se perd aux abords du Périnée et de la Fesse.

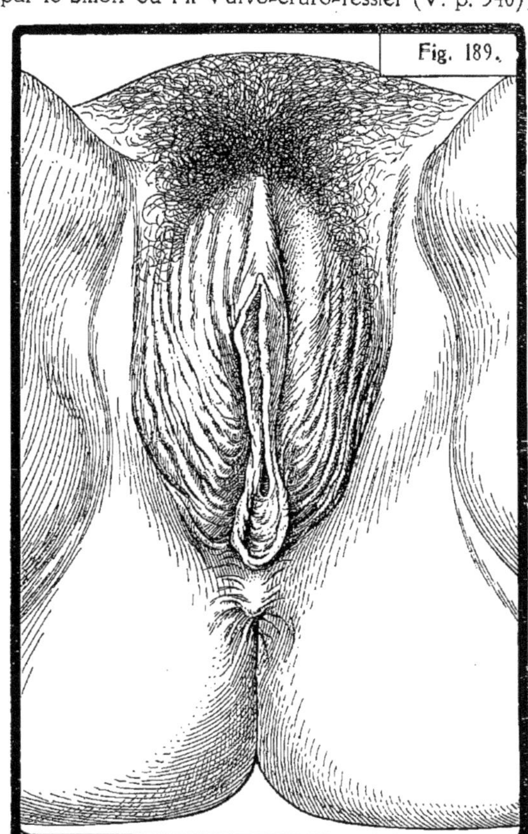

Rides des Grandes Lèvres. Femme de 42 ans, XIV pare; réglée à 16 ans, régulièrement, sans douleurs, sans abondance; ménopausée à 39 ans. Taille: 1755. Poids: à 40 ans, 58 Kgr; à 42 ans, 53 Kgr.

Configuration. — L'Aspect morphologique des Grandes Lèvres varie avec l'Age, le degré d'Adipose, la Parturition, la Position des Cuisses.

Age. — Chez l'Enfant, les Grandes Lèvres sont hautes, larges, glabres.

Chez la Jeune Fille et la Femme, en pleine activité génitale, elles sont saillantes, fermes et mesurent dans la Position d'abduction des Cuisses, chez des sujets de Taille et d'embonpoint ordinaires, environ : 9 centimètres de long, 2 cent. 1/2 de large à leur partie moyenne,

1 à 2 centimètres de haut. Sur une coupe frontale, elles donnent une figure triangulaire, la base adhérente répondant profondément au Pubis et aux Branches ischiopubiennes, le Sommet au Bord libre, le côté ou Face interne à la Fente Vulvaire, le côté ou Face externe à la Cuisse. La Face externe et le Bord libre sont garnis de Poils, très abondants en avant, se raréfiant en arrière.

A la Ménopause, la Grande Lèvre perd de son élasticité et s'aplatit en se ridant, si elle n'est pas soutenue par le développement du Tissu Graisseux; son Système pileux se raréfie et tend à la Calvitie.

Lors de la Vieillesse, elle se plisse même chez des Sujets du Type gras (fig. 186) et à l'âge de la Sénilité extrême, elle se transforme, chez les Sujets maigres, en grands replis tombants. Les Poils sont blancs et rares ou ont même totalement disparu.

Adipose. — Le volume des Grandes Lèvres est en rapport exclusif avec celui de son Tissu graisseux. Il est important chez l'Enfant, la jeune Fille et la Femme grasse, quel que soit son âge.

Si la Graisse disparaît, la Grande Lèvre s'affaisse, s'aplatit, parfois ne semble plus même exister dans la Position d'abduction des Cuisses. Si le Tissu graisseux est bien développé, il garde à la Grande Lèvre une forme de bourrelet, même après la Ménopause et pendant de longues années.

L'Adipose forte et la Suradipose rendent les Grandes Lèvres énormes, hautes de 5, 6 centimètres et davantage, enfouissant les Nymphes et le Vestibule dans la profondeur de leur volumineux repli.

Parturition. — Les accouchements multipliés, par suite des distensions fréquentes imposées aux parties molles, déterminent quelques rides, quelques plis aux Grandes Lèvres, surtout à partir de la Ménopause, et après un amaigrissement. Chez les grandes multipares, les *Rides des Grandes Lèvres* prennent parfois un développement important (fig. 189), qui rappelle l'aspect scrotoïde congénital que j'ai décrit plus haut (fig. 188), mais avec lequel il ne doit pas être confondu; cet aspect n'est d'ailleurs pas fréquent.

Position des Cuisses. — Les Grandes Lèvres étant placées entre les Cuisses et à leur contact, il est aisé de prévoir qu'elles en supportent la pression, si les Genoux sont rapprochés. Plus le Tissu Adipeux est développé, plus la pression est forte. On pressent que les Bourrelets qui forment les Lèvres s'aplatissent l'un contre l'autre, lors du rapprochement des Cuisses, qu'ils tendent à s'étaler au fur et à mesure de leur écartement, prenant ainsi des aspects divers en rapport avec la Position des Cuisses.

Dans la Position Clinique ou du Spéculum, les Grandes Lèvres forment chacune une saillie allongée, plus haute en avant qu'en arrière. Par suite de l'étalement, cette saillie est beaucoup moins prononcée que dans la station debout et tend à devenir nulle chez la Femme maigre.

EXTRÉMITÉS DES GRANDES LÈVRES. — Les Grandes Lèvres ont une extrémité antérieure et une postérieure.

Extrémité antérieure. — L'extrémité antérieure se continue directement avec le Pénil, à droite et à gauche de la Fente Vulvaire. Mais l'aspect de cette continuité est en partie déterminé par le mode de naissance de la Fente au niveau du Pénil et ce mode de naissance dépend lui-même du développement du Tissu adipeux. En prenant les deux Types opposés, gras et maigre, on obtient deux Variétés morphologiques entre lesquelles s'échelonnent toutes les Variétés intermédiaires.

Dans le Type maigre, le Pénil est plat et la Fente Vulvaire large; les Grandes Lèvres peu saillantes laissent complètement à découvert, dans la Position du spéculum, les Nymphes et le Capuchon du Clitoris. On voit donc, à droite et à gauche, la Grande Lèvre se continuer directement avec le Pénil et, au milieu, la saillie médiane du Capuchon qui se détache de ce même Pénil, à son point inférieur. Les deux Lèvres sont séparées à leur extrémité supérieure par la naissance du Capuchon dont la saillie est bordée de chaque côté par une petite dépression (fig. 190, *c*).

Dans le Type gras, le Pannicule adipeux se développe; il devient saillant au Pénil et se prolonge dans les Grandes Lèvres. La disposition générale serait finalement la même que chez le Type maigre, si le Capuchon et le Clitoris se laissaient soulever, comme la Peau des Lèvres. Mais le Capuchon tient plus ou moins au Clitoris, et le Clitoris est solidement maintenu au Squelette sous-jacent par son Ligament suspenseur. Le Clitoris, surmonté de son Capuchon, forme donc une barrière infranchissable au flot graisseux descendant du Pénil. Arrêtée ainsi sur la ligne médiane, comme elle l'est dans tous les points du Corps où se forme un Sillon (Pli Sus-Pubien, Pli de l'Aine, Pli Fessier, etc.), la nappe graisseuse s'élève, garde le niveau de la surface des Grandes Lèvres et surplombe le Clitoris, coiffé de son Capuchon. Ainsi se forme comme un Sillon semi-circulaire, sus-clitoridien, rejoignant une Lèvre à l'autre. Finalement la disposition est la suivante : l'extrémité supérieure des Grandes Lèvres, dans le Type gras, est surchargée de graisse et se continue directement avec le Pénil (comme dans le Type maigre); mais la nappe adipeuse du Pénil surplombe le Clitoris retenu par son Ligament suspenseur, formant un Sillon sus-clitoridien, et reliant naturellement la Lèvre droite à la Lèvre gauche. Cette disposition a été décrite, à tort, sous le nom de *Commissure antérieure des Grandes Lèvres*; il n'y a pas de Commissure, c'est le Tissu graisseux du Pénil qui, bridé par le Clitoris, le surmonte, semblant former chez le sujet

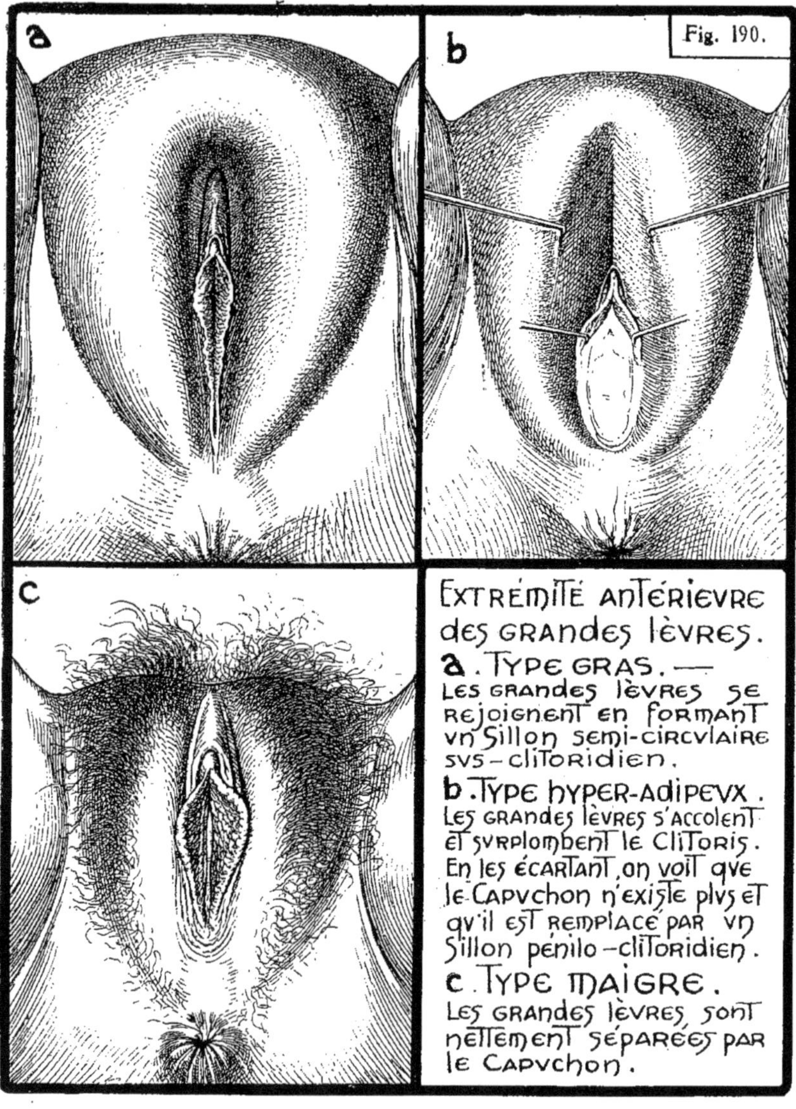

Fig. 190.

EXTRÉMITÉ ANTÉRIEURE DES GRANDES LÈVRES.

a. TYPE GRAS. — Les grandes lèvres se rejoignent en formant un Sillon semi-circulaire sus-clitoridien.

b. TYPE HYPER-ADIPEUX. Les grandes lèvres s'accolent et surplombent le Clitoris. En les écartant, on voit que le Capuchon n'existe plus et qu'il est remplacé par un Sillon pénilo-clitoridien.

c. TYPE MAIGRE. Les grandes lèvres sont nettement séparées par le Capuchon.

gras, une Commissure allant d'une Lèvre à l'autre. Quant au Capuchon, il est plus court que chez le Type maigre, parce qu'il est soulevé par la Graisse à sa naissance et il est enfoui (au lieu d'être saillant) dans le creux formé par le bord inférieur du Pénil et les extrémités supérieures des Grandes Lèvres (fig. 190, *a*) qui le surplombent, mais sans le défigurer.

Chez quelques sujets très gras, dont les éléments vulvaires sont peu développés (Nymphes courtes, Clitoris petit), le Capuchon, qui était généralement peu marqué avant l'adipose, disparaît complètement étalé par la nappe graisseuse. Mais le Clitoris oppose toujours sa barrière infranchissable et les adhérences du Capuchon au Clitoris persistent; ces adhérences déterminent la formation d'un *Sillon antéro-postérieur pénilo-clitoridien.* L'aspect morphologique est le suivant : les Lèvres s'accolent l'une à l'autre jusqu'au Pénil. En les écartant, on voit, à la place du Capuchon absent, le Sillon pénilo-clitoridien qui aboutit au Clitoris (fig. 190, *b*), Pénil et Extrémité supérieure des Lèvres se confondent en une seule nappe adipeuse, épaisse et continue.

Fig. 191.

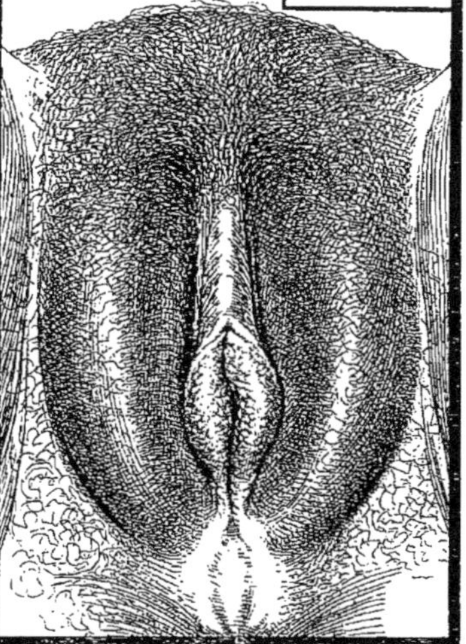

Œdème chronique de la vulve. — Femme de 35 ans, très anémique, sans aucune lésion macroscopique de l'appareil génital, ni aucun œdème d'une autre région.

Extrémité postérieure. — L'extrémité postérieure des Grandes Lèvres se perd au niveau des parties latérales de l'Orifice Vaginal, sur le Périnée.

Jamais la Lèvre d'un côté ne rejoint celle de l'autre côté, formant la *Commissure postérieure des Grandes Lèvres.* Cette Commissure n'existe pas plus que l'antérieure. Dans un cas d'œdème localisé chronique des Grandes Lèvres (fig. 191), que j'ai eu l'occasion d'observer à diverses reprises espacées, l'œdème n'a jamais atteint la ligne médiane, ni en avant ni en arrière, au niveau des soi-disant commissures. Il délimitait parfaitement les Grandes Lèvres sous forme de deux saillies latérales ne se rejoignant ni par-dessus le Capuchon, ni au niveau du Périnée. Chez l'Enfant (fig. 175, p. 344) et la Vieille Femme grasse (fig. 185, p. 354) où les Grandes Lèvres offrent un développement marqué, on se rend également très bien compte, avec quelque attention, de l'indépendance de chacune des Grandes Lèvres.

Il faut considérer les Grandes Lèvres comme deux replis toujours latéraux qui se continuent en avant avec le Pénil et qui, en arrière, meurent en s'étalant. Mais ces Replis ont pour caractère d'être modifiables, surtout vers leur terminaison postérieure, par la Position des Cuisses. Dans la Position du Spéculum, les Grandes Lèvres finissent au niveau de l'Orifice Vaginal, en se perdant sur les côtés du Périnée, comme le montrent les diverses figures de ce Chapitre (fig. 175, p. 344 à fig. 185, p. 354). Mais dans la Position de la Taille, les Lèvres remontent, s'arrêtent souvent juste au-dessus de l'Orifice Vaginal et leur extrémité postérieure devient oblique en dehors pour s'étaler sur l'extrémité antérieure de la Fesse, coupant le Pli vulvo-cruro-fessier (fig. 170, p. 339) qui s'efface.

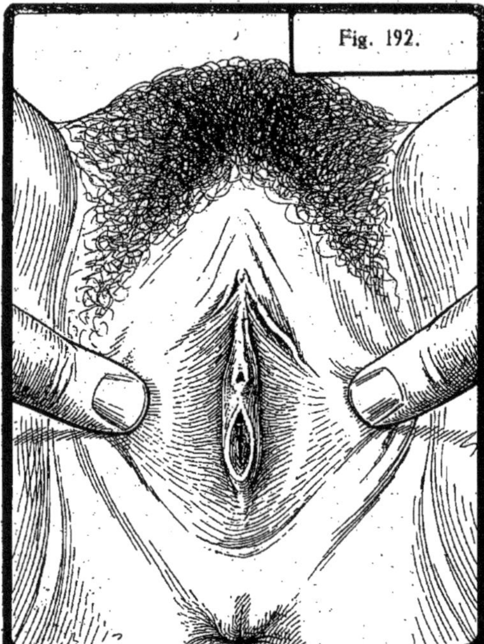

Fig. 192.

Atrophie congénitale des Nymphes. — Vierge de 16 ans ½, Type arriéré, aspect chétif, 1m.38, peau très pigmentée, légère hypertrichose généralisée, seins développés. Utérus petit, rétroversé, ovaires non sentis par le Rectum. Hymen scléreux, infranchissable.

Vulve infantile. — On donne ce nom à la conservation, chez la Femme adulte, de l'aspect vulvaire de l'Enfant qui se caractérise surtout par l'absence ou le peu de développement des Poils.

III. LES NYMPHES OU PETITES LÈVRES

Les Nymphes ou Petites Lèvres présentent des formes très variables suivant les sujets et qui sont en rapport avec les Races, les Types et sans doute parfois avec l'état des Ovaires. Les descriptions morphologiques données par les auteurs sont incomplètes ou inexactes et les dessins qui les accompagnent sont mal exécutés ou même erronés.

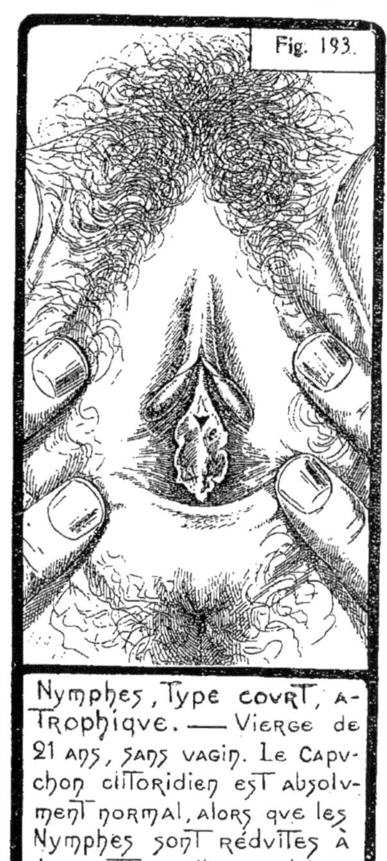
Fig. 193.

Nymphes, Type court, atrophique. — Vierge de 21 ans, sans vagin. Le Capuchon clitoridien est absolument normal, alors que les Nymphes sont réduites à deux petites saillies ovalaires.

La dénomination de Petites Lèvres est moderne; elle n'est d'ailleurs pas heureuse, car ces Organes ne ressemblent nullement à des Lèvres. Elle a succédé à celle des Nymphes que leur avaient poétiquement donné les Anciens pour rappeler un des rôles physiologiques qu'ils lui attribuaient : « les Nymphes sont deux parties membraneuses, rougeâtres, celluleuses, semblables aux crêtes qui pendent sous le gosier d'un coq... dont l'usage est d'augmenter le plaisir dans le chatouillement, et *de diriger le cours de l'urine* de telle sorte que les pieds ne se mouillent pas. Ces replis sont fermes chez les filles, c'est en passant entre leurs interstices que l'urine sort en un sifflement surprenant; ce bruit vient de ce que l'urine en sortant de son canal va se heurter contre les parois des Nymphes et est obligée de se détourner de son chemin; comme ces parois sont fort serrées, l'eau ne peut sortir qu'avec bruit » (Heister, 1724).

Constance. — Les Petites Lèvres sont constantes à l'état normal de santé. Je ne les ai jamais vu manquer sur plus de soixante mille femmes que j'ai examinées. Dans un cas qui m'a été présenté comme Absence des Petites Lèvres (fig. 192), on constatait à droite une absence presque totale, mais non totale, puisque la naissance de la Nymphe y était nettement indiquée, et à gauche une atrophie marquée, mais n'allant pas jusqu'à l'effacement complet de la Petite Lèvre : la conclusion de l'examen fut donc qu'il ne s'agissait pas d'un cas d'Absence. [Je ne parle pas des grandes Malformations Vulvaires, toute apparence normale des Organes génitaux externes ayant disparu et ces cas relevant de la Tératologie.]

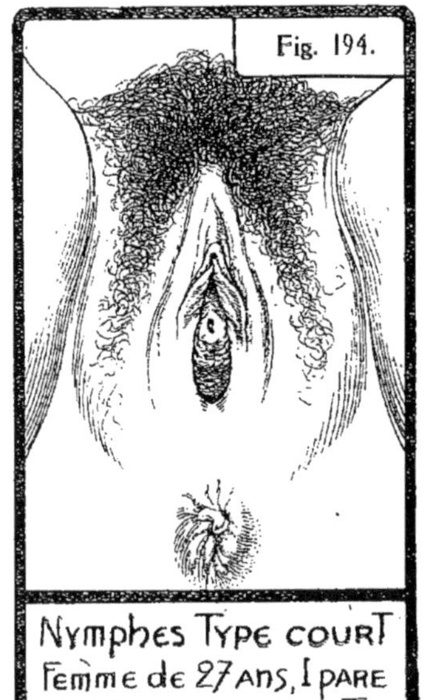

Fig. 194.

Nymphes Type court
Femme de 27 ans, I pare à 18 ans ; robuste.

Riolan et Morgagni croyaient à l'absence des Petites Lèvres : « Quant aux Nymphes, elles manquent chez certaines femmes », écrit Riolan; Graaf paraît croire de son côté, non pas qu'elles manquent, mais que, par suite de leur petitesse, elles paraissent à peine et que cet état a pu se trouver chez des vierges, mais non chez des femmes. « Pour moi, il m'est arrivé de rencontrer sur le cadavre de certaines femmes et même chez celui d'une prostituée l'absence des Nymphes » (Morgagni).

Haller dit de même : « J'en ai vu de très petites et même, comme les autres classiques, ai noté leur absence. »

Ces affirmations tiennent soit à une mauvaise observation cadavérique, soit à un état pathologique méconnu. Dans un Traité classique français, j'ai relevé une indication bibliographique allemande moderne se rapportant à l'absence des Petites Lèvres. J'ai consulté le texte cité et j'ai vu qu'il s'agissait de *Kraurosis Vulvæ* sénile, avec effacement complet des Nymphes par sclérose rétractile.

L'atrophie, allant jusqu'à la disparition des Petites Lèvres, est, à mon sens, un fait pathologique assez commun qui se rattache à la sclérose vulvaire. Mais un cas d'Absence de ces Organes, par défaut de développement, observé à l'état isolé, comme on le rencontre de temps en temps pour le Vagin, reste à publier. Même quelques cas positifs rigoureusement vrais n'empêcheraient pas de regarder l'Absence des Petites Lèvres comme absolument exceptionnelle. Jusqu'à ce jour cette Absence, par défaut de développement, n'est démontrée par aucune observation.

Aspect morphologique. — Les Nymphes sont deux replis cutanéo-muqueux, symétriques, antéro-postérieurs, parallèles, étendus du Capuchon et du Clitoris vers le Périnée, insérés entre les Grandes Lèvres et les orifices de l'Urètre et du Vagin qu'ils protègent en les recouvrant par leur accolement. Chacune d'elles présente une face externe et une face interne, un bord adhérent et un bord libre. La face externe, le bord libre, et la partie inférieure de la face interne sont cutanés; la partie supérieure ou profonde de la face interne est muqueuse et correspond au Vestibule.

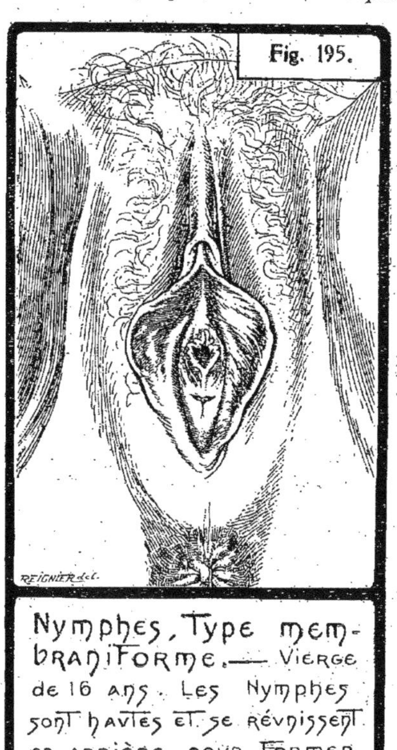

Fig. 195.

Nymphes, Type membraniforme. — Vierge de 16 ans. Les Nymphes sont hautes et se réunissent en arrière pour former la commissure postérieure.

Leur consistance est ferme; mais leur faible épaisseur jointe à leurs dimensions les rendent flottantes à la façon de voiles qui se plient sur eux-mêmes. Ne renfermant aucune graisse dans leur intérieur, elles ne sont pas déformées par l'Adipose, comme les Grandes Lèvres. Il en résulte qu'elles subissent moins de déformations.

Les Nymphes présentent une variabilité de forme telle qu'il ne peut être question d'une description morphologique unique. Il me semble qu'on peut en établir quatre Types principaux, d'après leur hauteur, leur longueur, leur aspect général; des Types intermédiaires relient les uns aux autres. [Le sujet est supposé examiné debout, pour la description.]

1. Type court. — Les Nymphes sont peu développées en hauteur et en longueur; elles sont, chez la Femme grasse, entièrement cachées par les Grandes Lèvres. Leur face extérieure, au point le plus large, mesure de 1 à 2 centimètres. Leur extrémité postérieure peut ne pas dépasser le niveau du Méat et n'atteint jamais qu'avec peine celui du milieu de l'Orifice vaginal. Souvent épaisses de 4 à 5 millimètres, elles sont plutôt lisses et leur bord n'est généralement pas festonné (fig. 194).

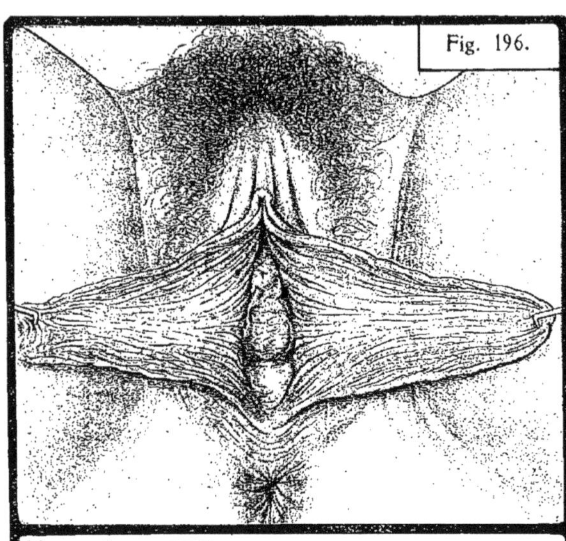

Fig. 196.

Nymphes. Type aliforme. — Femme de 35 ans, III pare. Les Nymphes, tendues, se plissent. Noter la saillie de nombreuses glandes sébacées et l'existence d'une petite commissure postérieure malgré la déchirure partielle du périnée, avec prolapsus vaginal.

La Nymphe courte s'observe chez les enfants, dans les malformations, et fréquemment chez les castrées anciennes. Elle peut présenter quelque degré d'atrophie (fig. 193). Chez la femme adulte, j'ai tendance à la regarder comme liée à un certain degré d'Insuffisance ovarienne.

2. Type membraniforme. — Les Nymphes étalées en une sorte de membrane flottante entourent tout le Vestibule et se rejoignent en arrière en formant une Commissure nettement délimitée (fig. 195). Quand on les étend sans entr'ouvrir l'Orifice vaginal, on peut comparer l'ensemble de leur figure à celle d'une feuille de liliacée dont le pétiole s'insérerait au Clitoris, dont la nervure correspondrait à l'adossement médian des bords adhérents et dont la pointe viendrait se perdre plus ou moins loin sur le

Périnée. Il existe donc, comme dans la feuille, une portion moyenne plus large que les deux autres, antérieure et postérieure, celle-ci étant elle-même plus effilée que celle-là.

La face externe mesure 2, 3, et même 4 centimètres dans sa partie la plus large. La face interne est un peu plus étendue parce qu'elle va jusqu'au Sillon hyméno-nymphéal. Le bord est communément denté. La longueur atteint 6 à 7 centimètres. L'épaisseur est faible et varie de 2 à 3 millimètres en moyenne.

Les Nymphes, d'aspect foliacé ou membraniforme sont ordinairement très pigmentées. Elles s'accompagnent le plus souvent de Plis latéraux et postérieurs sur lesquels je reviendrai plus loin (Plis paranymphéaux et Plis commissuraux).

Le Type foliacé ou membraniforme des Nymphes se rencontre chez les femmes bien constituées et dont les Glandes Ovariennes sont parfaitement saines, c'est-à-dire chez la très grande majorité des sujets.

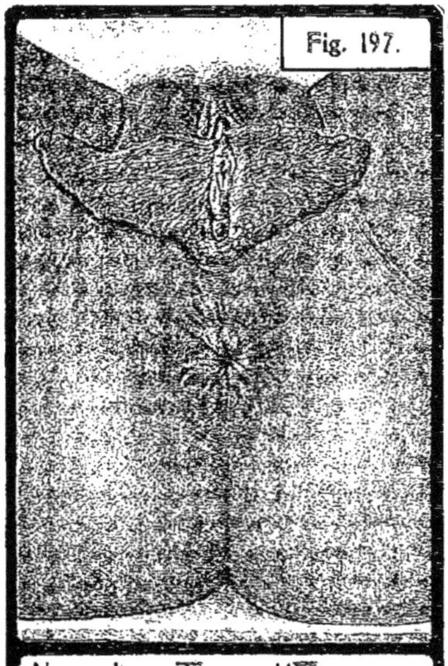

Fig. 197.

Nymphes, Type aliforme — Femme de 25 ans, nullipare. Capuchon, normal de dimension et d'aspect. Nymphes, hypertrophiées en hauteur et un peu en épaisseur, légèrement asymétriques, réunies en arrière pour former une large commissure. Remarquer les innombrables saillies des glandes sébacées

3. Type aliforme. — Le Type aliforme est l'exagération du précédent. Les Nymphes s'hypertrophient en hauteur au point de mesurer 10 à 12 centimètres pour chacune d'elles. La longueur et l'épaisseur ne subissent pas de modifications appréciables. Étalées sur la Vulve, elles prennent parfois l'apparence de certains grands papillons nocturnes dont elles formeraient les ailes recouvrantes, le corps étant représenté par les Organes vestibulaires (fig. 197).

Le plus souvent très pigmentées et d'aspect villeux (fig. 197), elles sont parfois plissées dans le sens de leur largeur (fig. 196). De très nombreuses Glandes font saillie à leur surface.

Ce Type est exceptionnel et correspond à une anomalie de développement. Chez une femme, dont les Nymphes avaient la forme ailée et que j'ai pu observer pendant une dizaine d'années, j'ai vu survenir des phénomènes nerveux en même temps que les Glandes Ovariennes et Thyroïdiennes étaient frappées dans leur fonctionnement.

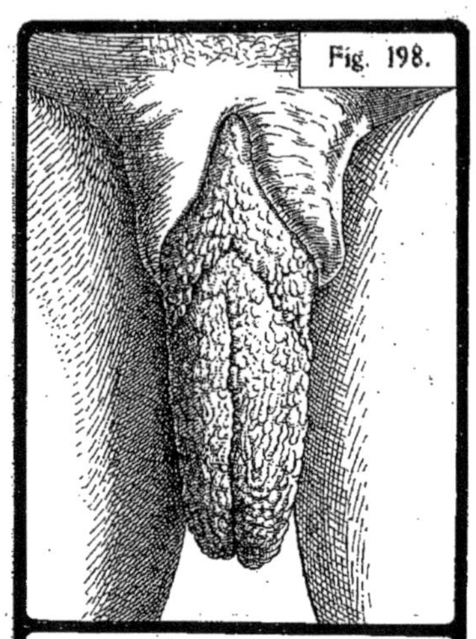

Fig. 198.

Nymphes, Type hypertrophique, formant le Tablier des Hottentotes. (d'après Lesueur.)

4. Type hypertrophique. — Le Type hypertrophique est de connaissance déjà ancienne. Les Jésuites l'ont observé en Abyssinie dès le XVIe siècle (p. 391), chez des Abyssines et des Négresses. Cuvier et de Blainville l'ont fait connaître dans la Race Bosjemane ou Bosjesmane (p. 114). Cuvier rapporte que « M. Blumenbach assure avoir des dessins communiqués par M. Banks et représentant des Petites Lèvres de 8 pouces (21 centimètres) et davantage ». Lesueur en a publié des dessins (p. 370).

Les Nymphes sont hypertrophiées dans toutes leurs dimensions (fig. 198). La hauteur devient telle qu'elle atteint 20 centimètres et davantage. L'allure de la Région Génitale présente un aspect tout particulier : les Nymphes, accolées, forment à l'Orifice vaginal comme une sorte de couverture tombante à laquelle on a donné le nom de « Tablier des Hottentotes » (fig. 199) parce qu'une Hottentote de la Race Bosjesmane, venue à Paris au début du XIXe siècle, étudiée par Cuvier, et dont le moulage en cire est conservé au Muséum, présentait ce Type hypertrophique qui n'est nullement exclusif à cette Race.

Le moulage du Muséum (fig. 35, p. 115) donne une assez juste idée de l'aspect morphologique causé par l'Hypertrophie des Nymphes. Entre les cuisses pendent deux longs et larges replis dont Cuvier a donné la description suivante : « Les Grandes Lèvres peu prononcées interceptaient un ovale de 4 pouces (11 centimètres) de longueur. De l'angle supérieur descendait entre elles une proéminence demi-cylindrique d'environ

18 lignes (4 centimètres) de longueur sur 6 lignes (1 cent. 35) d'épaisseur, dont l'extrémité inférieure s'élargit, se bifurque et se prolonge en deux pétales charnus, ridés, de 2 pouces 1/2 (5 cent. 4) de long sur 1 pouce (2 cent. 7) de large. Chacun d'eux est arrondi par le bout; leur base s'élargit et descend le long du bord interne de la Grande Lèvre de son côté, et se change en une crête charnue qui se termine à l'angle inférieur de la Lèvre. Si on relève ces deux appendices, ils forment ensemble une figure de cœur dont les lobes seraient étroits et longs, et dont le milieu serait occupé par l'ouverture de la Vulve. »

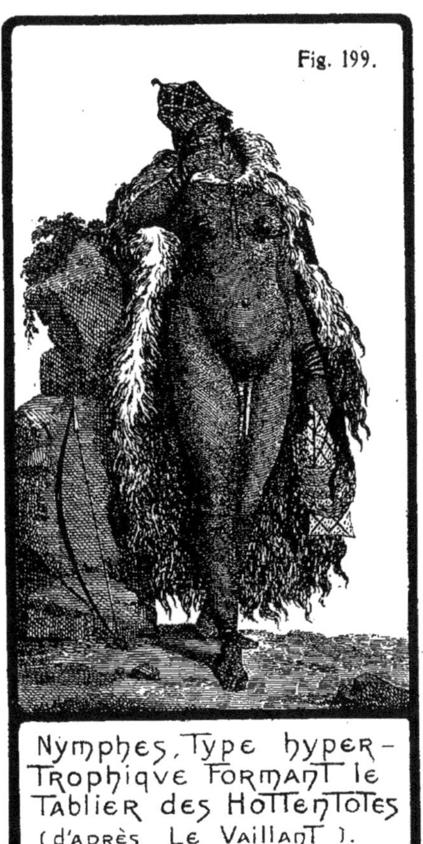

Fig. 199.

Nymphes. Type hypertrophique formant le Tablier des Hottentotes (d'après Le Vaillant).

ASYMÉTRIE DE FORME. — Les Nymphes sont le plus souvent inégales entre elles. La symétrie parfaite de forme, de hauteur, de longueur et de terminaison est l'exception.

Une Nymphe de Type membraniforme peut accompagner une Nymphe de Type court (fig. 200). Deux Nymphes de Type membraniforme sont très inégales, l'une d'entre elles tendant à prendre le Type aliforme (fig. 201). L'une est libre et l'autre rattachée à un grand Pli paranymphéal (fig. 209).

Le plus souvent cependant, les différences sont minimes et ne se traduisent que par des détails qu'il faut chercher pour les voir.

Pigmentation. Élasticité. — Les Nymphes présentent une coloration pigmentée et une élasticité très particulières.

1° PIGMENTATION. — La Pigmentation n'occupe que la région

cutanée des Nymphes qui est en rapport direct avec l'air extérieur. Elle est donc nulle, ou à peine marquée au niveau du bord libre, dans le Type court ; elle se développe dans les autres Types.

Le bord libre, n'étant qu'exceptionnellement recouvert en entier par les saillies des Grandes Lèvres, offre presque toujours une coloration légèrement brune, même dans le Type court. Si les Nymphes sont bien développées, la pigmentation de ce bord devient brun foncé et même noire.

Fig. 200.

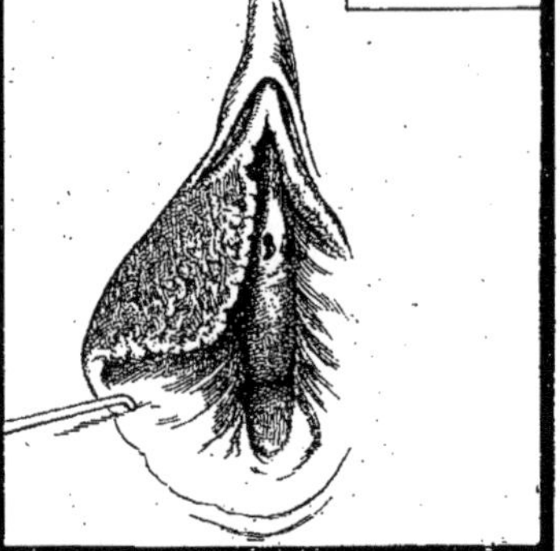

Nymphes asymétriques par différence de Type. — Femme de 26 ans, I pare. Nymphe gauche, du Type court indépendante du Clitoris ; Nymphe droite, du Type membraniforme, en crête de coq.

La face externe comprend deux parties : l'une profonde, cachée par la Grande Lèvre, présente la coloration de celle-ci ; blanche et blanc rosé chez les blondes, brune chez les brunes ; l'autre, superficielle, se pigmente dès qu'elle dépasse le niveau des Grandes Lèvres et d'autant plus que sa hauteur augmente et que le sujet est plus brun. Dans les Types méditerranéen et sémite (p. 139), on observe fréquemment des Nymphes membraniformes dont la portion débordant les Grandes Lèvres est noire.

La face interne garde toujours le caractère muqueux dans sa partie profonde ; dans sa partie superficielle, elle se pigmente dans les mêmes conditions et sous les mêmes influences que la face externe.

2° Élasticité. — Les Nymphes sont douées d'une élasticité très grande qui augmente avec leurs dimensions. Elles doivent cette propriété à la conformation de leur revêtement cutané. La Peau qui les constitue n'est lisse que profondément au contact des Grandes Lèvres. Sur tout le reste de leur étendue, elle présente un aspect plissé, gaufré, dû en quelque sorte à l'état de rétractilité au repos. A la moindre traction, les Nymphes se laissent allonger sans causer la moindre douleur, jusqu'à présenter une hauteur double ou triple de celle qu'elles ont au repos. La gaufrure disparaît par l'étirement pour se marquer à nouveau dès que la Nymphe est laissée à elle-même.

Certaines peuplades de l'Afrique du Sud et du Soudan utilisent cette propriété pour augmenter démesurément les dimensions des Nymphes en les étirant mécaniquement (fig. 199).

On a dit que la masturbation est la cause de l'augmentation de hauteur des Nymphes ; le Type membraniforme serait donc acquis. Cette assertion est due aux théoriciens qui écrivent d'après des concepts abstraits. L'observation montre que la masturbation ne joue qu'un rôle secondaire et qu'elle ne saurait, à elle seule, déterminer les Types court, membraniforme et ailé que j'ai décrits.

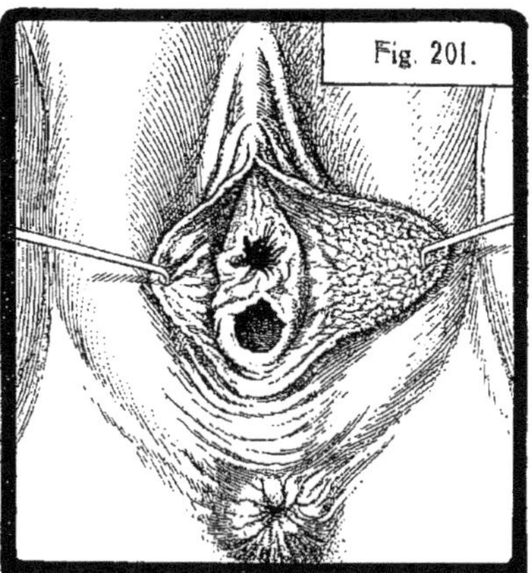

Nymphes asymétriques par différence de hauteur. — Vierge de 16 ans. Nymphes du Type membraniforme, asymétriques. Méat évasé, dilatable, aussi grand que l'orifice hyménal. Grandes Lèvres en bourrelet, semblant se continuer au niveau du périnée.

Poils. Glandes. — Les Nymphes sont dépourvues de Poils et de Glandes sudoripares.

Dans le Type ailé et dans le Type membraniforme bien développé, on remarquera souvent un grand nombre de petites saillies, de couleur jaunâtre, grosses comme un grain de millet, disséminées çà et là ou agglomérées : ce sont des Glandes sébacées.

Configuration et Rapports. — Les Nymphes présentent un bord libre, une face interne, une face externe, une extrémité antérieure et une extrémité postérieure.

1. Bord libre. — Le Bord libre est de forme convexe ; il est d'aspect dentelé, fraisé, ou festonné; dans le Type court, il tend à devenir linéaire; dans le Type membraniforme, il rappelle assez souvent celui d'une crête de coq (fig. 200); dans les Types aliforme et hypertrophique, il présente des encoches multiples et irrégulières (fig. 197 et 198).

2. Face externe. — Pour voir la Face externe, il faut rabattre la

Nymphe en dedans. Les dimensions de cette Face varient suivant le Type observé. Un sillon, le Sillon nymphéo-labial, sépare la Nymphe de la Grande Lèvre correspondante : ce Sillon est peu profond et disparaît par la tension.

La Face externe des Nymphes est en contact avec la Face interne des Grandes Lèvres ; ce rapport de contact diffère évidemment avec les variétés de hauteur des unes et des autres. L'affirmation, répétée à peu près par tous les auteurs, que les Nymphes sont cachées par les Grandes Lèvres, est inexacte. Sans doute leur partie profonde n'est visible à l'état normal chez aucun sujet, mais leur bord libre est très souvent apparent, et assez fréquemment il dépasse les Grandes Lèvres.

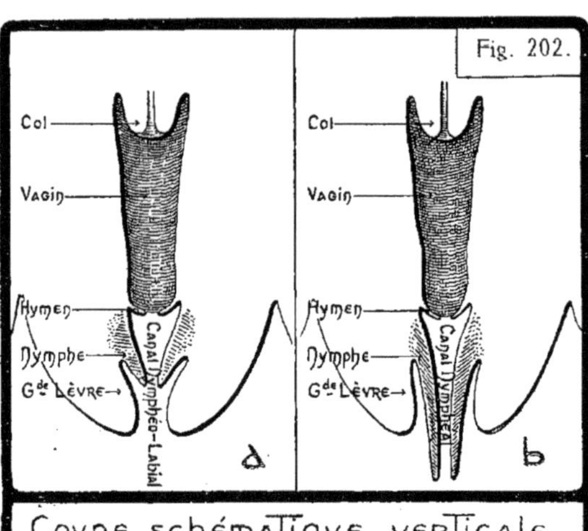

Coupe schématique verticale transverse de la vulve montrant les rapports des Nymphes et des Grandes Lèvres : —
a Nymphes type court. Les Grandes Lèvres recouvrent les Nymphes. Le Canal vulvaire est nymphéo-labial.
b Nymphes type membraniforme. Les Nymphes dépassent les Grandes Lèvres. Le Canal vulvaire est exclusivement nymphéal.

Pour se rendre compte de cette particularité, je conseille de mettre la femme en Position de la taille, les genoux rapprochés ; sur 104 femmes ainsi examinées, 64 fois les Nymphes dépassaient les grandes Lèvres d'une hauteur variant de 1/2 à 3 centimètres (38 fois de moins de 1 centimètre, 26 fois de 1 à 3 et 4 centimètres) ; 40 fois seulement, elles étaient complètement cachées comme le veut la description classique (dans plus de la moitié de ces derniers cas, il s'agissait de femmes très grasses, à Grandes Lèvres hypertrophiées par le tissu adipeux).

L'entrée de la Vulve est donc différemment constituée suivant les hauteurs réciproques des Grandes et des Petites Lèvres. Sur une coupe verticale (fig. 202), on voit que l'Orifice vaginal est au fond d'un espace, dit *Canal Vulvaire*, dont les parois sont formées sur deux Types : si les Nymphes sont courtes, le Canal résulte de l'adossement des Grandes Lèvres dans sa partie superficielle et des Nymphes dans sa partie profonde : le *Canal* est *Nymphéo-labial*. Si les Nymphes sont longues, le *Canal* est exclusivement *Nymphéal* (fig. 203).

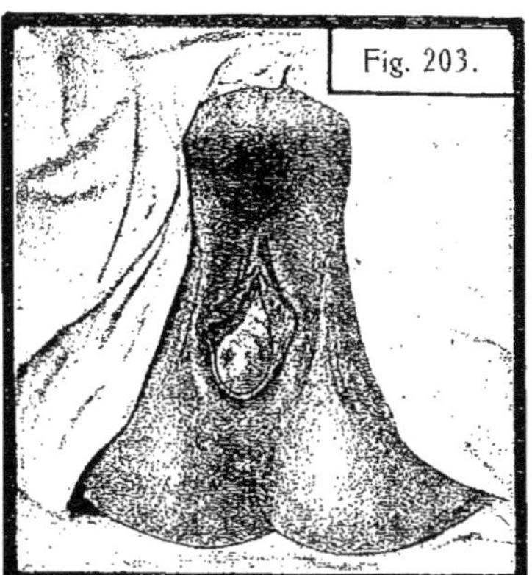

Fig. 203.

Canal Nymphéal. — Femme de 25 ans, nullipare, atteinte de prolapsus utérin. Nymphes, du Type membraniforme, formant une sorte de canal dont le contour s'accuse par la légère pression du col prolabé.

Face interne. — Dans la Position debout, les Nymphes s'accolent par leur Face interne, d'autant mieux qu'elles sont plus développées, fermant ainsi hermétiquement l'entrée du Vagin. Dans la Position du spéculum, leurs bords s'écartent plus ou moins, et, suivant leur hauteur, elles retombent dans les positions les plus diverses, comme le fait pressentir leur état d'organe membraneux. Leur partie profonde forme les bords latéraux du Vestibule et prend tous les caractères d'une muqueuse. Un Sillon que j'ai appelé *Sillon vestibulaire* marque la limite des Nymphes (v. p. 404).

La Face interne est toujours plus haute que la Face externe, de la différence de niveau entre le Sillon nymphéo-labial et le Sillon vestibulaire (le sujet est toujours supposé debout). Cette différence augmente avec l'adipose et diminue avec l'amaigrissement ; l'hypertrophie de la graisse de la Grande Lèvre a fatalement pour effet d'abaisser avec la Grande Lèvre le pli qui la sépare de la Nymphe, d'effacer en partie ce pli, et par suite de diminuer la hauteur de la Face externe de la Nymphe, alors que le Sillon vestibulaire reste à sa place et que la Face interne de la Nymphe ne subit aucune modification. Il est facile de comprendre que l'amaigrissement produit un résultat inverse.

Extrémité antérieure. — L'extrémité antérieure des Nymphes, disent tous les classiques, se divise en deux branches ; l'une, supérieure ou antérieure, ou externe, ou préputiale, se réunit à celle du côté opposé pour former le Prépuce ou Capuchon ; l'autre, inférieure, postérieure ou interne, converge à angle aigu avec celle du côté opposé pour constituer le Frein du Clitoris.

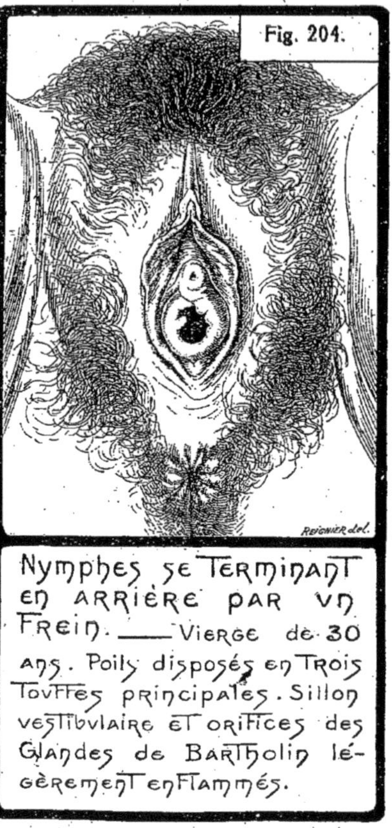

Fig. 204.

Nymphes se terminant en arrière par un Frein. — Vierge de 30 ans. Poils disposés en trois touffes principales. Sillon vestibulaire et orifices des Glandes de Bartholin légèrement enflammés.

Chez toutes les femmes que j'ai examinées, j'ai vu le Frein du Clitoris se continuer par la Nymphe correspondante, si bien que ce Frein se comporte comme une sorte de ligament suspenseur de la Nymphe : la description classique est donc exacte sur ce point.

Mais je ne puis regarder le Capuchon comme la terminaison des Nymphes. Le Capuchon est un repli cutané qui naît au Mont de Vénus, a une longueur de 2 centimètres 1/2 à 3 centimètres 1/2 en moyenne, recouvre le Clitoris plus ou moins complètement, et vient mourir de chaque côté sur la Face externe des Nymphes, en se fusionnant avec elles dans l'immense majorité des cas ; mais, exceptionnellement, il reste indépendant de la Nymphe correspondante d'un côté (fig. 200) ou des deux côtés (fig. 188, p. 358 et 211, p. 383).

Le Capuchon ne doit pas être considéré comme une dépendance des Nymphes pour les raisons suivantes :

1° Il est formé par un repli cutané qui n'a ni la même consistance ni la même couleur (rose ou pigmenté) que les Nymphes ;

2° Il garde sa forme normale dans les cas où les Nymphes sont congénitalement atrophiées (fig. 193) ou hypertrophiées (fig. 197).

3° Il peut être complètement séparé des Nymphes (fig. 211), ou adhérer à l'une et rester indépendant de l'autre (fig. 200).

Extrémité postérieure. — L'extrémité postérieure des Nymphes se comporte différemment suivant les sujets, et j'ai reproduit sur les dessins

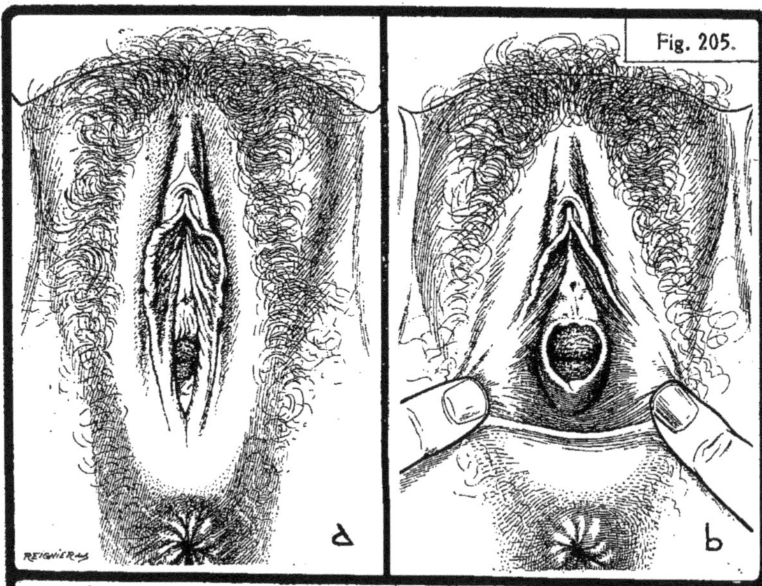

Fourchette fictive, disparaissant par la traction. Pli commissural artificiel de remplacement. — Femme de 26 ans, nullipare. Poils moyennement développés, allant, en diminuant, jusqu'à l'anus.

a Au repos, fourchette fictive, formée par l'adossement de l'extrémité postérieure des freins des Nymphes.

b Par traction, les freins s'effacent, la fourchette s'évanouit et un pli commissural artificiel, cutané, se forme. Remarquer l'hymen saillant, dilatable, à peine déchiré en arrière par le coït.

ci-joints les principales dispositions que j'ai communément observées :

1° Les Nymphes peuvent ne pas dépasser le niveau du Méat ou ne répondre qu'à la partie antérieure de l'Orifice du Vagin (fig. 193, 194, 208, 211, 212, 217); tantôt, elles se terminent en arrière par deux sortes de bandes cutanées qui se perdent sur le Périnée, disparaissent par la traction et auxquelles on peut donner le nom de Frein des Nymphes (fig. 204), par analogie avec le Frein du Clitoris; tantôt elles s'arrêtent et ne se continuent par aucun pli (fig. 193, 211, 217). La Commissure des Nymphes ou Fourchette est alors — soit fictive : elle disparaît dès qu'on écarte les Nymphes et est remplacée par un Pli commissural artificiel situé plus bas (fig. 205), — soit formée par un Pli commissural naturel ou plusieurs Plis commissuraux (fig. 213 à 216).

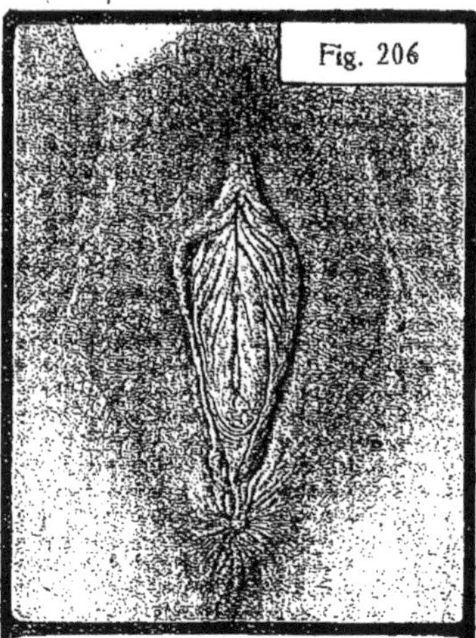

Fig. 206

Nymphes prolongées jusqu'à l'Anus. — Femme de 28 ans, nullipare. Des plis commissuraux forment la Fourchette et unissent entre eux les prolongements postérieurs des Nymphes.

2° Les Nymphes peuvent occuper tout le pourtour de l'Orifice vaginal en se rejoignant en arrière à peine (fig. 201), très nettement (fig. 196, 197, 203, 219) ou sur une hauteur de 1 et 2 centimètres et plus (fig. 188), les Nymphes formant comme une gaine d'entrée au Pénis lors de l'accouplement. La Commissure nymphéale postérieure est alors très facile à voir et constitue la *Fourchette*.

Cette disposition est la plus fréquente et répond au Type membraniforme que je tiens pour normal. La statistique de Bergh confirme la mienne : « Chez 1.238 femmes, les Nymphes se fusionnaient en bas; chez 209, elles se continuaient jusqu'à l'extrémité postérieure du Vestibule sans se rencontrer; chez 183, elles atteignaient le milieu des Grandes Lèvres et souvent alors se voyait une ligne, une sorte de continuation des Nymphes, sur la face interne des Grandes Lèvres. »

Entre la Fourchette et l'Orifice vaginal se trouve un espace déprimé, revêtu de muqueuse, désigné sous le nom de *Fosse naviculaire* (*navicula*, nacelle). La Fosse naviculaire est limitée en arrière par la Commissure nymphéale, en avant par la partie postérieure de l'Hymen, latéralement par la partie profonde de la Face interne des Nymphes. Elle est d'autant plus développée que la Commissure est plus haute et l'Hymen plus large; si l'une et l'autre viennent à manquer, par manque de développement ou déchirure, la Fosse naviculaire disparaît et elle n'existe plus, à moins qu'on veuille donner son nom à son emplacement pour indiquer un point précis de la Région Vulvaire.

3° A titre absolument exceptionnel, les Nymphes peuvent se prolonger jusqu'à l'Anus (fig. 206). Je n'ai trouvé nulle part une observation de ce genre.

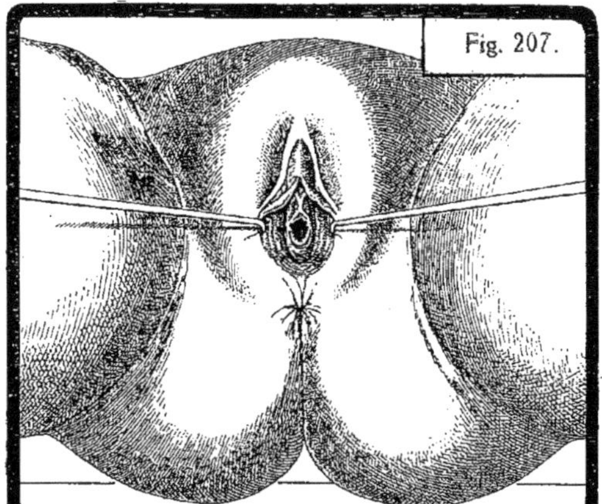

Fig. 207.

Pli paranymphéal chez une Fillette. — Fillette de 3 ans ½. Nymphes courtes, entièrement cachées sous les Grandes Lèvres par le rapprochement des cuisses. Méat très grand. Orifice hyménal, en croissant, très petit. Capuchon, gros, recouvrant complètement le Clitoris. Bride masculine nette.

[Un Traité classique donne les références de Haller et de Meissner à propos de Nymphes atteignant l'Anus. Je me suis d'abord reporté à Meissner qui lui-même n'a aucun cas semblable, mais qui cite Robert Hunter et Haller. J'ai trouvé l'observation de Robert Hunter; il s'agit d'une fistule recto-vaginale, et l'auteur conclut lui-même qu'il ne peut être question de malformation congénitale. Quant à Haller, à la page indiquée, 28, il est question du lait, et aux pages 79 et 85, consacrées aux Nymphes, il n'est pas fait mention de cette forme exceptionnelle des Nymphes. Je crois donc indiquer pour la première fois cette disposition.]

4° Les Nymphes, qu'elles occupent soit une partie du pourtour de l'Orifice vaginal, soit tout ce pourtour, sont assez fréquemment modifiées dans leur terminaison postérieure par la formation des Plis auxquels j'ai donné les noms de *Plis paranymphéaux* et de *Plis commissuraux*. Il ne s'agit pas naturellement des Plis d'affaissement ou de flétrissure qu'on observe chez les femmes âgées ou amaigries, mais bien de plis naturels dont on peut voir l'ébauche chez des enfants (fig. 207), et qui, chez l'adulte, présentent ce caractère spécial d'être constitués par une peau de même apparence que celle des Nymphes. Je dois cependant ajouter qu'ils s'accentuent sous l'influence de l'âge et de l'amaigrissement.

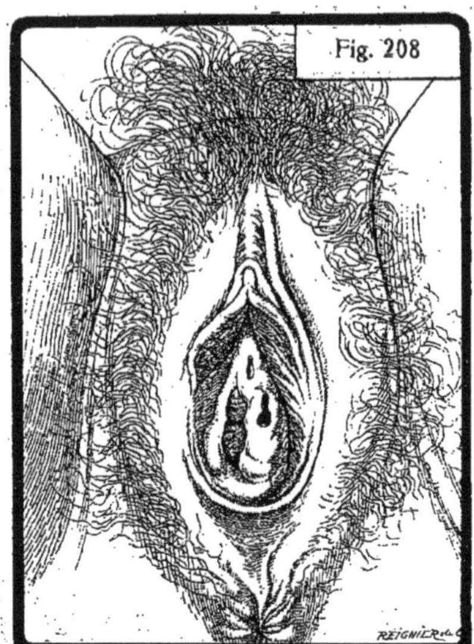

Fig. 208

Pli paranymphéal formant la commissure. — Femme de 34 ans, nullipare. Nymphes du Type court. Hymen membraneux, bi-perforé ; orifice droit effondré par le coït. A gauche, pli paranymphéal : le bord interne se perd sur la Nymphe correspondante, l'externe reste net et montre que le pli contourne l'orifice vulvaire pour former la commissure.

Le caractère de tous ces Plis est de disparaître facilement et entièrement par une très faible traction et de ne pas reparaître immédiatement quand cesse l'étirement. Ce caractère les différencie des Nymphes qui sont des Organes persistants ; si des Nymphes du Type court peuvent s'étaler, on trouve quand même une saillie formée par leur bord libre et elles se reforment instantanément dès que cède la traction.

Les Plis Paranymphéaux et Commissuraux existent de préférence chez les femmes à Nymphes très développées, comme si cet ensemble de plis et de replis indiquait une richesse des Organes génitaux externes, laissant pressentir des Organes internes (Vagin, Utérus, Ovaires), de fonctionnement physiologique parfait.

Plis Paranymphéaux. — Je donne le nom de Pli Paranymphéal à un pli cutané, pigmenté si les Nymphes sont elles-mêmes pigmentées, s'effaçant ordinairement par la traction, situé entre la Nymphe et la Grande Lèvre, de longueur et de hauteur variables.

Les figures 208 à 212 en donnent une idée très nette.

Le Pli Paranymphéal est uni ou bilatéral. Il affecte la forme d'un simple pli (fig. 208) ou d'une lame cutanée (fig. 209). Il s'unit aux Nymphes (fig. 208 à 210) ou en reste indépendant (fig. 211); s'il affecte la forme lamellaire, il prend le vague aspect de petites lèvres latérales secondaires (fig. 209 et 217).

Le Pli Paranymphéal peut, en se confondant plus ou moins avec les Nymphes (fig. 208 à 210), passer d'un côté à l'autre en constituant la Fourchette. Il peut n'exister que dans la partie antérieure de la Fente vulvaire, donnant l'idée d'un second Capuchon (Mouchotte) (fig. 209 et 210), ou descendre plus ou moins bas vers la Fourchette, s'unissant souvent à des Plis Commissuraux (fig. 217) entourant parfois d'un prolongement interne l'extrémité des Nymphes (fig. 212), ou cercler entièrement la Fente vulvaire, réalisant un Type anatomique très curieux et très rare (fig. 211).

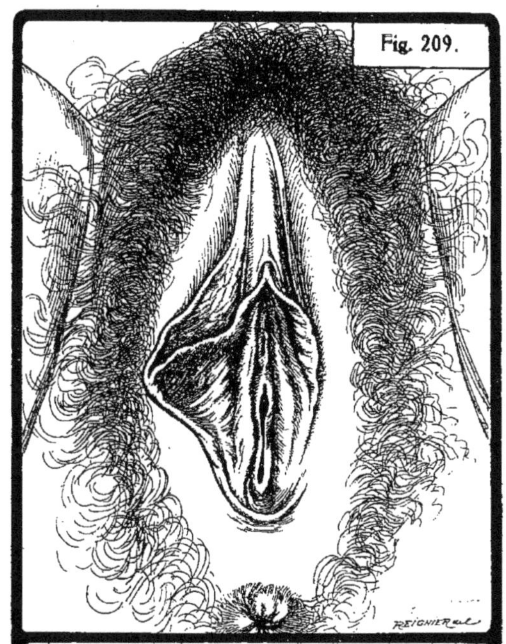

Fig. 209.

Pli paranymphéal formant une pseudo-Nymphe accessoire. — Femme de 30 ans, nullipare. Nymphes asymétriques. Pli paranymphéal droit étalé en une lame de même importance que la Nymphe correspondante à laquelle il s'unit. Hymen intact.

Le Pli Paranymphéal est ordinairement unique, mais il peut être double, triple, etc.

Plis Commissuraux. — Je donne le nom de Plis Commissuraux à des replis cutanés, pigmentés si les Nymphes sont elles-mêmes pigmentées, disparaissant par la traction, que l'on trouve parfois au niveau de la Commissure postérieure des Nymphes, ou, si cette Commissure n'existe pas, à sa place fictive.

Leur direction est sans fixité régulière; d'une manière générale, on peut dire qu'elle est transversale (fig. 213), ou antéro-postérieure (fig. 214).

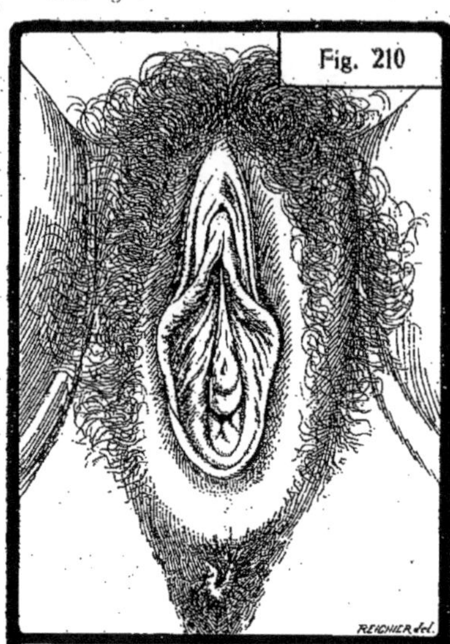

Fig. 210

Plis paranymphéaux. — Femme de 32 ans, III pare. Nymphes membraniformes. Poils développés à la partie moyenne des Grandes Lèvres. A droite et à gauche se voit, entre le Capuchon et la Grande Lèvre, le pli paranymphéal qui naît aussi haut que le Capuchon et vient se perdre sur la face externe des Nymphes; si bien que l'on ne peut dire si la commissure est formée par la Nymphe ou le pli paranymphéal gauche. (Comparer avec les figures suivantes).

Leur disposition est variable : ils sont arciformes (fig. 213), tassés en accordéon (fig. 215), plissés en zigzag.

Je les ai vus établir en quelque sorte la continuité des Nymphes d'un côté à l'autre, ou exceptionnellement unir des Nymphes qui se prolongeaient jusqu'à l'Anus.

Fréquemment des Plis Paranymphéaux coexistent avec des Plis Commissuraux et s'unissent avec eux (fig. 212). Les Nymphes, si elles sont du Type court, sont pour ainsi dire cachés au milieu de toutes ces plicatures cutanées (fig. 217).

Ces Plis Commissuraux sont le plus ordinairement multiples (fig. 215); mais ils peuvent se réduire à un simple repli qui est tantôt mince et en croissant (fig. 213 à 215), tantôt épais, saillant, distensible, pigmenté et de même structure que les Petites Lèvres (fig. 216).

Lorsque les Plis Commissuraux sont absents, il existe à leur place, chez un certain nombre de femmes brunes, une Zone de pigmentation cutanée dont l'étendue et la forme sont assez souvent celles que présentent les Plis Commissuraux de la figure 214.

Le Raphé Ano-Nymphéal. — Chez quelques femmes existe un Raphé médian, pigmenté, saillant, formant même parfois une sorte de Pli, qui va de l'Anus à la Commissure où à des Plis Commissuraux (fig. 217). Ce Raphé est souvent incomplet : très net au niveau du Périnée, il n'atteint pas la Commissure (fig. 218); ou bien, il manque en son milieu (fig. 212), ou enfin il n'existe en avant qu'à la Fourchette et se perd sur le Périnée.

Les Nymphes secondaires. — Il n'existe pas de Nymphes secondaires.

Morgagni « disséquant des vierges, outre des Nymphes supérieures qui étaient peu développées, a vu trois fois, plus profondément dans les replis du Pudendum, deux autres saillles semblables à des Nymphes. »

Haller décrit comme seconde Petite Lèvre « le bourrelet charnu et mou qui entoure l'Orifice vaginal, qui quelquefois paraît faire suite à une valvule saillante, si bien qu'il ressemble à une seconde Petite Lèvre, qu'il est d'une largeur inusitée et qu'il rappelle une Petite Lèvre par son aspect crénelé et ses glandes sébacées ».

Neubauer a relaté un cas de Nymphe triple et il accompagne sa description

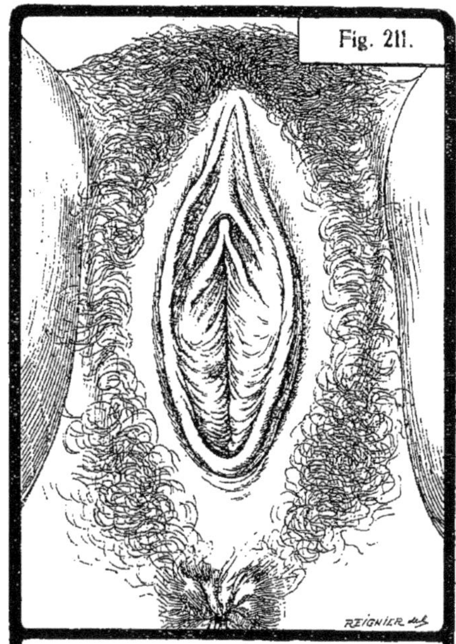

Fig. 211.

Plis paranymphéaux formant un pseudo-Capuchon et deux pseudo-Nymphes secondaires. — Femme de 23 ans, I pare. Nymphes du Type court. Capuchon indépendant. Plis paranymphéaux réunis en avant et en arrière, donnant à l'orifice vulvaire un aspect tout particulier et constituant un canal préhyménal dont les parois sont éversées sur la figure. L'orifice vaginal est invisible.

d'une figure aussi conventionnelle, inexacte et incompréhensible que son texte (fig. 230, p. 410).

Bergh indique que sur 1.630 sujets examinés, il a trouvé 6 fois des Nymphes secondaires uni- ou bilatérales ; il a évidemment désigné sous le nom de Nymphes de larges Plis paranymphéaux.

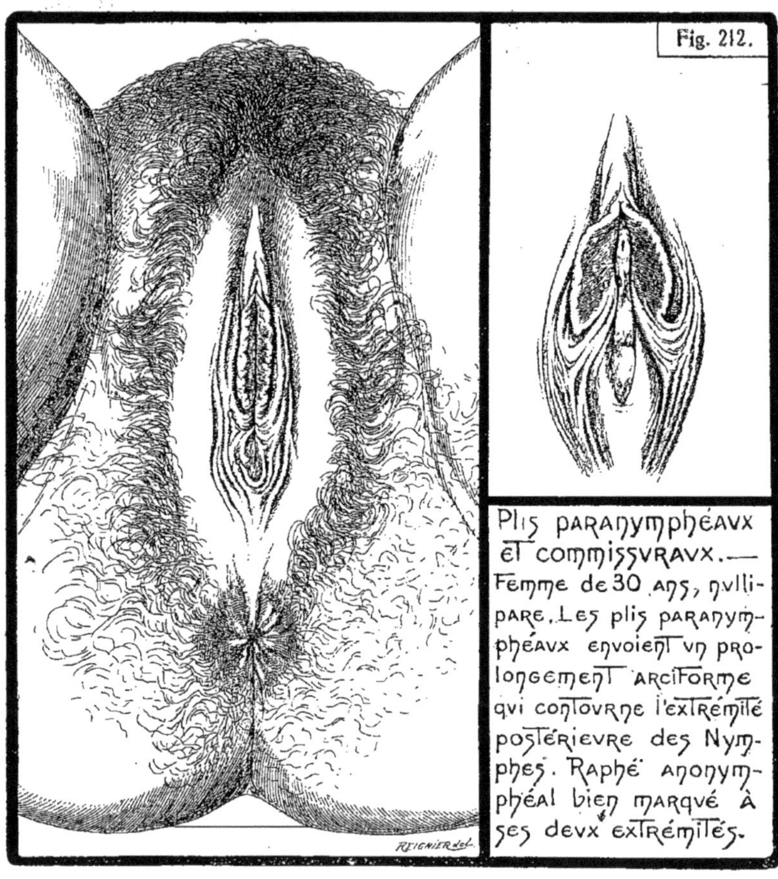

Fig. 212.

Plis paranymphéaux et commissuraux. — Femme de 30 ans, nullipare. Les plis paranymphéaux envoient un prolongement arciforme qui contourne l'extrémité postérieure des Nymphes. Raphé anonymphéal bien marqué à ses deux extrémités.

C'est sur ces documents sans valeur que repose l'histoire des doubles et triples Nymphes.

Il n'y a jamais que deux Nymphes, comme il n'existe qu'un seul Capuchon. Mais un Pli Paranymphéal ou Commissural peut se développer au point de prendre la vague allure d'une Nymphe. Si les Nymphes sont du Type court et les Plis très développés, l'idée de Nymphes accessoires vient à l'esprit de tout observateur non prévenu.

Quatre dispositions principales sont observées :

1° Les Plis Paranymphéaux droit et gauche s'unissent en avant par-dessus le Capuchon, et en arrière à la Fourchette. Ils forment à la fois un pseudo-Capuchon et deux pseudo-Nymphes (fig. 211 et 217).

2° Un Pli Paranymphéal, étalé en lame cutanée, vient s'unir, uni ou bilatéralement, à la Nymphe correspondante, donnant l'impression d'une seconde Nymphe (fig. 209).

3° Un grand Pli Commissural s'est développé sous des influences diverses et forme une sorte de Nymphe postérieure médiane ou deux pseudo-Nymphes latérales (fig. 221 et 222, p. 394).

4° J'ai relevé chez une jeune femme de dix-sept ans (fig. 219) l'existence de deux petites saillies pigmentées, parallèles, situées à droite et à gauche de la Fourchette et constituant deux pseudo-Nymphes. Je les considère comme deux grands Plis Commissuraux antéro-postérieurs analogues à ceux de la figure 214.

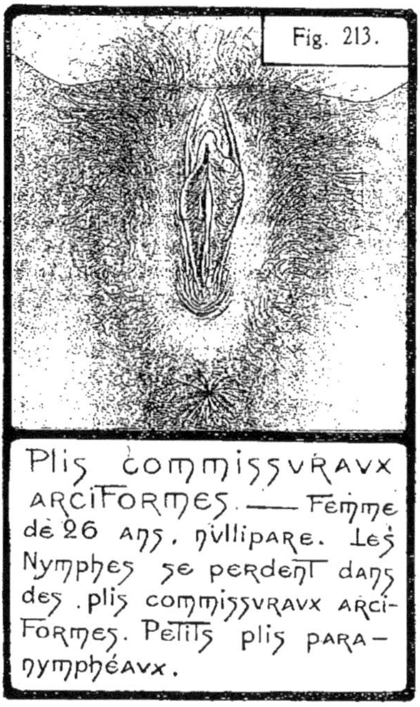

Fig. 213.

Plis commissuraux arciformes. — Femme de 26 ans, nullipare. Les Nymphes se perdent dans des plis commissuraux arciformes. Petits plis paranymphéaux.

Influence de l'Age sur les Nymphes. — Les Nymphes et les Plis Paranymphéaux ou Commissuraux se développent et se pigmentent sous l'influence de l'Age, jusqu'à la Ménopause. Le Type court subit peu de changement. Le Type membraniforme grandit dans quelques proportions, sous l'influence de l'étirement, léger sans doute mais certain, que causent les mouvements, le coït, les accouchements.

A la ménopause, si les Ovaires sont en parfait état, les Nymphes ne se modifient que très lentement, et chez des femmes âgées on peut en observer dans des conditions d'excellente conservation (fig. 218). Elles ont cependant perdu de leur fermeté, de leur élasticité, de leur épaisseur et ont une tendance à la rétraction.

Si les Ovaires sont atteints de sclérose, le processus de régression s'accentue.

Les Nymphes du Type court diminuent de plus en plus de hauteur et arrivent à s'amoindrir dans de telles proportions qu'en écartant les Grandes Lèvres on efface presque entièrement ou même entièrement les petites saillies qu'elles pouvaient encore faire au repos (fig. 190, *b*). Les cas dits d'absence de Nymphes sont des observations de ce genre.

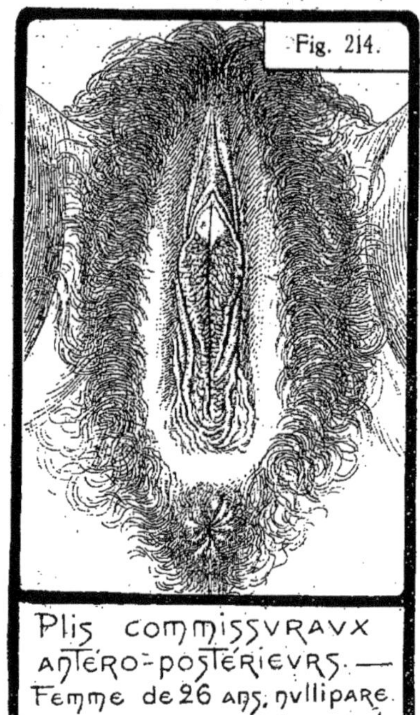

Fig. 214.

Plis commissuraux antéro-postérieurs. — Femme de 26 ans, nullipare.

Les Nymphes du Type membraniforme s'amincissent, se flétrissent, se rétractent. Parfois elles se réduisent à une plicature, généralement alors très pigmentée, de 1 à 2 centimètres de haut sur 4 à 5 de long, dont l'épaisseur est si faible qu'elles n'ont plus aucune consistance.

A la période de vieillesse, les Nymphes du Type court ont complètement ou à peu près complètement disparu sous l'influence des processus de régression de tout l'Appareil génital. Celles du Type membraneux persistent encore, mais diminuées dans toutes leurs dimensions.

Influence de la parturition. — Le passage de la Tête fœtale dans le Canal vulvaire produit sur les Nymphes des modifications qui varient suivant l'état de leurs Tissus, leur Type morphologique et le volume de la Tête fœtale. Si les Tissus sont de souplesse et d'élasticité parfaites, l'Accouchement peut se faire sans que les Nymphes subissent de modifications morphologiques appréciables. Comme l'ont déjà mentionné Ballantyne et Blacker, et contrairement à l'assertion de Rieffel, la Commissure Nymphéale postérieure elle-même ne se déchire pas ordinairement lors de l'accouchement, tant elle se prête à la distension. En revanche, tout début de sclérose facilite les éclatements et les déchirures.

Les Nymphes de Type court échappent par leur faible saillie et leur situation antérieure aux pressions de la Tête fœtale.

Les Nymphes du Type membraniforme constituent avec leur Commissure une sorte de *Canal Nymphéal* à travers lequel se dégage la Tête. Si le Fœtus est de volume moyen et si les Tissus sont très élastiques, il y a simple distension du Canal Nymphéal qui revient spontanément sur lui-même; on ne peut noter qu'une légère augmentation des Nymphes et de la Commissure, et le plus souvent on ne relève aucune déformation appréciable.

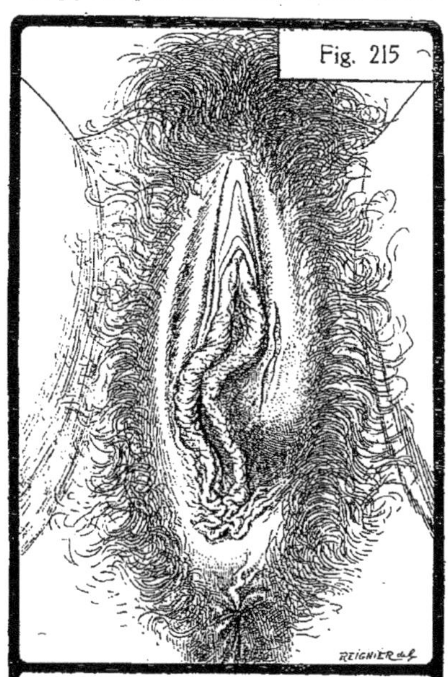

Fig. 215

Plis commissuraux en accordéon. — Femme de 22 ans, nullipare. L'examen attentif montre que la continuité est complète d'une Nymphe à l'autre, comme si la commissure s'était plissée en accordéon. Kyste de la Glande Bartholin gauche, inutilement traité par l'incision simple.

Mais si la Tête est très volumineuse ou que les Tissus soient un peu scléreux, le Canal ou l'Anneau Nymphéal éclate.

Ordinairement, c'est la Commissure qui cède avec l'Anneau vaginal et le Périnée; l'on observe la déchirure postérieure classique.

Mais quelquefois la Commissure résiste et l'éclatement se fait en avant, dans la partie tout antérieure des Nymphes. La déchirure se fait de trois manières : 1° le Bord Nymphéal est respecté si la face interne seule cède : on voit un tissu cicatriciel blanc ou blanc rosé qui se confond aisément avec le restant de la muqueuse vestibulaire (fig, 220, *b*); 2° le Bord Nymphéal n'est pas rupturé, mais, sur un point, à la déchirure de la face interne s'est

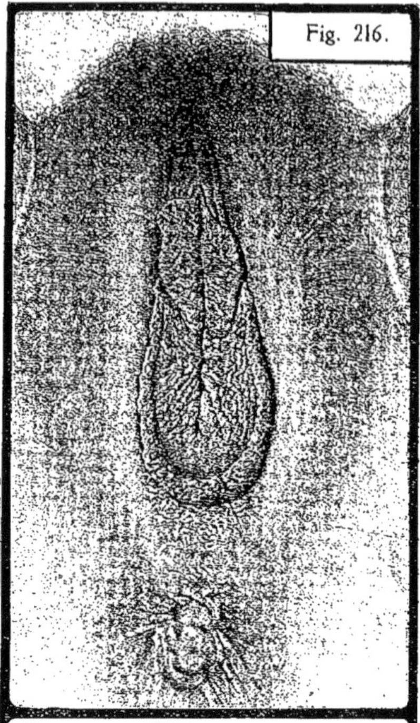

Fig. 216.

Grand Pli commissural Fraisé. — Femme de 36 ans, nullipare. Grand Pli commissural, d'aspect fraisé, de couleur pigmentée comme les Nymphes sur la face externe desquelles il se perd; ce repli, haut de près de 1 centimètre, était extrêmement déplissable et par suite extensible. Les Nymphes, inégales, se continuent par une zone cutanée, pigmentée, plissée, qui rejoint sur les côtés le pli commissural.

jointe celle du tissu celluleux central et celle de la face externe, de telle sorte qu'un trou, un orifice, s'est produit (fig. 220, *a*); 3° le Bord Nymphéal a cédé, entraînant la dilacération de la face externe : la Petite Lèvre est divisée en deux lambeaux sur une partie de son étendue (fig. 220, *c*) ou sur toute sa hauteur (fig. 220, *d*).

L'existence des Plis Paranymphéaux contribue à modifier la morphologie des Nymphes, dans ces cas de déchirure. En effet, le lambeau interne ou antérieur, qui est presque toujours petit, reste à sa place et donne l'impression d'une petite Nymphe courte et atrophiée (fig. 220, *d*). Le lambeau postérieur, complètement détaché de l'antérieur, reste suspendu au Pli Paranymphéal correspondant. Il en résulte l'aspect de deux Nymphes : l'une petite, interne, et l'autre grande, membraneuse, externe; or cette pseudo-Nymphe n'est que la réunion du Pli Paranymphéal au segment inférieur de la Nymphe rupturée.

Comme il peut exister encore un second Pli Paranymphéal assez développé, on arrive dans ces cas à compter trois Nymphes alors qu'il n'y en a qu'une, divisée dans toute sa hauteur, et deux Plis Paranymphéaux dont l'un soutient le grand lambeau postérieur de la Nymphe rupturée.

Plusieurs déchirures peuvent s'associer et je signalerai en particulier, comme déformation la plus complète, l'association de la déchirure antéro-latérale des deux Nymphes à la rupture de la Commissure (fig. 220, *e*).

Les Plis Commissuraux peuvent, dans certains cas, être si étirés au moment de l'Accouchement qu'ils ne reviennent ensuite qu'incomplètement sur eux-mêmes. Il se forme ainsi soit une pseudo-Nymphe médiane postérieure (fig. 221), soit deux pseudo-Nymphes postéro-latérales (fig. 222).

La multiplicité des Accouchements, le volume du Fœtus, les Manœuvres obstétricales, la Sclérose des tissus favorisent ces diverses modifications morphologiques.

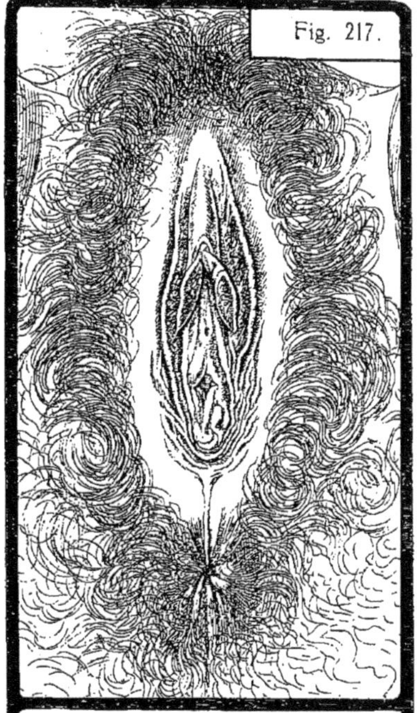

Fig. 217.

Raphé ano-nymphéal. Plis paranymphéaux formant deux pseudo-Nymphes accessoires. — Femme de 33 ans. Nymphes Type court. Développement des plis paranymphéaux et commissuraux. Poils très abondants.

L'Infibulation. — Sous le nom d'Infibulation (*fibula*, agrafe), on désigne des Manœuvres traumatisantes ayant pour but d'amener, chez la Femme, l'Occlusion de la Vulve. Les Infibulées présentent une Région Génitale dont l'aspect morphologique est spécial. L'Infibulation se pratique, de nos jours, chez les Somalis et les Danakils. Elle y est d'origine ancienne et a été décrite par le Père Jésuite Lobo, il y a trois siècles. Creignou, à qui j'emprunte les éléments de ce chapitre, pense que cette coutume barbare a pu être inspirée, à l'origine, par le souci d'assurer l'intégrité de la Race. Les Tribus qui y ont recours sont nomades, vivent en un état de guerre constant, habitent des pays accidentés et à population clairsemée : il peut résulter de ces conditions de vie des violences soudaines contre les Filles, d'où l'idée primitive de protéger la Virginité d'une manière absolue. A cette raison, est venue s'en ajouter une autre : la Virginité certaine qu'assure l'Infibulation donne une valeur vénale plus grande aux Jeunes Filles de ces Tribus, dont le mariage se traduit par une dot payée par le Fiancé aux Parents de sa future Femme, coutume inverse de celle des Peuples civilisés, où le mariage de la Jeune fille est très souvent assuré par la dot constituée par les Parents et mise à la disposition de son Mari.

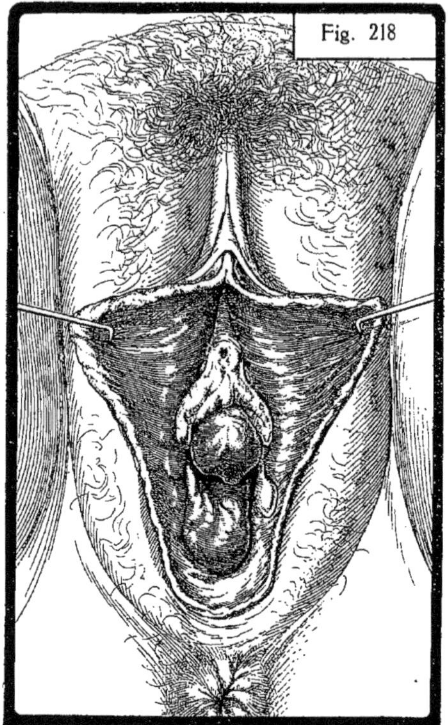

Fig. 218

Nymphes du Type membraniforme, à la ménopause — Femme de 45 ans, VIII-pare. Les Nymphes sont élargies et allongées par l'affaissement et la rupture du périnée ; la commissure nymphéale persiste.

Il existe deux Variétés d'Infibulation : l'une en quelque sorte temporaire, l'autre définitive.

Infibulation temporaire. — L'Infibulation temporaire est pratiquée par les Danakils : « Lorsque la Jeune Danakile est nubile, on perfore à l'aide d'un porte-aiguille chacune des Grandes Lèvres d'un certain nombre de trous, trois ordinairement, qui sont placés en alternance, en chicane, et on introduit dans chaque pertuis une petite cheville en bois. Avant que la cicatrisation ne soit complète, on fait passer par les trous une sorte de Lanière prélevée dans l'Aponévrose dorsale du Bœuf. Puis on enduit la Région et la Lanière, de graisse ou de beurre indigène, et on complète l'opération en rapprochant les extrémités libres de la Lanière par un nœud très compliqué. Après quoi la Jeune Fille, partiellement ou même totalement nue, est exposée au soleil, parfois pendant plusieurs jours. Et quand la Lanière est bien sèche, on y fait diverses marques ou repères, dont on vérifie l'existence à l'époque du Mariage. »

Cette manière de pratiquer pour un temps l'Occlusion de la Vulve devait fatalement conduire les Maris à l'utiliser en cas d'absence prolongée. Et Creignou raconte que le Danakil, pour rassurer sa jalousie, replace, à son départ, la Lanière protectrice à sa ou à ses Femmes, Lanière que commence à supplanter le Cadenas, cadeau des Arabes, fabriqué par d'habiles serruriers de l'Yémen.

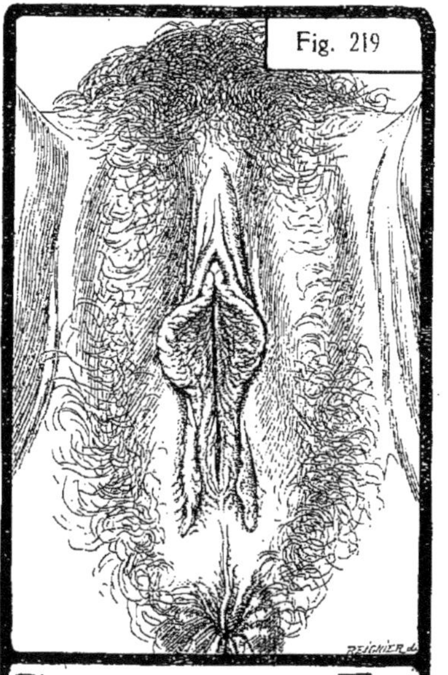

Fig. 219

Plis commissuraux formant deux petites pseudo-Nymphes latéro-postérieures. — Femme de 17 ans, nullipare. Raphé nymphéo-anal.

L'Infibulation temporaire déforme peu la Vulve. Il n'en est pas de même de l'Infibulation définitive, que l'on observe chez les Somalis.

Infibulation définitive. — L'Infibulation définitive comporte l'excision des Grandes Lèvres, des Nymphes et du Clitoris. Cette mutilation se fait ordinairement à l'âge de 4 à 6 ans, mais elle s'exécute aussi au moment du mariage, chez des Jeunes Filles nubiles non Infibulées, chez les Infibulées, dont l'orifice est resté trop large ou s'est élargi sous l'influence des rapports sexuels, voire même chez des Veuves, si leur premier mariage a chance d'être ignoré par suite d'absence d'état civil et d'émigration : la recherche de l'Infibulation reste conditionnée par le prix d'achat.

La mutilation est faite sans anesthésie, en un temps, par une Professionnelle ou une vieille Femme de la Tribu. « La Victime est couchée sur un lit et on l'y maintient, les cuisses écartées. S'il s'agit d'une Enfant, une aide, elle-même assise, la prend à califourchon sur ses genoux, faisant face à la « Midgân », et, par l'écartement de ses propres cuisses, règle l'écartement de celles de l'opérée. La section se fait à l'aide d'un couteau à lame droite ou courbe. La réunion des surfaces cruentées est obtenue

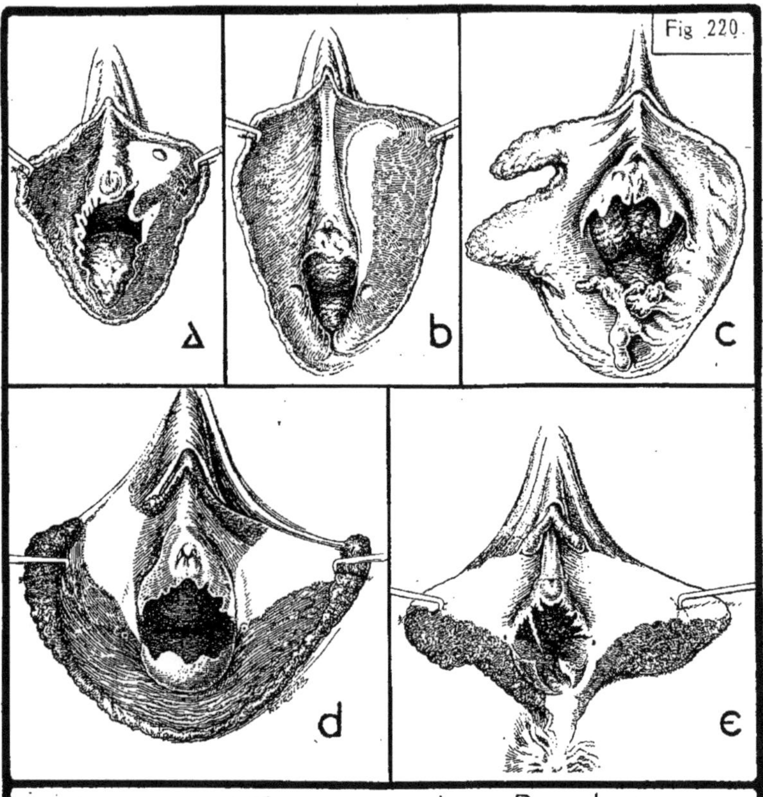

Déchirures antérieures des Nymphes. —

a Déchirure de la face interne et perforation de la face externe. — Femme de 30 ans, II pare.

b Déchirure de la face interne, à gauche. Femme de 28 ans, II pare à 17 et 20 ans.

c Déchirure du bord libre et de la moitié de la hauteur; formation de deux lambeaux. — Femme de 44 ans, VI pare.

d Déchirure bilatérale totale; apparence de Nymphes doubles. — Femme de 28 ans, I pare à 23 ans.

e Déchirure bilatérale totale avec rupture de la commissure. — Femme de 47 ans, II pare.

soit par une suture entortillée réalisée avec de longues épines de mimosa et du fil, soit, depuis quelques années, par des points de suture exécutés avec une aiguille de ménagère. L'opérée est maintenue couchée et des liens lui enserrent les genoux et les chevilles. On a eu soin de ménager, à la partie déclive, un Orifice très étroit, en plaçant entre les lèvres de la plaie un roseau ou tout autre tube pouvant servir de drain, enduit de graisse de mouton et maintenu en place jusqu'à ce que la cicatrisation soit suffisamment avancée. Cette ouverture est destinée à permettre l'écoulement des liquides vésicaux et vaginaux; le jet d'urine se dirige en arrière. »

L'aspect morphologique d'une Vulve infibulée diffère totalement de l'état normal. Si l'Infibulation est complète et que la réunion se soit bien effectuée, on ne voit plus aucune Fente vulvaire. Il existe une cicatrice antéro-postérieure longue, profonde, toujours déprimée et irrégulière; les sutures ont laissé des Cicatrices perpendiculaires, longues de 6 à 8 millimètres; l'ensemble rappelle l'échelle de perroquet. A l'extrémité postérieure de la cicatrice est l'Orifice qui sert à l'écoulement de l'urine et du sang menstruel. Cet Orifice doit être étroit. Dans un but facile à comprendre, des Matrones parfois l'élargissent, quitte à le recoudre pour le mariage; parfois aussi il est large, parce que la Mutilation a été mal pratiquée ou a été suivie de désunion.

L'Infibulation est fréquemment incomplète parce que la Victime réagit ou que la Matrone est malhabile. « La portion postérieure des Grandes Lèvres persiste souvent. Plus fréquemment, et à moins qu'il ne soit enlevé dans un premier temps de l'opération, le Clitoris échappe en partie, ou même en totalité à l'excision. Aussi n'est-il pas rare de le retrouver, avec ou sans mutilation, et plus ou moins recouvert par un Capuchon cutané et cicatriciel. Lorsqu'il a été excisé en totalité, une dépression cicatricielle en marque la place. » (Creignou.)

Débridement de l'infibulation. — Un premier Débridement partiel de la Cicatrice est pratiqué quelques jours avant la date du Mariage. « Cette fois encore, c'est une vieille Femme, et en principe une Indigène, qui opère, à l'aide d'un instrument quelconque, du même genre que ceux qui servent à l'Infibulation. Quelques Femmes, représentant les Familles des deux Fiancés, assistent à cette cérémonie, qui paraît avoir pour but de faire constater la Virginité de l'Épousée. Pour la proclamer aux regards de tous, on suspendrait parfois le Couteau ensanglanté à la porte de la cour de la Fiancée. La Plaie n'a pas le temps de se cicatriser complètement pour le mariage et les premiers rapprochements font souffrir la Femme. »

Le Débridement total est pratiqué au moment de l'Accouchement, et même lorsque le Travail est déjà commencé. Le Fœtus expulsé, on replace assez souvent quelques points de suture sur les Surfaces cruentées.

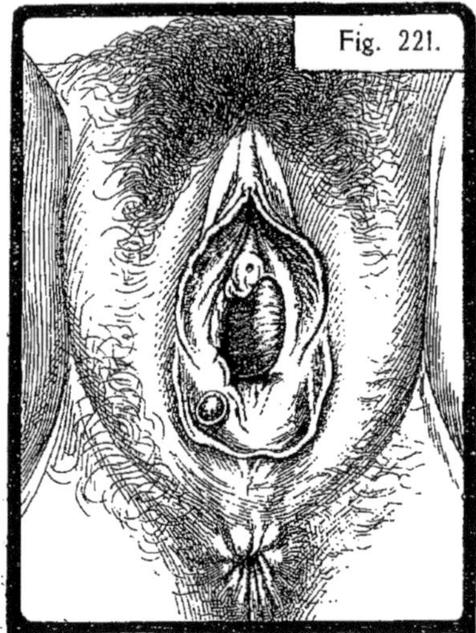

Fig. 221.

Pli commissural étiré par la parturition, formant une pseudo-Nymphe médiane postérieure. — Femme de 45 ans, II pare. Colpocèle antérieure, en forme de proue. Petit kyste vestibulaire droit.

L'abondance de Tissu cicatriciel dans les Vulves infibulées fait obstacle à la distension et peut devenir une cause de Dystocie.

La Circoncision. — La Circoncision (*circum*, autour; *cædere*, couper) consiste, chez la Femme, dans l'excision des Nymphes qui entourent l'Orifice vaginal.

S. Reinach pense que la Circoncision et l'Infibulation sont des Mutilations ayant une valeur religieuse à l'origine. Elles paraissent aussi avoir une valeur pratique chez certains Types individuels et chez des Types de Race caractérisés par l'Hypertrophie des Nymphes. Cuvier rapporte que « les Jésuites portugais qui, au XVIe siècle, convertirent au catholicisme le Roi d'Abyssinie et une partie de son peuple, se crurent d'abord obligés de proscrire la Circoncision, qu'ils croyaient tenir à l'ancien judaïsme de cette Nation. Mais il arriva que les filles catholiques ne trouvèrent plus de maris, parce que les hommes ne pouvaient se faire à une difformité dégoûtante. Le Collège de la Propagande envoya un chirurgien sur les lieux pour vérifier le fait et, sur son rapport, le rétablissement de l'ancienne coutume fut autorisée par le Pape. — Des Négresses, des Abyssines en sont incommodées au point d'être obligées de détruire ces parties par le fer et par le feu. On fait même d'avance cette opération à toutes les jeunes Filles d'Abyssinie au même titre que l'on circoncit les garçons ».

L'Hypertrophie des Nymphes peut être regardée comme un caractère de variation individuelle qui s'est généralisé d'abord dans une Famille, puis dans une Tribu, enfin dans un Pays. La généralisation a pu d'autant mieux se faire que la Polygamie était de règle dans ces Peuplades primitives, que la consanguinité était constante dans ces Contrées non peuplées et que le mélange des Races ne se faisait guère par suite de l'état de guerre incessant des Tribus entre elles.

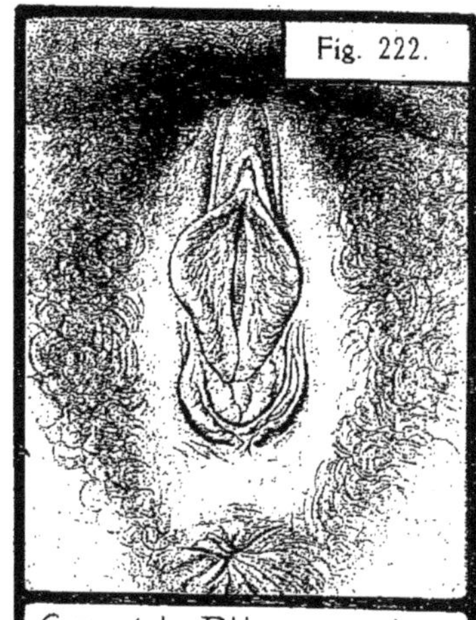
Fig. 222.

Grand Pli commissural formant deux pseudo-Nymphes postéro-latérales. — Femme de 25 ans. II pare. Pli commissural divisé par la ligne médiane et très développé. Noter le parfait état du périnée, la paroi n'offrait aucune vergeture.

Dans les Races européennes, on trouve de temps en temps des Femmes ayant un développement exagéré des Nymphes, que l'on peut tenir pour un caractère réversif atténué. Les Petites Lèvres présentent le Type aliforme qui ne diffère guère du Type hypertrophique que par l'absence de l'augmentation de l'épaisseur. Néanmoins, cette longueur inusitée des Nymphes est suffisamment gênante pour que les Femmes en demandent l'excision. Les figures 196 et 197 (p. 368 et 369) représentent précisément des Petites Lèvres dont l'ablation a été faite sur la demande des intéressées, pour des raisons toutes semblables à celles que signalait déjà Mauriceau en 1740 : « Je fis cette opération à une Demoiselle qui m'en requit fortement, tant parce qu'étant obligée d'aller souvent à cheval, l'allongement de ses Nymphes, qu'elle avait très grandes, lui causait par leur froissement une douloureuse cuisson, que parce que cette indécence lui déplaisait extrêmement aussi bien qu'à son mari. »

IV. LE CLITORIS ET LE VESTIBULE

En écartant les Petites Lèvres on découvre en avant un tubercule, le Clitoris, et, en arrière de lui, tout l'espace compris entre la face interne des Nymphes. Cet espace virtuel n'est autre que le Canal Vulvaire (V. p. 375 et fig. 202 et 203). La partie la plus profonde de ce canal est désignée sous le nom de *Vestibule*, parce que viennent s'y ouvrir l'Appareil Génital interne par l'Orifice Vaginal et l'Appareil Urinaire par l'Orifice Urétral ou Méat.

Avec le Vestibule, il est d'usage de décrire deux Organes qui ne font pas partie de l'Appareil Génital féminin, mais que les Rapports de situation commandent d'étudier avec cet appareil. L'un est le Méat, et l'autre un vestige d'Organe auquel S. Pozzi a donné le nom de Bride Masculine.

Ce chapitre est ainsi divisé en quatre parties :

1° Le Clitoris;
2° Le Vestibule;
3° Le Méat;
4° La Bride Masculine.

1° LE CLITORIS

En Anatomie morphologique comme en Clinique, le terme Clitoris n'a pas exactement le même sens qu'en Anatomie descriptive. L'Organe Clitoris comprend deux Racines profondes, accolées aux branches ischio-pubiennes, un Corps résultant de la fusion de ces deux Racines au niveau et en avant de la Symphyse et un Gland qui vient surmonter le Corps. Seul, le Gland est visible et libre, et c'est lui que désigne le mot Clitoris en Clinique, Gland Clitoridien et Clitoris étant synonymes

Capuchon Clitoridien. — Le Clitoris est recouvert par un repli cutané, qui le masque à la façon d'un Capuchon et a pris ce nom.

Le Capuchon doit être considéré comme un repli cutané spécial, ne dépendant pas des Petites Lèvres, bien que dans l'immense majorité des cas il se continue avec elles. Il naît au Mont de Vénus, a une longueur de 2 cent. 1/2 à 3 cent. 1/2 en moyenne, recouvre le Clitoris plus ou moins complètement, presque toujours entièrement, et vient mourir de chaque côté sur la face externe des Petites Lèvres, en se fusionnant avec elles sur une plus ou moins grande largeur; exceptionnellement, il reste indépendant de la Petite Lèvre correspondante, d'un côté (fig. 200, p. 372) ou des deux côtés (fig. 188, p. 358 et 211, p. 383).

Repli cutané, il a les caractères généraux de la peau; il n'est jamais rose ou fortement pigmenté, comme peuvent l'être les Nymphes. Le plus souvent, il est mince; mais il peut parfois présenter une certaine épaisseur et mériter l'épithète de *crassiforme* (fig. 225 *b*, p. 402).

Son développement n'est pas lié à celui des Petites Lèvres. Il garde sa forme normale quand celles-ci sont congénitalement atrophiées (fig. 193, p. 365) ou hypertrophiées (fig. 197, p. 369).

L'épaisseur du Tissu graisseux a pour effet de l'étaler et par suite de l'amoindrir. Si la Région Génitale devient fortement adipeuse, il peut disparaître presque complètement (V. fig. 190 *b*, p. 362).

Configuration du Clitoris. — Le Clitoris est toujours plus ou moins caché par le Capuchon, comme l'est le Gland par le Prépuce chez les sujets non circoncis. Pour le voir, il faut donc le décapuchonner. Il se présente alors sous la forme d'un petit organe dont la couleur rose ou rose-blanc le différencie nettement de la muqueuse voisine plus foncée. De forme le plus souvent conoïde ou oblongue, il est obliquement dirigé de haut en bas et d'avant en arrière. Le Capuchon étant écarté, il fait toujours une saillie convexe à la fois dans le sens transversal et dans le sens longitudinal. S'il est bien développé, il présente une légère crête médiane qui lui donne deux faces latérales; sa forme est alors celle d'une pyramide triangulaire tronquée sur une de ses faces, la postérieure; les deux faces principales sont antéro-externes et l'arête est médiane.

Homologue du Gland, il en rappelle la configuration dans sa minuscule petitesse. Comme lui, il offre une surface antéro-latérale bien visible et une petite face postérieure destinée, comme sur le Gland, à recevoir le Frein. Mais, tandis que le Frein du Gland est unique, celui du Clitoris est parfois double, et pour ce Frein double la face postérieure du Clitoris est si petite et si courte que l'insertion de ce double Frein l'occupe le plus souvent en son entier (fig. 223).

DIMENSIONS. — J'ai mesuré le Clitoris sur 36 femmes successivement examinées sans aucun triage. Le Clitoris a été décapuchonné et laissé au repos sans être tiraillé dans aucun sens. La Longueur est assez facile à prendre, encore qu'il faille bien voir les deux extrémités sans provoquer d'étirement. La Largeur varie ordinairement suivant le point examiné; j'ai noté sa plus grande étendue vers son extrémité, et j'ai eu soin d'éviter l'étalement de l'organe. Les mensurations d'un organe si petit et non rigide sont difficiles. L'Épaisseur me paraît impossible à relever et me paraît égale à la Largeur. Voici les résultats obtenus que j'estime exacts à 1/2 millimètre près :

Longueur en millimètres.	*Largeur en millimètres.*	*Age et enfants.*
10	5	69 ans, 0 pare.
8 1/2	4	32 ans, 1 pare.
8	6 1/2	52 ans, 0 pare.
8	5	26 ans, 0 pare.
8	5	32 ans, ovariectomisée.
8	4	32 ans, 0 pare.
7 1/2	4	30 ans, 3 pare.
7 1/2	3 3/4	30 ans, 1 pare.
7	5	26 ans, 0 pare.
7	4	48 ans, 1 pare
7	3	26 ans.
7	2 1/2	21 ans, 0 pare.
6 1/2	4 1/2	34 ans, 0 pare.
6	4	29 ans, 4 gest., 2 pare.
6	4	33 ans, 2 pare.
5 1/2	3	27 ans, 1 pare.
5	4	45 ans.
5	3 1/2	24 ans, 0 pare.
5	3 1/2	26 ans, 1 pare.
5	3	33 ans, 2 pare.
5	2 1/2	27 ans, 1 pare.
5	2 1/2	43 ans, 2 pare.
4 1/2	3	32 ans, 1 pare.
4	3 1/2	28 ans, 5 pare.
4	3	25 ans, 0 pare.
4	3	53 ans, 1 pare.
4	3	30 ans, 0 pare.
4	3	43 ans, 3 pare.
4	2 1/2	36 ans, 3 pare.
4	2 1/2	26 ans, 0 pare.
4	2 1/2	34 ans, 0 pare.
4	2 1/2	30 ans, 1 pare.
3 1/2	3	18 ans, 0 pare.
3 1/2	2 1/2	22 ans, 0 pare.
3	1 1/2	20 ans, 0 pare.
2 1/2	2 1/2	39 ans, 1 pare.

La moyenne mathématique de Longueur est de 5 millim. 1/2 et celle de Largeur de 3 millim. 1/2. Le Clitoris est donc plus long que large.

L'examen de ces 36 cas donne d'autre part les relevés suivants :

Longueur en millimètres.

Longueur	Cas	Groupe	Longueur	Cas	Groupe
Moyenne, 5 1/2	1				
10	1		5	6	16
8 1/2	1		4 1/2	1	
8	4	10	4	9	
7 1/2	2		3 1/2	2	
7	4		3	1	
6 1/2	1		2 1/2	1	
6	2				
	15			20	
Total	1 + 15 + 20 = 36				

Largeur en millimètres.

Largeur	Cas	Groupe	Largeur	Cas	Groupe
Moyenne, 3 1/2	3				
6 1/2	1		3	9	18
5	4	12	2 1/2	9	
4 1/2	1		1 1/2	1	
4	7				
3 3/4	1				
	14			19	
Total	3 + 14 + 19 = 36				

Les Clitoris plus longs et plus larges que la moyenne obtenue sont donc moins fréquents que les plus petits.

Sur les 15 cas au-dessus de la moyenne de Longueur, 10 sont entre 7 et 8 millimètres et, sur 20 cas au-dessous, 16 s'échelonnent entre 4 et 5 millimètres. Sur les 14 au-dessus de la moyenne de Largeur, on en trouve 12 entre 4 et 5 millimètres et, sur les 19 au-dessous, 18 entre 2 1/2 et 3. On pourrait donc dire qu'un Clitoris mesurant 7 à 8 millimètres de long et 4 à 5 millimètres de large est un *Clitoris gros*, et qu'un Clitoris de 4 à 5 millimètres de long sur 2 1/2 à 3 de large est un *Clitoris petit*. Le Clitoris petit est plus fréquent d'un quart que le gros.

La Largeur est généralement proportionnelle à la Longueur. Mais il y a des exceptions : le tableau donne des Clitoris de type allongé de 7 mm. X 2 1/2, 7 X 3, 5 X 2 1/2; quelques-uns sont à peu près ou exactement aussi larges que longs, parmi les moyens et surtout les petits, et prennent ainsi un type arrondi : 5 X 4, 3 1/2 X 3, 2 1/2 X 2 1/2.

Variétés morphologiques. — Le Clitoris offre de par ses dimensions des aspects très variables, suivant les sujets. Je propose d'établir les divers Types suivants :

Clitoris saillant. — Sans aucun écartement des Nymphes, le Clitoris forme une saillie de 10 à 12 mm. de long sur 5 à 7 millimètres de large. Sa forme est communément *conoïde*, exceptionnellement *ovoïde* (fig. 223).

Dans la variété conoïde, le Clitoris saillant présente une crête longitudinale qui lui donne comme deux faces, droite et gauche; de profil, il rappelle quelque peu l'extrémité d'un bec de perroquet (fig. 223, *a*). Le Clitoris saillant est rare.

Clitoris Moyen apparent. — Dans ce Type, qui est commun, le Clitoris est partiellement apparent. Il mesure de 5 à 6 millimètres de long sur 3 à 4 de large. Sa forme est conoïde (fig. 224, *b*), ovoïde, arrondie, cylindrique (fig. 224, *a*).

Clitoris encapuchonné. — Le Clitoris encapuchonné est petit, peu visible (fig. 225, *b*) ou presque totalement caché (fig. 225, *a*) sous son Capuchon. Pour le voir, il faut écarter le Capuchon et les Nymphes, comme le montre la figure 225, *a*. Cette variété est peut-être la plus fréquente.

Clitoris avec Phimosis. — Le Clitoris compliqué de Phimosis est entièrement caché sous le Capuchon, comme le Gland sous le Prépuce dans le Phimosis de l'Homme. Le Capuchon déborde le Clitoris et l'entoure

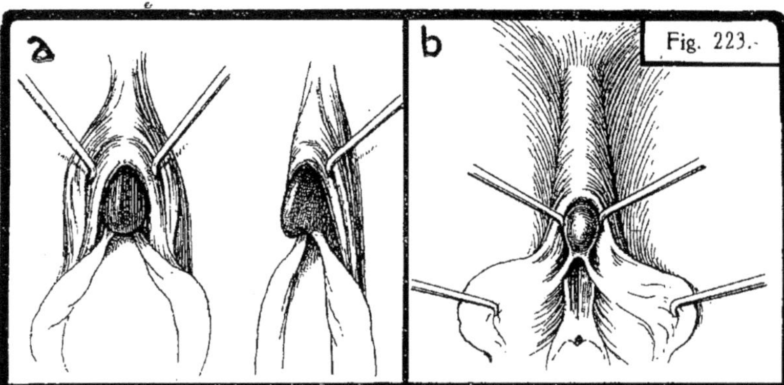

Fig. 223.

Types de Clitoris saillants, bien développés.
a Clitoris conoïde (vue de face et de pro=fil). Femme de 25 ans, mariée à 22 ans, nullipare; réglée à 15 ans, avec périodes d'aménorrhée de 6 mois. Poids : 56 kil.; Taille : 1m57; née à Paris, de parents bretons.
b. Clitoris ovoïde. Femme de 32 ans, nullipare, réglée à 17 ans, avec périodes d'aménorrhée. Poids : 39 kil.; Taille : 1m45. Type châtain, d'origine belge.

circulairement, formant un petit orifice derrière lequel disparaît ou se devine à peine le Gland Clitoridien (fig. 224, *c*). Dans le Phimosis féminin, on trouve des adhérences entre le Clitoris et le Capuchon, comme il en existe entre le Prépuce et le Gland dans le Phimosis masculin. Sans être exceptionnel, le Clitoris avec Phimosis s'observe assez rarement.

Clitoris Atrophique. — Le Clitoris peut être congénitalement atrophié (fig. 225, *c*). Dans ce cas, l'Appareil Génital est d'ordinaire mal développé dans son ensemble et la Glande Ovarienne frappée d'Insuffisance

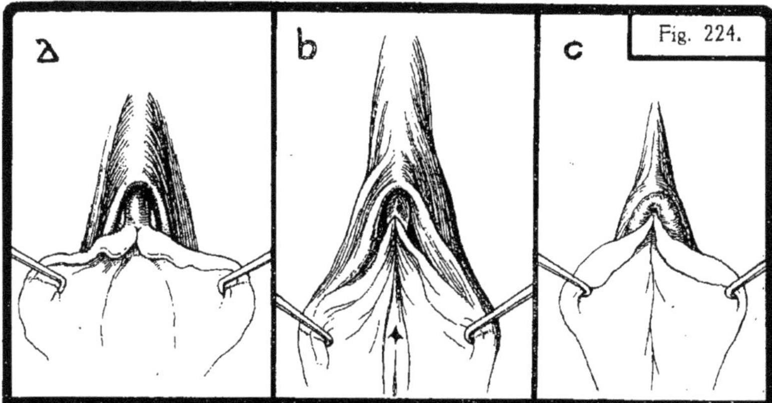

Fig. 224.

Types de clitoris moyens et de phi= =mosis féminin. — a. Clitoris moyen et apparent. Femme de 39 ans. IV geste, ré= =glée à 14 ans, régulièrement. Poids : 66 kil. Taille : 1m43. Type châtain foncé, de la Somme.
b. Clitoris moyen et apparent. Femme de 25 ans. V. geste, réglée à 14 ans. Poids : 43 kil. Taille : 1m57 Type châtain. Bourguignonne.
c. Type de phimosis, le clitoris est entière= =ment caché, et on n'aperçoit qu'un petit orifice formé par le Capuchon. Femme de 32 ans, nullipare, avec tendance à la sclérose utérine ; réglée à 15 ans, assez régulièrement. Poids : 55 kil. Taille : 1m52. Type châtain. Tourangelle.

interne et externe. L'atrophie congénitale du Clitoris est peu commune.

Clitoris Hypertrophique ou Péniforme. — Le Gland du Clitoris est l'homologue du Gland Pénien. L'un, comme l'autre, provient du Tubercule

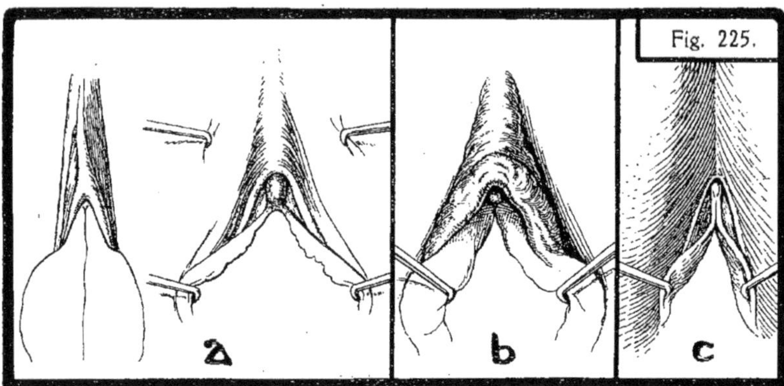

Fig. 225.

Types de clitoris peu dévelop=pés et encapuchonnés. — **a**. Clitoris entièrement recouvert par le Capuchon (Vue sans et avec écartement du Capuchon). Femme de 22 ans, nullipare, réglée à 14 ans, régulièrement durant 5 jours. Poids : 47 kil. Taille : 1m53. Type brun, née à la Réunion.

b. Clitoris caché par un Capuchon épais. (Vue sans écartement) Femme de 22 ans ; nullipare, réglée à 13 ans, abondamment. Poids : 50 kil. Taille : 1m495. Type châtain foncé, de la Charente Inférieure.

c. Clitoris atrophié (Vue avec écartement) le Capuchon n'existe pour ainsi dire pas, les nymphes sont petites. Femme de 36 ans, nullipare ; réglée à 14 ans, durant 3 jours, une fois bien, une fois peu. Poids : 75 kil. Taille 1m60. Type blond ardent, de l'Yonne.

Génital. L'évolution de ce Tubercule est d'abord la même dans les deux sexes; puis, chez la Femme, elle reste stationnaire, tandis que chez l'Homme elle continue pour que se forme la portion libre du Pénis.

On conçoit donc qu'une anomalie de développement donnera un Gland Clitoridien Hypertrophique.

Le Clitoris Hypertrophique ou Péniforme (V. p. 190, fig. 69) ressemble à un petit Gland qui n'aurait pas d'orifice. Dans le cas représenté figure 69 on remarque une couronne sur le Gland et le début d'une portion libre de Pénis, en même temps qu'une crête médiane verticale qui se voyait surtout quand le Clitoris était un peu relevé par l'écartement des Nymphes.

Le Clitoris Péniforme s'accompagne le plus souvent d'altérations diverses des Caractères sexuels secondaires; les sujets qui en sont porteurs tendent à l'habitus masculin. Il est possible que cette malformation soit liée à des altérations congénitales de diverses Glandes endocrines.

L'état Péniforme du Clitoris peut s'accompagner d'autres Malformations génitales et de la perte des Caractères sexuels féminins secondaires qui font classer le sujet parmi les Gyn-Androïdes (V. fig. 77, p. 201).

Enfin, des Gyn-Androïdes peuvent présenter un véritable Pénis canaliculé, avec Méat (V. fig. 78, p. 202). Ce Pénis, plus ou moins développé, reste toujours malformé et n'atteint pas les dimensions du Pénis normal de l'Homme, même lorsqu'il est volumineux (fig. 79, p. 203).

Influence de l'âge sur le Clitoris. — Le Clitoris participe moins que les autres parties constituantes de l'Appareil Génital externe à l'évolution générale, au développement, puis au déclin du Système Génital. Je dirai qu'il est plus fixe; sa valeur objective dépend beaucoup de l'état de force physiologique des Organes Génitaux externes. A l'époque de l'activité génitale, lorsque le Tonus des Tissus est parfait, la Vulve forme une éminence dont les replis masquent ou cachent le Clitoris. Mais, à l'heure de l'affaissement des Tissus, les Grandes Lèvres s'aplatissent, les Nymphes deviennent flasques et le Clitoris prend quelque importance comme organe de la Région. J'ai remarqué que chez les vieilles femmes il est souvent volumineux (fig. 186, p. 355).

Comme exception à cette règle, il faut mentionner le cas d'Adipose; le Tissu graisseux, en s'hypertrophiant, aboutit à l'enfouissement du Clitoris (fig. 185, p. 354 et 190, *b*, p. 362).

Frein du Clitoris. Le Clitoris, libre sous son Capuchon en avant, est bridé en arrière dans une position fixe par un double repli qui porte le nom de *Frein*. Sur les Clitoris saillants (fig. 223, *b*) ou péniformes (V. p. 190), ce Frein est très visible et fait incliner l'Organe en arrière, à la façon de ces courroies qu'on met aux chevaux pour leur courber la tête et les mettre dans une attitude déférente.

Le Frein du Clitoris se continue, à droite et à gauche, avec les Nymphes dont il forme l'extrémité antérieure (p. 376). Les Nymphes tantôt s'insèrent séparément, tantôt se fusionnent pour se rattacher au Clitoris, si bien que le Frein est unique ou double. Les figures 223, 224, 225 montrent les diverses dispositions ordinaires. Exceptionnellement (fig. 188, p. 358), j'ai vu le Frein se perdre à droite et à gauche sur les Nymphes qui, en avant comme en arrière, formaient une Commissure indépendante de ce Frein.

2° LE VESTIBULE

Le *Vestibule* est l'espace virtuel qui résulte de l'accolement des Nymphes l'une contre l'autre vers leur base. Le contour en est nettement indiqué par un Sillon, auquel j'ai donné le nom de *Sillon Vestibulaire* et que l'on voit très nettement indiqué chez les Vierges, surtout chez celles dont l'Hymen est membraneux (fig. 240, p. 427).

Le Sillon Vestibulaire. — Le Sillon Vestibulaire décrit, du Clitoris à la Fosse naviculaire (p. 378), un ovale dont la grosse extrémité répond à cette dernière. En écartant les Petites Lèvres, assez fortement vers la Fosse naviculaire, très doucement du côté du Clitoris, on le met à jour. On peut le diviser en deux parties par rapport aux organes qu'il circonscrit : l'une antérieure, répondant au Méat et à la Bride masculine; l'autre postérieure, au Vagin.

La partie postérieure est déjà désignée par les auteurs sous le nom de *Sillon nympho-hyménal* (Rieffel). A ce niveau, le Sillon Vestibulaire est profond de plusieurs millimètres; il figure un angle dièdre aigu dont le sommet correspond au bord adhérent de l'Hymen, le côté interne à la face vestibulaire de l'Hymen, le côté externe à la Petite Lèvre. En arrière, le Sillon Vestibulaire se confond avec la Fosse naviculaire, qui peut être considérée comme la partie la plus élargie de ce Sillon.

La partie antérieure du Sillon est surtout marquée chez les fillettes ou les jeunes filles juste nubiles; mais elle est encore très facile à observer chez quelques sujets d'âge plus avancé (fig. 241, *a*). De chaque côté du Méat, le Sillon Vestibulaire offre une dépression à laquelle j'ai donné le nom de *Fossette para-urétrale* et qui est quelquefois bien marquée (fig. 249, *b*).

En avant de ces Fossettes, le Sillon est de plus en plus superficiel et finalement devient une simple ligne qui va se perdre vers le Clitoris (fig. 242, 244, *a*, 248, *b*).

La Fossette para-urétrale peut être subdivisée à son tour en plusieurs fossettes plus petites par suite de petits plis muqueux transversaux que l'on voit en écartant la muqueuse (fig. 248, *b*, 249, *a*).

Au niveau du Vagin, en regard de l'orifice des Glandes de Bartholin, le Sillon Vestibulaire présente assez souvent une plus grande profondeur.

Enfin, chez certains sujets, on voit sur toute l'étendue du Sillon Vestibulaire de petits plis muqueux délimiter tout autant de petites fossettes dites *Fossettes nympho-hyménales* (fig. 243, 244, *a*).

Exceptionnellement, le Sillon est interrompu sur un point. Plusieurs fois j'ai rencontré la disposition marquée sur la figure 249, *b* : un gros Pli hyméno-nymphéal comble complètement le Sillon, et rend l'Hymen lui-même discontinu, d'autant mieux que ce Pli hyméno-nymphéal se continue souvent lui-même avec un Pli vaginal.

En résumé, le Sillon Vestibulaire délimite en arrière l'Orifice Vaginal doublé de l'Hymen qui sera étudié plus loin, et en avant une surface triangulaire, à sommet antérieur, plus petite que l'Orifice Vaginal.

Dans cette surface se trouve, à l'arrière, contre l'Orifice Vaginal, le *Méat*, et, à l'avant, un épaississement particulier allant du Méat au Clitoris, bien marqué chez certains sujets jeunes, la *Bride masculine*.

3° LE MÉAT

Le *Méat* ou orifice externe de l'Urètre, constitué par une petite saillie, est situé sur la ligne médiane en arrière et à environ 2 cm. 5 du Clitoris. Exceptionnellement, il peut être dévié latéralement (fig. 226).

Configuration. — Sa conformation est variable avec les sujets, et surtout avec l'âge. Chez l'Enfant, la Fillette et la Jeune Fille, le Méat présente les formes les plus diverses et un contour toujours irrégulier dus

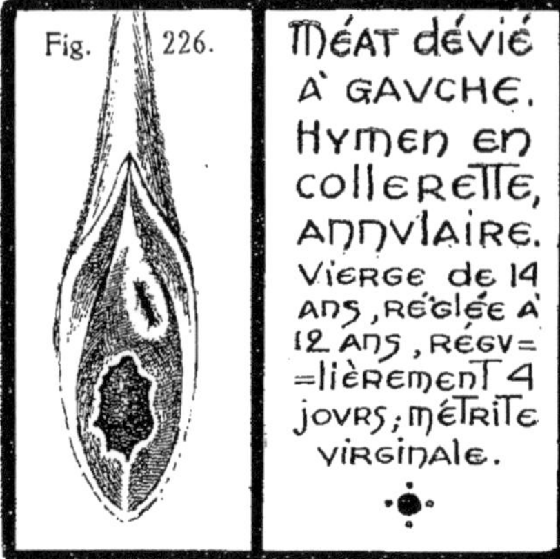

Fig. 226.

à sa richesse en plis, en saillies, en papilles, en folioles, en denticules.

La dimension du Méat et le rapport de son diamètre à celui de l'Orifice Vaginal sont des plus variables chez l'Enfant et la Fillette, voire parfois chez la Jeune Fille. Le Méat peut être aussi grand et plus grand que l'Orifice Vaginal, et c'est là un fait intéressant, que je n'ai pas trouvé signalé et qui peut induire aisément en erreur un esprit non prévenu. L'examen des dessins 2 et 8 de la figure 227, faits à peu près grandeur nature, est suffisamment convaincant; de même celui de la figure 241, *b*, p. 428. Il faut noter qu'il s'agit là de conformations individuelles et non pas seulement d'âge; la figure 227 2, a trait à un Enfant de 3 ans 1/2 (le dessin porte par erreur

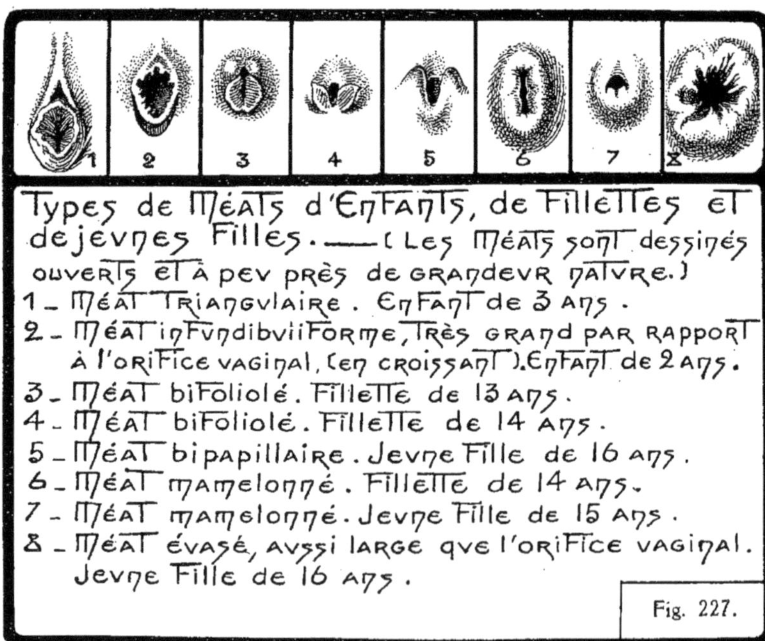

Fig. 227.

2 ans), les figures 227 8 et 241, *b* à des Jeunes Filles de 16 ans. Le Méat peut être si évasé qu'il a un aspect infundibuliforme.

Chez la Femme, au fur et à mesure qu'elle avance en âge, les denticules, les folioles, les papilles tendent à s'affaisser et l'orifice prend un contour plus net.

A la Ménopause, et plus encore lors de la Vieillesse, le Méat, par sa participation à la sclérose générale de l'Appareil génital, devient un orifice régulier de forme circulaire ou ovalaire et souvent béant.

D'une façon générale, on peut dire que sous l'influence de l'Age, le Méat tend à la fois à se rétrécir et à présenter une surface muqueuse plus lisse qui lui donne l'apparence d'être plus large, alors qu'il est plus étroit.

Variétés morphologiques. — Sans tenir compte de leur fréquence respective que je n'ai pas recherchée, je décris les Types morphologiques de Méat suivants :

1° *Méat mamelonné.* — Le Méat fait une saillie en mamelon ou en papille, et on a donné à cette papille le nom de papille urétrale que je

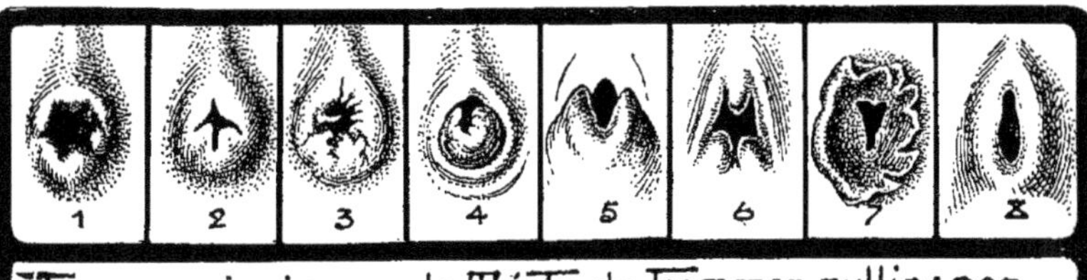

Types principaux de Méats de Femmes nullipares. — (Les Méats sont dessinés ouverts et à peu près de grandeur nature.)
1. Méat étoilé. Femme de 23 ans, nullipare.
2. Méat mamelonné et cruciforme. Femme de 18 ans, nullipare.
3. Méat mamelonné et denticulé. Femme de 21 ans, nullipare.
4. Méat ombiliqué. Femme de 18 ans, nullipare.
5. Méat bipapillaire. Femme de 20 ans, nullipare.
6. Méat tripapillaire. Vierge de 23 ans.
7. Méat folié. Femme de 46 ans, nullipare.
8. Méat ovalaire. Femme de 34 ans, nullipare.

Fig. 228.

n'aime pas, parce qu'il tend à faire croire que cette forme est constante, alors qu'elle ne l'est pas. L'orifice est de forme et de dimension variables.

2° *Méat bipapillaire.* — Très fréquemment, la moitié antérieure de la circonférence du Méat est plus ou moins angulaire ou semi-circulaire, tandis que sa moitié postérieure présente deux cornes, l'une droite et l'autre gauche, au sommet desquelles s'ouvre le canal des glandes de Skene.

3° *Méat tripapillaire.* — Aux deux papilles postérieures vient s'ajouter une papille médiane antérieure, saillie muqueuse, parfois glandulaire.

4° *Méat bifoliolé.* — Le Méat s'ouvre par deux folioles situées l'une à droite, l'autre à gauche, papilles aplaties ou vestiges de l'Hymen urétral (?). [Ce Type a été bien indiqué par Robert L. Dickinson].

5° *Méat folié.* — Le Méat ressemble à une feuille irrégulière perforée en son centre.

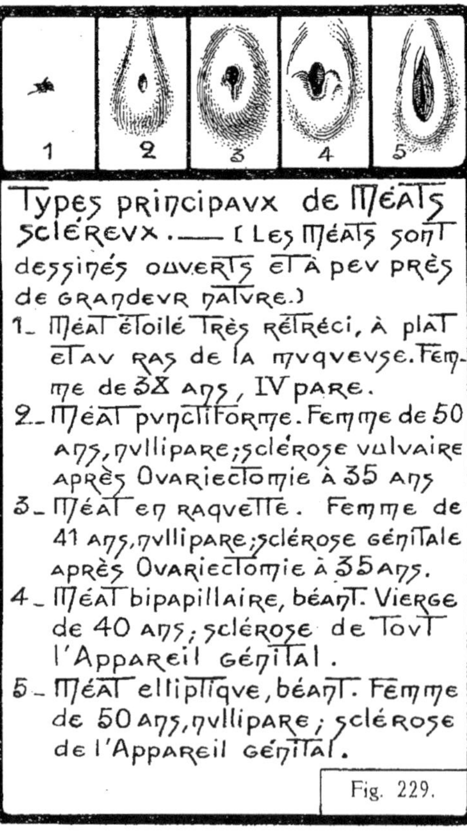

1 2 3 4 5

Types principaux de Méats scléreux. — [Les Méats sont dessinés ouverts et à peu près de grandeur nature.]

1. Méat étoilé très rétréci, à plat et au ras de la muqueuse. Femme de 38 ans, IV pare.

2. Méat punctiforme. Femme de 50 ans, nullipare; sclérose vulvaire après Ovariectomie à 35 ans.

3. Méat en raquette. Femme de 41 ans, nullipare; sclérose génitale après Ovariectomie à 35 ans.

4. Méat bipapillaire, béant. Vierge de 40 ans; sclérose de tout l'Appareil génital.

5. Méat elliptique, béant. Femme de 50 ans, nullipare; sclérose de l'Appareil génital.

Fig. 229.

6° *Méat étoilé.* — Le Méat présente sur sa circonférence une série d'incisions plus ou moins profondes, rappelant les rayons d'une étoile.

7° *Méat denticulé.* — De fines denticules hérissent le pourtour de l'orifice urinaire. Cette variété s'observe avec l'Hymen denticulé.

8° *Méat ombiliqué.* — Le Méat rappelle l'aspect de l'Ombilic avec un anneau périphérique, une saillie et un orifice.

9° *Méat cruciforme.* — L'orifice a la forme d'une croix.

10° *Méat ovalaire.* — L'orifice est ovale.

11° *Méat triangulaire.* — L'orifice est triangulaire à base postérieure; chez la Fillette, les côtés répondent à la bifurcation de la Bride masculine (fig. 231, *a*, p. 410).

12° *Méat infundibuliforme.* — Le Méat est large et affecte la forme d'un entonnoir; il peut être pris, chez la Fillette, pour l'Orifice vaginal.

13° *Méat évasé.* — Ce Type, qui ne se rencontre guère que chez des Fillettes ou des Jeunes Filles, n'est que l'exagération du Type précédent; il se caractérise par ses larges dimensions.

14° *Méat punctiforme.* — Le Méat punctiforme, l'opposé du Méat évasé, est dû à une sclérose de tendance centripète.

15° *Méat en raquette.* — L'orifice a la forme d'une raquette dont le manche serait postérieur; c'est un Méat scléreux.

16° *Méat béant.* — L'orifice, quelle que soit sa forme, au lieu d'être fermé à l'état de repos, est béant par suite d'une rétraction scléreuse de ses bords, à tendance centrifuge.

17° *Méat sans saillie.* — Dans cette variété, rare, le Méat ne fait plus aucune saillie; on ne voit qu'un orifice rétréci, à plat, au ras de la muqueuse environnante. Cette variété est le résultat de lésions scléreuses.

Rapports du Méat, Hymen Urétral, Tubercule Vaginal. — Au pourtour du Méat, je n'ai jamais trouvé de disposition muqueuse permettant de justifier l'expression d'*Hymen urétral*; j'ai seulement vu, très rarement, l'Hymen se prolonger à droite et à gauche du Méat.

En avant, le Méat répond à la Bride masculine ou à ses vestiges (p. 410).

Sur les côtés, il est séparé des Nymphes par le Sillon vestibulaire qui présente à ce niveau les Fossettes para-urétrales (p. 405).

En arrière, la disposition varie suivant qu'il existe ou non du tissu hyménal au-dessous du Méat. Toutes les fois que l'Hymen règne tout au pourtour de l'Anneau vaginal, le Méat répond fatalement à la membrane hyménale. Si l'Hymen est en croissant et que les cornes de ce croissant aillent se perdre latéralement, le bord inférieur du Méat se trouve en rapport avec le Vagin soit directement, soit le plus souvent par un tissu qui participe à la fois du tissu hyménal et du tissu vaginal, et il est impossible de tracer au scalpel les limites indécises de cette région.

En arrière du Méat, la paroi antérieure du Vagin présente des saillies de formes diverses; la plus connue, qui est inconstante, porte le nom de *Tubercule vaginal* et on lui a fait jouer un rôle dans le cathétérisme à couvert. (V. plus loin la description du Vagin.)

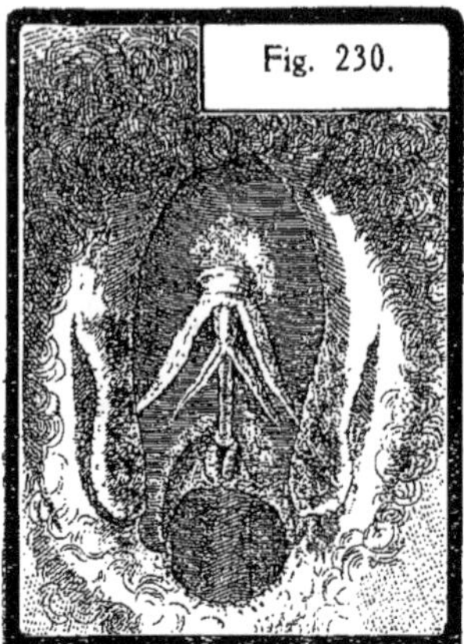

Fig. 230.

La Bride mascu=
=line, d'après
Neubauer. 1784.
Mauvais dessin,
destiné à montrer
des nymphes triples (?)

4° LA BRIDE MASCULINE OU BANDELETTE URÈTRO-CLITORIDIENNE

En avant du Méat, le Sillon Vestibulaire limite une zone muqueuse de la forme d'un triangle isocèle dont le sommet touche le Clitoris et dont la base répond à l'orifice urétral (fig. 238, 242, 244 a).

Cette petite surface présente, surtout chez les enfants et les jeunes sujets, un épaississement médian et longitudinal de couleur plus claire que celui de la muqueuse de la région. Cet épaississement, déjà figuré par Neubauer en 1784 (fig. 230), n'avait suscité aucune remarque et passait inaperçu, lorsque S. Pozzi vint démontrer, en 1884, qu'il est le vestige d'un Organe qui ne s'est pas développé chez la Femme : la portion pénienne de l'Urètre. L'Hypospade périnéo-scrotal rappelle la conformation féminine : le Méat est au Périnée, séparé du Gland Pénien, comme le Méat de la Femme est séparé du Clitoris. Chez l'Hypospade, une forte Bride relie le Méat au Gland. Chez la Femme, la Bride existe, atrophiée, sous la forme d'un simple épaississement muqueux; S. Pozzi lui a donné le nom de *Bride Masculine*, l'adjectif rappelant que l'Organe complet, représenté par cet aspect chez la Femme, existe chez l'Homme.

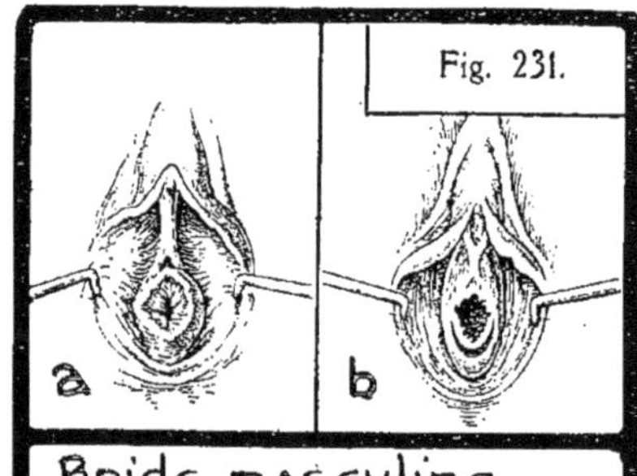

Fig. 231.

Bride masculine. —
a. Fillette de 3 ans ½.
b. Fillette de 3 ans ½
Méat très évasé, infun=
=dibuliforme. Hymen
en croissant. L'orifice va=
=ginal était fermé et a été
figuré entr'ouvert pour
la compréhension du dessin.

La Bride Masculine est donc une bandelette muqueuse allant du Méat au Clitoris et représentant, chez la Femme, la portion pénienne de l'Urètre de l'Homme : on pourrait la dénommer *Bandelette urétro-clitoridienne.*

S. Pozzi en a donné la description suivante : « Lorsqu'on examine « attentivement sur un fœtus ou sur une petite fille l'espace compris « entre le Méat urinaire et le Clitoris, on y voit très nettement une « mince et étroite bandelette, large de 1 ou 2 millimètres, limitée par « deux bords légèrement concaves en dehors qui lui donnent souvent « la forme d'un sablier. Cette Bride semble se bifurquer en bas et ses « deux branches côtoient le Méat pour aller au-dessous de lui se conti- « nuer manifestement avec la membrane Hymen; en haut, la Bride « se perd insensiblement au-dessous du Clitoris. Chez l'adulte vierge, « cette disposition se voit encore sans peine, quoiqu'elle y soit moins « manifeste que chez la petite fille; chez la femme déflorée et surtout « chez la multipare, elle devient parfois presque inappréciable.

« Cette Bride est le vestige d'un Or- « gane qui ne s'est pas développé chez la « femme, tandis qu'il a constitué chez « l'homme la portion antérieure ou pé- « nienne de l'urètre. Voilà pourquoi nous « lui avons donné un nom qui rappelle « cette homologie, en l'appelant Bride mas- « culine du Vestibule.

« Nous ferons remarquer l'analogie « frappante qui existe entre cette disposi- « tion rudimentaire chez la femme et la « grosse Bride qui, dans la malformation « dite Hypospadias périnéo-scrotal, relie, « chez l'homme, le Gland imperforé au « Méat urinaire anormal (fig. 232). Dans « l'un et l'autre cas, cette Bride est le vestige « de la portion pénienne de l'Urètre dont « la formation a avorté. » (S. Pozzi.)

Sur la figure 231, *a*, on retrouve l'exactitude de cette description; de même sur la figure *b*, où la disposition en sablier est particu- lièrement marquée. J'ai vu assez souvent la Bride masculine se bifurquer à son extrémité

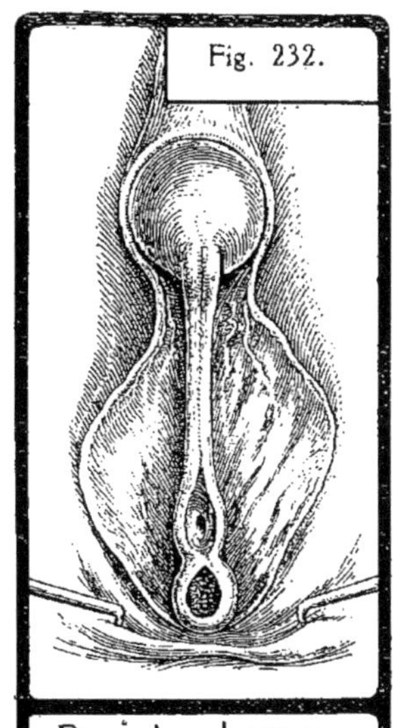

Fig. 232.

Bride hypo-spadiaque. — Androgynoïde irrégulier, adulte, élevé comme femme. (Cas de S. Pozzi)

antérieure (fig. 231, *b*) : à un âge plus avancé, la Bride masculine tend à prendre une forme généralement triangulaire à sommet clitoridien (fig. 242). Parfois un sillon médian s'esquisse, la séparant pour ainsi dire en deux moitiés (fig. 245) ; sur ce sillon, j'ai relevé exceptionnellement de petites dépressions (fig. 249, *a*).

V. L'HYMEN

L'Hymen est un Organe de nature muqueuse, de dimension, de forme et de consistance variables, inséré au pourtour de l'Orifice vaginal qu'il ferme plus ou moins suivant son développement. A moins qu'il ne résiste par suite de dimensions exceptionnelles (Hymen membraniforme), il se rompt ou s'élargit dès le premier Rapport sexuel. Son existence intégrale est donc liée à la Virginité. De ce fait, l'Hymen a pour ainsi dire joué de tout temps un rôle dans la vie sociale des peuples ou des individus, et les Médecins se sont appliqués à son étude. Avant de le décrire, je donnerai donc un aperçu de son Histoire Médicale.

Aperçu historique. — Le premier Rapport sexuel a passé de tout temps pour produire à l'entrée de l'Orifice vaginal des lésions dont l'existence et la symptomatologie sont la caractéristique de la perte de la Virginité.

L'Écriture proclame que la perte de la Virginité entraîne une effusion de sang et Elle n'admet pas par conséquent que le premier Rapport sexuel puisse ne pas déterminer de lésions :

« Lorsque quelqu'un aura pris une femme, et qu'après être venu vers elle, il la haïra ; Et qu'il lui imputera quelque chose qui donne occasion de parler d'elle, en la diffamant et en disant : J'ai pris cette femme, et quand je me suis approché d'elle, je n'ai point trouvé en elle sa virginité ; Alors le père et la mère de la jeune fille prendront et produiront les marques de sa virginité devant les anciens de la ville, à la porte ; Et le père de la jeune fille dira aux anciens : J'ai donné ma fille à cet homme pour femme, et il l'a prise en aversion ; Et voici, il lui a imposé une chose qui donne occasion de parler, disant : Je n'ai point trouvé que ta fille fût vierge ; Cependant voici les marques de la virginité de ma fille. Et ils étendront le drap devant les anciens de la ville. »

Les Grecs, de qui vient le mot (Ὑμήν, membrane), et, à leur suite, les

Romains, ont certainement admis l'existence de l'Hymen qu'ils devaient considérer sans doute, à voir le terme employé, comme une membrane forcée dans le premier rapport sexuel. Ils allèrent même, à une certaine époque, jusqu'à le déifier et cet excès d'honneur inspira à Heister la curieuse boutade suivante :

« Les Anciens ont mis l'Hymen au nombre des Dieux, rien n'était plus raisonnable, après l'apothéose du membre viril; les Caroncules myrtiformes résistent au dieu Priape dans les premières approches; il serait peu convenable à un Dieu de trouver un obstacle en quelque chose qui ne fût pas Dieu; pour sauver cette honte à Priape, on a déifié ces Caroncules sous le nom d'Hymen. »

Aux XVIe, XVIIe et XVIIIe siècles, lors du développement de l'Anatomie, les Auteurs ne s'entendent pas sur l'Hymen, ainsi qu'en témoigne un passage que je relève dans Astruc et qui me paraît résumer parfaitement la question à cette époque :

« Je n'ignore pas qu'on a hautement nié l'existence de cette membrane; je sçais même qu'on s'est moqué de ceux qui l'admettaient; qu'on a tâché de les faire passer pour des Anatomistes crédules ou visionnaires, et qu'on a prétendu que cette membrane ou Hymen ne se trouvoit jamais dans les cadavres des filles de quelque âge qu'elles fussent ou qu'elle ne se trouvoit que dans des occasions si rares, qu'on était forcé de la regarder alors comme une conformation vicieuse et contre nature.

« Mais je sçais en même temps que ce ton, tout décisif qu'il est, n'a jamais dû faire impression, pour peu qu'on ait voulu faire attention au sçavoir et à l'autorité de ceux qui soutenaient la réalité et l'universalité de cette membrane. Car on comptait dans ce nombre Beranger de Carpi, Vesale, Fallope, Coiter, Varole, Riolan, Veslingius, Bartholin, et plusieurs autres, c'est-à-dire, ce qu'il y a eu dans le XVIe et XVIIe siècle, de plus sçavant et de plus habile en Anatomie. Du moins, ce ton, ne doit-il plus en imposer aujourd'hui, quand on voit que les plus célèbres anatomistes de ce siècle, Laurent Heister, Frederic Ruysch, Jean-Baptiste Morgagni, Jacques-Benigne Winslow, décrivent tous cette membrane de la même manière et assurent tous l'avoir trouvée dans toutes les jeunes filles qu'ils ont eu occasion d'examiner. Mon témoignage n'est guère nécessaire, après celui de tant d'Anatomistes du premier ordre; mais je crois pourtant devoir certifier que j'ai trouvé de même cette membrane dans tous les jeunes sujets, que j'ai disséqués.

« Il faut donc que ceux qui nient de l'avoir jamais vue, ou n'aient jamais examiné que des filles déjà déflorées, ou que, prévenus de la fausse idée que l'Hymen doit toujours fermer l'entrée du Vagin, en entier, ils l'aient méconnu dans le temps qu'il se présentoit à leurs yeux, et qu'ils en ont même fait quelquefois la description, sans lui donner de nom; et c'est ce qui paroît le plus vraisemblable, et ce qu'il semble qu'on peut même inférer de leurs propres Observations. »

Il est regrettable qu'Astruc n'ait pas justifié par quelques citations l'exactitude de cette dernière idée qu'il émettait pour expliquer les dissidences apparentes des anatomistes sur l'Hymen. En lisant seulement quelques-uns des auteurs cités et d'autres que j'ai pu trouver, il est aisé de prouver que toute la « dispute » sur l'Hymen tient essentiellement à la définition de ce mot.

Ceux qui admettent l'Hymen en donnent une description à peu près analogue à la nôtre, et le figurent de telle manière que nous ne pouvons pas nous-mêmes nous méprendre sur leur description. La figure 233 que

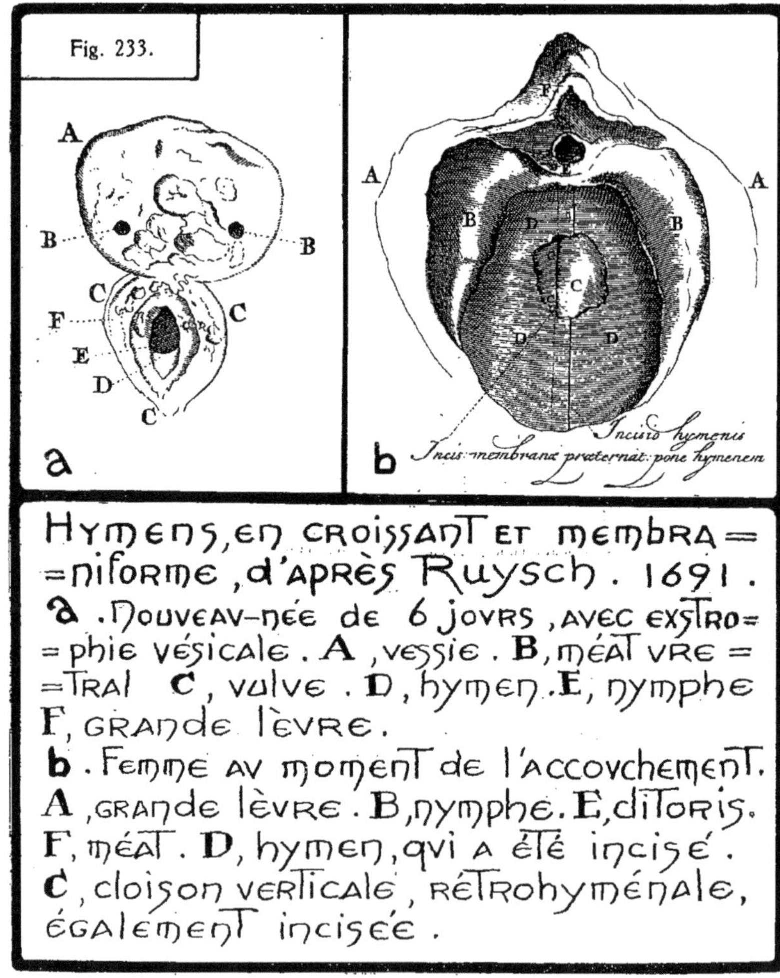

Fig. 233.

Hymens, en croissant et membra=
=niforme, d'après Ruysch. 1691.
a. Nouveau-née de 6 jours, avec exstro=
=phie vésicale. A, vessie. B, méat ure=
=tral C, vulve. D, hymen. E, nymphe
F, grande lèvre.
b. Femme au moment de l'accouchement.
A, grande lèvre. B, nymphe. E, clitoris.
F, méat. D, hymen, qui a été incisé.
C, cloison verticale, rétrohyménale,
également incisée.

j'emprunte à Ruysch est des plus explicites; il s'agit d'une enfant nouveau-née atteinte d'exstrophie vésicale et dans laquelle l'Hymen est figuré sous la « forme semi-circulaire comme elle se rencontre la plupart du temps (sinon toujours) chez les nouveau-nées ».

De la même date, 1691, est la description d'Ettmuller :

« Cette membrane située transversalement dans le Col de la matrice (Col=Vagin), derrière l'insertion du Col de la vessie (Col=Urèthre), est tantôt plus déliée, tantôt plus épaisse. Quant on écarte les jambes de la fille et les Lèvres de la Vulve, elle paroît tendue en forme de croissant et percée en une de ses parties latérales supérieures. Quand on rapproche les jambes, elle paroît ridée et ressemble à des caroncules. C'est la description exacte de l'Hymen par Panarollus, pent. 5, obs. 50. »

La figure de Ruysch et cette description d'Ettmuller permettent de comprendre ce qu'entendaient, sous le nom d'Hymen, les Auteurs qui en soutenaient l'existence constante.

Les Anatomistes des XVIIe et XVIIIe siècles qui niaient la présence de la membrane Hymen admettaient d'ailleurs, chez la vierge, l'existence de Plis muqueux, reliés par de fines membranes qui se rompaient lors de la défloration. Voici, par exemple, la description de Dionis (1690) :

« En écartant les deux Lèvres, on voit une cavité oblongue qu'on appelle la Fosse naviculaire, au milieu de laquelle paraissent quatre Caroncules appelées mirtiformes, parce qu'elles ressemblent aux grains de mirte; elles sont situées de manière que chacune occupe un angle et qu'elles forment toutes ensemble un quarré : Ce sont quatre petites éminences charnuës qui environnent la petite Fente; la plus grande est au-dessous du conduit de l'urine, les deux moyennes aux parties latérales et la plus petite est placée postérieurement à l'opposite de la première.

« Ces Caroncules sont rougeâtres, fermées et relevées aux Vierges, dans lesquelles elles sont jointes l'une à l'autre par leurs parties latérales par le moyen de quelques petites membranes qui, les tenant ainsi sujettes, leur font avoir la figure d'un bouton de rose à demy épanoüy; mais aux Femmes, elles sont séparées les unes des autres, etc. »

Assurément, cette description manque de justesse, mais il n'en est pas moins vrai qu'elle répond incontestablement à celle de l'Hymen. Ettmuller en donne, d'ailleurs, lui-même l'explication :

« L'étrécissement naturel dépend de l'union des Caroncules mirtiformes qui sont à l'entrée de la Vulve, et collées ensemble par une membrane remplie de petits vaisseaux, laquelle résulte de l'union de ces Caroncules, qui est ce signe fameux et infaillible de la Virginité, que les Anciens ont appelé Hymen. »

Mauriceau décrit et figure (1740) les Caroncules myrtiformes, en les disposant deux de chaque côté (fig. 234 et 235).

L'idée de ces quatre Caroncules est si ancrée, pendant le XVIIIe siècle, que la section d'un Hymen membraniforme résistant est décrite dans le Manuel d'opérations de Dionis (édit. 1740) sous le titre de : *Manière de séparer les Caroncules*.

« L'opérateur donne quatre coups, un à chaque espace entre les Caroncules pour les débrider, de manière que les quatre petites incisions ont la figure d'une Croix de Saint-André ou de la lettre X, parce que les Caroncules se trouvent situées l'une en haut, l'autre en bas, et les deux autres latéralement. ».

Je pense que cette idée de regarder l'Hymen chez la Vierge, comme résultant de l'union de quatre Caroncules, peut s'expliquer ainsi : chez un assez grand nombre de femmes, on trouve un lambeau hyménal postérieur et deux latéraux; en plus, le tissu muqueux situé au-dessous du Méat est souvent saillant et, parfois, est bordé lui-même d'un lambeau hyménal; en regardant l'Orifice vaginal fermé par le rapprochement des cuisses, on peut donc voir quatre saillies (fig. 257), répondant, par conséquent, aux quatre Caroncules des Anatomistes des XVIIe et

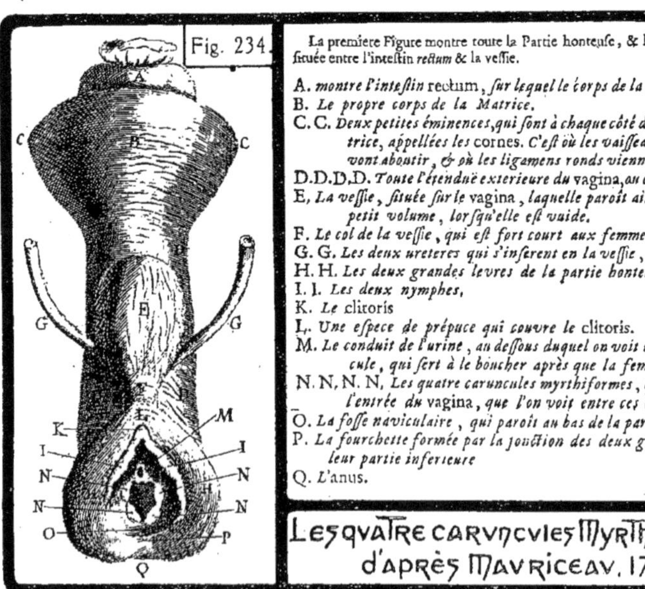

Fig. 234

La premiere Figure montre toute la Partie honteuse, & la Matrice entiere, située entre l'intestin *rectum* & la vessie.

A. *montre l'intestin* rectum, *sur lequel le corps de la Matrice est situé.*
B. *Le propre corps de la Matrice.*
C. C. *Deux petites éminences, qui sont à chaque côté du fond de la Matrice, appellées les* cornes. *C'est où les vaisseaux éjaculatoires vont aboutir, & où les ligamens ronds viennent s'attacher.*
D.D.D.D. *Toute l'étenduë exterieure du* vagina, *au col de la Matrice.*
E. *La vessie, située sur le* vagina, *laquelle paroît ainsi contractée en petit volume, lorsqu'elle est vuide.*
F. *Le col de la vessie, qui est fort court aux femmes.*
G. G. *Les deux ureteres qui s'inserent en la vessie, près son col.*
H. H. *Les deux grandes levres de la partie honteuse.*
I. I. *Les deux nymphes.*
K. *Le* clitoris
L. *Une espece de prépuce qui couvre le* clitoris.
M. *Le conduit de l'urine, au dessous duquel on voit une petite caruncule, qui sert à le boucher après que la femme a uriné.*
N. N. N. N. *Les quatre caruncules myrthiformes, qui bordent toute l'entrée du* vagina, *que l'on voit entre ces caruncules.*
O. *La fosse naviculaire, qui paroît au bas de la partie honteuse.*
P. *La fourchette formée par la jonction des deux grandes levres en leur partie inferieure*
Q. *L'anus.*

LES QUATRE CARUNCULES MYRTHIFORMES d'APRÈS MAURICEAU. 1740.

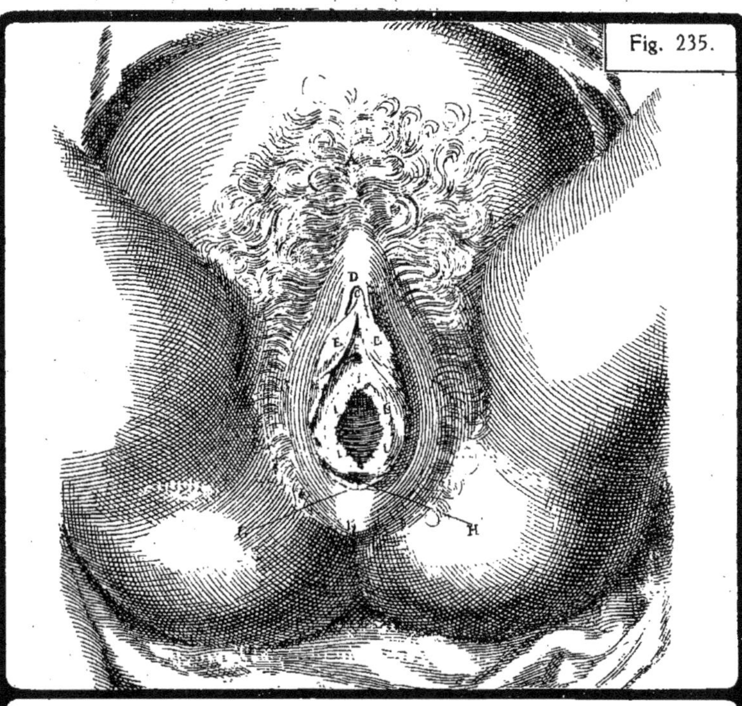

Cette Figure paroîtra peut-être aux yeux chaſtes en une poſture indecente, mais ils la doivent ſouffrir, puiſqu'elle eſt auſſi neceſſaire qu'elle eſt commode, pour faire voir pluſieurs particules qui ſont cachées ſous cette Partie honteuſe. *Ne itaque pudeat neceſſariæ demonſtrationis.*

A. *montre le pubis, qui eſt tout garni de poil.*
B. B. *Les deux grandes levres écartées l'une de l'autre, leſquelles ſont pareillement revêtuës de poils en dehors, mais en leur partie interne elles ſont ſans aucun poil.*
C. *Le clitoris.*
D. *La couverture du clitoris, qui reſſemble à une eſpece de prépuce.*
E. E. *Les deux nymphes.*
F. *Le conduit de l'urine.*
G. *La fourchette.*
H. *La foſſe naviculaire.*
I. I. I. I. I. *Les Caruncules myrthiformes, entre leſquelles on voit l'entrée du* vagina.
K. *L'*anus.

LA VULVE ET SES DIVERSES PARTIES D'APRÈS MAURICEAU.

XVIIIe siècles; ces Auteurs, au lieu d'admettre les Caroncules comme étant des lambeaux de l'Hymen, en ont fait de petites saillies muqueuses de disposition anatomique régulière, comme s'ils formaient quatre petits Organes; pour expliquer leur union chez la vierge, ils supposaient, entre ces petits Organes, de petites adhérences membraneuses.

Qu'était donc la membrane Hymen pour ceux qui la niaient tout en la décrivant sous le nom de Caroncules myrtiformes? Pour Ambroise Paré (1510-1590), c'était une membrane oblitérant l'Orifice vaginal, c'est-à-dire un Hymen membraniforme résistant et empêchant le coït. « Il se trouue quelquesfois en aucunes Vierges vne Membrane à l'Orifice du Col de la Matrice (Col = Vagin) apellée des Anciens *Hymen*, qui empesche d'auoir la compagnie de l'Homme et fait la Femme stérile. Bien rarement on la trouue. »

Certains Auteurs pensaient qu'il s'agissait d'une autre membrane située derrière les Caroncules, analogue à celle figurée par Ruysch derrière un Hymen membraniforme (fig. 233 b) et qui était vraisemblablement un cloisonnement du Vagin. « Quelques Anatomistes prétendent, dit Dionis, qu'il y a une Membrane qui s'appelle Hymen située dans le Vagina, proche les Caruncules; je ne l'ay point encore veüe. »

Morgagni distingue (1719) nettement de l'Hymen les Caroncules myrtiformes; les Caroncules ne sont autre chose que les extrémités des Colonnes vaginales et « l'Hymen véritable est distinct des bases de ces Colonnes ». Pour Haller aussi (1767), les Caroncules sont indépendantes de l'Hymen; les unes sont les extrémités des Colonnes antérieure et postérieure, les autres ne sont que les Orifices des Glandes vulvaires.

Les points de vue de Morgagni et de Haller s'expliquent *en partie* par l'existence de fragments hyménaux éversés, par lesquels se prolongent des plis du Vagin (fig. 249); en ce qui concerne la Colonne postérieure, la figure 248 *a* peut expliquer la description de ces Anatomistes, tout en montrant leur erreur de distinguer l'Hymen des Caroncules.

Dans le cours du XIXe siècle, la majeure partie des Auteurs regardent les Caroncules comme des débris de l'Hymen, mais quelques-uns les différenciaient encore de ce dernier. Tel Lauth, de Strasbourg, qui les tient (1835) pour des Plis du Vagin : « Quelques-uns de ces Plis, situés à la partie antérieure du Vagin, sont beaucoup plus développés que les autres; ils ont à peu près la forme d'une feuille de myrte, ce qui leur a valu leur nom de Caroncules myrtiformes.

On les trouve toujours derrière l'Hymen chez les Vierges, et derrière les débris flottants de cette membrane dans les Femmes déflorées. »

Ledru, qui a approfondi ce petit point d'Anatomie (1855), se range à l'opinion de Lauth, mais il donne le nom de Caroncules myrtiformes « non à ces replis eux-mêmes dans toute leur étendue, mais seulement à leur extrémité latérale, qui présente un renflement très marqué. C'est donc cette série de renflements latéraux en nombre variable, que l'on ne trouve que dans le voisinage de l'Orifice et en arrière de l'Hymen ou de ses débris, qui, pour nous, portera le nom de Caroncules myrtiformes. » Ledru revient ainsi à Morgagni, sans s'en douter.

Les Anatomistes de la fin du XIXe siècle appellent Caroncules tantôt les fragments de l'Hymen déchirés par le Coït, tantôt les restes de l'Hymen après l'Accouchement. Enfin, nombre d'entre eux admettent que l'Accouchement transforme toujours l'Hymen en Caroncules, si bien que la description de l'Hymen d'une Femme ayant accouché amène à peu près fatalement le mot.

Ces diverses citations montrent donc clairement que, suivant les Temps et les Auteurs, l'expression *Caroncules myrtiformes* a des sens très différents, ce qui est déjà une raison pour ne plus l'employer. J'ajoute que les termes dont on se sert pour se faire comprendre doivent être saisis et interprétés facilement. Si Caroncule peut signifier quelque chose, que dire de myrtiforme? Les uns lui donnent le sens de feuille de myrte, les autres, plus nombreux, de grains de myrte desséchés; je crains que peu de médecins ne connaissent ni ladite feuille, ni ladite graine; en tout cas, on m'accordera qu'il faut de la bonne volonté pour trouver une ressemblance entre un fragment hyménal et la petite graine de myrte desséchée qui est noire, ridée et de forme oblongue ou arrondie. Mieux vaut supprimer ce mot impropre, imprécis et inutile.

Comme *Conclusion* à cet Aperçu historique, il semble indéniable qu'on ne peut répéter cette assertion, trouvée dans des Livres de notre époque, que nombre d'Anatomistes anciens aient nié l'existence de l'Hymen.

Explication embryogénique de l'Hymen. L'Appareil hyménal. — Bien délimité en arrière et sur les côtés par le Sillon vestibulaire, l'Hymen se perd la plupart du temps, en avant, sur la Muqueuse du pourtour du Méat qui, elle-même, se continue sans transition avec la Bride Masculine. L'Hymen peut être ainsi considéré comme la portion principale d'un ensemble de Parties molles allant du Clitoris à la Fosse naviculaire; S. Pozzi désigne cet ensemble sous le nom d'*Appareil hyménal.*

Je n'ai pas étudié le développement de l'Hymen; je n'ai donc aucune preuve embryologique à fournir en faveur de l'une ou de l'autre des deux théories principales, tour à tour soutenues sur le mode de développement de cet Organe : l'une en fait une formation vaginale, l'autre une formation vulvaire. Mais, si je me base sur mes recherches anatomiques, sur les cas si souvent observés d'existence de l'Hymen dans le cas d'absence congénitale du Vagin, sur les rapprochements faits entre l'Appareil génital externe de la Femme et celui du Pseudo-Hermaphrodite Androgynoïde hypospadiaque (V. p. 196, fig. 74, p. 208 et fig. 232, p, 411), je trouverais satisfaisant pour l'esprit de regarder l'Hymen comme une formation vulvaire, une dépendance du Sinus urogénital. Je rappelle donc ici la description de S. Pozzi : « Le développement de l'Hymen est tardif dans l'Embryon féminin; ce n'est qu'à la dix-neuvième semaine qu'on voit apparaître une sorte de repli du pourtour du conduit vulvo-vaginal à l'Orifice antérieur du Canal vaginal, qui est formé en haut par la fusion des Conduits de Muller, en bas par le Canal vestibulaire, vestige du Sinus uro-génital. Il y a, au début, deux saillies linéaires qui s'avancent sur la ligne médiane jusqu'à ce qu'elles se rencontrent; l'Hymen est, à ce moment-là, un organe double, et la bandelette qu'il forme de chaque côté de la Fente uro-génitale se continue, au delà de l'ouverture de l'Urètre, jusque vers la base du Clitoris. Quand les Orifices vulvaire et urétral sont constitués, elle encadre l'une et l'autre de ces ouvertures, formant à la première la Collerette de l'Hymen, et autour de la seconde un bourrelet annulaire, très visible chez les Enfants, continu en bas avec l'Hymen, en haut avec une saillie médiane, analogue à la Bride des Hypospades masculins. L'Appareil hyménal se compose donc de trois parties : 1° l'Hymen; 2° le Bourrelet du Méat (parfois assez prononcé pour mériter le nom d'Hymen urétral); 3° la Bride masculine. »

Les recherches de Lœfqvist, de L. Bolk et de Ed. Retterer confirment la théorie soutenue par S. Pozzi. Aussi peut-on dire avec Retterer qu'il faut en revenir à l'idée des Anatomistes du début du XIXe siècle. « L'Hymen est une production membraneuse formée par un repli de la Membrane muqueuse de la Vulve » (Boyer).

Pour bien se rendre compte des rapports étroits de dépendance qui existent entre l'Hymen, le Méat et la Bride Masculine, il suffit d'examiner, en se plaçant à ce point de vue, quelques figures ci-jointes. Du Clitoris à la Fosse naviculaire, l'ensemble de l'Appareil hyménal est circonscrit par le *Sillon vestibulaire* (V. p. 404 et fig. 240). Toutes les Parties molles encerclées par ce Sillon semblent reconnaître une même origine. Avec la Théorie de l'origine vulvaire, l'ensemble de la disposition anatomique se comprend aisément; avec la Théorie classique de l'origine vaginale de l'Hymen, je ne trouve plus aucune explication satisfaisante à un certain nombre de faits, tels que ceux-ci.

La figure 245, prise sur une Vierge de 27 ans, montre une Saillie mamelonnée allant du Clitoris à la Fosse naviculaire. On ne voit, après avoir écarté les Petites Lèvres, ni Orifice du Vagin, ni Orifice du Méat, et, la première fois que j'ai rencontré cette disposition, j'ai cru tout d'abord à une imperforation de l'Hymen; ce n'est qu'en tendant assez fortement la muqueuse qu'on trouve les deux Orifices.

La figure 241 *b* montre un Hymen à perforation centrale en Y. Il est absolument impossible d'établir une limite entre le Méat et l'Hymen.

La figure 250 *a* se rapporte à un Hymen denticulé. Or, le Méat est lui-même hérissé de quelques denticules. On peut aussi remarquer celles qui sont sur le Vagin, et ce cas vient à l'appui de la Théorie de Retterer, qui regarde non seulement l'Hymen, mais encore le Vagin, et presque tout l'Urètre comme développés aux dépens du Sinus urogénital et non des Canaux de Muller.

Méthode d'examen de l'Hymen. — Il est de première importance, pour l'examen minutieux d'un Hymen, que le Médecin soit dans de bonnes conditions d'éclairage et que le Sujet examiné soit bien placé. Un aide est indispensable. Une loupe sera utile.

S'il s'agit d'une Jeune Fille ou d'une Femme, je conseille l'emploi de la position du spéculum jointe à la position demi-déclive, telle que je la recommande pour tous les examens depuis plus de vingt ans. Le Sujet, calé aux épaules, est incliné de 20 à 30°, de manière à permettre l'entrée de l'air dans le Vagin; il est mis en pleine lumière.

Le Médecin s'asseoit sur un tabouret bas, de manière à avoir sous l'œil la Région vulvaire et à s'aider aisément de la loupe.

Les Cuisses sont écartées avec douceur, mais au maximum; les

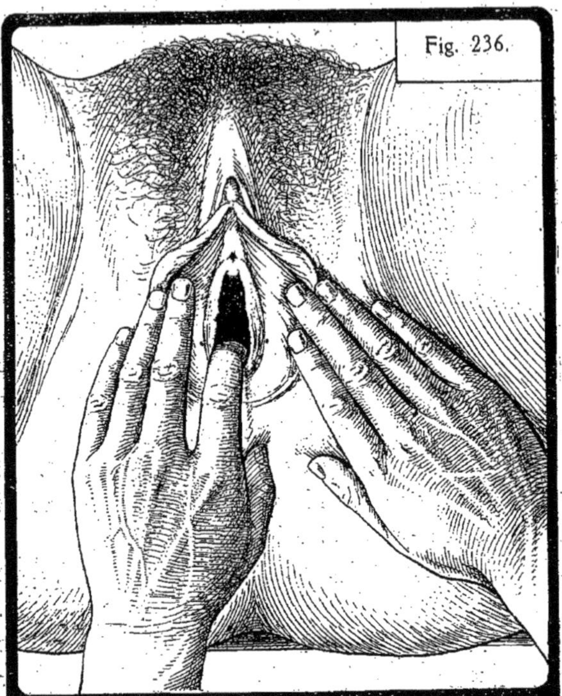

Fig. 236.

L'Examen de l'Hymen, en particulier de ses bords. — Mettez doucement l'index dans l'orifice vaginal et courbez-le en crochet par dessus l'Hymen ; dites au sujet de ne pas se raidir, de pousser légèrement et appuyez sur le Périnée. Les bords de l'Hymen se tendent ; cherchez-en les déchirures, les incisures, les dents, les denticules.

Petites Lèvres sont réclinées de chaque côté et l'Orifice vaginal est bien mis à découvert.

S'il s'agit d'un Hymen membraniforme, on voit immédiatement soit la Membrane intacte, soit les Lésions de rupture qu'a pu déterminer l'introduction de la Verge (fig. 208).

S'il s'agit d'un Hymen en collerette, comme c'est le cas le plus ordinaire, il arrive maintes fois, chez l'Adulte, qu'à première vue, l'Hymen paraît intact, alors même que le Coït a été pratiqué et qu'il y a des Lésions de rupture.

Que faut-il faire ? D'abord confiez à un aide le soin d'écarter les Petites Lèvres, en les prenant doucement près de leur insertion et en les tendant régulièrement, sans à-coups, sans dureté : le Sujet ne doit pas souffrir, sinon il se contracte et se déplace. Ensuite, s'il y a lieu, et de la main gauche, tendez un peu le Périnée pour bien mettre en lumière la Fosse naviculaire et la partie postérieure de l'Hymen ; de la main droite, prenez une sonde vésicale en verre ou en métal et introduisez-la dans le Vagin pour l'entr'ouvrir et y faire pénétrer un peu d'air. Ensuite, avec le bec, faites le tour de la Membrane en la soulevant : vous vous rendez compte ainsi des dimensions de l'Orifice vaginal et de l'état de la Collerette muqueuse. Le plus souvent, votre diagnostic sera fait

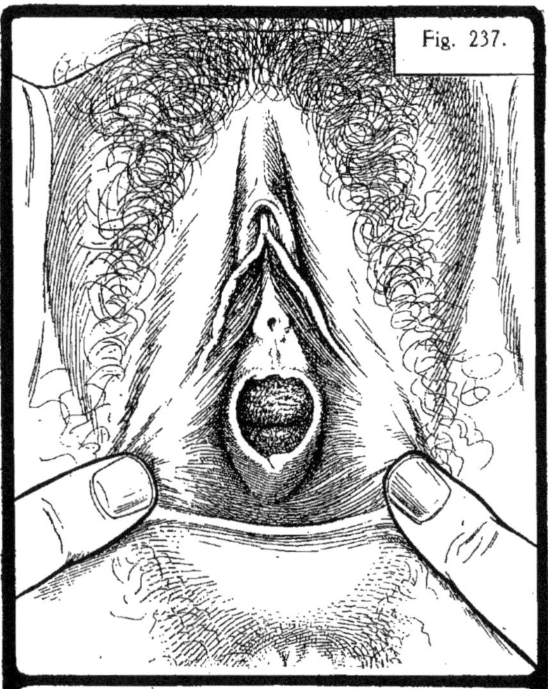

Fig. 237.

L'Examen de l'Hymen et en particulier de la Fourchette. — Mettez le sujet en position déclive, la Vulve en pleine lumière. Asseyez-vous sur l'escabeau de la Table à spéculum. Ecartez doucement, mais à fond, la partie postérieure des Nymphes. Voyez si la Fourchette est intacte, si l'Hymen n'est pas dechiré, en arrière.

et exact. Puis faites pénétrer l'index, légèrement humecté de savon liquide (il faut le graisser le moins possible, et même l'introduire sec si l'on peut) dans l'Orifice vaginal; s'il ne passe pas, inutile d'insister : le Coït n'a pas eu lieu; s'il pénètre, enfoncez-le jusqu'à la phalange: si vous vous sentez serré à ce moment par le bord aigu de la Collerette (et non par les Muscles qu'il faut obtenir en état de relâchement), le Coït n'a pas été pratiqué; s'il s'enfonce avec aisance jusqu'à la racine, le cas devient douteux. Retirez alors le doigt jusqu'à l'Articulation phalangino-phalangettienne, tournez sa face palmaire vers le Périnée et appuyez doucement, mais avec un peu d'insistance : l'Hymen se tend sur les côtés, montrant ses dents, ses incisures, ses ruptures (fig. 236) : notez avec soin chacune d'elles, en relevant les points où l'Hymen est fendu jusqu'à son insertion.

Il manque l'exploration de la partie postérieure de l'Hymen caché par le doigt pendant la manœuvre précédente. Avec les deux index mis de chaque côté de la ligne médiane, dans la Fosse naviculaire, étalez doucement celle-ci et en même temps la partie postérieure de l'Hymen (fig. 237). Cherchez bien, dans le cas de l'Hymen en collerette, qui est le plus fréquent, s'il n'y a pas une solution de continuité sur la ligne médiane ou près d'elle. Nombre d'Hymens paraissent d'abord intacts en ce point, qui ne le sont pas.

Une autre petite manœuvre est également utile. Écartez la Fourchette entre l'index et le médius de la main gauche; avec la main droite, introduisez dans l'Orifice vaginal une petite spatule arrondie (un petit abaisse-langue, la partie plate d'une sonde cannelée, l'extrémité du manche d'une cuiller à café), et en rasant, en dedans, l'Orifice vaginal, soulevez la partie postérieure de l'Hymen : vous étalerez la Collerette et vous en saisirez aisément la forme.

L'Hymen dans les Vices de conformation de l'Orifice du Vagin. — L'Hymen peut exister, plus ou moins déformé, dans le cas d'Absence du Vagin (fig. 239). Il manque en totalité (fig. 238 *b*) ou est réduit à quelques vestiges (fig. 238 *a*), lorsque la Région Vestibulaire a été frappée d'un manque de développement.

Variétés morphologiques. — L'Hymen se présente sous des aspects très différents.

Congénitalement, il offre de très nombreuses variétés de forme. L'élargissement de l'Orifice vaginal sous l'influence du Coït d'abord, de la Parturition ensuite, lui imprime des modifications profondes. L'étude de la configuration de l'Hymen, pour être complète, doit porter sur les trois Variétés de sujets : 1° la Vierge; 2° la Femme; 3° la Mère.

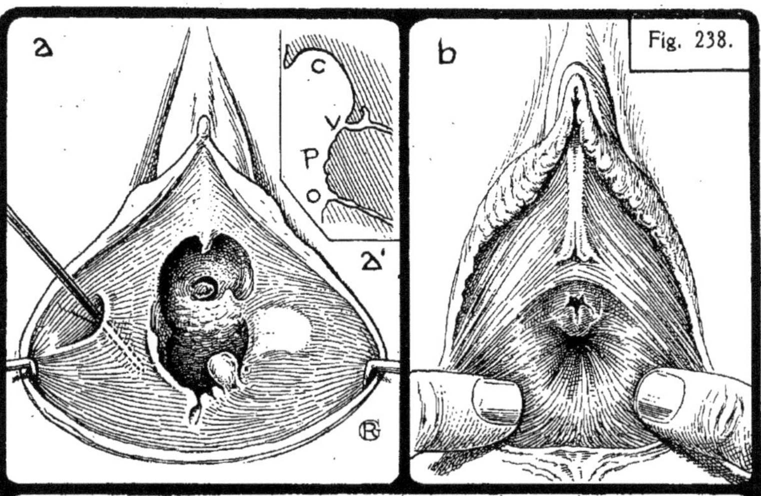

Absence partielle ou totale de l'Hymen par malformation congénitale. —

a Hymen manquant dans sa partie supérieure, réduit à un petit liséré à droite, à 3 caroncules à gauche. Anuréthrie vestibulaire concomitante. Fossette vestibulaire.

En a' coupe schématique montrant le retrait de l'orifice urétral, V, le pli muqueux qui obstrue le méat, la cupule, C, qui le surplombe, l'éversion de la paroi vaginale antérieure, P, l'orifice vaginal, O. — Femme de 28 ans, nullipare; premier rapport non douloureux, sans hémorrhagie; n'a jamais eu aucune inflammation vulvaire.

b Hymen manquant dans sa totalité. Anuréthrie vestibulaire concomitante. Aspect infundibuliforme de l'entrée du vagin. — Femme de 22 ans, réglée à seize ans, enceinte de trois mois; règles très douloureuses, irrégulières, peu abondantes, 3 à 4 jours.

1° L'HYMEN CHEZ LA VIERGE.

L'Hymen n'est dans son état complet que chez la Vierge. La membrane qui le constitue, suivant qu'elle obstrue l'Orifice vaginal, ou qu'elle l'encercle simplement, permet de ranger les diverses variétés d'Hymens en deux grandes classes : *les Hymens membraniformes* et les *Hymens en Collerette*.

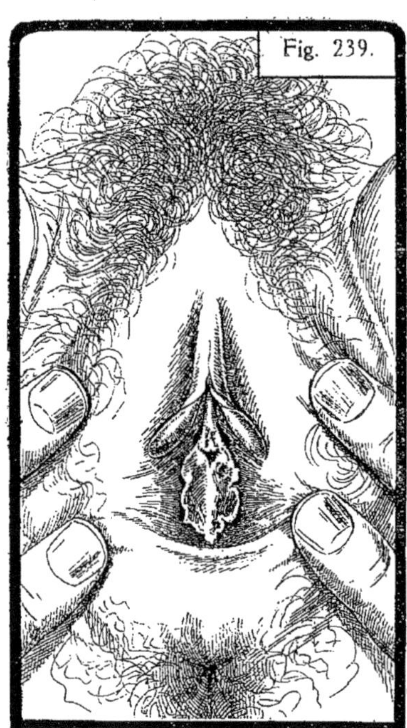

Fig. 239.

Présence de l'Hymen dans un cas d'absence du Vagin. — Vierge de 21 ans. L'Hymen est marqué par une petite collerette, adhérente par sa face profonde, mais dont le bord est libre. Il présente une petite fossette, à gauche, au dessous du méat.

1° Les Hymens membraniformes. — Les Hymens membraniformes ferment plus ou moins complètement, à la façon d'une membrane oblitérante, l'Orifice vaginal. Ils sont rares.

La membrane hyménale peut ne présenter aucun orifice. Le Vagin est fermé; à la puberté, le sang menstruel ne peut s'écouler et des accidents graves en résultent (Hématocolpos).

La membrane est perforée; suivant la grandeur de la perforation, je divise les Hymens membraniformes en *Hymens membraniformes infranchissables* et en *Hymens membraniformes à orifice parfois franchissable*.

LES HYMENS MEMBRANIFORMES INFRANCHISSABLES. — Cette variété d'Hymens est caractérisée par l'existence d'une membrane qui obstrue entièrement l'Orifice vaginal, ne se laisse rompre ni au Doigt ni par le Coït, présente un ou plusieurs Orifices, toujours petits (fig. 240).

L'Orifice peut être unique, et on dit l'*Hymen uniperforé*. La Femme dont l'Hymen est représenté fig. 240, *a*, était mariée; elle a pu devenir enceinte et mon jeune ami J. Coudray l'a accouchée après avoir rupturé l'Hymen.

L'Hymen membraniforme infranchissable peut offrir deux orifices et il est dit *Hymen biperforé* (signalé par Morgagni, 1719), ou plusieurs orifices très petits et il porte le nom de *Hymen cribriforme* (mentionné par Fabricius Hildanus, 1614).

Les Orifices unique et double étaient en avant, près du Méat, dans les cas que j'ai observés (fig. 240 *a* et *b*, 241 *a* et *c*).

Les Hymens membraniformes a orifice parfois franchissable. — Cette variété ne diffère de la précédente que par la grandeur ou la forme de l'Orifice (fig. 241).

L'Orifice permet plus ou moins l'introduction de la pulpe digitale de l'auriculaire. On conçoit qu'il finisse par se dilater et finalement éclater

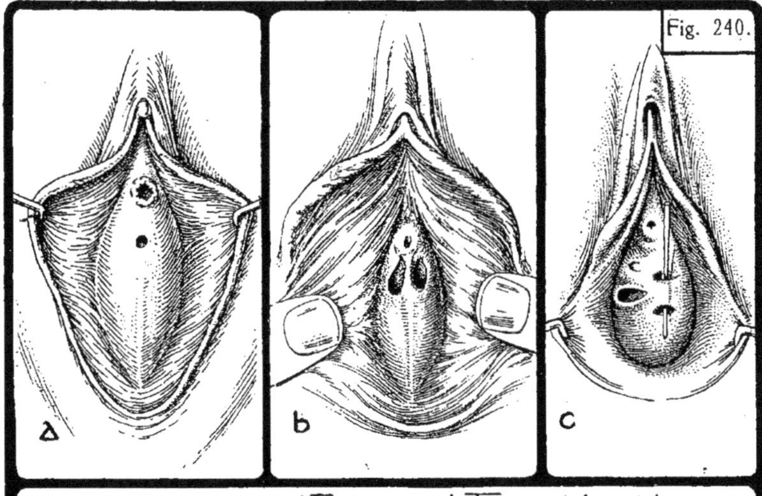

Hymens membraniformes infranchissables —
a. Hymen membraniforme, en carène, uniperforé. — Femme de 32 ans, enceinte et à terme.
b. Hymen membraniforme, en carène, biperforé, assez charnu. — Vierge de 18 ans, règles peu abondantes, faciles.
c. Hymen membraniforme et cribriforme. — Vierge de 15 ans ½, non réglée; taille $1^{m}45$; seins très développés. L'Hymen présente 3 orifices et 1 petite fossette, en haut et à droite.

(fig. 208, p. 380); mais il peut aussi résister, surtout si l'Hymen est un peu scléreux (fig. 241, *a*).

La forme de l'Orifice hyménal peut aussi favoriser la distension et la déchirure de la membrane. L'*Hymen à perforation centrale en Y* (fig. 241, *b*) offre une véritable amorce à l'éclatement en trois segments.

Comme *Type de transition* entre l'Hymen membraniforme et l'Hymen en collerette, je signale l'*Hymen bifenêtré* (fig. 242); cet Hymen peut être regardé comme membraniforme avec deux grands Orifices ou comme un Hymen à collerette renforcé par une bandelette antéro-postérieure. L'Hymen représenté figure 243 peut être aussi considéré soit comme un Hymen membraniforme avec grand orifice à incisures, soit comme un Hymen en collerette, annulaire, de très large dimension.

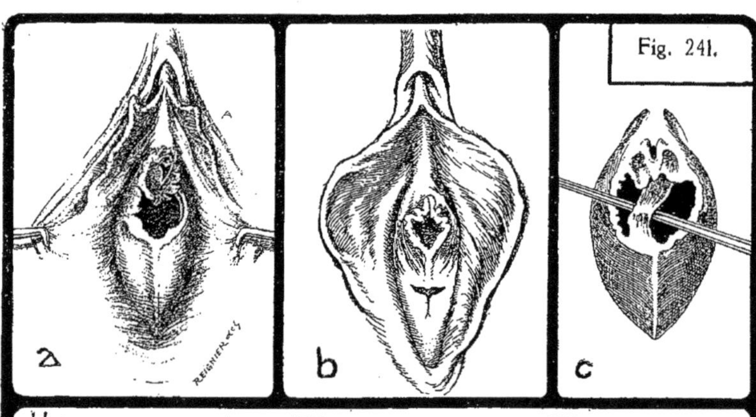

Hymens membraniformes avec orifice parfois franchissable. —

a Hymen en carène, avec orifice permettant l'introduction d'une grosse sonde, mais résistant, un peu scléreux. — Femme de 44 ans, nullipare ; mariée depuis IX ans, n'a jamais pu avoir un rapport complet. Gros fibrome utérin.

b Hymen à perforation centrale en Y. Méat large, et évasé. — Vierge de 16 ans.

c Hymen en carène, avec bride hyméno-vaginale. (agrandissement d'un quart). — Vierge de 16 ans, lymphatique, réglée à 12 ans; règles abondantes, indolores.

L'Hymen membraniforme, dans l'adduction des Cuisses, tend à se replier sur la ligne médiane. Il en résulte un aspect en dos d'âne, ou mieux encore en proue de bateau, en carène, d'où le nom d'*Hymen en carène*. Cet aspect se retrouve très souvent, même lorsque les Cuisses sont écartées; la ligne médiane fait saillie et l'Hymen présente comme deux faces obliques de dehors en dedans et de haut en bas (fig. 240, *a* et *b*, et 241, *a* et *c*).

2° Les Hymens en Collerette. — L'Hymen se présente à peu près toujours sous la forme d'une Collerette muqueuse de 2 à 5 millimètres de hauteur qui entoure ou rétrécit l'Orifice vaginal et le ferme complètement quand les cuisses sont rapprochées : l'Hymen en Collerette est donc l'Hymen commun.

Le bord adhérent de la Collerette hyménale répond au Sillon vestibulaire et s'insère sur l'Anneau vaginal. Le bord libre présente les formes les plus variées : régulière, à incisures, à dents, à denticules. La face externe ou vestibulaire est de couleur rose et d'aspect lisse. La face interne, également rose, est rendue plus ou moins irrégulière par les prolongements vaginaux qu'elle reçoit. La paroi formée par ces deux faces est presque toujours inclinée de dehors en dedans et de haut en bas.

L'Hymen en Collerette présente des variétés dues à la forme de la Collerette et que l'on désigne sous les noms de : Hymen annulaire, Hymen falciforme ou en croissant, Hymen labié.

L'*Hymen Annulaire* est un Hymen en Collerette, caractérisé par ce fait que la Collerette encercle tout l'Orifice vaginal en passant en arrière du Méat (fig. 244).

L'*Hymen falciforme* ou *en Croissant* doit sa forme et son nom à ce que la Collerette muqueuse est large dans sa partie postérieure et qu'en avant elle vient, en se rétrécissant régulièrement, se perdre à droite et à gauche du Méat (fig. 247). On a donné le nom d'*Hymen Semi-lunaire* à un Hymen en croissant dont le corps est large; mais les cornes du croissant existent toujours et l'Organe ne ressemble jamais à une demi-lune.

Ces deux variétés d'Hymen annulaire et d'Hymen en croissant diffèrent l'une de l'autre par l'absence ou l'existence d'une portion hyménale en arrière du Méat. On saisit sans peine qu'entre une collerette bien nette et l'extrémité très effilée d'un croissant il y ait place pour des intermédiaires. En plus, j'insiste sur ce fait que l'Hymen n'est qu'une portion (la plus importante, il est entendu) de tout ce tissu muqueux que circons-

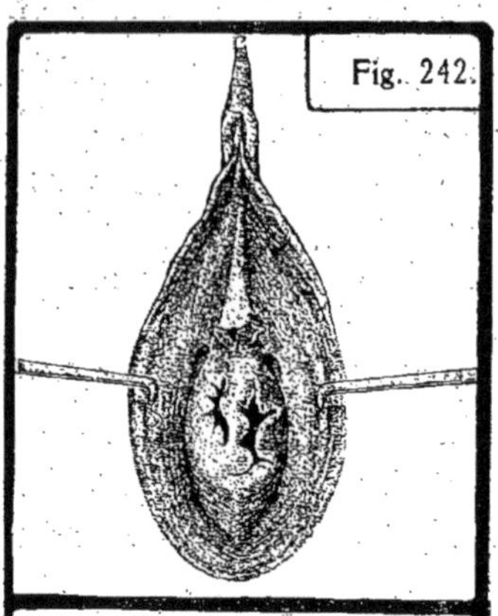

Fig. 242.

Hymen bifenêtré, denté à droite, à incisures à gauche — Vierge de 14 ans ½, réglée à 13 ans ½, régulièrement, 1 ou 2 jours.

crit le Sillon vestibulaire. Ainsi, on arrive à comprendre qu'en arrière du Méat on trouve tantôt une franche Collerette hyménale, tantôt l'extrême pointe d'un Croissant hyménal, tantôt un simple Liséré hyménal, tantôt même un Tissu qui participe à la fois et du Vagin et de l'Hymen.

L'*Hymen labié* (Hymen à lèvres) n'est qu'une expression mauvaise, mais qu'il faut expliquer puisqu'on la trouve dans certains Livres. La Collerette est à peu près régulière sur tout son pourtour; quand l'Orifice vaginal est fermé, l'Hymen se présente comme formé de deux lèvres, l'une droite et l'autre gauche (fig. 209). Si la Collerette manque en arrière sous le Méat et qu'elle soit atrophiée ou rupturée à la partie postérieure de l'Orifice vaginal, la forme labiée est encore plus marquée; de même si elle remonte de chaque côté du Méat. Il s'agit toujours d'un Hymen en Collerette.

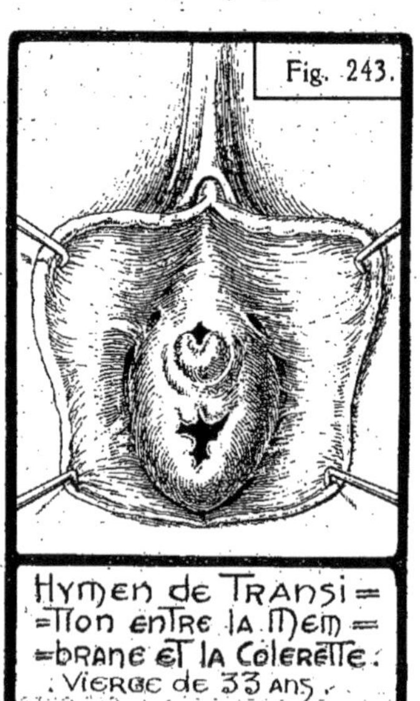

Fig. 243.

Hymen de Transition entre la Membrane et la Colerette. Vierge de 33 ans.

Variétés d'Hymens en Collerette et Membraniformes. — Les Hymens en Collerette, plus rarement certains Hymens Membraniformes, présentent quelques Variétés caractérisées par un détail de configuration et nécessaires à connaître au point de vue physiologique et médico-légal.

Le bord libre peut présenter des incisures, des dents, des denticules, d'où les noms d'Hymen à incisures, d'Hymen denté, d'Hymen denticulé.

L'*Hymen à incisures*, dit aussi Hymen

à lambeaux, est très important à connaître au point de vue médico-légal. Le bord libre de la muqueuse présente des découpures, des incisures, d'où résulte un aspect déchiré naturel (fig. 243, 246 et 242, orifice gauche).

L'*Hymen denté* tire son nom de dents, petites ou grandes, qui en découpent le bord libre (fig. 242, orifice droit, 245 et 254).

L'*Hymen denticulé* (fig. 248 *a* et 250) présente toute une série de fines denticules que l'on retrouve ordinairement sur le Méat, sur la partie profonde de la face interne des Petites Lèvres, et parfois sur le Vagin (fig. 250 *a*).

Je donne le nom d'*Hymen à languette* à un Hymen, mentionné par Budin, sur lequel passe en arrière une languette vaginale lui adhérant et se prolongeant sur la fosse naviculaire (fig. 248, *a*), et celui d'*Hymen à pendentif* à l'Hymen annulaire qui porte au-dessous du Méat un petit prolongement médian formant pendentif, doublé ou non d'un pli du Vagin, venant renforcer sa face interne (fig. 248, *b*).

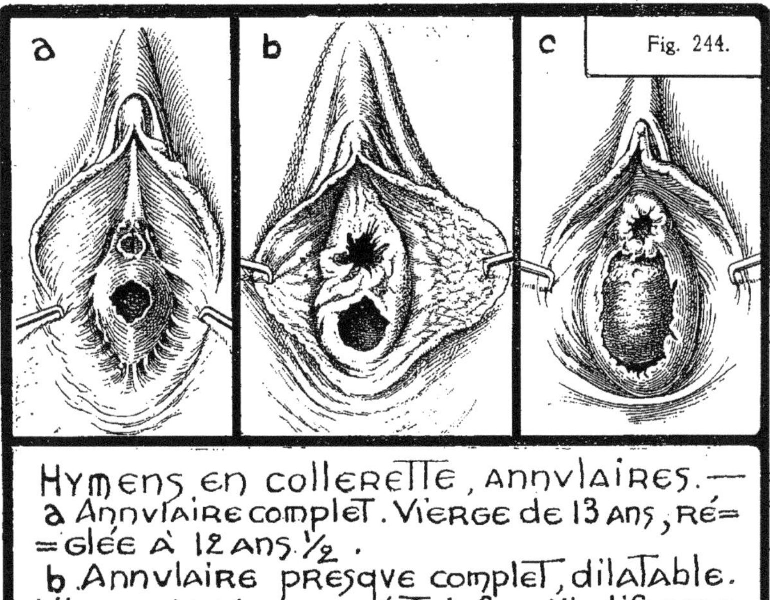

Fig. 244.

Hymens en collerette, annulaires. — a Annulaire complet. Vierge de 13 ans, ré=glée à 12 ans ½.
b. Annulaire presque complet, dilatable. Vierge de 16 ans ; méat infundibuliforme ; métrite virginale.
c Annulaire incomplet. Vierge de 17 ans, petite taille, maigre ; début de prolapsus vaginal.

Certains Hymens, surtout dans l'enfance, font saillie dans le Vestibule et s'y éversent (à la façon du Col dans le Vagin, disait Budin). Dans ce cas, l'Hymen semble un prolongement du Vagin. La saillie de l'Hymen, qui est alors à peu près toujours annulaire, et l'éversion de ses bords permettent de le comparer à une corolle de fleur, à la cupule de certains fruits, d'où le nom d'*Hymen corolliforme* ou *cupuliforme* (fig. 255).

Lorsque la face interne de l'Hymen est doublée de prolongements importants de plis du Vagin, on emploie l'expression peu heureuse d'*Hymen à colonnes* (fig. 249).

J'appelle *Hymen encapuchonnant* une variété expliquée par la fig. 245.

Dimension de l'Orifice hyménal. — La Dimension de l'Orifice hyménal est en rapport avec les Variétés morphologiques et l'Age.

Variétés morphologiques. — L'Hymen membraniforme présente un ou plusieurs Orifices qui sont généralement petits; l'Orifice peut être invisible au premier abord, ne laisser passer qu'une sonde cannelée, l'extrémité d'une pince hémostatique à mors ordinaire, une bougie de Hégar entre les n°s 15 et 20. Les figures 240 et 241 montrent des Orifices de grandeur nature.

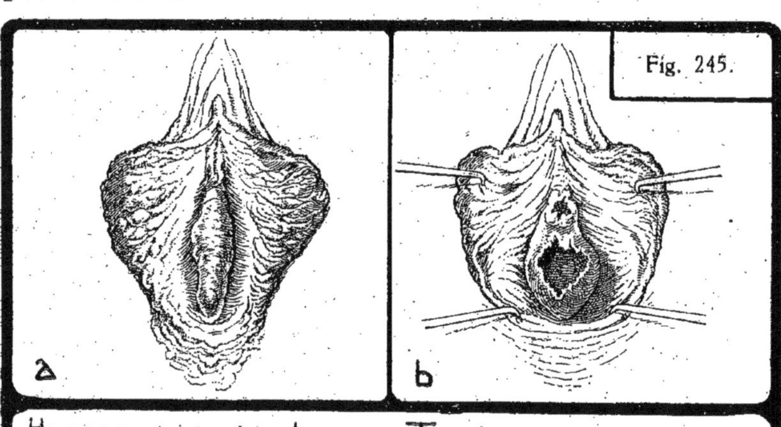

Fig. 245.

Hymen encapuchonnant. — Vierge de 27 ans, petite, maigre, ptosique. Orifice vaginal et méat sont entièrement cachés, encapuchonnés par les replis hyménaux qui se rabattent les uns sur les autres. Hymen en collerette, annulaire. — a, Fermé; b, Ouvert.

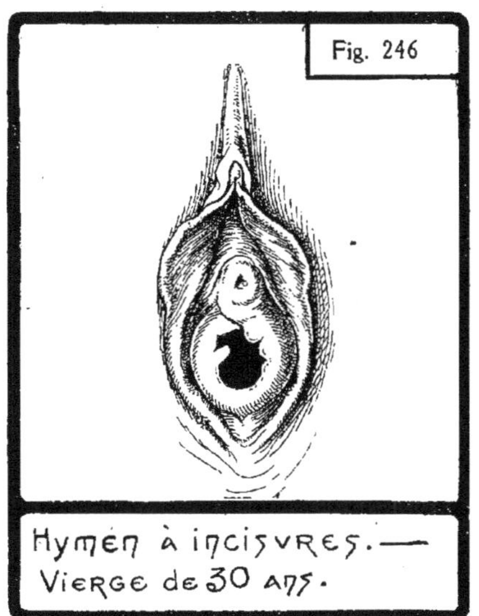

Fig. 246

Hymen à incisures. — Vierge de 30 ans.

L'Hymen en collerette offre un Orifice dont le diamètre est en rapport avec la hauteur de la collerette et son développement autour de l'Anneau vaginal (Hymen annulaire, en croissant). Une bougie de Hégar entre les nos 20 et 30 franchit communément l'Orifice sans le distendre. Les variétés infundibuliforme et corolliforme peuvent présenter un Orifice permettant l'introduction d'une bougie de Hégar au-dessus du n° 30.

Influence de la dilatabilité. — La dilatabilité de l'Hymen est un caractère important qui fausse dans une certaine mesure la mensuration exacte de son Orifice. Si les tissus sont très souples, très élastiques, l'Orifice reçoit une grosse bougie de Hégar, un doigt, un spéculum virginal, sans se rompre en aucun point. Le Coït peut même être pratiqué (V. p. 437). La Dimension précise de l'Orifice devient, dans ces cas, bien difficile, pour ne pas dire impossible à fixer.

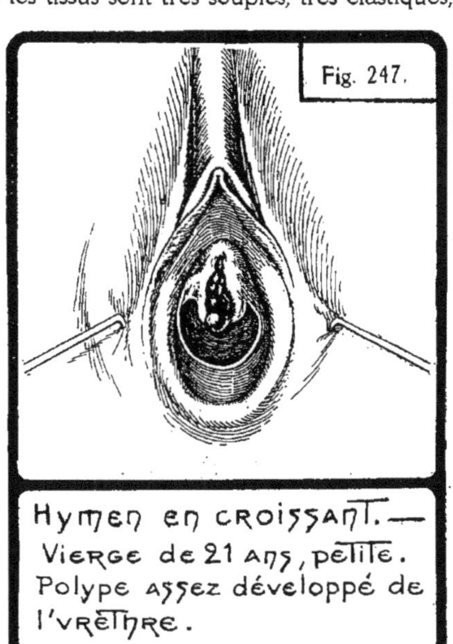

Fig. 247.

Hymen en croissant. — Vierge de 21 ans, petite. Polype assez développé de l'urèthre.

Rapports entre l'Orifice hyménal et l'Orifice du Méat. — Chez l'Enfant et la Fillette, une erreur peut être assez facilement commise, si l'on n'est pas prévenu, entre le Méat et l'Orifice hyménal. L'Orifice le plus grand peut être le Méat et on le prend pour l'Orifice hyménal; une injection qu'on veut introduire dans le Vagin est donnée dans la Vessie. Les figures 201, 231 *b* et 241 *b* donnent des exemples bien nets de Méat grands juxtaposés à des Orifices hyménaux petits.

Si l'Hymen est encapuchonnant (fig. 245, p. 432), on peut ne voir tout d'abord ni Méat ni Orifice hyménal, l'un et l'autre étant recouverts par des replis muqueux. En écartant ces replis, quelque difficulté parfois se présente pour situer exactement les deux Orifices.

Age. — De l'enfance à la nubilité, l'Orifice hyménal participe au développement général de la Vulve et s'agrandit.

Les figures 231 *a* et *b* sont de grandeur nature et donnent la dimension de l'Orifice vaginal de Fillettes de trois ans et demi. On peut y introduire une petite sonde vésicale en verre.

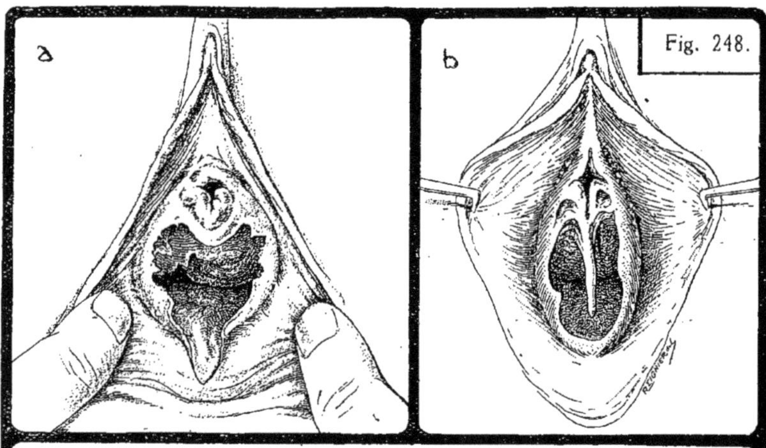

Fig. 248.

Hymens en collerette, à Languette et à Pendentif. —
a. Hymen à Languette, en collerette, denticulé, extensible. Un pli vaginal postérieur se prolonge sur l'Hymen en une petite colonne charnue qui forme une Languette procidente. — Vierge de 22 ans, grande, forte, de 66 Kgr.; réglée à 17 ans, régulièrement (sauf trois à quatre mois), peu abondamment, 3 jours.
b. Hymen à Pendentif. Un pli du vagin vient s'unir à la partie antérieure de l'Hymen et flotte sous le Méat, dans l'aire de l'orifice vaginal. — Vierge de 21 ans réglée à 11 ans; règles régulières, d'abondance normale, 5 jours.

Les figures 244 *a* et 226 sont la reproduction exacte de l'Hymen de Fillettes de treize et quatorze ans.

La figure 201 se rapporte à une Jeune Fille de seize ans, la figure 244 *c* à une Jeune Fille de dix-sept ans, la figure 249 *a* à une Jeune Fille de dix-huit ans, la figure 249 *b* à une Jeune Fille de vingt-trois ans.

De vingt à quarante ans, si la Virginité persiste, la Dimension de l'Orifice hyménal ne se modifie guère; il tend cependant progressivement à perdre de sa dilatabilité par suite de la diminution de la souplesse des Tissus.

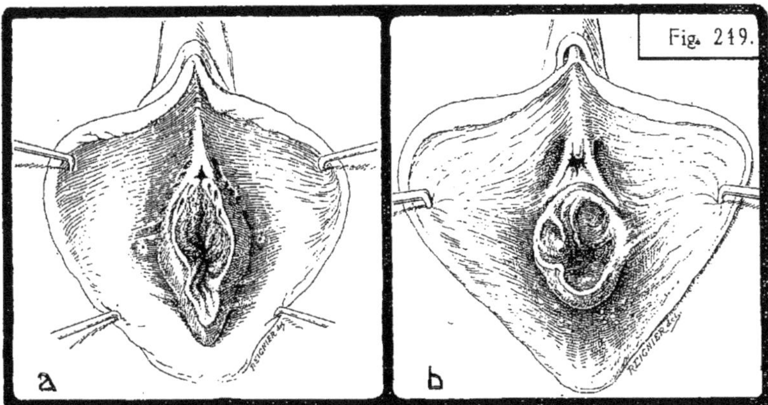

Hymens en collerette, à colonnes. Les plis du Vagin viennent se perdre sur la Face interne de l'Hymen. —

a. Nombreux plis hyméno-vestibulaires, circonscrivant de petites Fossettes. Sous le méat, petites Fossettes étagées sur le bord libre de l'Hymen. — Vierge de 18 ans, réglée à 15 ans; règles en avance ou en retard de 8 jours, peu abondantes, peu douloureuses, 3 à 4 jours. Métrite virginale.

b. À gauche, gros pli hyméno-nymphéal, interrompant pour ainsi dire l'Hymen. — Vierge de 23 ans, réglée à 15 ans; règles en retard de 2 et 3 mois, non douloureuses, 8 jours, parfois avec caillots.

A la Ménopause, l'Hymen se tend, se rétracte, devient rigide; s'il est formé par une collerette assez large, il offre un bord net, résistant : le resserrement est concentrique et l'Orifice diminue; si la collerette est développée et ne mesure que 2 à 3 millimètres de hauteur, la rétraction est excentrique : l'Hymen s'atrophie, devient un liséré, et l'Orifice serait plus large s'il n'y avait pas en même temps une sclérose rétractile générale de l'entrée du Vagin.

2° L'HYMEN APRÈS LA DÉFLORATION

Toute Vierge qui subit un rapprochement sexuel complet présente, aussitôt après, un changement de forme de l'Orifice vaginal; ce changement est définitif, mais il s'accentue assurément si le premier rapport est suivi d'un certain nombre d'autres. Je n'ai pas trouvé d'exception à cette règle, bien que mes examens aient porté sur des centaines de femmes examinées à ce point de vue spécial. Je pense, en conséquence, qu'il ne faut pas accepter cette idée couramment exprimée que, assez fréquemment, on trouve, après le Coït, des Hymens intacts (V. p. 440).

Si, par suite d'une malformation, l'Hymen manque, il est évident qu'on ne peut constater que l'absence de tout signe de la Virginité (fig. 238, p. 425).

Lésions de l'Hymen en Collerette. — L'Hymen, habituellement rencontré chez la plus grande majorité des Femmes, est l'Hymen en Collerette. Cet Hymen se déchire ordinairement, s'il présente une hauteur de 3 à 5 millimètres, comme c'est la règle; les déchirures se font en des points très variables (fig. 254, 255, 256, 257), et leur nombre tient essentiellement, d'une part, au tissu lui-même de l'Hymen, qui peut être plus ou moins souple, plus ou moins scléreux, et d'autre part, évidemment, au volume du Pénis.

Cette première proposition entraîne fatalement cette seconde, que, chez la très grande majorité des femmes, l'Hymen présente des Déchirures après le Coït. Ces Déchirures ont déterminé une hémorragie ordinairement légère, parfois presque nulle, exceptionnellement très abondante et ayant pu, dit-on, chez des hémophiles, devenir mortelle.

D'après Schrœder, et Budin confirme cette opinion, « quelque nombreuses que soient les Déchirures, il n'y a jamais d'espace entre les divers lambeaux de l'Hymen; on voit seulement une fissure, et jamais les traces de l'Hymen n'ont disparu ». Cette assertion est inexacte (V. p. 445).

Lésions de l'Hymen membraniforme. — Dans les formes exceptionnelles où la muqueuse hyménale offre une très grande surface de développement, formant une véritable membrane, avec un, deux ou plusieurs Orifices, il n'y a aucun doute que la Rupture est fatale si la pénétration a lieu. Il est non moins évident qu'il est aisé de la constater. Si la membrane présente deux ou plusieurs Orifices (Hymen membraniforme bi ou multifenêtré), le plus souvent le Coït se fait par l'un d'eux, le plus grand (fig. 208, p. 380).

Il peut arriver que la Déchirure de la membrane n'ait pas lieu, l'intromission ne pouvant être réalisée, soit que la femme ne s'y prête pas, soit que l'Hymen résiste, par suite de lésions de sclérose et d'épaississement fibreux (fig. 240 *a*, p. 427, et 241 *a*, p. 428).

L'Hymen extensible ou dilatable. — La Défloration peut se faire sans Rupture, si l'Hymen est en collerette et d'une élasticité exceptionnelle, d'une part, et que, d'autre part, la pénétration soit lente et le Pénis d'un volume petit ou moyen. Il ne se produit pas de plaie dans ces conditions, et par conséquent la Défloration ne s'accompagne ni d'hémorragie, ni de douleur vive; à l'examen ultérieur, on ne trouve pas de cicatrice objective secondaire. L'Hymen est dit dilatable ou extensible.

La Défloration sans Rupture est-elle fréquente? A. Paré l'estimait commune : « Si la fille pucelle est en aage suffisante, estant mariée avecques un homme qui aura sa verge proportionnée au col de sa matrice, n'aura aucune douleur ny flux de sang estant depucellée. » Et il ajoute en note : « *Chose digne d'estre bien notée.* »

Dionis signale l'existence de l'Hymen dilatable : « Il n'arrive pourtant pas toujours que toutes les filles donnent ces faibles témoignages de leur vertu, en y ayant à quoi la nature a épargné cette petite douleur, en disposant ces caruncules de manière que la verge peut entrer sans faire effort, quoy qu'elles ayent toujours esté fort sages; et ainsi on ne doit pas estre si prompt à décider sur l'honneur des filles. »

Ettmuller remarque que la Défloration ne détermine pas toujours une hémorragie : « Il n'importe qu'il y ait de sang versé dans le premier combat ou qu'il n'y en ait pas. Le sang n'est point une preuve du pucelage. »

Heister tient pour malaisé le diagnostic de la Défloration : « Rien n'est plus difficile que de déterminer si une fille est vierge. »

Mauriceau dit « qu'il n'arrive pas toujours que dans le premier coït il se fasse un épanchement de sang, d'autant que cela dépend entièrement de la disposition et de la proportion des parties de l'Homme et de celles de la Femme ».

Budin a décrit trois modes de pénétration du membre viril : 1° pénétration après rupture de l'Orifice vaginal; 2° pénétration après dilatation

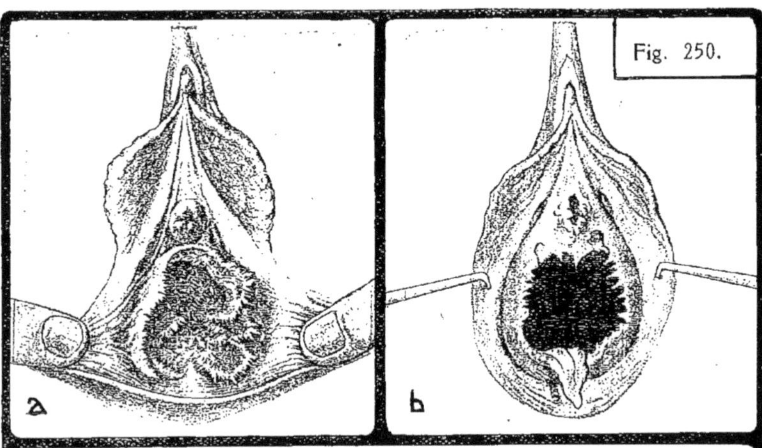

Fig. 250.

Hymens dilatables. — La présence des dentrites sur l'Hymen et l'entrée du Vagin, jointes à l'existence de plis vaginaux venant se perdre sur l'Hymen, le découper a ou y former une Languette procidente b, rend impossible le diagnostic de Défloration

a. Femme de 21 ans, nullipare; premier rapport facile, ayant à peine donné quelques gouttes de sang. Le petit effacement de l'Hymen, à la fourchette, ne peut permettre que le doute, en cas de dissimulation.

b. Femme de 22 ans, nullipare, réglée à 15 ans, très régulièrement, 3 à 4 jours Aucune lésion de l'Hymen.

rapide et facile de l'Orifice vaginal; 3° pénétration après dilatation lente, difficile et progressive de l'Orifice vaginal; ces deux derniers modes ne s'accompagnent pas de perte de sang. Il regarde le mode de pénétration sans déchirure comme fréquent : 13 fois sur 75.

Brouardel signale à son tour, au point de vue médico-légal, l'importance de l'Hymen dilatable : « Ce n'est pas chose rare de trouver un orifice hyménal laissant passer un corps du volume d'une verge en érection sans être lésé. »

Ces citations amènent à croire que la Défloration sans aucune rupture de l'Hymen est très communément observée. Sont-elles probantes? Les

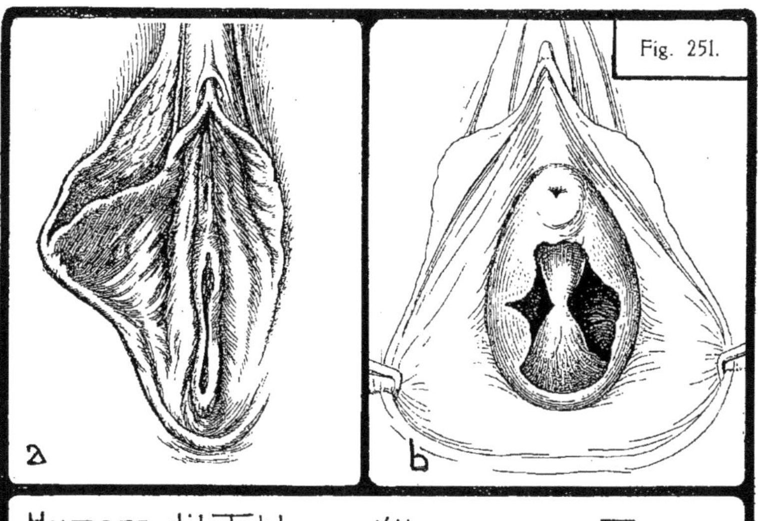

Hymens dilatables — L'Hymen a un orifice large mais ne présente pas de déchirure complète.
a. Hymen en collerette, dit labié, sans aucune irrégularité du bord libre. — Femme de 30 ans, nullipare.
b. Hymen en collerette, avec incisures dont on ne peut affirmer l'état acquis ou naturel, à orifice large. Femme de 26 ans, nouvellement mariée et enceinte de 4 mois. Bride vagino-vaginale.

unes sont de simples appréciations. Les autres reposent sur des faits. Les observations des Accoucheurs ont le tort d'être prises pendant la gestation ou la parturition : par suite de la vascularisation et du gonflement de tissus vulvaires, on ne peut absolument pas juger des détails d'un organe aussi frêle et aussi petit dans ses dimensions qu'un Hymen en collerette. *Seules sont à retenir les observations prises en dehors de la Grossesse*; et quand on en publie une, il faut indiquer comment on a procédé pour la recueillir; que chacun prenne la peine de procéder exactement suivant la méthode que j'indique (p. 421); qu'on ajoute aux renseignements donnés par la vue les anamnestiques fournis non par le mari mais par la femme, et la conclusion de recherches entreprises et menées suivant cette règle rigoureuse conduira à cette conclusion : *L'Hymen dilatable par le coït sans aucune rupture existe* (fig. 250, 251 et p. 446), *mais il est exceptionnel.*

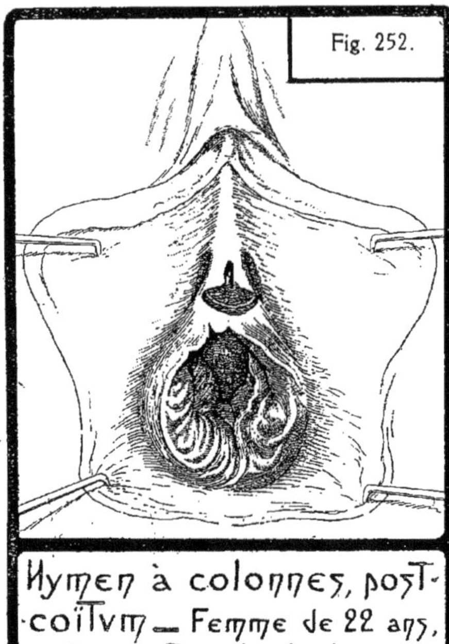

Fig. 252.

Hymen à colonnes, post-coïtum — Femme de 22 ans, nullipare. Pas de déchirure appréciable. Interruption congénitale, à gauche.

Le Diagnostic de la Défloration.

— La Défloration peut être définie, avec Littré l' « action d'enlever la Virginité ».

La Virginité physique de la Femme se perd à la première intromission de la Verge dans le Vagin. « C'est le véritable congrès, et non pas la conception qui distingue les pucelles d'avec celles qui ne le sont pas; car une pucelle peut concevoir et demeurer telle, et il est impossible qu'elle passe par le congrès sans être déflorée. » (Ettmüller, 1691.) Physiquement, la Virginité ne disparaît que par le Coït; de même, « le Viol implique comme terme nécessaire la *possession* de la Femme, c'est-à-dire l'*intromission de la Verge dans la cavité vaginale de la Femme* : sans cette *intromission*, sans cette *possession*, il n'y a que *Attentat à la pudeur* » (Thoinot).

Comment peut-on reconnaître que le Coït a été pratiqué? Plusieurs cas sont à examiner :

1° Chez les Fillettes de 7 à 15 ans (au-dessous de 6 à 7 ans, la Verge ne pénètre pas), à moins de circonstances exceptionnelles, l'intromission partielle ou totale de la Verge détermine la Déchirure de l'Hymen accompagnée souvent d'autres lésions.

Si l'examen est pratiqué dans les 3 ou 4 jours qui suivent le Coït, la constatation de la Déchirure est facile. Au delà de 5 à 6 jours, une cause d'erreur pourrait survenir, d'après Brouardel : les bords de la Déchirure, au lieu de se cicatriser sans se réunir, constituant ainsi des Lambeaux hyménaux, pourraient s'affronter.

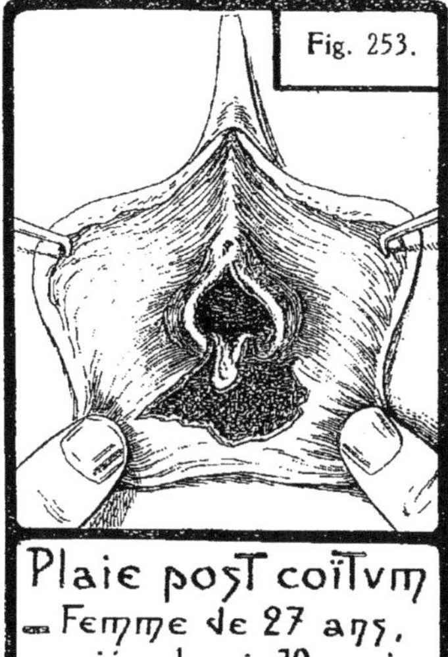
Fig. 253.
Plaie post coïtum — Femme de 27 ans, mariée depuis 10 semaines.

2° Chez la Jeune Fille nubile, le diagnostic est souvent plus malaisé que chez l'Enfant. Il est cependant des cas où il ne présente aucune difficulté.

a) L'Orifice vaginal est petit, ne laissant pas pénétrer l'extrémité du doigt : aucun Coït n'a pu être pratiqué (fig. 244 *b* et 246);

b) L'Hymen est membraniforme; il ne peut être franchi sans Déchirure importante (fig. 208, p. 380); il peut opposer une barrière absolue (fig. 241 *a*);

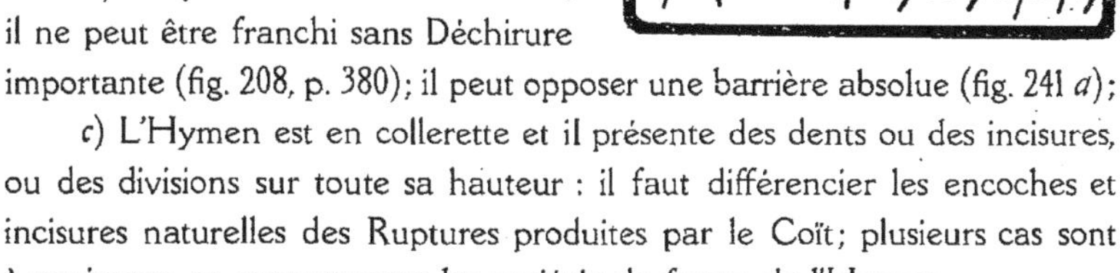

c) L'Hymen est en collerette et il présente des dents ou des incisures, ou des divisions sur toute sa hauteur : il faut différencier les encoches et incisures naturelles des Ruptures produites par le Coït; plusieurs cas sont à envisager, en rapport avec les variétés de forme de l'Hymen.

α) L'Hymen denté est une forme naturelle de l'Hymen. Il est non moins certain qu'une Déchirure partielle de l'Hymen peut donner une cicatrisation en encoche et former ainsi une dent. On ne peut donc se baser sur cet aspect denté pour établir un diagnostic. Cependant, si la déchirure est sur la ligne médiane postérieure, il y a grande chance pour qu'elle soit artificielle, les encoches naturelles étant latérales (fig. 254 *a*), et la partie la plus haute de l'Hymen étant généralement en arrière.

β) L'Hymen à incisures (fig. 246) prête encore plus à confusion. On peut seulement remarquer que l'Hymen à incisures est large ordinairement;

que son Orifice est assez étroit, que les segments flottants sont petits et ne sont pas séparés par des incisures allant jusqu'à l'Orifice vaginal. Au contraire, les Lambeaux résultant de la Déchirure d'un Hymen sont presque toujours assez grands et sont le fait d'une section de la membrane dans toute sa hauteur. Enfin, l'Orifice vaginal est ordinairement large, s'il y a eu Coït (comparer les fig. 246 et 254 *b*).

γ) Une division de l'Hymen sur toute sa hauteur est regardée comme

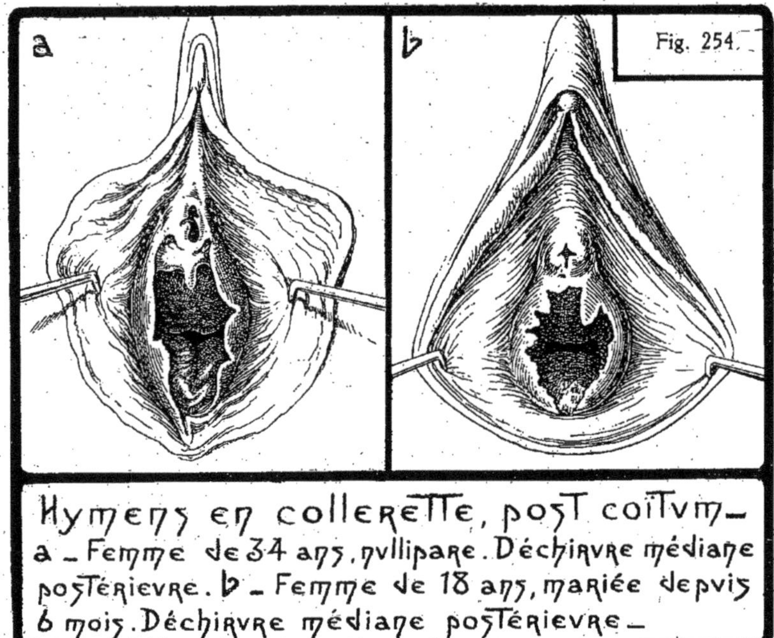

Fig. 254.

Hymens en collerette, post coïtum — a — Femme de 34 ans, nullipare. Déchirure médiane postérieure. b — Femme de 18 ans, mariée depuis 6 mois. Déchirure médiane postérieure —

une preuve de Défloration. Il existe cependant une exception que je n'ai pas trouvée signalée. Plusieurs fois j'ai rencontré, de préférence sur le bord gauche (fig. 249 *b*, et 252), un peu au-dessus du milieu de l'Orifice vaginal, sur des Hymens à colonnes, un Pli du Vagin qui se prolonge sur l'Hymen, l'efface et va se terminer à la base de la Petite Lèvre, divisant à son niveau l'Hymen en deux segments, l'un supérieur, l'autre inférieur.

δ) Je signale encore l'Hymen à languette (fig. 248 *a*, 250 *b*) comme pouvant prêter à confusion si l'on n'est pas prévenu : la languette est due au prolongement d'un Pli du Vagin et n'est pas le résultat de la chute en arrière d'un Lambeau hyménal postérieur résultant d'une Déchirure.

ε) Il faut enfin ne pas confondre (fig. 265 *b*) avec la Rupture d'une Bride hyméno-hyménale médiane antéro-postérieure, l'Hymen à pendentif (fig. 248 *b*).

Ces causes d'erreurs signalées et évitées, on rattachera au Coït (sauf exceptions rares de traumatisme ou de pratiques d'onanisme) les Déchirures de l'Hymen intéressant toute la hauteur.

Le Siège de la Déchirure. — Dans l'Hymen en collerette, avec ses

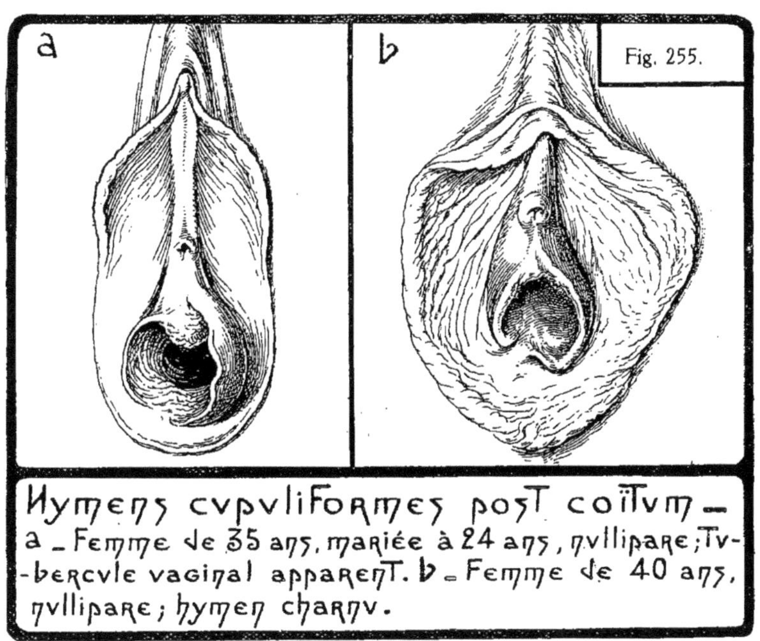

Fig. 255.

Hymens cupuliformes post coïtum — a — Femme de 35 ans, mariée à 24 ans, nullipare; Tubercule vaginal apparent. b — Femme de 40 ans, nullipare; hymen charnu.

variétés : annulaire, en croissant, labié, la Déchirure se fait fréquemment en arrière sur la ligne médiane. C'est, en effet, en ce point que le plus souvent appuie l'extrémité de la Verge, comme en témoignent les plaies de la Fosse naviculaire dues au Coït (fig. 253). Je donne des exemples de cette Déchirure médiane postérieure dans l'Hymen membraniforme bifenêtré (fig. 208), dans l'Hymen en collerette bifenêtré, par suite d'une Bride hyméno-hyménale médiane (fig. 265 *b*), dans l'Hymen en collerette labié et denté (fig. 254 *a*), dans l'Hymen à incisures (fig. 254 *b*), dans l'Hymen annulaire, dans l'Hymen annulaire denticulé, dans l'Hymen annulaire cupuliforme (fig. 253, 250 *a*, 255).

Il ressort aisément de l'inspection de toutes ces figures, qui sont la reproduction exacte de cas que j'ai observés, que la Déchirure médiane postérieure se rencontre à peu près dans toutes les formes d'Hymen.

Souvent cette Déchirure médiane postérieure se dissimule, et pour la reconnaître il faut écarter assez fortement les tissus; je pense qu'elle a été assez souvent méconnue par les Auteurs qui trouvent une forte proportion d'Hymens *intacts* après le Coït (fig. 250 *a* et 237, p. 423).

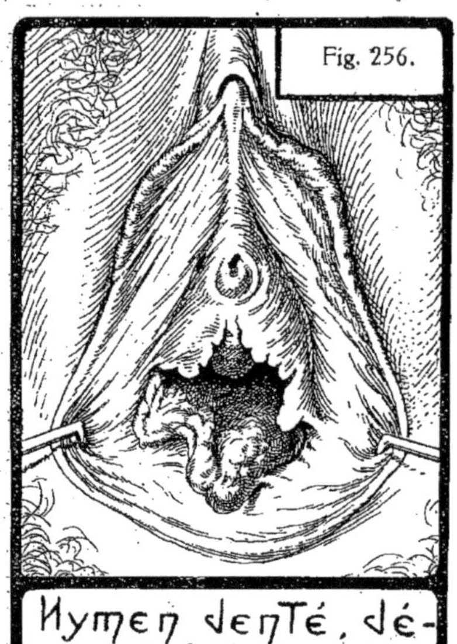

Fig. 256.

Hymen denté, déchiré bilatéralement, post coïtum. — Femme de 18 ans, mariée depuis 10 mois, nullipare. Hymen éversé en arrière (disposition fréquente).

L'Hymen peut se déchirer à la fois sur la ligne médiane et sur les côtés, présentant 3 (fig. 258), 4 Lambeaux (fig. 257 *b*) ou davantage. Enfin, la ligne médiane postérieure peut être respectée, et l'Hymen se déchire bilatéralement (fig. 256) ou en plusieurs endroits.

Une Déchirure assez fréquente est une Déchirure bilatérale symétrique doublée d'une Déchirure verticale. Quand l'Hymen est annulaire et qu'on entr'ouvre seulement l'Orifice vaginal, on a souvent alors l'aspect des quatre Caruncules myrtiformes des Anatomistes des XVIIe et XVIIIe siècles (fig. 257 *b*).

La constatation de toutes ces Déchirures est d'autant plus facile que la hauteur de la collerette de l'Hymen est plus grande. Réciproquement elle devient malaisée, si cette hauteur se réduit à 1 millimètre ou à moins; or, chez un certain nombre de Vierges, surtout après 25 ans, on trouve assez fréquemment des Hymens atrophiés et réduits à un simple liséré; la même disposition se rencontre d'ailleurs chez des Femmes (fig. 258, côté gauche). Pour peu que les Plis vaginaux viennent renforcer ces Hymens atrophiés et qu'il y ait des dents ou des incisures naturelles, le diagnostic précis des lésions hyménales dues au Coït devient ardu et difficile.

De l'Intervalle entre la Base des Lambeaux hyménaux. — Les Auteurs semblent d'accord pour admettre que les Lambeaux hyménaux se rattachent par leur base : « s'il y a eu Déchirure, il n'y a pas eu perte de substance » (Budin). Évidemment, après le Coït même répété, on ne trouve pas de longues pertes de substance comme il en existe la plupart du temps après l'Accouchement. Mais je ne saurais admettre que les

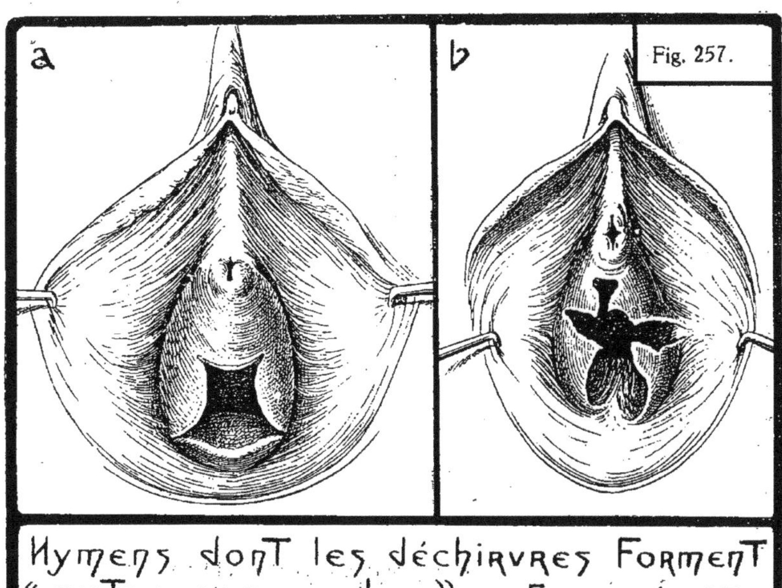

Fig. 257.

Hymens dont les déchirures forment « quatre caruncules » a - Femme de 28 ans, nullipare. Premier rapport = à peine quelques gouttes de sang. b - Femme de 22 ans, mariée depuis 3 mois : Hémorragie post primum coitum.

Lambeaux hyménaux ne s'écartent jamais à leur base. En examinant un certain nombre de Femmes nullipares dans la position demi-déclive et en écartant bien l'Orifice vaginal au niveau des Déchirures, j'ai constaté souvent qu'il y a un *intervalle* entre la base des Lambeaux hyménaux (fig. 254 *a*, 257 *b*, 258, 268 *a*).

Dans la Déchirure médiane postérieure, on pourra même relever entre le côté droit et le côté gauche une différence de plan (fig. 254 *a*, 257 *b*). Je pense que cette rétraction inégale de la base des Lambeaux tient à la disposition de Plis vaginaux qui viennent mourir sur leur face interne; je crois encore que l'existence de sécrétions purulentes de l'utérus peut, à la longue, contribuer pour une part à cette disposition, car le point médian postérieur de l'Orifice vaginal est le point déclive sur lequel passent le plus ces sécrétions irritantes qui enflamment, érodent et usent les tissus souillés constamment par elles.

De l'Absence de Lésions. — Le cas le plus embarrassant est celui où la pénétration de la Verge ne donne naissance à aucune Déchirure apparente, par suite de la dilatabilité de l'Hymen (p. 437). En voici deux cas, à titre d'exemples : l'un a trait à une Jeune Fille de 15 ans, qui avait été certainement violée; on me demande de constater ces lésions, dès le lendemain du Coït; je trouve un Orifice vaginal large, trop large pour une Vierge; mais l'Hymen qui était à colonnes et éversé en corolle, rappelant celui de la figure 252, ne présentait aucune lésion. Je ne pus rien conclure de précis. L'autre se rapporte à une Jeune Femme mariée depuis 3 ans, venue me consulter pour sa stérilité; je remarque un Hymen denticulé, dilaté et dilatable, sans aucune Déchirure. Je fais, à haute voix, cette réflexion que l'Hymen est extensible. L'examen terminé, le mari me demande, à part, ce que j'ai voulu dire par Hymen extensible; je lui donne l'explication : « Quel poids vous m'enlevez, docteur, me dit-il; voilà trois ans que je souffre en silence, parce que le premier rapport a été aussi facile que si ma Femme n'avait pas été Vierge! »

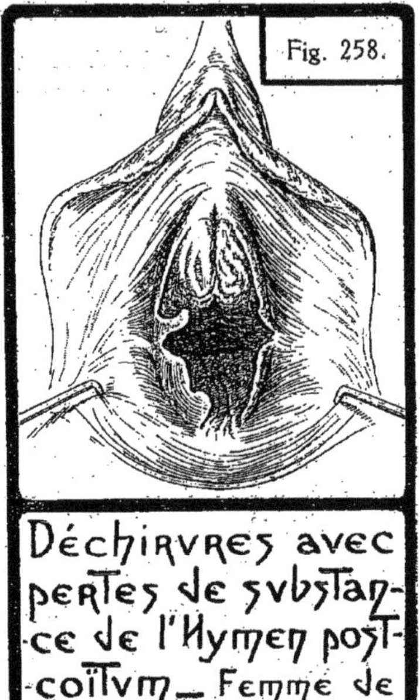

Fig. 258.

Déchirures avec pertes de substance de l'Hymen post-coïtum. — Femme de 24 ans, mariée à 20 ans. Insuffisance ovarienne, Type adipeux. Poids : 70 kilos.

L'élargissement de l'Orifice. — La lésion de l'Hymen est le signe objectif sur lequel le médecin *doit* se baser pour certifier la défloration. Cependant, je pense que, même dans les cas d'Hymen dilatable, le Diamètre de l'Orifice hyménal n'est plus le même après qu'avant le Coït (comparer les figures 249 *b* et 252). Quand on peut introduire deux doigts ou un spéculum ordinaire, même si l'Hymen ne présente aucune lésion apparente, on peut émettre un doute sur la Virginité (dilatation opératoire antérieure exceptée). L'Hymen dilatable et large est un Hymen qui a été dilaté, sans rupture, partant sans douleur ni hémorragie, mais qui n'en a pas moins perdu de son étroitesse primitive; seulement, il ne faut pas demander à un mari qui s'attend à une résistance forte et à une suffusion sanguine abondante de prendre garde à un simple élargissement.

3° L'HYMEN APRÈS L'ACCOUCHEMENT

L'Hymen subit au moment du premier Accouchement à terme et dans les jours qui suivent, des Déformations, des Déchirures et des Pertes de substance. Le degré et l'étendue de ces modifications de nature destructive sont en rapport, d'une part, avec la forme de l'Hymen, le degré d'élasticité de ses Tissus; d'autre part, avec le volume, la rapidité de l'expulsion du Fœtus et l'importance des Manœuvres obstétricales. A chaque Maternité, de nouvelles Ruptures ou Destructions partielles surviennent, si bien que fréquemment, après 3, 4 ou 5 Accouchements, l'Hymen a disparu ou ne persiste qu'en quelques points sous forme de petits Lambeaux plus ou moins rétractés.

Le passage du Fœtus détermine une distension extrême de l'Orifice vaginal, et, par suite, de l'Hymen qui le borde. A un moment donné, l'Orifice vaginal, ne pouvant plus se distendre, se rompt en un ou plusieurs points : l'Hymen se rupture avec l'Orifice vaginal. Ainsi se trouve constitué un premier ordre de Lésions hyménales *post partum* : les *Lésions de Rupture*.

En pressant sur le pourtour de l'Orifice vaginal, le Fœtus détermine une compression intense des Tissus. La Collerette muqueuse hyménale peut être pour ainsi dire contusionnée, et si, du fait des Déchirures de l'Orifice vaginal, la vascularisation de quelque segment contus est insuffisante, il en résulte un sphacèle partiel et une Destruction consécutive de ce segment. Une petite infection locale peut favoriser ce processus sphacélique. Des pertes de substance plus ou moins étendues sont le résultat de ces *Lésions d'ordre destructif*.

Les Lésions de Rupture. — Les Lésions de Rupture après l'Accouchement à terme sont constantes. Comme exceptions rares de persistance d'un Hymen intact après l'Accouchement, j'ai trouvé cités les cas de Stolz (de Strasbourg), de Budin et de Roux.

Le cas de Stolz a trait à « une jeune femme qui accoucha une première fois, gardant un Hymen qui avait la forme d'un anneau ou d'un diaphragme lâche, percé à son centre d'un orifice; cet Hymen ne disparut que devant un deuxième Accouchement ». Je n'ai pu retrouver la source de cette citation, empruntée à L. Thoinot; des détails seraient nécessaires pour lui donner une valeur.

Le cas de Budin est celui d'une primipare de 22 ans, syphilitique, qui accoucha d'un Fœtus de 680 grammes, macéré, et fut délivrée artificiellement. « L'Orifice vaginal était resté intact. » La description détaillée de l'Hymen n'est pas donnée, et, de plus, un Fœtus de 680 grammes n'est pas à comparer avec un Fœtus à terme de 3 kil. 500, soit *cinq fois* plus gros, et dont le diamètre sous-occipito-frontal mesure 11 centimètres, représentant un cercle d'environ 35 centimètres.

Le cas de Roux se rapporte à une Femme de 26 ans, ayant eu un premier enfant à 22 ans, et qui présente ensuite « un diaphragme membraneux occupant le siège habituel de l'Hymen, ayant une ouverture de 6 à 7 millimètres. Cette membrane était lisse, d'un rose tendre, un peu pâle, de consistance ferme, presque inextensible. On pouvait, en exerçant une certaine violence, introduire par l'Orifice central l'extrémité du petit doigt, sans qu'il soit possible d'atteindre le col ». Les rapports étaient impossibles depuis le premier Accouchement, alors qu'ils étaient faciles auparavant. Néanmoins, la Femme redevint enceinte et accoucha après section du diaphragme membraneux. Roux admet que ce diaphragme est l'Hymen modifié, mais ce n'est qu'une hypothèse difficilement soutenable; il est plus vraisemblable qu'il s'agit de lésions cicatricielles secondaires, comme dans l'observation princeps de Guillemeau (1612).

Les observations rares et non convaincantes d'Hymen intact *post partum* ne sont donc pas à retenir. Pour ma part, je cherche en vain, depuis des années et sur des milliers de femmes, un Hymen non rupturé après Accouchement à terme.

J'insiste sur un fait important, au sujet des observations qu'on peut prendre : il importe d'examiner les Femmes *au moins deux mois après la parturition*. Quand les Tissus sont gonflés, comme il arrive pendant la Grossesse et de suite après l'Accouchement, on ne peut juger exactement de l'état de l'Hymen.

Influence de la forme de l'Hymen sur sa Rupture au moment du premier Accouchement. — La forme de l'Hymen est un facteur de premier ordre dans le mécanisme de la Rupture au moment du premier Accouchement. L'Hymen présente deux variétés principales de forme auxquelles j'ai donné les noms d'Hymen membraniforme et d'Hymen en collerette. Comment agit le passage du Fœtus sur chacune de ces deux variétés?

L'Hymen membraniforme. — L'Hymen membraniforme présente déjà, du fait du Coït, des Déchirures étendues. Quand il est bifenêtré ou multifenêtré, la Verge a ordinairement passé par un seul Orifice, et il reste, d'un côté ou de l'autre de la ligne médiane, la majeure partie de l'Hymen. Au moment de l'Accouchement, cette portion large de l'Hymen se déchire et se fragmente le plus ordinairement; elle subit, en outre, une distension et une compression telles qu'elle se sphacèle en partie et tombe. Par exception, et s'il s'agit d'un Hymen membraniforme bifenêtré, mais avec un grand et un petit Orifice, la partie contenant ce dernier peut résister et se retrouver plus ou moins déformée après l'Accouchement.

Si l'Hymen membraniforme est « en carène », le Coït a pu ne pas effondrer la partie postérieure à cause de sa largeur et de sa résistance, mais le passage du Fœtus la rupture infailliblement, à moins qu'il ne faille très exceptionnellement l'inciser.

De cette destruction, partielle en général, résulte la disparition de la partie postérieure de l'Hymen et, le plus ordinairement, des Orifices hyménaux restés intacts. Ainsi s'explique ce fait qu'après le Coït on trouve souvent des Hymens membraniformes encore peu déformés bien que déchirés, tandis qu'après l'Accouchement les Lambeaux hyménaux de cette variété d'Hymen ressemblent à ceux de l'Hymen en collerette ordinaire.

Le cas le plus curieux est celui d'un Accouchement survenant chez une Femme ayant conçu sans intromission du membre viril, par suite de l'existence d'un Hymen membraniforme résistant. L'Hymen vient alors coiffer en quelque sorte la Tête fœtale et s'opposer à son issue; il peut se rompre, mais le plus souvent il est sectionné par l'accoucheur.

L'observation la plus ancienne de ce genre, que j'ai trouvée dans la littérature et qui parut d'ailleurs fort extraordinaire à l'époque, est citée par Guillemeau (1612). On trouve publiées quelques autres observations de Femmes devenues enceintes malgré la présence d'un Hymen membraniforme ne présentant qu'un tout petit Orifice à son centre, et j'en ai figuré un cas nouveau (fig. 240, *a*, p. 427).

L'Hymen en collerette. — Après le Coït, l'Hymen en collerette présente ordinairement des Déchirures. L'Hymen annulaire ordinaire ou en croissant est le plus souvent rupturé déjà en un, deux ou trois points. L'Accouchement multiplie souvent les points de rupture, mais peut aussi ne pas les accroître. La règle est cependant de voir, après l'Accouchement, l'Hymen rupturé en plus de points qu'après le Coït. Chez les nullipares, on trouve fréquemment des Hymens rupturés en un seul endroit; chez es pares, la rupture unique de l'Hymen est l'exception.

Si l'Hymen n'a pas été rupturé avant l'Accouchement, soit que le Coït n'ait pas eu lieu, soit que l'Organe ait été suffisamment extensible pour ne pas se rompre lors de l'intromission de la Verge, le passage du Fœtus le fera éclater en un ou plusieurs points, de préférence en plusieurs (fig. 260, p. 455).

Que l'Hymen en collerette ait été rupturé ou non par le Coït, après l'Accouchement il présente des lésions analogues. Aussi, chez les Femmes pares, ne retrouve-t-on pas autant de variétés d'aspect de l'Hymen que chez les nullipares.

Cependant l'Hymen corolliforme et l'Hymen à colonnes, en vertu de leur conformation ou de leur résistance due aux plis du Vagin qui se prolongent sur leur face interne, présentent, en général, moins de lésions.

Influence du degré d'élasticité des Tissus. — De même que pour le Coït, l'élasticité des Tissus joue un grand rôle dans la Rupture de l'Hymen *post partum*. Plus le Tissu est scléreux, plus il se rupture. L'Hymen dilatable et extensible se rompt moins facilement et persiste après l'Accouchement parfois sur presque toute son étendue (fig. 260, *a*, p. 455).

Influence du volume du Fœtus, de la rapidité de l'expulsion, de l'importance des manœuvres obstétricales. — Quelles que soient sa forme et la résistance de ses Tissus, l'Hymen se rupturera d'autant plus que sa distension aura été plus forte. Un petit Fœtus peut ne déterminer qu'une fissure sur un Hymen très extensible; un gros Fœtus produira fatalement une rupture plus importante sur le même Hymen.

La rapidité de l'expulsion est également un facteur important; une expulsion brusque fait éclater l'Hymen comme le Périnée; une expulsion lente, par la dilatation progressive qu'elle détermine, diminue le nombre ou l'étendue des ruptures.

Les Manœuvres obstétricales sont encore une cause de Rupture facile à comprendre. L'application d'un forceps et toutes les manœuvres qui l'accompagnent tendent et dilacèrent l'Hymen, comme les autres parties du Canal vagino-vulvaire.

MÉCANISME DE LA DÉCHIRURE DE L'HYMEN. — L'étude de toutes les causes de Rupture fait comprendre, par elle-même, le mécanisme de la Rupture de l'Hymen. L'Orifice hyménal doit donner passage à la Tête fœtale à terme; pour y parvenir, il doit se distendre jusqu'à former un cercle de 33 à 35 cent., s'il s'agit d'une Tête fœtale ordinaire. Comme il ne parvient pas à cette distension, il se rupture s'il est encore intact (Hymen non franchi ou dilatable); il augmente sa rupture, s'il est déjà rompu par le Coït.

La question paraît donc très simple. Elle est cependant rendue un peu plus complexe par suite de la manière dont on comprend l'Orifice vaginal. Pour les uns, l'Orifice vaginal correspond à l'extrémité inférieure du Vagin sur lequel s'insère le bord adhérent de l'Hymen dont le bord libre délimite l'Orifice hyménal; Orifice vaginal et Orifice hyménal ne se confondent pas anatomiquement. Pour les autres, l'Hymen constitue l'extrémité inférieure du Vagin, si bien que l'Orifice vaginal n'est autre que l'Orifice hyménal. Budin, qui a étudié avec soin le Mécanisme de la distension de la Collerette hyménale, se range parmi ces derniers; il fait jouer, par conséquent, à l'Hymen un rôle important dans le Mécanisme de l'Accouchement. « Chez les primipares, on voit pendant la contraction la Tête appuyer sur le plancher périnéal et la Vulve s'entr'ouvrir; puis la Tête rétrocède; à une nouvelle contraction, la Tête entr'ouvre de nouveau la Vulve, se retire et ainsi de suite pendant un temps assez long; cette période avait été appelée, par une sage-femme qui avait assisté à beaucoup de naissances, la « période du désespoir ». A chaque instant, en effet, la Vulve s'entr'ouvrant, on peut croire que l'expulsion va avoir lieu, mais la Tête s'arrête et bientôt recule. Est-ce la Vulve, est-ce le Périnée qui mettent obstacle à sa sortie? Non, c'est principalement l'Orifice vaginal, ainsi que nous avons pu le constater maintes fois. C'est la résistance de l'Orifice vaginal (Orifice hyménal) qui, chez les primipares, rend si longue la période d'expulsion; on peut dire que chez elles la Tête doit franchir successivement trois orifices : l'Orifice utérin, l'Orifice vaginal, l'Orifice vulvaire. »

L'identification de l'Orifice hyménal prête donc à une discussion.

Anatomiquement, physiologiquement et cliniquement, je regarde l'Orifice hyménal comme différent de l'Orifice vaginal et je comprends ainsi le rôle de l'Hymen au moment de l'Accouchement : si l'Hymen est souple, élastique, il se prête à une distension considérable et n'oppose aucune résistance sérieuse à la Tête fœtale : c'est la règle générale; si l'Hymen est scléreux, peu extensible, il forme bride pour son compte et peut, dans une certaine mesure, contribuer à la difficulté de l'élargissement de l'Orifice vaginal. Dans l'un et l'autre cas, l'Hymen joue un rôle secondaire.

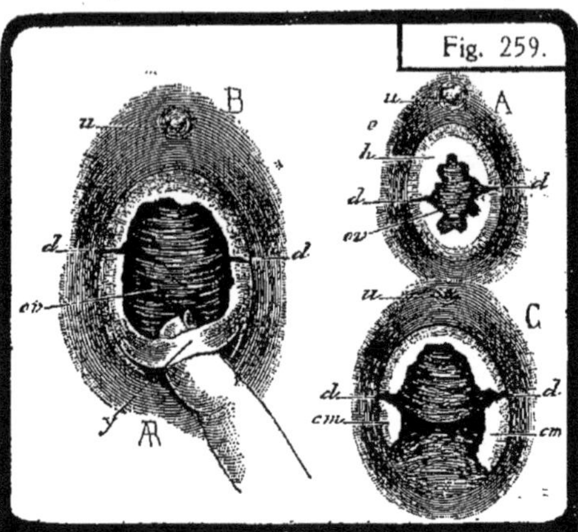

Fig. 259.

Rupture de l'anneau vaginal, sous l'Hymen, par l'accouchement; destruction secondaire de l'Hymen. — (Fig. de Budin dont je donne, dans le texte, une explication exactement contraire à la sienne).

A. — Orifice vaginal avant l'accouchement. — *u*, méat urinaire; *h*, extrémité antérieure du canal vaginal; *ov*, orifice vaginal; *d*,*d*, déchirures dues aux rapports sexuels.

B. — Orifice vaginal aussitôt après l'accouchement. — *y*, lambeau décollé circulairement et demeuré attaché par ses deux extrémités.

C. — Orifice vaginal quelques jours après l'accouchement. Le lambeau *y* s'est gangrené et est tombé; *cm*, *cm*, caroncules myrtiformes.

Au contraire, quel que soit l'Hymen, l'extrémité inférieure du Vagin ou Orifice vaginal forme un cercle musculo-fibreux dont la dilatabilité est variable, mais inférieure à celle que nécessite le passage de la Tête fœtale. Suivant la tonicité et l'élasticité des Tissus, l'Orifice vaginal se rupture toujours, mais plus ou moins tôt, en un ou plusieurs endroits. Si pour des raisons diverses (malformation, ablation chirurgicale, disparition trophique ou cicatricielle) l'Hymen n'existe pas, l'Orifice vaginal se rompt, comme si la Collerette muqueuse était présente.

L'Orifice vaginal peut se rupturer alors que l'Hymen persiste intact au-dessus du point de rupture. Il est assez intéressant de prendre une figure même de Budin pour le prouver; c'est un cas type de déchirure de l'Anneau vaginal sans déchirure de l'Hymen, au niveau de la ligne médiane postérieure : l'Hymen passe en pont sur une rupture de l'Anneau vaginal (fig. 259)

La Déchirure de l'Anneau vaginal est, en général, profonde; elle se fait en des points différents. Le siège d'élection est la partie postérieure, sur la ligne médiane ou près d'elle, à droite ou à gauche. La partie moyenne est fréquemment intéressée, soit d'un côté, soit des deux côtés, avec ou sans Déchirure postérieure (p. 392). Une Déchirure assez spéciale est la Déchirure en écharpe, en diagonale : l'Orifice cède en deux points répondant, par exemple l'un à la partie supérieure du côté gauche et l'autre à la partie inférieure du côté droit (fig. 260, *c*, p. 455).

La déchirure de l'Anneau vaginal est la lésion caractéristique de l'accouchement. — Après le Coït, on peut trouver l'Hymen séparé en plusieurs Lambeaux et les Lambeaux peuvent être écartés à leur base et séparés par un intervalle (p. 445); jamais on ne voit une Déchirure de l'Anneau vaginal représentée par une bande de tissu cicatriciel blanchâtre.

Après un premier Accouchement, il peut n'exister qu'une petite déchirure de l'Hymen avec un écartement des Lambeaux égal à celui qu'on peut rencontrer dans une Déchirure *post coïtum* (fig. 260, *a*); mais, en regardant de près l'Anneau vaginal au niveau de la Déchirure, on trouvera toujours une petite cicatrice blanchâtre ou blanc-jaunâtre, marque indélébile de l'Accouchement.

Degré de la Rupture hyménale après le premier accouchement. — L'Hymen peut, dans certains cas exceptionnels, ne présenter qu'une ou deux fissures après le premier Accouchement.

Budin a décrit un cas, resté classique, où le passage de la Tête fœtale n'avait déterminé que deux petites fissures, chez une femme de 19 ans qui accoucha, près du terme, d'un enfant de 2 kil. 450.

Chez des femmes à Vulve bien développée et de bon Tissu, le premier Accouchement ne donne souvent qu'une ou deux Déchirures. L'Hymen persiste sur presque tout le pourtour de l'Anneau vaginal; il ne fait défaut qu'en un point (fig. 260, *a*) ou deux, de préférence en arrière. Un mode de Rupture assez fréquent est la triple Déchirure donnant trois fragments : deux Déchirures sont latérales, correspondant à la moitié de l'Hymen, et l'autre est postérieure, médiane ou paramédiane (fig. 260, *b*). Les ruptures peuvent être au nombre de quatre, cinq et plus, et dès lors l'Hymen est subdivisé en fragments de plus en plus petits.

Une rupture plus rare est la Rupture en écharpe, oblique de haut en bas, répondant à la rupture profonde de l'Anneau vaginal. Plus exceptionnelle encore est la Rupture bilatérale; l'Hymen se divise en deux moitiés : l'une antérieure, l'autre postérieure (fig. 220, *d*, p. 392). Je n'ai observé cette Déchirure que lorsque l'Hymen est bien développé et qu'il existe une profonde rupture de l'Anneau vaginal, coïncidant le plus souvent avec la Déchirure des Petites Lèvres.

Lésions d'ordre destructif. — Les *Lésions de Rupture* peuvent exister seules après un Accouchement (fig. 260, *a* et *b*, et 220, *a*); mais, la plupart du temps, le passage du Fœtus détermine des lésions plus étendues, des *Pertes de substance*.

Par suite d'une compression trop forte ou trop longue, des *fragments* de l'Hymen sont *violemment contus*; à cause des Déchirures profondes, leur vascularisation est en outre souvent compromise. Ces fragments sont alors frappés de sphacèle et tombent les jours suivants; il en résulte une perte de substance plus ou moins large. Ainsi disparaissent les brides hyméno-hyménales, et les ponts hyménaux restés au-dessus d'une rupture de l'Anneau vaginal (fig. 259).

Une *infection locale*, même légère, peut venir en aide au processus de destruction.

Enfin, dans le cas de *Déchirure étendue en largeur de l'Anneau vaginal*, la portion hyménale sus-jacente peut être détruite du même coup, comme si la Tête fœtale avait, en passant, emporté tout un segment de l'Anneau vaginal avec la partie correspondante de la Collerette hyménale. Ainsi peut s'expliquer, par exemple, la disparition du quart de l'Hymen que montre la figure 260, *d*.

Du fait de ce processus destructif, les Lambeaux hyménaux restants présentent des formes particulières. L'on voit des fragments se terminer en languette (fig. 263), en pendeloque (fig. 220, *c* et 220, *e*), ou prendre la forme de polypes (fig. 218). Si les fragments persistants sont petits, ils sont souvent de forme triangulaire ou vaguement arrondis et peuvent alors prendre le nom de Caroncules (fig. 264, *b*). Souvent un Pli vaginal vient se perdre sur leur face interne, expliquant peut-être ainsi leur existence; en effet, au niveau de ce Pli, la Collerette hyménale est plus résistante et mieux

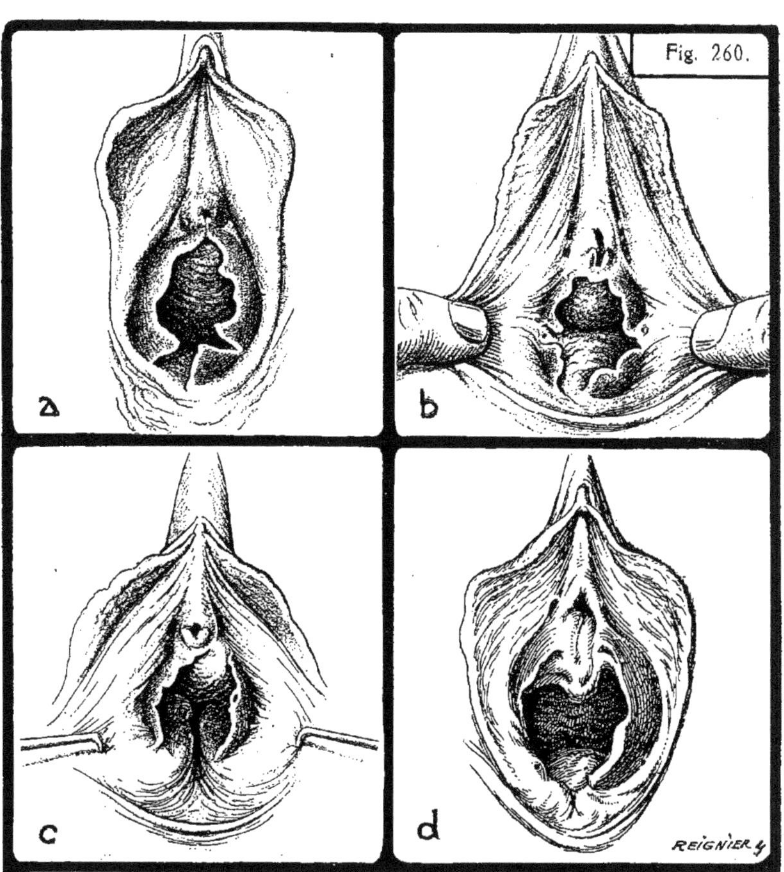

Hymens de Femmes primipares.—
a Déchirure postérieure et perte de substance.— Femme de 22 ans, accouchée à 18 ans d'une grosse fille.
b Déchirure postérieure et bilatérale.— Femme de 26 ans.
c Déchirure en écharpe.— Femme de 38 ans, 62 Kgr., mariée à 27 ans, accouchée à 28 ans d'un enfant de 3 Kgr.
d Déchirure avec perte de substance étendue.— Femme de 25 ans, accouchée à 19 ans d'un mort-né. Réglée à 13 ans. Premier rapport très peu douloureux, mais ayant donné assez de sang.

nourrie, et par suite elle résiste aux Lésions de rupture d'abord, de destruction ensuite.

De l'influence des Accouchements multiples. — Les lésions de l'Hymen vont en s'accroissant à chaque Accouchement. La raison en est que les points maxima de pression varient à chaque expulsion fœtale, et que telle partie hyménale qui a pu résister à un ou deux Accouchements cédera à un troisième ou à un quatrième. En plus, le Tissu scléreux cicatriciel qui succède à une Déchirure de l'Anneau vaginal diminue en quelque sorte le degré de dilatabilité de cet Anneau et

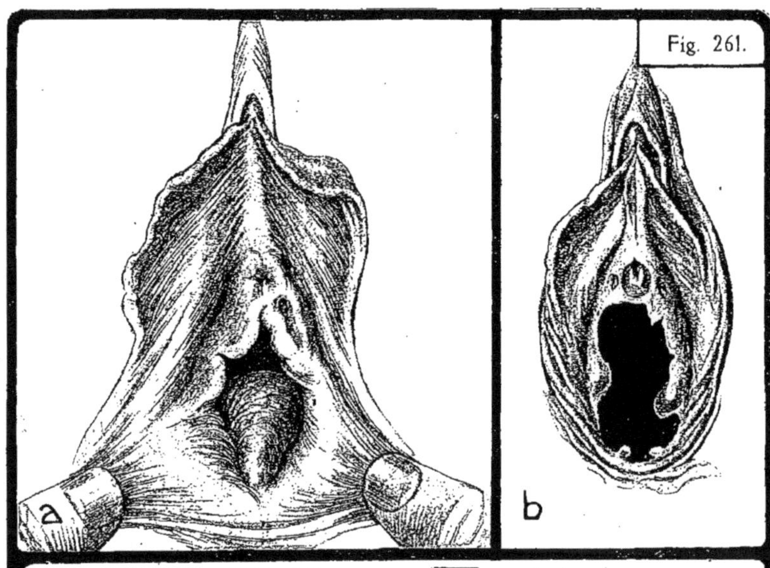

Fig. 261.

Hymens de Femmes multipares. —
a. Hymen conservé jusqu'aux orifices des glandes de Bartholin. Nymphes larges. Muqueuse rose, sans aucune sclérose. — Femme de 50 ans, grande, 80 Kgr., IV pare, (le dernier : 4 Kgr. 7)
b. Hymen usé, fragmenté, à lambeaux. — Femme de 32 ans, petite, maigre, bons tissus, II pare à 20 et 23 ans. Réglée à 17 ans, régulièrement, avec douleurs depuis un an. Rétroversion-Flexion de l'Utérus.

favorise d'autant sa Rupture lors d'un Accouchement ultérieur. Après un nombre suffisamment important d'Accouchements, l'Hymen est détruit dans toute ou presque toute son étendue (fig. 263, *b* et 264, *a*).

Mais il y a des exceptions. La figure 262, *b* représente l'Hymen d'une femme de 49 ans, ayant eu 8 enfants : il ne manque que le quart inférieur droit. L'Hymen de cette multipare est large de 1/2 centimètre et ne présente pas une perte de substance beaucoup plus grande que celui de l'unipare figuré à la page 455 (fig. 260, *d*). La figure 262, *a* montre un Hymen usé, rétréci, mais très net et conservé dans presque toute son étendue, malgré 6 Accouchements, dont l'un au forceps et deux pour des enfants très gros pesant dix livres. Les Hymens qui résistent ainsi appar-

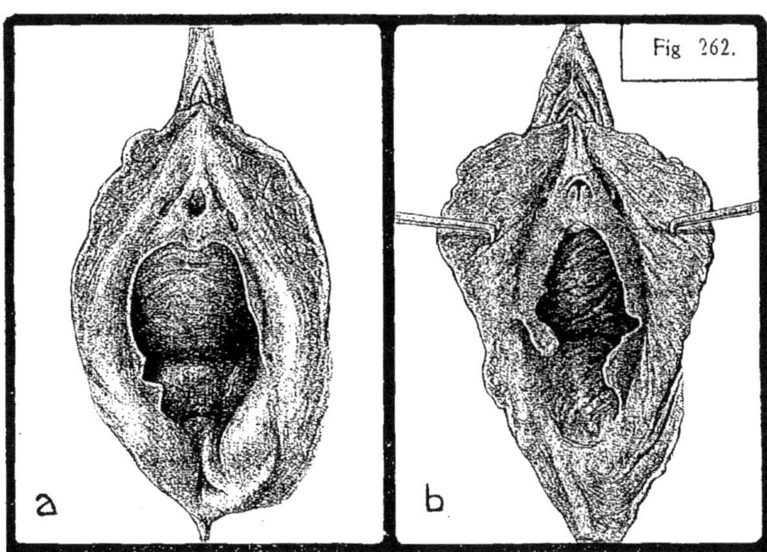

Persistance de l'Hymen chez de grandes multipares. —
a. Hymen usé, mais conservé dans presque toute son étendue. — Femme de 38 ans, VI pare; premier, au forceps, à 22 ans; dernier à 34 ans; 2 enfants de 5 Kgr.
b. Hymen de 1/2 centim, disparu seulement en bas et à gauche. — Femme de 49 ans, VIII pare. Ménopause à 47 ans.

tiennent à des Vulves très développées et dont le Tissu n'est pas sclérosé. Ils sont assez rares.

Une Déchirure profonde du Périnée déterminant une béance vulvaire permanente favorise l'issue de la Tête fœtale et protège ainsi la partie restante de l'Hymen (fig. 262, *a*). L'existence de Plis vaginaux venant renforcer l'Hymen aide aussi à la conservation de ce dernier (fig. 263, *a*).

L'Hymen peut disparaître en totalité, et il est à remarquer qu'un grand nombre d'Accouchements n'est pas nécessaire pour obtenir ce résultat. Les figures 220, *b* et 263, *b* se rapportent à des femmes n'ayant eu que deux enfants; mais l'une était une adipeuse, l'autre une ptosique. La

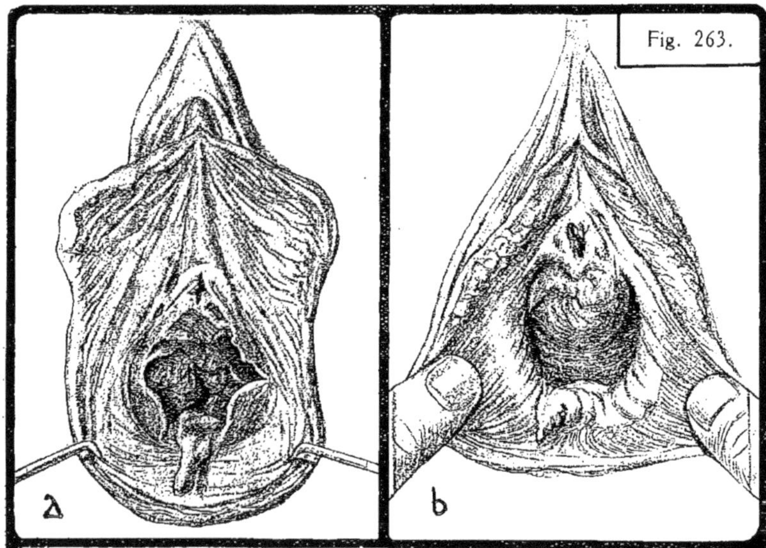

Hymens de Femmes multipares. —
a. Hymen presque totalement conservé, déchiré à gauche, avec perte de substance en arrière. — Femme de 28 ans, III pare : premier, 3 Kgr. 5, à 20 ans ; second, 3 Kgr. 75, à 24 ans ; troisième, 4 Kgr 2, à 25 ans
b. Hymen disparu, sauf au niveau d'une languette vaginale postérieure — Femme de 38 ans, II pare : premier, 3 Kgr. 25, à 28 ans ; second, 3 Kgr. 75, à 36 ans Prolapsus vaginal à 31 ans ; actuellement colpocèle comme un œuf. Flaccidité des Tissus Hernie crurale gauche.

disparition peut être totale (fig. 264, *a*). Le plus souvent, il persiste un liséré hyménal à la partie antérieure, en arrière du Méat, à droite et à gauche (fig. 218 et 220, *b*). Fréquemment encore on trouve à droite et à gauche, au niveau de l'orifice du Canal de Bartholin, un petit fragment triangulaire qui se déjette en dehors et recouvre l'orifice, le cachant et favorisant son inflammation (fig. 264, *b*).

La *Disparition totale* de l'Hymen tient à des lésions d'ordre destructif immédiat, auxquelles se joint souvent un processus de *sclérose secondaire*. L'Hymen se rétracte, se godronne (fig. 220, *a*), se réduit à un mince liséré et s'atrophie progressivement, jusqu'à son effacement complet. La multiplicité des Accouchements est un facteur important de disparition de l'Hymen, mais la sclérose secondaire lui vient puissamment en aide. Par l'existence ou l'absence de cette sclérose s'expliquent, en grande partie, les cas de

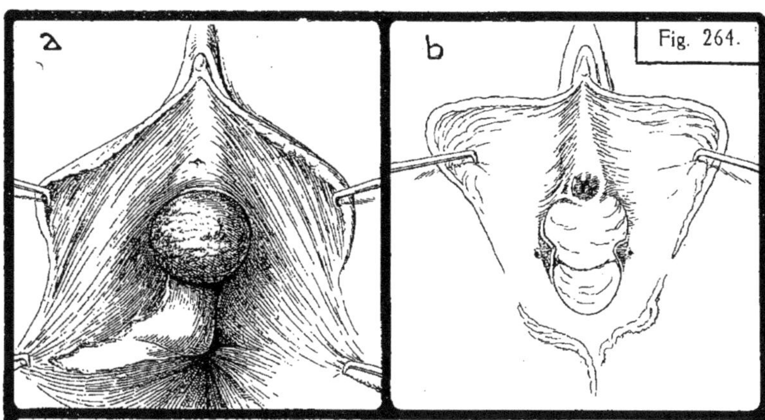

Hymens de Femmes multipares. —
a Disparition totale de l'Hymen, avec déchirure périnéale jusqu'à la muqueuse rectale, colpocèle antérieure et rétrécissement du méat. — Femme de 38 ans, IV pare, le 3ème au forceps.
b. Caroncules types par leur forme, leur dimension et leur situation. — Femme de 30 ans, V pare; réglée à 14 ans 1/2, 1 jour, peu, avec quelque retard, toujours avec douleur (surtout jeune fille); rétroversion-flexion

conservation de grands Lambeaux hyménaux après de nombreux Accouchements (fig. 262, *b*, p. 457) et la disparition presque totale ou même totale de l'Hymen à la suite d'une seule parturition ou de deux (fig. 220, *b*, p. 392 et 263, p. 458).

LES DÉPRESSIONS ET LES FOSSETTES HYMÉNALES

L'Hymen membraniforme et l'Hymen en collerette bien développé présentent chez certains sujets de petites Dépressions ou des Fossettes, de préférence dans sa partie antérieure.

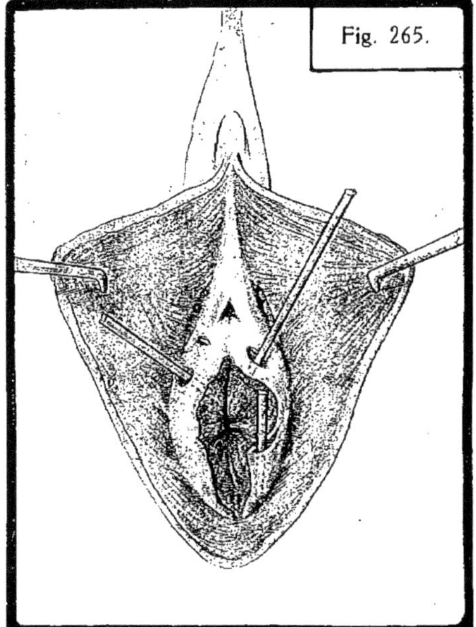

Fig. 265.

Fossettes hyméno-vaginales. — Femme de 23 ans, nullipare ; réglée à 15 ans 1/2, 3 ou 4 jours, sans douleurs, abondamment. Salpingo-ovarite double. Encoche hyménale, large, naturelle, à gauche. Déchirure médiane postérieure, post-coïtum.

Les *Dépressions* sont de petits creux tantôt plus ou moins arrondis ou ovalaires, tantôt de forme irrégulière, de 1 à 2 millimètres de profondeur sur 1 à 3 de diamètre. Sur l'Hymen membraniforme, elles simulent un Orifice (fig. 240, *c*) et siègent naturellement à sa surface externe. Sur l'Hymen en collerette, elles occupent tantôt son bord (fig. 249, *a*) tantôt sa face externe (fig. 241, *c*, p. 428 ; 260, *d*, p. 455 ; 263, *a*, p. 458).

Les *Fossettes* sont de petits diverticules étroits et profonds (fig. 265). Leur Orifice est plus grand que celui des Dépressions. Un stylet pénètre à 1/2 centimètre ou 1 centimètre et plus et s'enfonce dans la muqueuse vaginale. La figure 265 montre, outre deux Fossettes obliques vers la verticale, type ordinaire, une Fossette antéro-postérieure, plus rare, formée par un pli au Vagin et le bord de l'Hymen (sujet supposé debout).

LES BRIDES HYMÉNO-HYMÉNALES ET VAGINO-HYMÉNALES

On peut trouver à l'entrée du Vagin des Brides de forme aplatie ou arrondie dont le sens général est antéro-postérieur ; elles naissent à peu près toujours en arrière du Méat et se terminent sur un côté de l'Orifice vaginal ou, plus ordinairement, au niveau ou près de la ligne médiane, en arrière (fig. 266, 267, 268).

Elles peuvent être constituées par du Tissu hyménal et vont alors d'un point de l'Hymen à l'autre, *Brides hyméno-hyménales*, ou par du Tissu vaginal se confondant en un ou plusieurs points avec l'Hymen, *Brides vagino-hyménales*.

1° *Brides hyméno-hyménales*. — La formation d'une Bride hyméno-hyménale s'explique fort bien en partant de la Dépression hyménale ; qu'une Dépression hyménale s'exagère en largeur et en profondeur au point de perforer l'Hymen, et il en résulte la formation d'une *Bride hyméno-hyménale* (fig. 267, *a*). Si la Bride hyméno-hyménale est antéro-postérieure et médiane, l'aspect bifenêtré est réalisé (fig. 267, *b*).

2° *Brides hyméno-vaginales ou vagino-hyménales*. — La Bride hyméno-vaginale ou vagino-hyménale est un prolongement du Vagin qui se libère de cet Organe, en avant, en arrière du Méat, et, après avoir parcouru une certaine étendue de l'Orifice vaginal, va s'insérer sur l'Hymen et se confondre avec lui. Le mode de formation de cette Bride s'explique par l'examen de deux dispositions qui sont comme des transitions entre l'Orifice vaginal ordinaire et l'Orifice vaginal à Bride vagino-hyménale ; la première disposition est caractérisée par l'existence de Plis du Vagin qui viennent mourir sous le Méat, contre l'Hymen, se confondant plus ou moins avec lui (fig. 269, *a*) ; la seconde disposition est un degré plus avancé : un ou deux Plis réunis font saillie en arrière du Méat, dans l'aire de l'Orifice vaginal, constituant ainsi un petit prolongement (fig. 254, *a*) qui peut devenir flottant et auquel il ne manque alors, pour être une Bride, qu'une insertion postérieure. J'ai vu, chez un Vierge et chez quelques Femmes, pendre en arrière du Méat une petite languette effilée, de 1 cent. 1/2

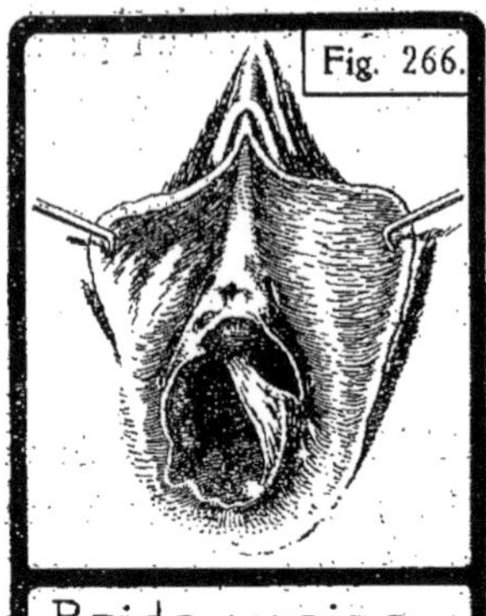

Bride vagino-hyménale.

environ de longueur, et dont la base se confondait avec les Tissus du pourtour du Méat et avec le Vagin. Il ne s'agissait pas de Bride hyméno-hyménale qui aurait été rupturée en arrière, au niveau de son insertion sur la ligne médiane environ, ou même latéralement, et qui aurait séparé l'Orifice vaginal en deux parties. La petite languette était bien constituée par le prolongement d'un ou deux Plis vaginaux. Cette particularité anatomique a d'ailleurs été signalée par Budin chez la petite fille à sa naissance.

Si cette languette va rejoindre en arrière soit l'Hymen soit le Vagin, une Bride est constituée, presque toujours très résistante, dont les figures 241, *c* et 268, *a* et *a'* donnent une idée exacte; je l'ai toujours vue assez lâche, moins cependant sur une Vierge (fig. 241, *c*) que sur des Femmes mariées [depuis 15 mois (fig. 268, *a* et *a'*) et 18 mois (fig. 268, *b*), par exemple].

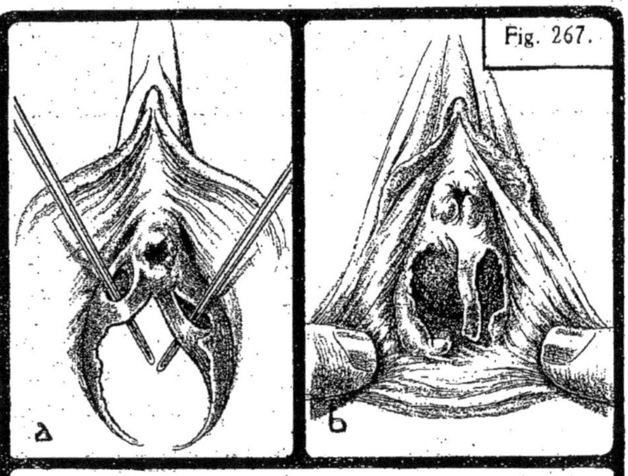

Brides hyméno-hyménales. — a. Bride hyméno-hyménale, à droite; bride hyméno-vaginale, à gauche. — Femme de 23 ans, nullipare. b. Bride hyméno-hyménale pendante parce que déchirée à son insertion postérieure ou latérale. — Femme de 17 ans, nullipare.

L'insertion antérieure peut être nettement et uniquement vaginale (fig. 266), l'Hymen res-

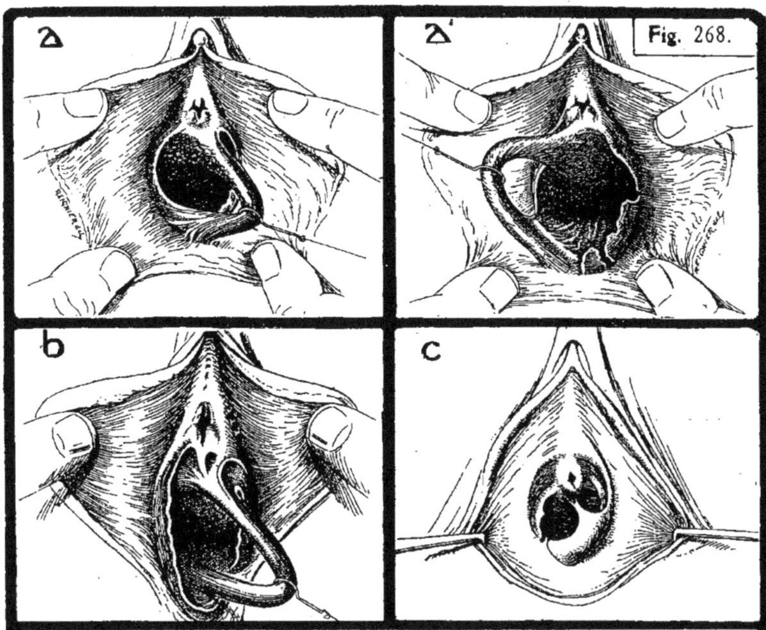

Brides vagino-hyménale, vagino-hyméno-vaginale, hyméno-vaginale. —

a et a' Bride vagino-hyménale, partageant en deux l'orifice vaginal. A droite, a l'Hymen intact se confond avec la Bride. A gauche, a' l'Hymen est déchiré par le coït; la Bride se prolonge en avant sur le Vagin, s'arrête sur l'Hymen en arrière. — Femme de 21 ans, nullipare, mince, de petite taille. Rapports souvent génés.

b Bride vagino-hyméno-vaginale. En avant et à gauche, l'Hymen se replie sur la Bride. Coït à gauche, où l'Hymen est déchiré. — Femme de 19 ans, nullipare, 1m·47, 44 Kgr. Réglée à 14 ans, abondamment, 8 jours. Premier rapport très douloureux.

c Bride hyméno-vaginale; interruption de l'Hymen à droite. — Vierge de 26 ans; sclérose vulvaire légère et insuffisance ovarienne.

tant, à ce niveau, complètement indépendant de la Bride; mais elle peut aussi affecter des rapports étroits avec l'Hymen qui peut se confondre avec elle (fig. 268); cette insertion est le plus ordinairement solide, la Bride s'élargissant en pied d'éléphant pour se continuer avec la paroi vaginale.

L'insertion postérieure peut être nettement hyménale, la Bride s'aplatissant sur l'Hymen (fig. 268, *a*), et être séparée du Vagin par un petit Sillon (fig. 268, *a'*); elle peut aussi se perdre sur la face interne de l'Hymen et se continuer là avec des Plis du Vagin venant de la face opposée, comme si la Bride formait, avec un relais sur l'Hymen, une boucle vagino-vaginale antéro-postérieure, déjà décrite par Budin sur l'enfant nouveau-née.

Enfin, l'insertion postérieure peut être vaginale et l'antérieure à la fois vaginale et hyménale, la *Bride* devenant *vaginò-hyméno-vaginale* (fig. 268, *b*).

Si les rapports avec l'Hymen sont à peine indiqués (fig. 269, *b* et *b'*), ou même n'existent pas, et si la Bride prend, par sa largeur, le caractère d'une lame, on se trouve en présence d'un cloisonnement partiel du Vagin.

Après la Défloration. — Contre l'effort pénien, la Bride résiste. Si elle est faible et sans soutien, telle une Bride hyméno-hyménale antéro-postérieure, elle se rompt en un point quelconque, à son extrémité par exemple. Si elle est forte, et c'est le cas des Brides vagino-hyménales, elle s'étire plus ou moins, mais ne se brise pas : le Coït a lieu latéralement avec plus ou moins de gêne (fig 268, *a* et *b*).

La situation et l'orientation des Brides exercent une influence facile à comprendre : alors qu'une Bride hyméno-hyménale médiane est fatalement rupturée (fig. 267, *b*), une Bride également hyméno-hyménale ou vagino-hyménale, mais oblique, persistera (fig. 267, *a*) parce qu'elle peut s'effacer latéralement lors de la pénétration du Pénis.

Pendant et après l'Accouchement. — Les Brides hyméno-hyménales présentent peu de résistance à l'Accouchement. Si elles sont latérales, elles sont souvent déjetées de côté, peuvent s'échapper à la rupture et se retrouvent intactes après le passage du Fœtus; plus fréquemment, elles sont tellement étirées qu'elles se sphacèlent secondairement et disparaissent; elles peuvent aussi se rupturer immédiatement. Si elles sont médianes et qu'elles n'aient pas déjà été rompues par le Coït, elles se déchirent.

Les Brides vagino-hyménales, plus robustes et plus solides, constituent souvent un obstacle sérieux à l'Accouchement. Elles peuvent arrêter la

Tête plus ou moins longtemps. Champetier cite un cas où « à chaque effort d'expulsion, la Bride se tendait au devant de la Tête comme un véritable ruban qui s'allongeait, mais ne cédait pas; on fit aux ciseaux la section de la Bride en haut et en bas dans l'intervalle de deux contractions ». Si le Siège ou les Pieds se présentent, elles peuvent gêner la descente du Fœtus par les situations qu'elles prennent par rapport à lui. Dans un cas de Présentation mode des Pieds, que m'a rapporté Bonnaire, la Bride avait laissé passer un Pied à droite et l'autre à gauche, si bien que le Fœtus était arrêté sur elle à califourchon.

Sous l'influence des contractions utérines, les Brides finissent par se rompre; le plus souvent, elles sont sectionnées par l'Accoucheur.

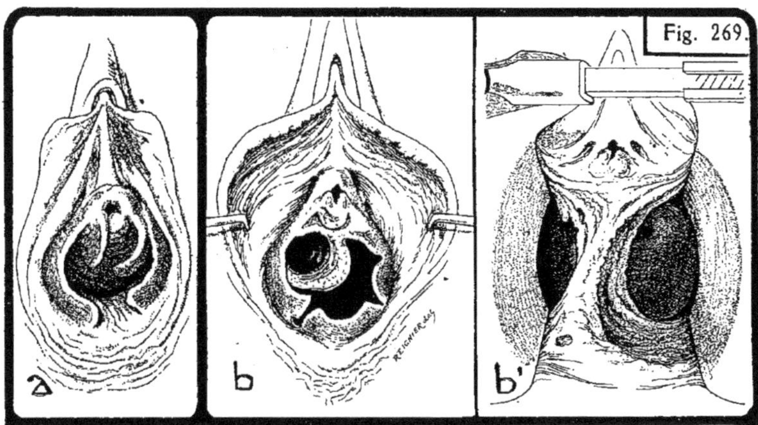

Rapports de l'Hymen avec des Plis procidents et un cloisonnement du Vagin. —
a Deux plis vaginaux procidents se confondent en avant avec l'Hymen. Hymen en collerette; en arrière, déchirure post-coïtum avec perte de substance. — Femme de 21 ans, nullipare; Fausse couche de 6 semaines.
b et b' Cloisonnement du Tiers inférieur du Vagin, se confondant seulement en avant avec l'Hymen. (comparez a et b). Fossettes Hyménales En arrière et à droite, déchirure totale de l'Hymen avec une petite ulcération. — Femme de 20 ans ½, réglée à 17 ans; Règles assez régulières, un peu retardées, légèrement douloureuses, 8 jours. Rétroversion-Flexion de l'Utérus.

INFLUENCE DE L'OVAIRE ET DE L'UTÉRUS SUR L'ÉTAT DE L'HYMEN.

L'Hymen en collerette peut s'atrophier, prendre un aspect usé, disparaître en arrière, sans que le Coït et l'Accouchement puissent être mis en cause. Cette notion, sur laquelle j'insiste, doit être retenue pour éviter de porter un faux jugement dans deux cas : 1° sur une adulte, en général de 30 à 40 ans, si on trouve un Hymen en partie disparu et plus ou moins atrophié, on doute de la Virginité, alors qu'elle est réelle; 2° chez une femme qui se dit Nullipare, on songe à la Simulation si l'inspection montre un Hymen presque disparu, bien qu'elle n'ait pas accouché.

Ovaire. — L'Ovaire est le centre trophique de l'Appareil Génital. Comme je le soutiens depuis une vingtaine d'années et comme je l'ai écrit dès 1906, l'Aspect morphologique de la Vulve est sous la dépendance de l'état de la Glande ovarienne. L'Hymen n'échappe pas à cette règle. Il importe de savoir que, spontanément, par suite de sclérose ou de castration ovarienne, la Collerette hyménale peut diminuer de hauteur, voire disparaître en partie ou même en totalité. La figure 270 montre mieux que toute description l'aspect pris par l'Hymen sous l'influence de la sclérose ou de l'ablation de l'Ovaire. (J'en ai rapproché un cas de disparition de l'Hymen à la suite de cautérisation de végétations au thermo-cautère et d'ovarite scléreuse syphilitique.) Quant à l'Hymen membraniforme, sous la même influence, il devient de plus en plus inextensible et résistant.

Utérus. — L'Utérus peut agir indirectement sur l'Hymen, par l'action de ses sécrétions lorsqu'elles sont corrodantes. Les Métrites chroniques, remontant à l'enfance ou à l'adolescence, ont, en effet, parfois une action modificatrice sur la partie postérieure de l'Hymen, répondant à la Fosse naviculaire. En ce point déclive, passent en effet les sécrétions : si elles sont irritantes, elles finissent par exulcérer, corroder, scléroser le Tissu hyménal qui, en ce point, peut complètement disparaître, si à cette cause d'usure s'ajoute l'influence de la sclérose ovarienne (fig. 270, *b*). Chez des vierges âgées, au lieu de trouver une Collerette plus développée en arrière que latéralement, comme le veut la règle, j'ai observé que l'Hymen peut être réduit à un bourrelet, voire même à un simple liséré au niveau de la Fosse naviculaire.

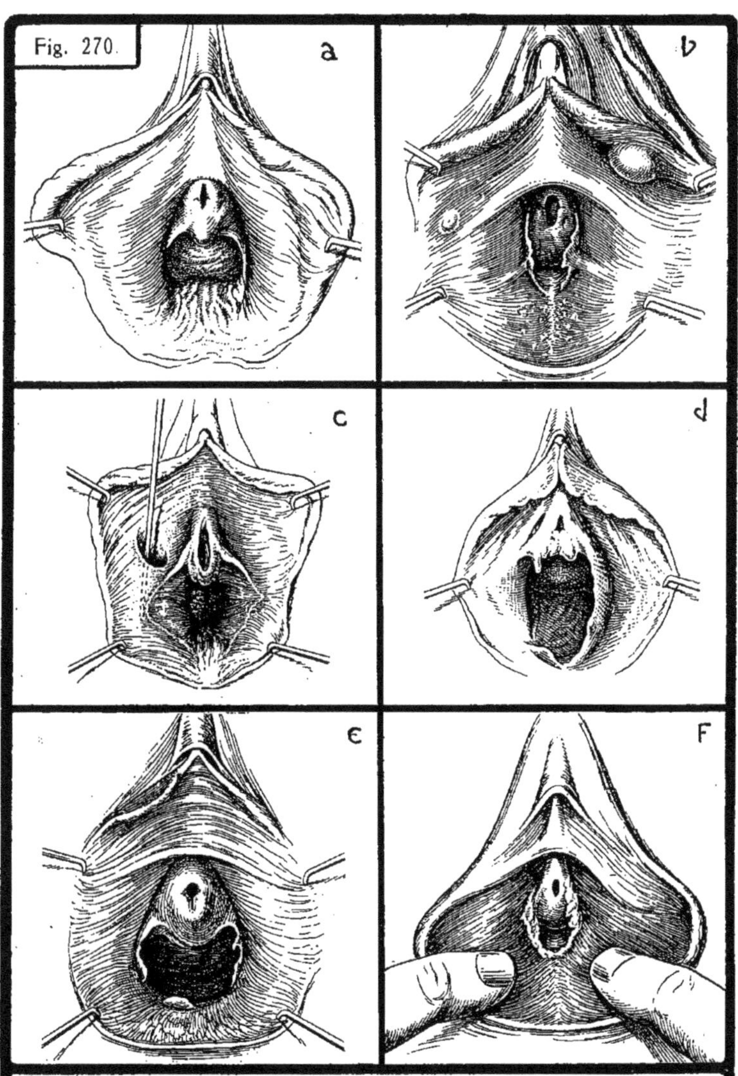

Atrophie de l'Hymen par dégénérescence du centre trophique ovarien. b, c, d, F, et par traumatisme, a, chez des nullipares — a Femme, 18 ans, syphilitique; cautérisation. b. Vierge, 40 ans; Fibrome et ovarite scléro-kystique. C Femme, 50 ans, sclérose utéro-ovarienne. d. Femme, 30 ans, aménorrhée. E Femme, 41 ans, ovariectomie à 35 ans. F. Femme, 50 ans, ovariectomie à 35 ans.

VI. LE VAGIN.

Le Vagin (*vagina*, gaine), le « Col de la Matrice » des Anciens, est une cavité membraneuse destinée à recevoir le Pénis comme dans un fourreau, à recueillir et à garder le Liquide spermatique, au moment de la Copulation. Il s'ouvre à l'extérieur par l'Orifice vaginal, doublé ou non de l'Hymen, et il reçoit à son extrémité profonde l'extrémité inférieure, ou Col, de l'Utérus, qui fait saillie dans sa cavité.

Agent essentiel de la Copulation chez la Femme, il est conformé de manière à l'assurer. Organe protecteur de la Fécondation, il présente des dispositions anatomiques qui la favorisent.

N'ayant qu'un rôle vecteur et ne le jouant qu'à intervalle, il est membraneux; de cause finale pénienne, il est allongé comme l'organe qu'il doit contenir.

Le Pénis ayant des dimensions variables suivant les sujets et suivant son état d'érection, le Vagin n'a ni diamètre ni longueur fixes; pour mieux s'adapter, son extrémité profonde est dilatable dans tous les sens, ce qui en permet l'allongement. « Il est composé d'une substance si commode aux usages auxquels il est destiné, qu'il se proportionne de soi-même, et s'accommode facilement à toutes les espèces de verges, de quelque petitesse ou grosseur et de quelque longueur ou figure qu'elles puissent être; en telle sorte qu'il attire et fait approcher le corps de la Matrice au-devant de la petite; il s'étend pour céder à la longue; il se dilate pour recevoir la grosse, et se contracte pour embrasser étroitement la petite, servant par ce moyen, s'il faut ainsi dire, de chaussure à tous pieds. » (Mauriceau.)

Le but poursuivi par la Loi naturelle étant d'obtenir l'apport du Liquide spermatique près du Col, voire même dans sa cavité si l'axe du Col se rapproche momentanément de l'axe du Vagin, il y avait intérêt à ce que le Col soit le plus bas possible sans devenir gênant : aussi l'Utérus descend-il dans le Vagin de presque toute la hauteur de son Col, tout en pouvant remonter dans le Pelvis grâce à l'état flottant de la partie profonde du Vagin.

Par adaptation, soit pour la Copulation, soit surtout pour la conservation du Liquide spermatique éjaculé, le Vagin s'est plus développé en arrière qu'en avant du Col, de manière à former comme une cupule gardant le Sperme dans la position dorsale du Corps, afin que le Col en soit baigné.

Méthode d'examen du Vagin. — Le Vagin s'examine au Toucher digital et à la Vue.

EXAMEN AU TOUCHER. — Cet examen se pratique dans la position couchée et dans la position debout.

Position couchée. — Le sujet est étendu sur un lit ou placé sur une table d'examen. Touchez avec l'index, lentement; votre doigt franchit l'Orifice vaginal et déplisse doucement le Vagin; à 5 ou 6 centimètres, vous butez sur le Col; faites-en le tour. En avant, sentez l'angle de réflexion du Vagin sur le Col; en arrière, remarquez que votre doigt s'enfonce profondément pour trouver l'angle correspondant.

Position debout. — Le sujet écarte les membres inférieurs. Un genou en terre, dirigez votre doigt verticalement, la pulpe en avant : sentez la paroi vaginale antérieure, suivez-la en arrière et vous butez sur le Col. Essayez de le contourner; vous n'y parviendrez pas toujours. Pour gagner le cul-de-sac postérieur, virez la pulpe digitale en arrière et remontez le

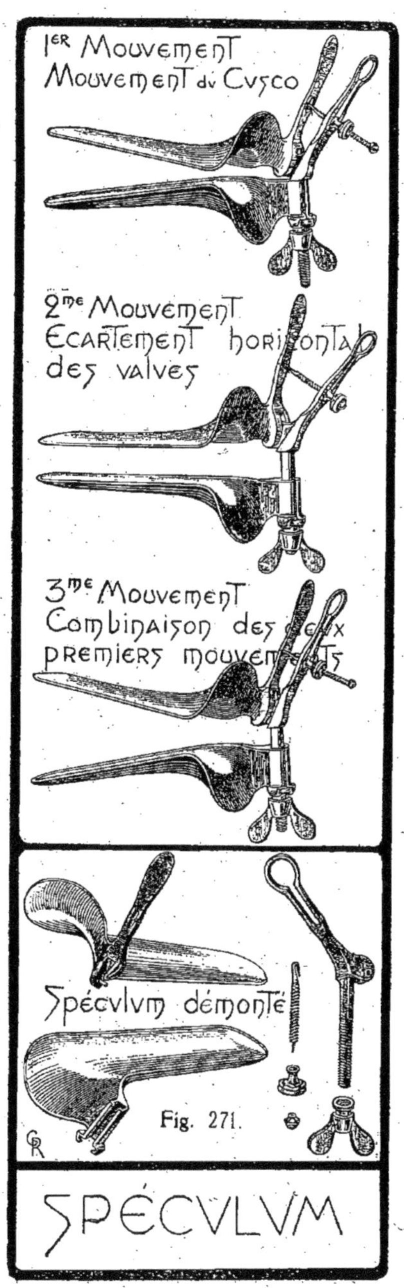

Fig. 271.

plus possible; la plupart du temps, vous n'atteindrez pas le fond.

Examen a la Vue. — Le sujet est placé en position du spéculum et de préférence dans la position déclive, avec *calage* des épaules, que je recommande depuis vingt ans.

Prenez un spéculum bivalve (fig. 271), introduisez-le jusque sur le Col et ouvrez largement. Le Vagin prend la forme d'un carré dont les côtés sont visibles (fig. 276). Avec un instrument mousse et long, repoussez le Col en avant et en arrière : vous constatez que le Vagin s'insère circulairement autour du Col, mais très obliquement d'avant en arrière et de bas en haut. Retirez doucement le spéculum en le refermant progressivement : voyez les parois antérieures et postérieures qui se déroulent.

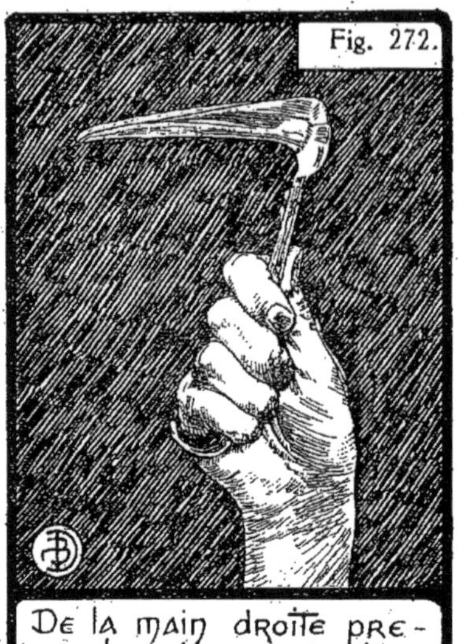
Fig. 272.
De la main droite prenez la valve vaginale.

Pour avoir une meilleure vue d'ensemble, asseyez-vous sur l'escabeau de la table (fig. 273) et prenez une valve large et longue (fig. 272). Introduisez-la jusqu'au fond du Vagin, déprimez fortement le Périnée : là paroi vaginale antérieure se présente dans toute son étendue (fig. 278, 279, 280). Avec une longue pince, déplissez le Vagin au niveau du Col : vous voyez le cul-de-sac vaginal antérieur. Repoussez le Col en haut et en avant : vous examinez facilement tout le fond du Vagin. Cet examen rappelle par quelques côtés l'examen de la gorge avec un abaisse-langue. Retirez progressivement la valve, en soutenant si possible la paroi antérieure : vous voyez la paroi postérieure, mais non encore dans son ensemble, parce que le Périnée fait obstacle. Chez les femmes atteintes de déchirure périnéale marquée, vous verrez bien la moitié inférieure de la face postérieure, en vous aidant d'écarteurs (fig. 277).

Méthode de mensuration. — Placez le sujet sur une table d'examen. Faites écarter les Grandes Lèvres. Repérez l'Hymen, ou ses débris, ou son emplacement. Glissez l'index dans le Vagin, pulpe en bas, longez la paroi à mesurer, sentez le Cul-de-sac sans le déprimer. Notez sur votre index le point où il affleure l'Hymen, retirez le doigt, reportez-le sur une tige centimétrique métallique et vous lirez la longueur;

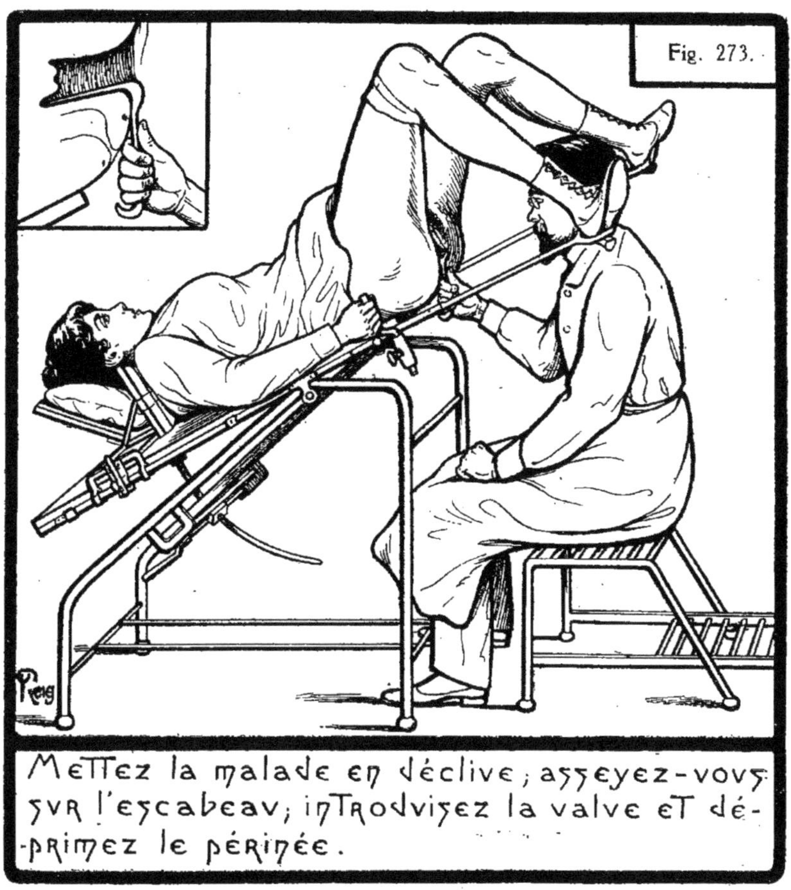

Fig. 273.

Mettez la malade en déclive ; asseyez-vous sur l'escabeau ; introduisez la valve et déprimez le périnée.

ou bien glissez la tige sur votre doigt, faites toucher le Cul-de-sac, repérez l'Hymen et lisez directement la profondeur sur la tige.

Conformation. — L'examen dans la position couchée et dans la position debout permet de se rendre compte de la Direction, de la Forme et de l'Aspect intérieur du Vagin.

Direction. — L'axe de la Cavité vaginale est incliné de haut en bas et

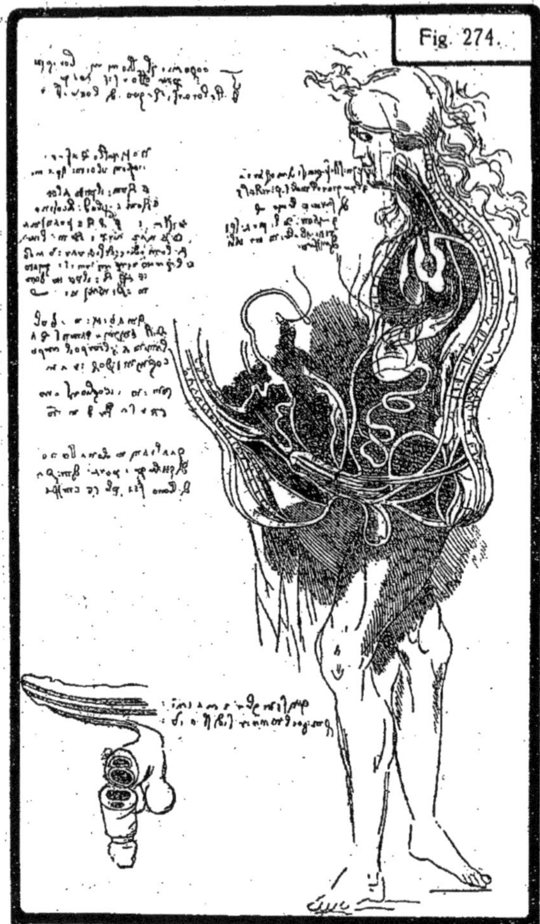

Fig. 274.

Le « De coitu » de Léonard de Vinci — Remarquer : chez l'homme, les conduits anastomotiques entre l'Appareil génital et les Poumons (érection produite par le souffle), la Moelle, le Cerveau ; chez la Femme : les canaux allant de l'Utérus aux Seins (Transformation du sang menstruel en lait). Notes en Italien : écriture en miroir (pour dérouter les indiscrets).

d'arrière en avant. Léonard de Vinci l'a ainsi figuré (fig. 274, publiée par Peillon) et les dessins des Anatomistes exécutés d'après des sujets congelés le représentent de même. Je n'ai jamais trouvé d'exception à cette règle et je reste à découvrir le Vagin qui « atteint la verticale ou la dépasse » sur le vivant, même dans le Bassin à Type droit, que décrivent quelques Anatomistes d'après des cadavres.

L'inclinaison en arrière est variable : elle donne un angle de 65° à 75° (Testut), de 70° à 75° (Rieffel), 65° à 70° (Paul Petit).

Forme. — Le Vagin est un cône tronqué dont le sommet ouvert répond à l'Orifice vaginal et la base fermée se retourne en dedans pour s'insérer sur le Col, rappelant un cul de bouteille à fond saillant. La base est très oblique d'avant en arrière et de bas en haut, si bien que le Cul-de-sac circulaire péricervical est peu développé en avant, profond en arrière.

Sur une coupe, l'insertion du Vagin sur le Col donne l'aspect d'un cul-de-sac; sur une coupe médiane et verticale, on voit un Cul-de-sac en avant et un en arrière et sur une coupe frontale, un Cul-de-sac de chaque côté. D'où les expressions de Cul-de-sac antérieur, Cul-de-sac postérieur, Culs-de-sac latéraux pour désigner les quatre segments cardinaux du Sillon de réflexion du Vagin sur le Col (fig. 275).

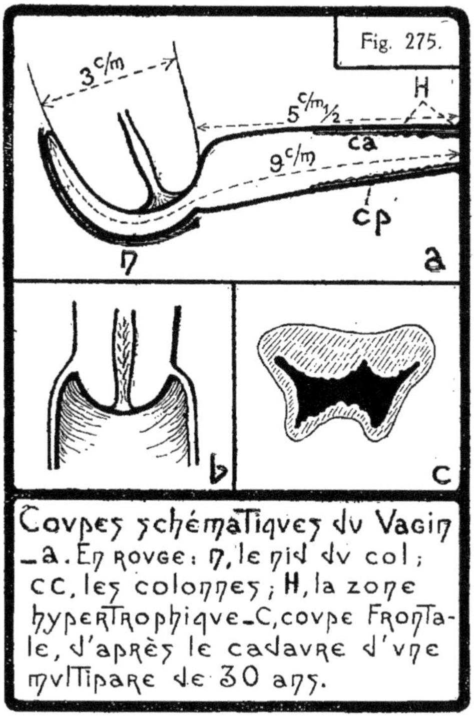

Fig. 275.

Coupes schématiques du Vagin — a. En rouge : n, le nid du col ; cc, les colonnes ; H, la zone hypertrophique — c, coupe frontale, d'après le cadavre d'une multipare de 30 ans.

Le *Cul-de-sac antérieur* mesure 1/2, 1, 1 cent. 1/2 de profondeur, suivant la hauteur du Col; il peut être nul si la lèvre cervicale antérieure est atrophiée.

Le *Cul-de-sac postérieur* est toujours profond et large; ses dimensions varient entre 3 et 5 cent. 1/2.

Les *Culs-de-sac latéraux* n'ont que l'étendue des bords du Col; courts en avant où ils se continuent avec le cul-de-sac antérieur, ils s'approfondissent en arrière pour se perdre très vite dans le Cul-de-sac postérieur.

Longueur et Largeur. — La Longueur du Vagin ne saurait être définie, avec quelques Anatomistes, « la distance de l'Orifice vaginal à l'Orifice cervical ». Le fond du Vagin ce n'est pas le Col, mais le Cul-de-sac postérieur. La Longueur de l'organe est donc la distance entre l'Orifice vaginal et le sommet du Cul-de-sac postérieur.

Les Anatomistes ont mesuré la paroi postérieure, la paroi antérieure, la distance du « sommet du Col » (Testut) ou de l'Orifice cervical à l'Orifice hyménal (Rieffel):

	SAPPEY	TESTUT	RIEFFEL
	—	—	—
Paroi postérieure.......	9 à 10	8 à 8 1/2	8 à 9 1/2
Paroi antérieure.......	8 à 9	7 1/2	6 à 7 1/2
Col à Orifice vaginal....	»	6 1/2 à 7	7 à 8

Sur le vivant, la Tonicité des tissus, l'Influence des Viscères pelviens, l'Élasticité de cet Organe membraneux qu'est le Vagin, doivent changer et changent en effet les dimensions recueillies sur le cadavre. Il faut, d'ailleurs, convenir que toutes les mensurations sont approximatives, vu l'élasticité des tissus.

La distance, mesurée au doigt de manière à n'exercer aucune pression, du Cul-de-sac antérieur à l'Orifice vaginal m'a donné des mensurations échelonnées entre 4 et 7 cm. 1/2, avec une moyenne de 5 cm. 1/2.

La distance du Cul-de-sac postérieur à l'Orifice vaginal a varié entre 6 cm. 1/2 et 11 cm. 1/2 avec une moyenne de 9 centimètres.

La distance du Col (ordinairement le bord périphérique de la Lèvre antérieure) à l'Orifice vaginal donne 4 à 6 cm. 1/2, avec une moyenne de 5 centimètres; il faut remarquer que si le Col est long et caché derrière le Périnée, la distance du bord périphérique de la Lèvre antérieure à l'Orifice vaginal peut être supérieure à la distance du Cul-de-sac antérieur, par suite de l'obliquité du Périnée.

Ne tenant compte que de mes mensurations prises dans la position dorso-sacrée du spéculum chez des Femmes n'ayant ni tumeur ou inflammation pelvienne, ni déviation utérine, ni lésions périnéales, Rectum et Vessie étant vides, je conclus :

1° Le Cul-de-sac vaginal postérieur a une profondeur propre et relative plus importante que celle que lui accordent les descriptions anatomiques;

2° Le Col, par son point le plus déclive, est généralement un peu plus près de l'Orifice vaginal que le Cul-de-sac vaginal antérieur;

3° La paroi vaginale antérieure, mesurée de l'Orifice vaginal au fond du Cul-de-sac antérieur, est plus courte que la postérieure d'une étendue de 3 cm. 1/2.

La *Largeur* du Vagin est bien difficile à apprécier. Testut, sur le cadavre, trouve 2 cm. 1/2 à la partie moyenne, preuve que les mensurations *post mortem* ne donnent pas toujours la vérité. Rieffel indique 3 à 4 centimètres chez la nullipare et 6 à 7 chez la multipare. Je n'ai trouvé aucun moyen de mesurer cette Largeur sur le vivant; mais un spéculum de 4 centimètres de large avec un écartement des valves de 2 centimètres, ce qui représente une largeur de 4 cm. 1/2, pénètre très aisément dans un Vagin de nullipare.

Le fond est surtout spacieux par suite de l'étendue du Cul-de-sac postérieur; l'écartement des extrémités des valves est aisément porté à 4 centimètres, ce qui donne 15 centimètres de tour chez une nullipare, et à 6 cm. 1/2 chez des multipares, soit 20 centimètres de tour, sans provoquer de distension douloureuse.

ÉLASTICITÉ. — Au repos, la Cavité vaginale est virtuelle. Les Parois antérieure et postérieure s'accolent l'une sur l'autre, avec cette particularité que les côtés restent droits. La coupe donne une figure rappelant vaguement un **H** (fig. 275, *c*, p. 473).

Classiquement, on dit que le Vagin, « pour s'aboucher à la Vulve, prend une forme ovalaire à grand diamètre vertical » (Rieffel), « s'aplatit, en bas, au niveau de la Vulve, dans le sens transversal » (Testut). Cette affirmation est vraie, mais à la condition de limiter la description à un point : l'Anneau vaginal sur lequel s'insère l'Hymen. Dès que les Parois commencent, elles sont l'une antérieure, l'autre postérieure. Après la rupture de l'Anneau vaginal, lors du premier accouchement, l'Anneau lui-même est aplati transversalement.

Les Parois sont très élastiques et facilement dilatables, d'où la difficulté de mesurer la Cavité et la facilité de l'ouvrir largement pour les opérations. La partie profonde est la plus dilatable.

Aspect morphologique. — Le Vagin présente un aspect morphologique spécial, dû à l'existence de Plis et de Saillies sur la Muqueuse et à la conformation de son Extrémité terminale profonde.

LES PLIS DU VAGIN. — La Muqueuse vaginale présente sur toute son étendue des Plis circulaires, transversaux, surtout développés dans les deux tiers inférieurs; ces Plis sont encore dénommés *Rides* (fig. 276). Ils sont confluents, plus ou moins imbriqués les uns sur les autres. Le plus souvent continus, ils sont parfois interrompus à courte distance : ainsi se forment de petits mamelons ou Tubercules.

Dans le tiers supérieur de la Paroi antérieure, les Plis présentent chez quelques sujets des dispositions particulières qui se résument en trois principales : 1° ils demeurent obliques de bas en haut et de dedans en dehors, prenant l'aspect de Λ superposés (fig. 279, *b*); 2° après avoir pris la forme en Λ, ils s'effacent complètement à 2 ou 3 centimètres du Col, *le dernier Pli délimitant* avec le Col ou un Pli vaginal transversal précervical une surface lisse de la forme d'un triangle isocèle à base cervicale, dénommé *Triangle de Pawlik* (fig. 278) [cet Auteur a décrit cet espace à propos du cathétérisme des Uretères]; ce Triangle correspond au Trigone de Lieutaud (triangle formé par les deux Orifices urétéraux et l'Orifice interne de l'Urètre); 3° ils sont soulevés de chaque côté par deux Plis provenant de la bifurcation de la Colonne antérieure du Vagin et le même Triangle est constitué (fig. 280).

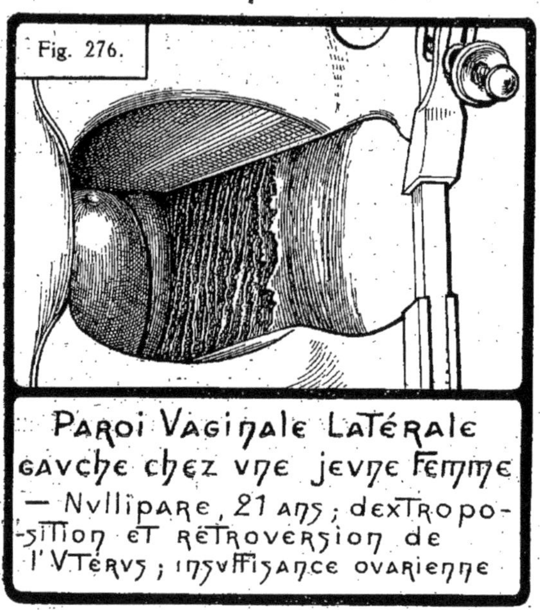

Fig. 276.

Paroi Vaginale Latérale gauche chez une jeune Femme — Nullipare, 21 ans ; dextroposition et rétroversion de l'Utérus ; insuffisance ovarienne

Les Colonnes du Vagin. — A la vue, et peut-être mieux encore au toucher, on trouve sur la ligne médiane, en avant et en arrière, dans la moitié inférieure du Vagin, une Saillie longitudinale dénommée Colonne vaginale. La Saillie antérieure est dite Colonne antérieure et la postérieure Colonne postérieure.

La *Colonne antérieure* (fig. 278) est la plus développée. Elle répond à l'Urètre, dont elle a la longueur (3 à 4 cm.), et son relief tient en partie à la Saillie sous-jacente de ce dernier. Sa largeur varie de 5 à 15 millimètres et sa hauteur de 5 à 10. Ordinairement simple, elle est parfois double; dans ce dernier cas, les deux Colonnes sont presque toujours inégales de volume; l'une, plus petite, s'accole à l'autre en s'enroulant parfois autour d'elle (aspect analogue à celui de la fig. 282, *c*, p. 482).

La *Colonne postérieure* (fig. 277), souvent moins marquée que l'antérieure, en présente les caractères, le plus ordinairement atténués.

Les deux Colonnes peuvent s'accoler dans l'état de fermeture du Vagin; généralement, elles se juxtaposent, étant légèrement paramédianes, l'une à droite, l'autre à gauche.

Les Plis du Vagin passent sur les deux Colonnes qui doivent être considérées comme des épaississements sous-muqueux.

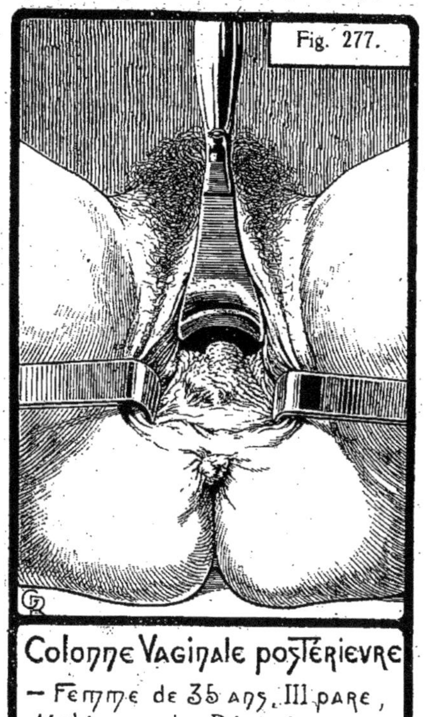

Fig. 277.

Colonne Vaginale postérieure — Femme de 35 ans, III pare, déchirure du Périnée

Atrophie et Hypertrophie de la Colonne antérieure. — La Colonne antérieure peut être peu développée, réduite à une crête (fig. 281) ou même à une ligne saillante. En revanche, elle s'hypertrophie dans certains cas et, avec elle, tout le Tissu cellulaire de la Cloison urétro-vaginale. Au toucher, le doigt trouve une saillie boudinée médiane, dure, non douloureuse, du volume d'un gros crayon, de l'index, du pouce; à la vue, on voit une grosseur occupant parfois toute la longueur de la paroi antérieure et faisant hernie dans le Vagin [il ne s'agit, dans ces cas, ni d'urétrocèle, ni de kyste superficiel ou profond de la paroi vaginale, ni d'urétrite chronique]. Je donne à cette formation le nom de *Procidence hypertrophique de la Cloison urétro-vaginale*; il s'agit d'une Hypertrophie sous-muqueuse : les Tissus musculaire et conjonctif de la région prolifèrent et la Muqueuse s'étale (fig. 281, p. 481).

La Zone proliférante hypertrophique du Vagin. — L'extrémité inférieure de la Paroi vaginale antérieure présente une tendance congénitale ou acquise à l'Hypertrophie. Elle répond à l'extrémité inférieure de la Colonne antérieure, et on pourrait ne pas la séparer de la description de cette dernière; mais, outre que sa largeur dépasse celle de la Colonne, son aspect morphologique est si varié qu'il me paraît préférable de l'individualiser. Son caractère propre est de présenter des saillies de forme diverse et de dimensions parfois considérables, d'où le nom de *Zone proliférante hypertrophique* que je propose de lui donner.

Cette Zone mesure toute la largeur du Vagin sur une hauteur de 10 à 15 millimètres; cette hauteur paraît souvent plus considérable, par suite de l'Hypertrophie des saillies et elle peut être réellement plus étendue.

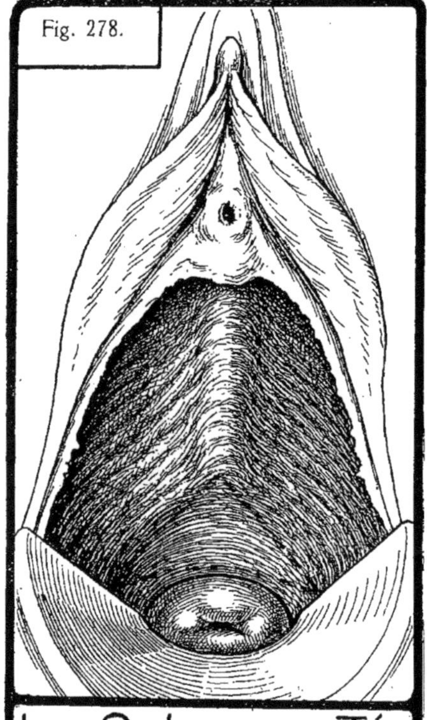

Fig. 278.

La Colonne antérieure et le Triangle de Pawlik (semi-schématique).

Elle peut ne présenter aucun épaississement; la Colonne vaginale, alors peu développée, vient y mourir en faisant un léger relief médian (fig. 278).

La Colonne vaginale se termine assez souvent par un Tubercule, placé en arrière du Méat, le *Tubercule vaginal* ou *Tubercule de Luschka*. Ce Tubercule, qui est dans le Vagin, est en arrière du Méat; quand jadis on sondait les Femmes sans les découvrir, on le recommandait comme point de repère; or il est inconstant, et, quand il existe, souvent peu développé. Le point de repère devait donner des mécomptes.

Au lieu d'un Tubercule se trouve une Tubérosité, la *Tubérosité vaginale antérieure*. Cette Tubérosité peut être unique (fig. 279 *a*), ou double (fig. 279 *b*); dans l'un et l'autre cas, la Tubérosité se continue par une Colonne unique. La Tubérosité n'exclut pas le Tubercule vaginal que l'on peut trouver, en avant d'elle, indiqué (fig. 279, *b*) ou bien développé (fig. 280).

Quand on ouvre bien le Vagin avec une valve postérieure, dans la position déclive, la Tubérosité vaginale antérieure fait une saillie procidente qui masque la Colonne Vaginale.

Dans certains cas, la Tubérosité prend une allure hypertrophique spéciale : elle fait d'abord saillie dans le Vagin, puis elle sort à travers

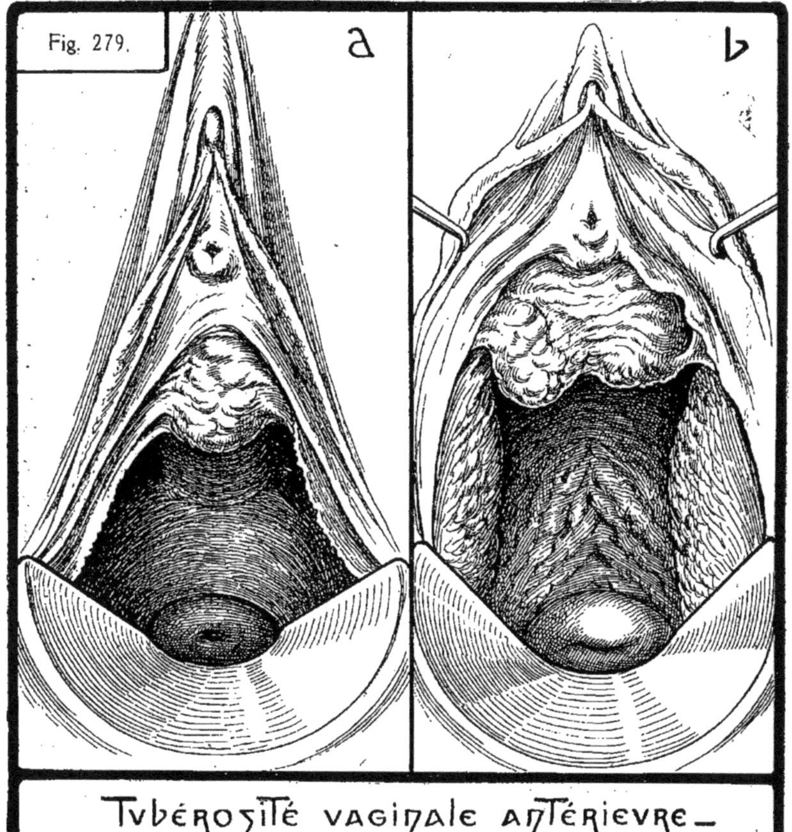

Tubérosité vaginale antérieure —
a - Tubérosité unilobée — Femme de 20 ans, robuste. Taille : 1m70 (Absence de Tubercule vaginal).
b - Tubérosité bilobée — Femme de 26 ans, II-pare, petite, maigre, ptosique*. (Ébauche du Tubercule vaginal.)

l'Orifice vaginal, en forme de proue : c'est la *Procolpocèle vaginale* (fig. 284), formation sous-urétrale.

La Tubérosité vaginale peut se doubler d'une crête longitudinale qui se poursuit profondément le long de la Colonne antérieure. A première vue, elle paraît unique; un second examen montre une petite fissure; en écartant l'interstice, on dégage une crête enroulée sur la Tubérosité (fig. 282, *c* et *c'*). Latéralement, la Tubérosité vaginale se continue ordinairement par un ou deux Plis transversaux ; ces Plis peuvent se fixer sur le Vagin directement (fig. 280, à gauche) ou forment comme une crosse, une crête (fig. 280, côté droit), ou se perdent contre l'Hymen (fig. 279, *b*, à gauche) ou se continuent directement avec lui (fig. 279, *a*, à droite).

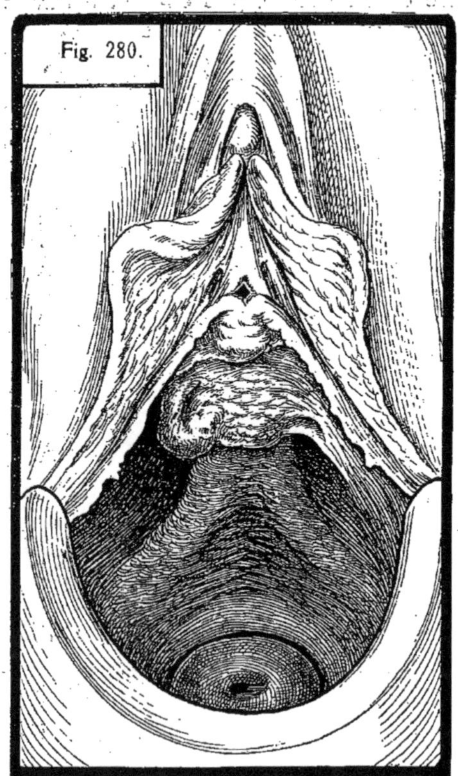

Fig. 280.

Tubérosité vaginale antérieure, crêtée à droite — Femme de 20 ans, nullipare; Taille et poids moyens.

Il peut n'exister ni Tubercule vaginal ni Tubérosité vaginale; mais on trouve des Plis arrondis transversaux qui viennent se perdre sur l'Hymen, se continuant souvent directement avec lui.

Au lieu de Plis transversaux, on peut observer des Plis procidents libres (fig. 269, *a*, p. 465); ces Plis procidents prennent parfois de la longueur et vont s'insérer soit sur l'Hymen, constituant une Bride vagino-hyménale, soit sur le Vagin, formant une Bride vagino-vaginale (fig. 266, 268, p. 462).

L'existence de ces saillies diverses, de ces Plis variés, de ces Brides différentes en ce point limité de la Paroi vaginale antérieure me paraît justifier le nom de Zone proliférante hypertrophique. Ces formations sont les unes congénitales, les autres acquises avec l'âge et sous des influences qui restent à déterminer.

Le Nid du Col. — Le fond du Vagin forme comme une cupule dans laquelle le Liquide spermatique est retenu dans la position dorsale pour en baigner le Col qui y est plus ou moins bien maintenu. Cette cupule répond au Cul-de-sac postérieur et à la partie supérieure de la paroi vaginale postérieure. Son rebord inférieur est constitué par un élément musculaire et un élément muqueux. L'élément musculaire est anatomiquement distant, physiologiquement rapproché. Il est constitué par la boutonnière musculaire que forme au Vagin le muscle Releveur de l'Anus. Sur le cadavre, le Cul-de-sac postérieur est éloigné de ce Releveur, mais, sur le vivant, il en est rapproché pour deux raisons : par son tonus, le Releveur n'est pas affaissé et se trouve plus haut; par le jeu des Viscères pelviens, l'élasticité et le tonus des parois vaginales, le Cul-de-sac vaginal est plus bas. Le Releveur de l'Anus, par ses faisceaux internes, contribue donc, pour une part, à limiter et à approfondir le Cul-de-sac postérieur du Vagin.

Fig. 281.

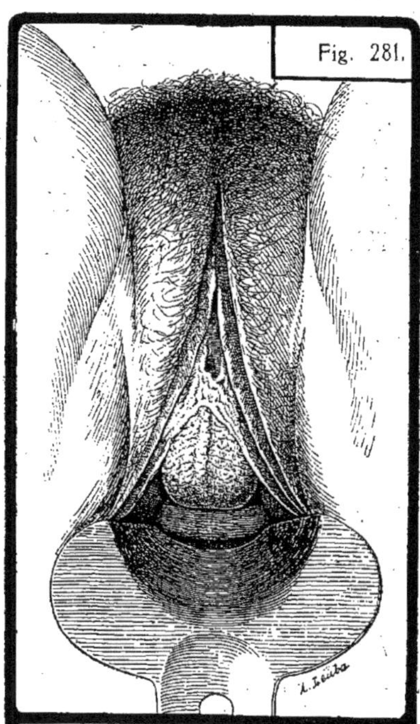

Procidence hypertrophique. Cloison uréthro-vaginale — Crête médiane antérieure — Femme de 39 ans, nulligeste; réglée à 11 ans, abondamment, 5 à 6 jours, en avance, sans douleur. Utérus hypertrophié. Ovarite double kystique. Taille et poids ordinaires.

Le second élément tient à la Muqueuse et au Tissu sous-muqueux. Sur un très grand nombre de Femmes j'ai remarqué qu'il existe, au tiers supérieur du Vagin, un Pli postérieur transversal semi-circulaire qui tend à cacher le Col et que le spéculum doit franchir pour amener cet Organe dans l'ouverture des valves. Congénitalement ou à la suite de sclérose des Tissus, ce Pli s'accentue, forme bride et devient très visible. Il peut s'exagérer au point que le Col reste caché derrière lui (fig. 289, p. 492).

Le *Pli vaginal transversal postérieur* peut être tenu pour constant; mais, quand les Tissus sont parfaits, il s'étire si facilement qu'on ne le voit pas; une disposition congénitale ou la sclérose le rendent seules très apparent. Ce Pli limite en bas le *Nid du Col* (fig. 275). L'extrémité inférieure de l'Utérus est plus ou moins tapie dans la cupule ainsi constituée. Si l'Utérus est antéversé, il s'y loge si bien qu'une injection donnée, le bec de la canule en avant, balaie le Vagin, mais au-dessous du Col qui peut ne recevoir aucune goutte de liquide. En cas de Métrite aiguë et même chronique, la Paroi vaginale peut présenter des ulcérations dans le Nid du Col, et surtout sur le bord médian du Pli; on ne les voit pas si on ne les cherche pas, parce que la

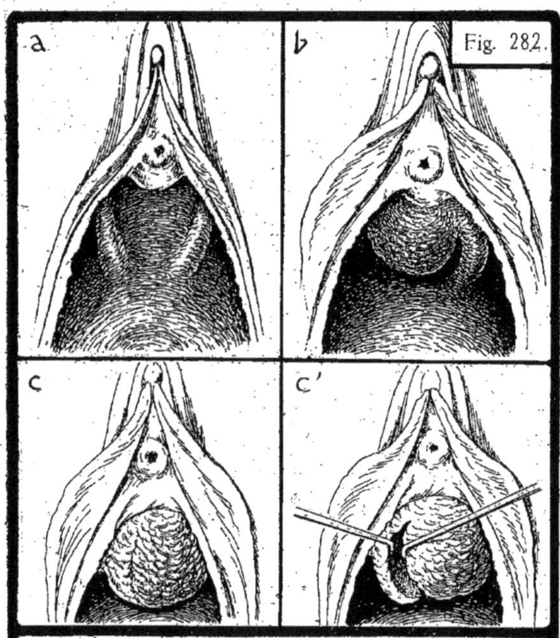

Aspects divers de la Zone hypertrophique — a. Double Crête. Femme de 24 ans, II pare. — b. Tubérosité et Crête. Femme de 34 ans, I pare. — c et c'. Tubérosité avec Crête accolée. Femme de 39 ans, 0 pare.

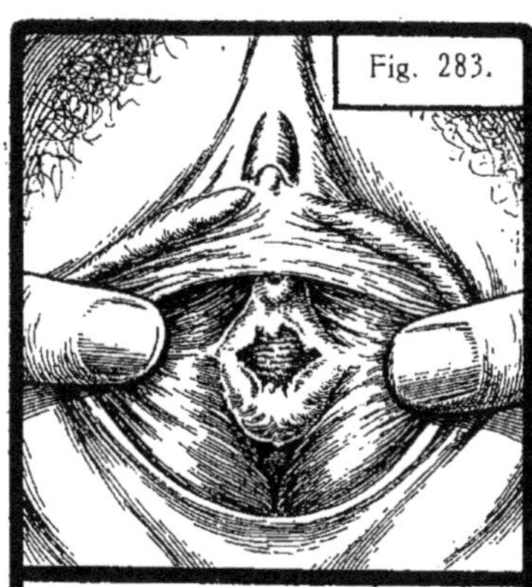

Sclérose de la zone hypertrophique — Femme de 38 ans, I pare, syphilitique à 28 ans ; Kraurosis. CF avec Fig 282 a.

valve postérieure du spéculum les cache.

Dans ce « Nid », le Col baigne dans ses sécrétions pathologiques et ne guérit jamais, si l'on n'a pas soin de faire donner les injections le bec de la canule en arrière, très en arrière, — si l'on ne soigne pas les ulcérations vaginales existantes, — si l'on ne s'oppose pas au croupissement du Col dans son Nid par des tampons placés très en arrière, de façon à extraire en quelque sorte le Col de sa cupule vaginale.

En cas de Pli très marqué, son incision transversale, suivie d'une suture verticale, serait parfois utile, pour mettre le Col à découvert.

Modifications de Forme et de Dimensions sous diverses Influences. — Le Vagin se modifie dans sa forme et ses dimensions sous l'influence de la Position du Corps, de la Position de l'Utérus, du Développement du Tissu adipeux, de la Taille, de l'Age, de la Race.

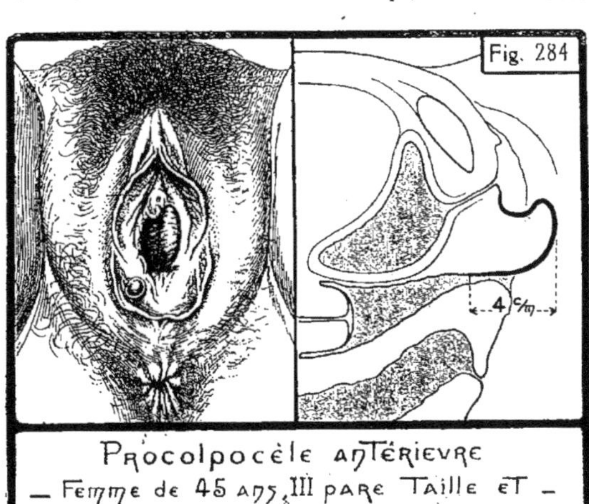

Procolpocèle antérieure — Femme de 45 ans, III pare Taille et Poids moyens.

Influence de la Position du Corps. — Le Vagin se modifie dans sa forme et ses dimensions suivant la direction de l'axe du Corps.

La *Position couchée* est celle

prise par le sujet pour la description donnée ci-dessus; je n'y reviens pas.

La *Position debout* amène un abaissement de l'Utérus qui descend par son propre poids et par celui des Viscères pelviens, et une bascule du Corps utérin en avant, entraînant une bascule du Col en arrière. Le doigt tombe sur la Paroi vaginale antérieure; il atteint plus difficilement le Col et n'arrive guère au fond du Cul-de-sac postérieur.

Le Corps de l'Utérus devient plus inférieur et, par suite, fait basculer le Col qui remonte généralement avec les Culs-de-sac.

Le Cul-de-sac postérieur est communément plus profond de 1 centimètre et le Cul-de-sac antérieur de 1/2 à 1 centimètre.

Le Col s'éloigne dans la majorité des cas de 1 centimètre.

La *Position déclive*, dès que l'air entre dans le Vagin, a pour résultat de faire glisser l'Utérus vers le haut du Bassin : les Parois vaginales s'allongent et se tendent; des valves longues, des pinces longues deviennent nécessaires pour l'examen.

La *Position génu-pectorale* donne un résultat semblable. Le doigt se perd dans la Cavité vaginale devenue ampullaire par suite de l'entrée de l'air, commandée elle-même par l'aspiration abdominale. Le Col est difficile à atteindre et le Cul-de-sac postérieur inaccessible.

Influence de la Position de l'Utérus. — Normalement, le Corps de l'Utérus est en flexion légère sur le Col et l'ensemble de l'Organe est en antéversion légère quand la Vessie est vide et la Femme couchée.

Si l'Utérus est en situation inverse, c'est-à-dire en rétroflexion-version, le Cul-de-sac antérieur sera tiré en haut par le Col et le Cul-de-sac postérieur sera abaissé et diminué par le poids du Corps utérin qui le déprime. Le premier atteindra 1, 2 centimètres de plus de profondeur et le second diminuera de 2, 3 centimètres et davantage. La distance du point le plus déclive du Col à l'Orifice vaginal pourra ne pas changer : le Col s'éloigne en avant dans les versions postérieures, comme il s'éloigne en arrière dans les versions antérieures.

Le degré de flexion du Corps sur le Col exerce une influence facile à comprendre. Plus il tend vers 0°, plus le Col s'éloigne de l'Orifice vaginal, avec ses Culs-de-sac. Dans l'Antéversion type, sans flexion, le Col, dans la Position debout, est très haut en arrière et fort difficile à atteindre; dans la Rétroversion, le phénomène inverse est observé.

Inutile d'ajouter que le Prolapsus de l'Utérus s'accompagne de la descente du Vagin; si l'Utérus prolabe en son entier, le Vagin le suit en se retournant en doigt de gant. Le Vagin ainsi retourné et exposé à l'air perd progressivement tous ses caractères morphologiques pour devenir plus ou moins lisse et s'ulcérer facilement (fig. 187, p. 356).

Influence du Développement du Tissu adipeux. — Le Tissu adipeux pèche par hypertrophie ou par hypotrophie. Dans l'un et l'autre cas, le Vagin subit des modifications de forme et de dimensions.

Adipose. — Les Femmes adipeuses ont souvent un Vagin réduit de dimension dans tous les sens. Paul Petit a noté le fait et l'explique par : 1° l'hypotrophie des Organes génitaux chez les obèses; 2° l'hypergenèse du fascia propria pelvien et le prolongement de la graisse para-anale au-dessus du diaphragme uro-génital. Je ne puis que souscrire à cette explication en y joignant cette remarque : L'hypotrophie génitale n'existe qu'en cas d'Insuffisance ovarienne; or des Femmes grasses, type héréditaire, peuvent avoir des Ovaires sains et possèdent dès lors un Vagin non atrophié, mais un peu réduit par un matelassement graisseux immédiat (graisse périnéale) ou médiat (graisse abdomino-pelvienne). Qu'il y ait ou non de l'hypotrophie, le Vagin de la Femme adipeuse présente des Parois quelque peu pressées l'une contre l'autre et moins facilement dilatables par suite de la compression graisseuse diffuse périphérique.

La Position debout, chez la Femme grasse, amène plutôt l'abaissement des Culs-de-sac vaginaux antérieur et postérieur, comprimés par le poids de la graisse abdomino-pelvienne.

Amaigrissement. — L'Amaigrissement produit le résultat inverse. Le Vagin est plus lâche, très facile à dilater; ses Parois tendent au flottement et par suite à la chute, d'autant mieux que l'Amaigrissement porte à la fois sur le Tissu graisseux et sur les Muscles.

Influence de la Taille. — Le développement du Vagin est en rapport de celui du Bassin. Chez les Sujets de Taille eumérique (V. p. 52), les dimensions du Bassin sont elles-mêmes proportionnelles à celle de la Taille. La conclusion est donc que chez une Femme de haute stature et de type régulier le Vagin est plus long et plus large que chez une Femme de petite stature. Deux exceptions importantes à cette règle tiennent à l'existence : 1° de Sujets à Taille aneumérique (p. 52, fig. 10 et 11); dans ces cas, le Bassin n'est pas en rapport avec la Taille, dont la hauteur dépend de la longueur des membres inférieurs; 2° des Types longs et courts (p. 98) : on peut voir une Femme du Type long (fig. 15, p. 70 et fig. 52, *a*, p. 149) avec un Bassin régulier et une Femme du Type court (fig. 16, p. 71 et fig. 52, *b*, p. 149) avec un Bassin petit ou régulier.

C'est chez des Femmes de 1 m. 70 et au-dessus que j'ai trouvé les Vagins les plus spacieux et chez des Femmes de 1 m. 40 à 1 m. 45 les plus petits (chez une Femme de 1 m. 40, ayant un Diamètre bitrochantérien de 28 centimètres, la longueur du Vagin était réduite à 6 cm. 1/2; chez une Femme de 1 m. 44, à 7 cm. 1/2). Le maximum de différence entre les grands et petits Vagins porte surtout sur la Paroi postérieure et le Cul-de-sac postérieur : la proportion est facilement d'un tiers en plus ou en moins du Type ordinaire; la Paroi antérieure n'est guère augmentée en dimension que d'un cinquième, et de même la distance du Col à l'Orifice vaginal.

Influence du Coït et de la Parturition. — Le *Coït* augmente les dimensions du Vagin, proportionnellement au volume du Pénis. Dans son ensemble, le Vagin se dilate, mais avec un minimum d'élargissement à son entrée, doublée d'Anneaux musculaires, et un maximum dans son Cul-de-sac postérieur exclusivement membraneux et sans aucun soutien.

La *Parturition* exerce une influence plus grande encore et en rapport avec la qualité des Tissus. Hypertrophié durant la Grossesse, démesurément agrandi par la Tête fœtale pendant l'Accouchement, le Vagin subit une Dilatation extrême qui se complique parfois d'Éclatement.

La Dilatation puerpérale est transitoire; le Vagin revient presque à ses dimensions primitives, mais pas tout à fait. La partie qui reste la plus large est la partie profonde, non soutenue par les muscles puissants du Diaphragme pelvien. Après plusieurs Accouchements, surtout si le Sujet maigrit ou arrive à la Ménopause (période de diminution de Tonus de l'Appareil génital, p. 353), le fond du Vagin reste flottant; le Sillon vagino-cervical s'efface et se trouve remplacé par un bourrelet résultant de la pression intra-abdominale contre les Culs-de-sac élargis et non soutenus. Au spéculum, on voit, en particulier, le Cul-de-sac antérieur faire une boursouflure en avant du Col, et surtout le Cul-de-sac postérieur remplacé par une saillie arrondie vaginale importante, qui double le Col en arrière (fig. 291, p. 494).

Du fait de la Grossesse, le Vagin s'hypertrophie dans son ensemble; du fait de l'Accouchement, il se distend. Il en résulte que les Rides, les Tubercules, les Colonnes gagnent en dimension pendant la Grossesse et qu'elles s'étalent lors de l'expulsion du Fœtus. Mais l'Hypertrophie l'emporte sur l'étalement, si bien qu'à la fin de l'involution puerpérale, les Colonnes sont plus fortes, les Rides plus hautes, les Tubercules plus développés. La figure 277 représente l'extrémité inférieure de la Paroi vaginale postérieure d'une Femme III-pare; l'Hypertrophie est manifeste. La figure 284 montre une Procolpocèle chez une III-pare; je n'ai vu cette Hypertrophie que chez des Femmes mères.

Si le Vagin n'arrive pas à se distendre suffisamment, il éclate. L'éclatement peut se faire dans sa partie supérieure à partir de son insertion sur le Col et de préférence au niveau du Cul-de-sac latéral, et descendre jusque vers le tiers inférieur. Plus souvent, il se produit près de l'Orifice vaginal, accompagnant une rupture du Périnée, et dans ce second cas il intéresse une hauteur moindre de l'Organe. Si la réunion de l'éclatement se fait par seconde intention et par suppuration, une cicatrice se produit. Dans le fond du Vagin, le Tissu cicatriciel amène la formation d'une Bride qui raccourcit le Cul-de-sac et fait plus ou moins saillie. A l'entrée, il détermine une cicatrice plus ou moins étalée qui se prolonge sur le Périnée.

INFLUENCE DE L'AGE. — L'Age exerce son influence sur le Vagin à partir de la Ménopause, lorsque l'Appareil génital termine sa fonction de reproduction. Durant la période génitale active, le Conduit vaginal ne subit de modifications appréciables que sous l'influence de l'Accouchement. Mais, dès la cessation des Règles, il participe à la régression que subit tout l'Appareil.

L'involution post-ménopausique du Vagin se fait suivant deux Types : le Flétrissement et la Sclérose rétractile.

Ces deux Types sont commandés par l'état de l'Ovaire qui est ou sain ou scléreux.

Flétrissement. — Si l'Ovaire ne présente aucune lésion de Sclérose rétractile, le Vagin se flétrit simplement : les Rides, Tubercules, Colonnes s'affaissent et disparaissent progressivement, avec lenteur; le Vagin se lisse de plus en plus, sa couleur rose pâlit et devient jaunâtre. L'élasticité des Parois diminue, la lubréfaction naturelle disparaît, mais les dimensions de la Cavité vaginale restent grandes. Si l'Amaigrissement survient et si les Muscles faiblissent, le Vagin tend à glisser, à se hernier et l'évolution va vers le prolapsus dans l'extrême vieillesse.

Cette évolution est, à mon sens, l'évolution normale du Vagin chez une Femme parfaitement saine.

Sclérose rétractile. — Si l'Ovaire est scléreux, le Vagin, comme les autres segments de l'Appareil génital, subit l'influence de son Centre trophique. Le Vagin se rétracte dans son ensemble : l'Orifice vaginal se sclérose et se rétrécit, les Parois perdent toutes leurs saillies, se lissent et se rapprochent, le Fond s'atrophie et présente l'aspect le plus caractéristique. Le doigt ne trouve plus une large Cavité péricervicale, mais un Cul-de-sac infundibuliforme, plus ou moins pointu et irrégulier que le spéculum ne peut plus déplisser : les Culs-de-sac se sont effacés en totalité, le Pli transversal vaginal postérieur (V. p. 482) s'est accentué, des Brides se sont développées un peu dans tous les sens. Le Col, lui-même atrophié, est plus ou moins caché derrière le Pli transversal ou des Brides antéro-postérieures; parfois il est invisible et s'il devient malade, cancéreux par exemple (fig. 289 *c*), l'évolution de l'affection se fait sournoisement derrière le voile membraneux tendu au-devant de lui et le diagnostic peut échapper.

Fig. 285.

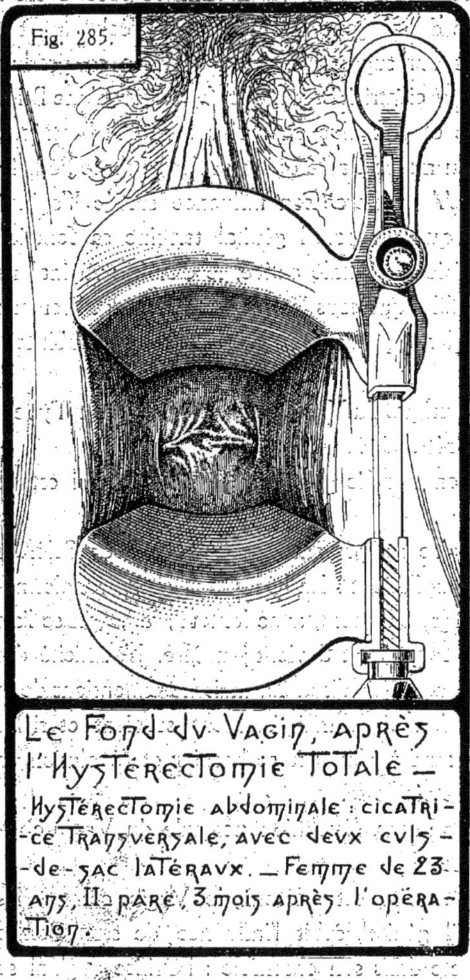

Le Fond du Vagin, après l'Hystérectomie Totale — Hystérectomie abdominale : cicatrice transversale, avec deux culs-de-sac latéraux. — Femme de 23 ans, II pare, 3 mois après l'opération.

Plus la Sclérose est intense, plus le Vagin se rétrécit et se bride, rappelant l'intérieur d'un parapluie fermé. Moins elle est accentuée, plus le Vagin se rapproche du Vagin flétri. On conçoit qu'on trouve tous les intermédiaires entre les Types parfaits de Flétrissement et de Sclérose rétractile.

INFLUENCE DE L'HYSTÉRECTOMIE TOTALE. — Après l'Hystérectomie totale, sans résection vaginale, le fond du Vagin se termine en Cul-de-sac. La cicatrice obtenue est transversale; à droite et à gauche, on voit deux petits Culs-de-sac secondaires, peu profonds (fig. 285). S'il y a eu résection vaginale, le Vagin est d'autant plus diminué en profondeur que la résection a été plus étendue.

INFLUENCE DES RACES. — Je n'ai pas remarqué de différence autre que celle qui tient à la Taille (V. p. 485) entre les différentes Races blanches que j'ai examinées. Reiffel rapporte qu' « on dit que le Vagin de la Négresse est plus spacieux et celui des Mongoles remarquablement étroit ». J'ai eu l'occasion d'examiner quelques Négresses et le fait ne m'a pas frappé, mais une étude complète serait nécessaire sur ce point.

Vices de conformation. — En dehors des cas tératologiques (ouverture du Vagin dans la Vessie, le Rectum, l'Urètre) qui ne rentrent pas dans le cadre de cette étude, les Vices de conformation sont constitués par l'Anélytrie, le Cloisonnement, les Brides.

ANÉLYTRIE. — L'Anélytrie (ἀ, priv.; ἔλυτρον, Vagin) ou absence du Vagin est totale ou partielle (fig. 286).

Anélytrie totale. — Le Vagin ne s'est pas développé; les dissections ont montré qu'il est alors souvent remplacé par un cordon fibreux. En écartant les Nymphes, on ne voit aucun Orifice. L'Hymen peut résister, plus ou moins bien développé (fig. 239, p. 426).

Anélytrie partielle. — Le Vagin manque sur une étendue variable dans son segment supérieur ou dans son segment inférieur.

L'*Anélytrie partielle supérieure* est caractérisée par l'existence d'un segment vaginal plus ou moins étendu, dans lequel s'ouvre le Col et qui, au moment de la puberté, se laisse distendre par le sang.

L'*Anélytrie partielle inférieure ou orificielle* présente trois variétés : *a*) le Vagin est fermé en cul-de-sac; *b*) le Cul-de-sac présente un orifice punctiforme; *c*) le Vagin est largement ouvert.

L'*Anélytrie orificielle fermée* comprend elle-même deux sous-variétés. Dans l'une, la Cavité vaginale forme un Cul-de-sac, affleurant plus ou moins le Vestibule; la Membrane vaginale est visible. Il n'y a pas d'Hymen. Dans l'autre, les Grandes Lèvres ne sont pas séparées et la Cavité vaginale est séparée de l'extérieur par l'épaisseur de la peau et l'épaisseur du Cul-de-sac vaginal (fig. 286, 14).

L'*Anélytrie orificielle avec Orifice punctiforme* consiste dans la formation d'un Cul-de-sac perforé d'un Orifice punctiforme ou relié au Vestibule par un court trajet canaliculé s'ouvrant par un Orifice punctiforme.

Dans un cas que j'ai observé, il n'y avait pas d'Hymen; le Vagin manquait sur la hauteur d'un bon centimètre. En écartant les Nymphes, on trouvait un petit Cul-de-sac. La malade avait des règles extrêmement douloureuses et expulsait le sang menstruel avec des efforts rappelant ceux de l'accouchement. L'opération montra un Vagin de 5 à 6 centimètres, d'environ 1 cm. 3/4 de diamètre, s'ouvrant sur un Col dépourvu de Lèvre postérieure et muni d'un Orifice large, laissant pénétrer la pulpe de l'index.

L'*Anélytrie orificielle ouverte* est caractérisée par le manque de développement de l'Orifice vaginal et du segment correspondant de l'Urètre,

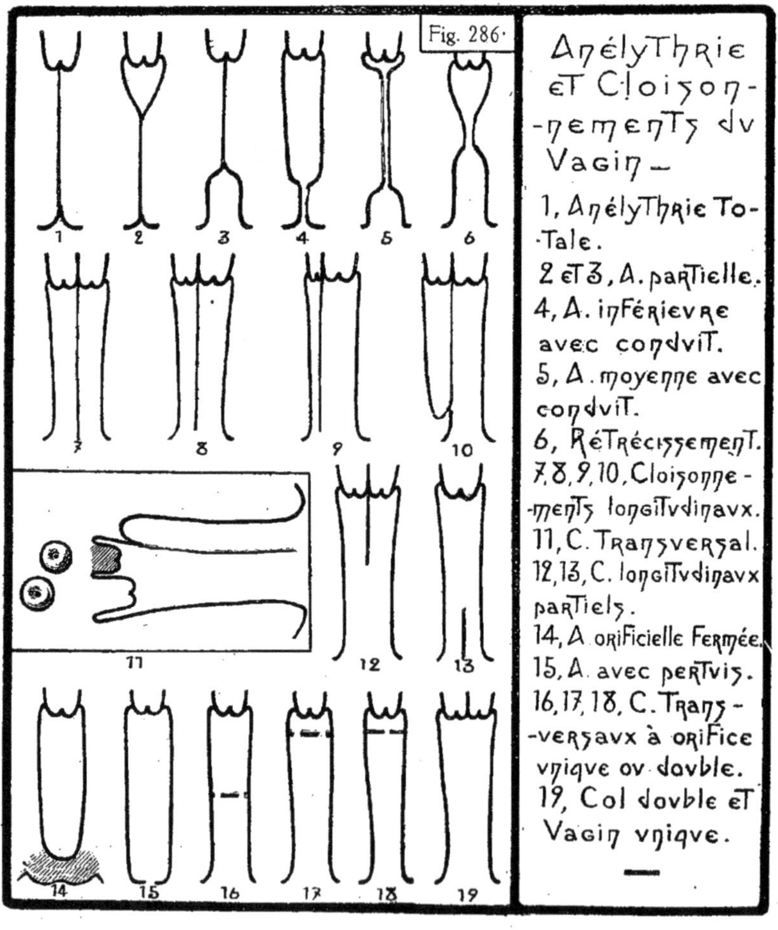

Fig. 286.

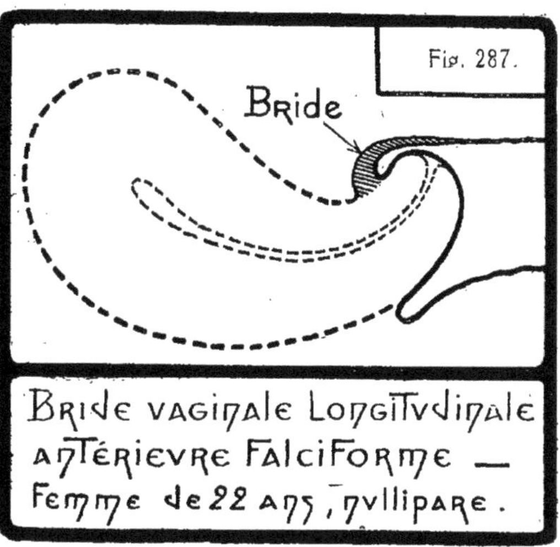

Fig. 287.

Bride vaginale longitudinale antérieure falciforme — Femme de 22 ans, nullipare.

mais sans formation d'un cul-de-sac vaginal. Le Vagin est largement ouvert.

Je l'ai observée deux fois (fig. 238, p. 425). Dans l'un des cas, *b*, le Vagin s'ouvre en infundibulum entre les Nymphes : il n'y a ni Hymen, ni Anneau vaginal et le Méat est reporté en arrière par suite de l'absence de la partie antérieure de l'Urètre qui lui permet de s'ouvrir dans le Vestibule (Anurétrie vestibulaire). Dans l'autre, *a*, l'Anneau vaginal existe en arrière avec quelques fragments d'Hymen mal venu; en avant, la perte de substance est étendue, comme le montre la coupe jointe à la figure et l'urètre s'ouvre au fond d'une crypte.

Cloisonnement. — Le Cloisonnement du Vagin peut être longitudinal ou transversal, total ou partiel (fig. 286).

Cloisonnement longitudinal. — Le Cloisonnement longitudinal est total ou partiel.

Dans le *Cloisonnement longitudinal total*, le Vagin est double et répond

a

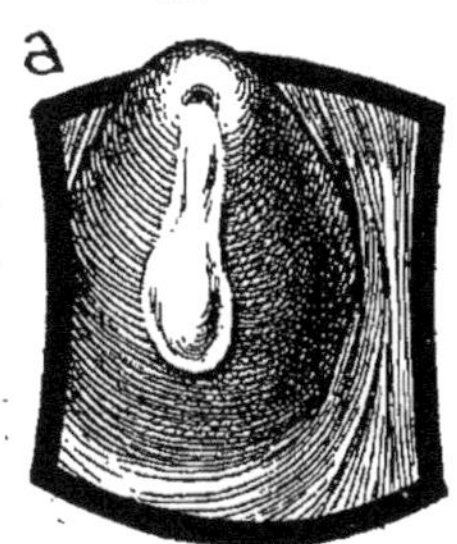

b

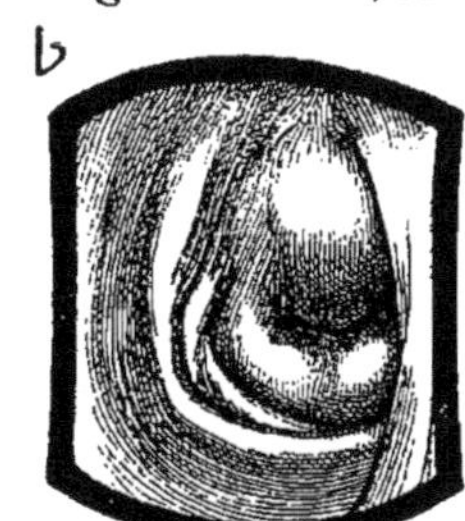

c

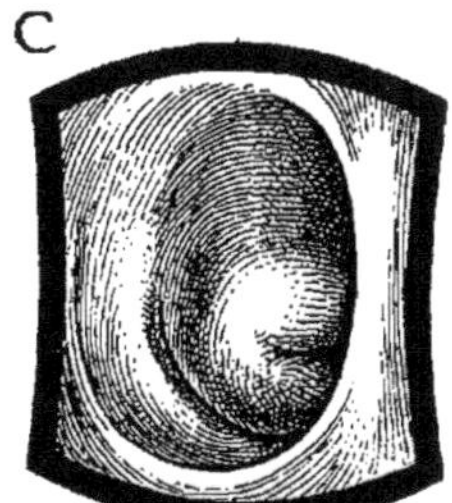

Brides vaginales latérales congénitales —
a — Femme de 30 ans, nullipare ; col pointu.
B — Femme de 42 ans, VIII-pare.
C — Femme de 27 ans, nullipare.

Fig. 288.

généralement à un Col double. Les deux Vagins sont accouplés en canon de fusil dans le sens transversal : l'un est à droite et l'autre à gauche. Si la Cloison est plus ou moins transversale, il existe un Vagin antérieur et un Vagin postérieur : tel le cas de Simon, dans lequel le Vagin antérieur se terminait profondément en Cul-de-sac ; le Col, double, s'ouvrait dans le Vagin postérieur, seul bien développé (fig. 286, II).

Les deux Vagins sont égaux ou inégaux en largeur. S'ils sont très inégaux, le plus petit peut passer inaperçu, parfois assez facilement.

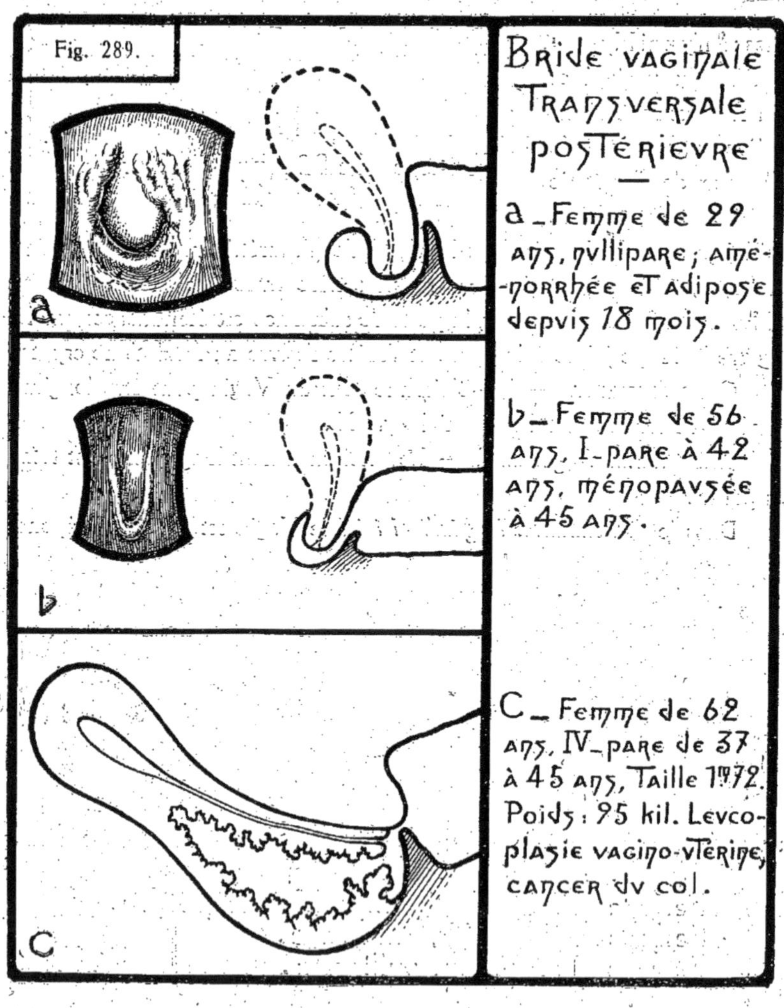

Fig. 289.

Bride vaginale Transversale postérieure

a – Femme de 29 ans, nullipare ; aménorrhée et adipose depuis 18 mois.

b – Femme de 56 ans, I-pare à 42 ans, ménopausée à 45 ans.

c – Femme de 62 ans, IV-pare de 37 à 45 ans, Taille 1m72. Poids : 95 kil. Leucoplasie vagino-utérine, cancer du col.

S'ils sont de même longueur, ils donnent dans le Vestibule; l'un s'enroule volontiers autour de l'autre (aspect de la fig. 269 *b*, p. 465). Si l'un est plus court par manque de développement de son extrémité inférieure, il s'ouvre dans l'autre ordinairement, près de l'Orifice vaginal qui est, pour ainsi dire, commun aux deux.

L'un des Vagins peut être frappé d'arrêt de développement dans sa partie inférieure; il se termine alors en Cul-de-sac à plus ou moins de hauteur.

Le *Cloisonnement longitudinal partiel* est caractérisé par l'existence d'une Cloison qui n'occupe qu'une partie de la Longueur du Vagin, soit en haut entre deux Cols, soit en bas au niveau de l'Orifice (dans ce cas, il n'y a qu'un Col (fig. 269 *b* et *c*, p. 465; 286, 13).

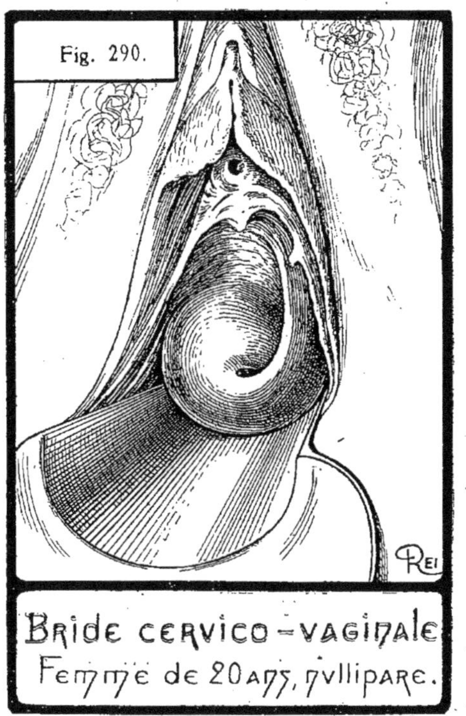

Fig. 290.

Bride cervico-vaginale
Femme de 20 ans, nullipare.

Cloisonnement transversal. — Le Vagin présente à une certaine hauteur (3 à 6 centimètres) un diaphragme transversal avec un pertuis central (cas de Picqué, fig. 286, 18) ou deux pertuis latéraux [fig. 286, 17] (cas de Verchère). Le Cloisonnement peut siéger derrière l'Hymen (cas de Ruysch, fig. 233, *b*, p. 414).

BRIDES. — Congénitalement, le Vagin présente, chez quelques sujets, des Brides longitudinales ou transversales dont les lieux d'élection sont l'entrée et le fond. Je n'en ai jamais rencontré sur la partie moyenne. Les unes sont libres; les autres sont sessiles.

Brides de l'entrée du Vagin. — Elles naissent généralement en avant de la Zone hypertrophique (p. 477) et se portent en arrière soit sur l'Hymen, soit sur le Vagin : d'où leur division en Brides vagino-hyménales et Brides vagino-vaginales.

Les *Brides vagino-hyménales* ont déjà été étudiées (V. p. 461 et fig. 266).

Les *Brides vagino-vaginales* peuvent être considérées comme de petits Cloisonnements partiels. Elles sont ordinairement médianes, résistantes, prennent souvent une large insertion antérieure, en pied de cheval, s'effilent en un cordon de 1/2 à 1 cent. de diamètre, plus ou moins rond, et vont se perdre sur la paroi postérieure en une extrémité plus, moins, aussi grosse que l'antérieure. Elles sont plus ou moins flottantes après la défloration, distendues par le Coït. Leurs rapports avec l'Hymen ont déjà été étudiés (V. fig. 251, p.439; fig. 268, p.463).

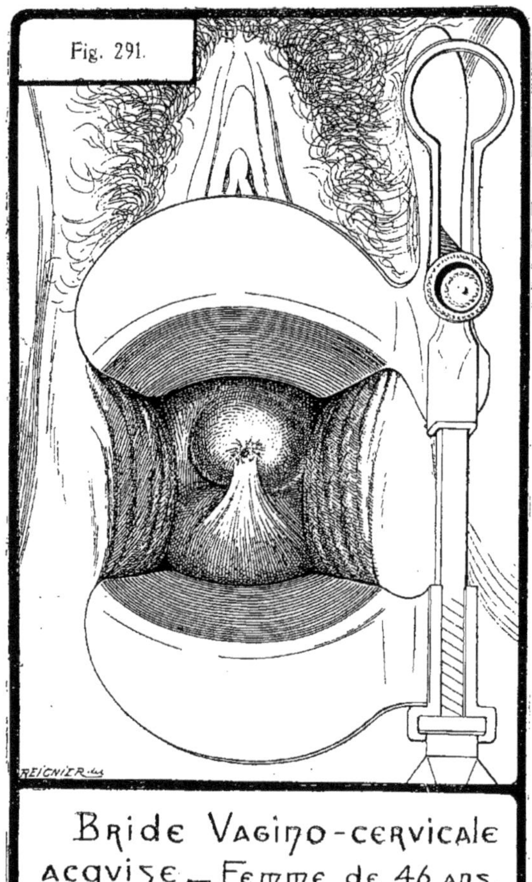

Fig. 291.

Bride Vagino-cervicale acquise. — Femme de 46 ans, V-pare; atrophie du col, Fibrome.

Brides du fond du Vagin. — Dans le fond du Vagin, j'ai constaté quatre Variétés de Brides :

a) La *Bride médiane longitudinale antérieure*, en forme de faulx insérée sur le Col et dont la pointe vient se perdre sur la paroi antérieure (fig. 287).

b) La *Bride transversale postérieure* (fig. 289) qui n'est que l'exagération du Pli transversal vaginal postérieur (V. p. 482).

c) La *Bride latérale* (fig. 288).

d) La *Bride cervico-vaginale*

(fig. 290) ou *vagino-cervicale* (fig. 291). Ces Brides sont ordinairement congénitales, et liées alors à un défaut de développement d'ensemble de l'Appareil génital, plus ou moins marqué (Insuffisance ovarienne congénitale, Col conique, Sclérose à un degré variable). Le cas le plus curieux est celui de la figure 290, où l'on voit le Col se continuer par un large pli qui vient mourir sur la paroi antérieure du Vagin.

Les Brides peuvent être acquises, soit par sclérose, soit par suite de plaies post-puerpérales (fig. 291).

VII. LE COL DE L'UTÉRUS

En anatomie morphologique, le Col est la portion intravaginale, la partie visible, de l'Utérus; encore la Cavité cervicale, qui n'est pas apparente, n'entre pas dans la description.

Le Col fait saillie dans le Vagin, y pénètre suivant un plan oblique de haut en bas et d'arrière en avant. Il en résulte que la portion intravaginale de l'Utérus est plus haute en arrière qu'en avant (fig. 275, *a*, p. 473). L'insertion du Vagin sur le Col délimite un sillon circulaire péricervical, divisé en quatre segments déjà étudiés sous les noms de Cul-de-sac antérieur, Cul-de-sac postérieur et Culs-de-sac latéraux (p. 473).

Méthode d'Examen du Col. — Je conseille d'abord de prendre une connaissance d'ensemble par l'examen à la valve vaginale, le sujet étant placé en déclivité (p. 470 et fig. 273). La valve a l'avantage, puisqu'elle n'appuie que sur le Périnée et la Cloison recto-vaginale, de laisser l'Utérus bien en place. On se rend mieux compte ainsi de la direction du Col, de sa hauteur, de ses rapports avec le Vagin.

L'examen au spéculum bivalve a la supériorité de montrer parfaitement le Col et de le maintenir à la vue sans aucun effort, parce que la valve antérieure fait basculer en arrière le Corps, qui normalement est en avant; mais la direction du Col se trouve faussée, et le Cul-de-sac antérieur est augmenté par suite de la pression de la valve antérieure, Si le Corps est en arrière, le changement de direction ne se produit pas, la valve postérieure n'appuyant pas sur l'Organe.

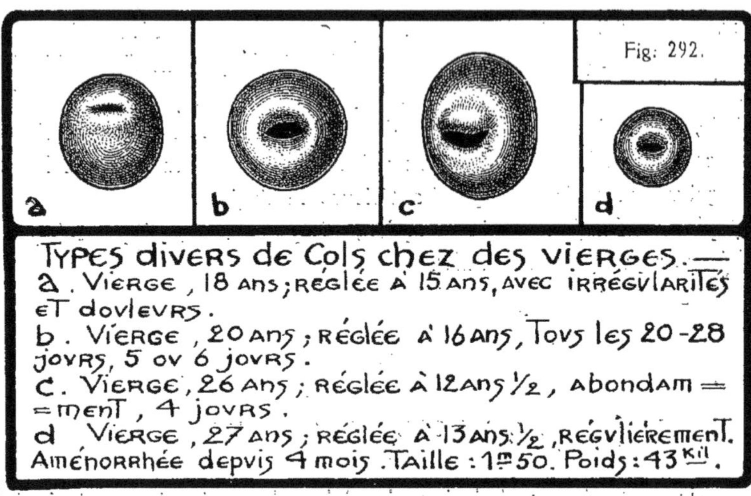

Types divers de Cols chez des vierges. — a. Vierge, 18 ans ; réglée à 15 ans, avec irrégularités et douleurs. b. Vierge, 20 ans ; réglée à 16 ans, tous les 20-28 jours, 5 ou 6 jours. c. Vierge, 26 ans ; réglée à 12 ans ½, abondamment, 4 jours. d Vierge, 27 ans ; réglée à 13 ans ½, régulièrement. Aménorrhée depuis 4 mois. Taille : 1m50. Poids : 43 kil.

Situation. — Le Col est exactement médian. De forme cylindroïde ou conoïde, il est axé sur le Vagin suivant un angle se rapprochant du droit ouvert en avant, Vessie et Rectum vides. Sa distance de l'Orifice vaginal varie de 4 à 6 cent. 1/2, avec une moyenne de 5 cent. (p. 474).

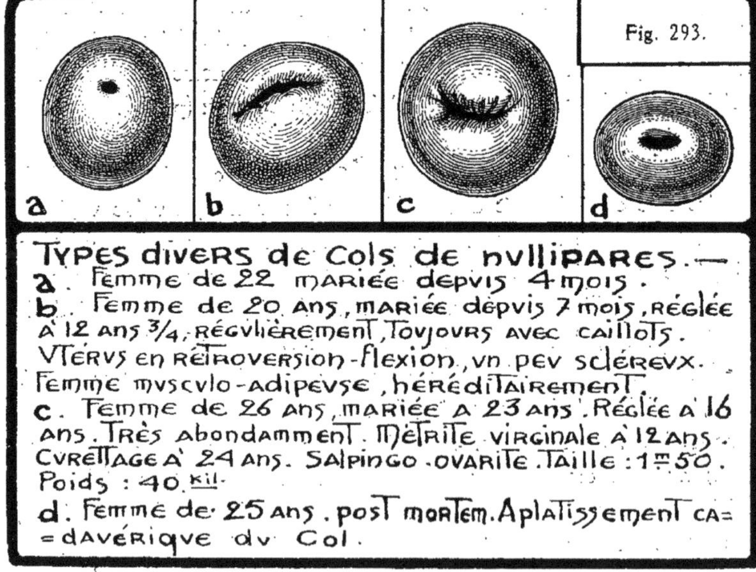

Types divers de Cols de nullipares. — a. Femme de 22 mariée depuis 4 mois. b. Femme de 20 ans, mariée depuis 7 mois, réglée à 12 ans ¾, régulièrement, toujours avec caillots. Utérus en rétroversion-flexion, un peu scléreux. Femme musculo-adipeuse, héréditairement. c. Femme de 26 ans, mariée à 23 ans. Réglée à 16 ans. Très abondamment. Métrite virginale à 12 ans. Curettage à 24 ans. Salpingo-ovarite. Taille : 1m50. Poids : 40 kil. d. Femme de 25 ans. post mortem. Aplatissement cadavérique du Col.

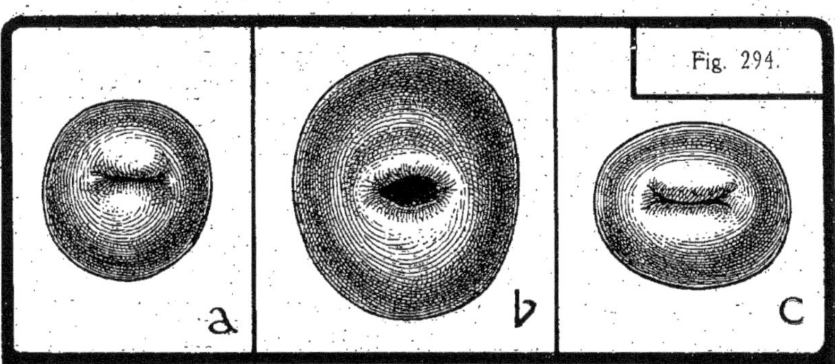

Fig. 294.

Types divers de Cols de Femmes pares. — a. Femme de 30 ans, I pare à 25 ans ; réglée à 11 ans, 4 à 5 jours. — b. Femme de 43 ans, IV geste, II pare. Congestion chronique et hypertrophie de l'Utérus. — c. Femme de 30 ans, III pare. Aplatissement du Col après hystérectomie abdominale totale, avec résection d'une collerette vaginale.

Aspect morphologique. — La conformation du Col varie avec l'Age, le Coït, les Accouchements. J'étudierai donc successivement le Col chez la Vierge, la Nullipare, la Multipare, la Ménopausée, la Vieille Femme. J'accompagne cette description de figures représentant de

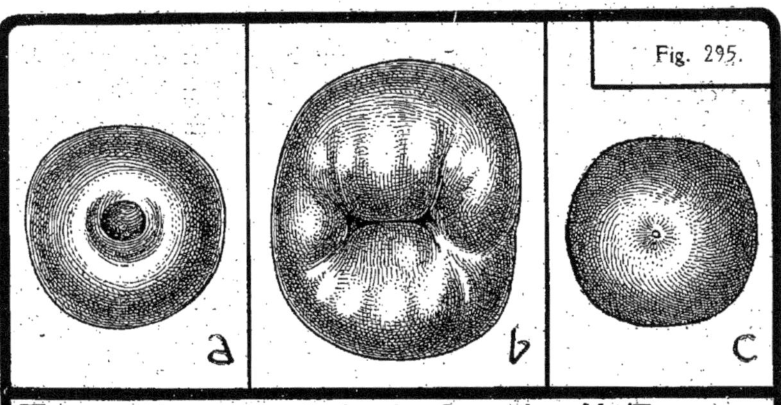

Fig. 295.

Types divers de Cols de Grandes Multipares. — a. Femme de 54 ans, XIII pare de 18 à 43 ans ; enfants de 4 kilos à 4 kilos ½. Colpocèle ; déchirure du Périnée. — b. Femme de 50 ans, XXI pare de 17 à 47 ans. — c. Femme de 43 ans, VIII pare, Sténose spontanée de l'orifice.

nombreux Types de Col, tous dessinés exactement grandeur nature, de manière à permettre entre eux des comparaisons précises.

1° Le Col chez la Vierge. — J'ai eu l'occasion d'examiner le Col d'une centaine de Jeunes Filles et de quelques Vierges âgées.

Par rapport au Col des Femmes pares, le Col de la Vierge est petit dans toutes ses dimensions. Les dessins de la figure 292 donnent une juste idée de son volume chez les Jeunes Vierges, volume évidemment variable suivant les sujets, mais toujours peu important.

La Longueur et la Largeur varient entre 13 et 22 millimètres. D'une manière générale, le Col est cylindroïde ou légèrement conoïde, avec une surface terminale arrondie.

L'Orifice est circulaire ou transversal.

2° Le Col chez la Nullipare. — Le Col chez la Nullipare, en raison de l'âge et, sans doute aussi, du Coït, est plus gros que chez la jeune Vierge, et son examen, rendu facile, permet une description plus complète (fig. 293).

De consistance ferme, il mesure, en hauteur, environ 7 à 10 mill. en avant et 20 à 25 en arrière. Son diamètre oscille autour de 25 mill. Sur le vivant, il est presque toujours arrondi; sur le cadavre (fig. 293, *d*), et même détaché du Corps après une opération, il s'aplatit d'avant en arrière. L'aplatissement du Col conduit à lui attribuer une lèvre antérieure et une lèvre postérieure; de même, l'existence d'un Orifice transversal.

Son Orifice est circulaire ou transversal; dans ce dernier cas, la pulpe digitale y pénètre plus ou moins, tandis que dans le premier elle l'affleure simplement et la sensation perçue rappelle assez bien, suivant la comparaison donnée par A. Dubois, celle de la pression au doigt de l'extrémité du Lobule du Nez.

3° Le Col chez la Multipare. — La Grossesse et l'Accouchement impriment au Col des modifications. Pendant la Grossesse, le Col se ramollit, s'élargit et diminue progressivement de hauteur au point de s'effacer complètement lors de la Parturition. La sortie de la Tête fœtale le distend et l'aspect qu'il prend à ce moment lui avait fait donner au XVIIe siècle par les Sages-Femmes le nom de *Couronnement*, « parce que, dans le temps de l'Accouchement, il ceint la Tête de l'Enfant et l'entoure comme une couronne » (Mauriceau).

La subinvolution utérine terminée, le Col ne reprend plus ses dimensions primitives. Il reste plus large, plus court, moins ferme. Son Orifice s'est agrandi; s'il était circulaire, il est devenu ovale (fig. 294, *b*); s'il était transversal, la fente s'est élargie (fig. 294, *a* et *c*).

Il faut remarquer que l'agrandissement de l'Orifice n'est que relatif et que des Femmes nullipares peuvent présenter un Orifice plus grand que des Femmes multipares (Cf. fig. 293, *b* et *c*, et fig. 294, *b*).

La multiplicité des Accouchements normaux (fig. 295) n'amène pas sur le Col des déformations aussi marquées qu'on pourrait le supposer. Si les Tissus sont sains, aucune déchirure importante ne se produit; le Col s'élargit notablement et s'aplatit; son Orifice ou reste régulier, voire circulaire (fig. 295, *a*), ou bien prend une forme en **H** (fig. 295, *b*) rappelant la coupe du Vagin (fig. 275, *c*, p. 473).

4° Le Col après la Ménopause. — Les phénomènes observés sur le

Fig. 296. Femme de 49 ans, III pare à 17 ans 1/2, 19 et 20 ans. Ménopausée à 41 ans.

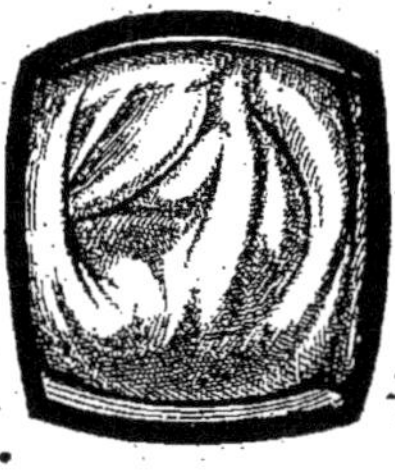

Brides Vaginales multiples, cachant complètement le col, observées après la ménopause mais constatées déjà quinze ans auparavant.

Vagin (p. 487) s'observent sur le Col après la Ménopause. Deux évolutions se produisent : le Flétrissement et la Sclérose.

Flétrissement. — Le Col se flétrit très lentement comme le Vagin et l'ensemble de l'Appareil génital, si l'Ovaire, centre trophique, est sain, non scléreux. Il diminue progressivement dans tous les sens et son Orifice se rétracte; mais ce travail évolutif s'accomplit avec une extrême lenteur.

Sclérose. — La Sclérose post-ménopausique, liée à la Sclérose de l'Ovaire et de l'ensemble de l'Appareil génital, s'observe surtout chez les Nullipares et les Paucipares. Les grandes Multipares sont, du fait même de leur multiparité, des Femmes à Tissus sains et, par conséquent, sont généralement moins exposées à la Sclérose (fig. 295, *a* et *b*).

Le Col se rétracte et parfois disparaît sous des brides multiples du Vagin (fig. 296); son Orifice devient punctiforme (fig. 295, *c*), s'oblitère et le Canal cervical se referme sur quelque hauteur (fig. 297, *b*).

5° Le Col chez la Vieille Femme. — Chez la Femme âgée, on retrouve les deux aspects de la Ménopause : le Flétrissement et la Sclérose.

Fig. 297.

Types de Cols de Vieilles Femmes. — a. Femme de 69 ans, X pare de 21 à 48 ans, ménopausée à 50 ans. — b. Femme de 64 ans, I pare à 20 ans, ménopausée à 53 ans. Atrésie du col.

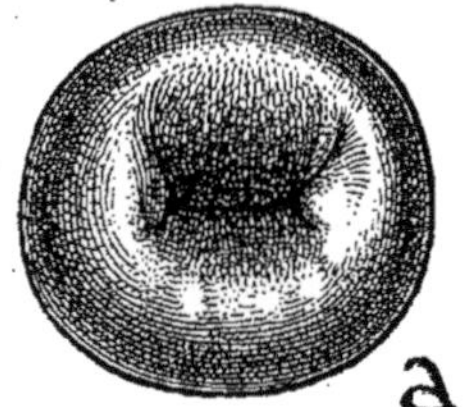

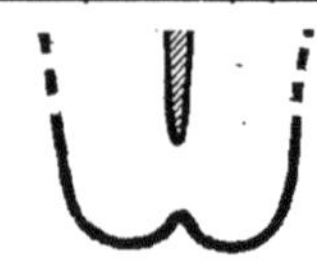

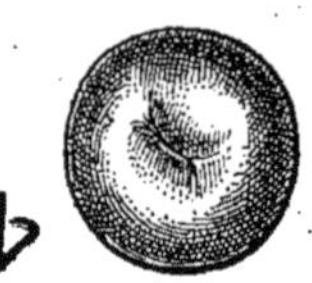

Avec l'Age, la rétraction a évolué : dans le cas de Flétrissement, le Col peut encore conserver un diamètre important, surtout chez la grande Multipare (fig. 297, *a*); dans le cas de Sclérose, il devient minuscule (fig. 297, *b*) et parfois se cache derrière des Brides.

Fréquemment, il s'oblitère complètement; cette oblitération est tantôt superficielle, ne comprenant guère que l'Orifice, tantôt profonde et s'étendant à une hauteur plus ou moins grande de la Cavité cervicale.

Malformations, Hypertrophie, Hypotrophie, Ectropion muqueux cervical, d'origine congénitale. — Le Col présente assez fréquemment des anomalies de forme et de volume, que j'estime liées à un défaut de développement de l'Ovaire.

La Malformation la plus fréquente est la Conicité (fig. 288, *a*, p. 491 et fig. 298, *a*). Viennent ensuite par ordre de fréquence : l'Atrophie de la

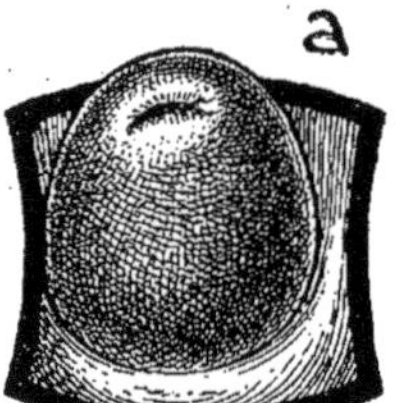

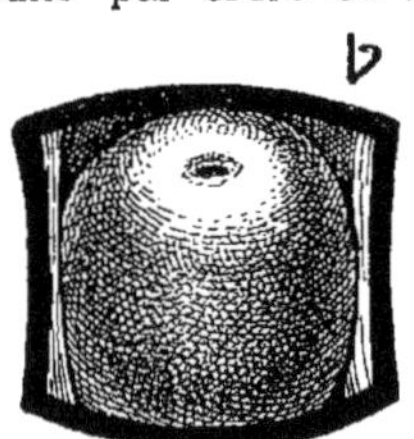

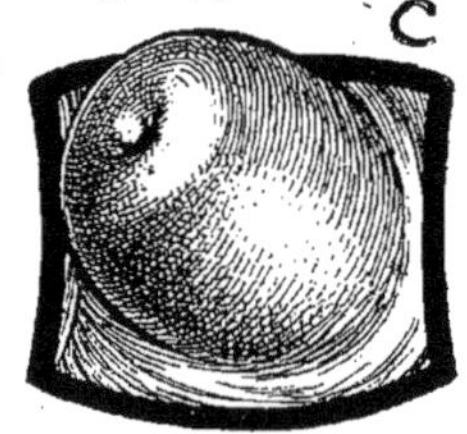

Types de Cols conique et cylindroïde — a. Femme de 22 ans, nullipare ; curettage à 21 ans pour métrite. Rétroversion. — b. Femme de 24 ans, nullipare. — c. Femme de 22 ans, nullipare ; réglée à 17 ans. Sinistro et rétroversion de l'Utérus

Fig. 298.

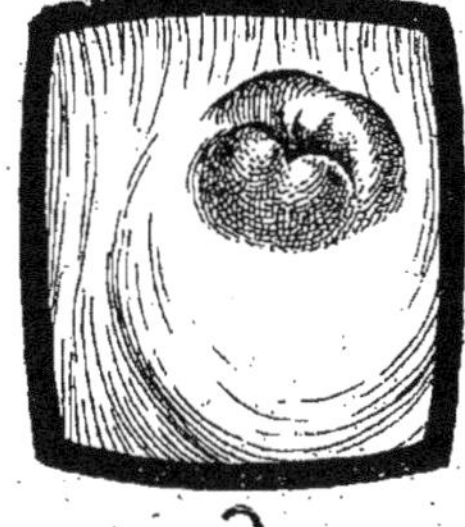

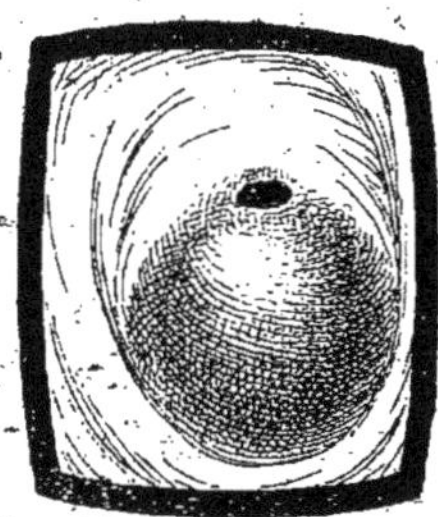

Fig. 299.

Types de Cols atrophiés. — a. Femme de 24 ans. I pare à 23 ans; réglée à 15 ans, 2 à 3 jours. Très peu; mariée à 22 ans. Utérus en rétro-sinistro-version; corps minuscule. — b. Femme de 24 ans; atrophie complète de la lèvre antérieure.

Lèvre antérieure (fig. 299, *b*), l'Atrophie de la Lèvre postérieure, l'Hypertrophie de la Lèvre antérieure (je n'ai jamais vu d'Hypertrophie de la Lèvre postérieure).

L'Hypertrophie du Col peut être liée à la Conicité et dans ce cas on trouve un Col long de 4 et 5 centimètres, pointu, à Orifice étroit, très ferme et saillant, appelant le mot d'érection (fig. 288, *a*, p. 491).

L'Hypertrophie s'observe aussi sans Conicité et le Col se présente sous la forme d'un cylindre dont on voit bien l'importance, s'il est dévié en avant ou latéralement (fig. 298, *b* et *c*).

L'Atrophie peut également accompagner la Conicité; le Col a la forme d'un petit cône pointu. Fréquemment elle s'ajoute à l'absence de la Lèvre antérieure (fig. 299, *b*). Elle peut enfin exister seule et on trouve un Col minuscule, mais régulier de forme et de proportions (fig. 299, *a*).

L'Ectropion congénital de la muqueuse cervicale (fig. 300) est rare, mais il donne au col un aspect tout particulier. Il se présente sous deux formes :

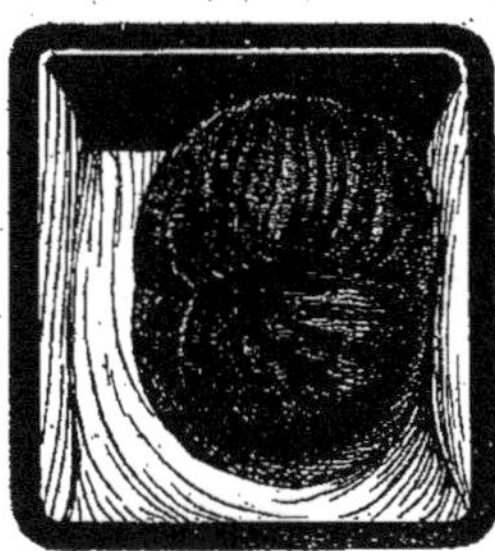

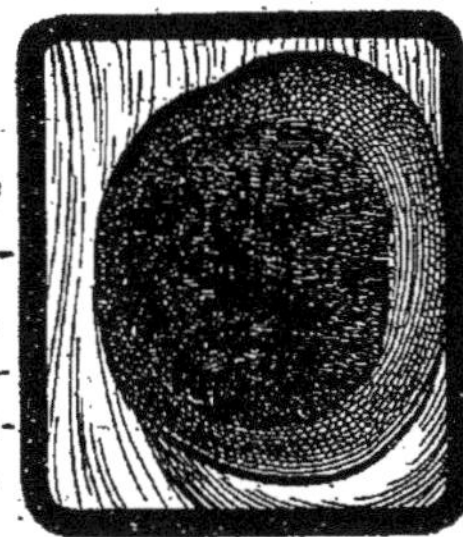

Fig. 300.

Types d'Ectropion congénital de la muqueuse cervicale. — a. Femme de 22 ans, nullipare; réglée à 17 ans ½; mariée à 20 ans. Taille : 1m52. Poids : 50 kil. b. Femme de 33 ans, nullipare; réglée à 15 ans, régulièrement. Très peu; mariée à 24 ans. Anté-sinistro-version de l'Utérus. Taille : 1m51. Poids 45 kil.

dans l'une (fig. 300, *a*) l'Orifice est transversal et large, la muqueuse cervicale éversée tranche par son ton rouge sur la muqueuse vaginale et ses plis éversés, qui rappellent le prolapsus rectal, donnent au col l'apparence d'une petite tomate ridée; dans l'autre (fig. 300, *b*), l'Orifice est large et bordé par les plis cervicaux qui s'éversent tout autour sur une plus petite étendue que dans le cas précédent. Ces deux formes ne diffèrent que par l'étendue de l'éversion.

L'Ectropion cervical congénital s'accompagne facilement d'une inflammation banale, surtout après l'établissement des rapports sexuels.

VIII. LES SEINS OU MAMELLES

Les Seins (*Sinus*, repli, Sein) ou Mamelles (*Mamilla*, diminutif de *Mamma*, de μαζός; μαστός, Mamelle) constituent un caractère sexuel primaire (V. p. 187). Leur existence caractérise les animaux de la première classe des Vertébrés, qui ont pris le nom de *Mammifères*. Ils représentent des Glandes cutanées, différenciées par leur fonction spéciale. On peut admettre avec Edmond Perrier qu'ils sont nés, au début de la série phylogénique, sous l'influence de la succion des petits nouveau-nés.

« En Australie, vivent des mammifères très anciens dont les petits naissent dans un tel état d'imperfection qu'ils sont presque incapables de mouvement. Ils ont l'habitude d'abriter leurs petits dans une poche qu'ils ont sous le ventre; dans cette poche, on aperçoit, suivant les genres, de 17 à 4 mamelons correspondant à autant de groupes distincts de glandes. Comme ces mamelons s'accroissent toujours par la succion, il est vraisemblable que c'est aussi cet acte qui a déterminé leur formation. »

Ces mamelons se retrouvent définitivement chez tous les Mammifères supérieurs qui n'ont pas de poche pour abriter leurs petits.

En partant des Marsupiaux pour l'origine des Mamelles, on comprend que, la poche disparue, les Mamelons soient restés à leur place primitive, c'est-à-dire sous le ventre, et c'est le cas pour la majorité des Mammifères herbivores. Mais, sous l'influence du nombre des petits, le nombre des Mamelles a dû augmenter et d'autres sont nées à l'endroit le plus propice, c'est-à-dire en avant du ventre, sur la poitrine : la truie, le chien, etc., ont une double rangée de mamelles, à la fois sur l'abdomen et le thorax.

La vie du Mammifère grimpeur devait favoriser le développement des Mamelles antérieures, devenues les plus accessibles aux petits. Le nombre de ces derniers diminuant, les Mamelles postérieures étaient vouées à l'atrophie, puis à la disparition. La bipédité, ayant pour conséquence la liberté des bras et par suite la préhension du nouveau-né, a condamné définitivement l'usage des Mamelles postérieures devenues inférieures du fait de la station verticale; seules, les Mamelles antérieures ou supérieures devaient persister.

Chez les Cétacés, on trouve un exemple bien frappant de l'adaptation du siège des Mamelles sur le Corps à la vie de l'animal. Les Lamantins, dont la femelle porte le nom de Poisson-Sirène, Poisson-Femme, ont des Mamelles pectorales, tandis que les Baleines, Dauphins, Marsouins, etc., ont des Mamelles postérieures, dans la région génitale; les premiers vivent près des côtes et émergent de l'eau : leurs petits tètent et doivent respirer; les seconds, perdus dans l'immensité des mers, ne sortent guère de l'eau : leurs petits ne tètent pas et prennent le lait qu'exprime un muscle compresseur; ils suivent la mère et la place appropriée de la Mamelle est donc la partie postérieure du Corps.

L'étude phylogénique des Mammifères fait ainsi comprendre pourquoi et comment, dans les Races humaines, les Mamelles sont thoraciques et au nombre de deux. Le siège est en rapport avec la bipédité, et le chiffre réduit de deux avec la parturition commune, limitée à un produit.

Situation. — Les Seins sont situés sur la face antérieure du Thorax, à droite et à gauche de la ligne médiane. Par rapport au squelette sous-jacent, ils sont en dehors du Sternum et répondent aux 3e, 4e et 5e Côtes qu'ils débordent un peu en haut, assez notablement en bas pour gagner parfois la 6e Côte et même la dépasser. Suivant que le Thorax est long ou large (p. 100), une Mamelle de même dimension couvre un nombre de côtes moindre sur le premier que sur le second.

Les Seins sont séparés du Plan costal par le Grand Pectoral sur lequel ils s'appuient et qu'ils dépassent un peu en bas, lorsqu'ils sont très développés ou procidents. Ils ne lui adhèrent pas par suite de l'interposition d'une couche conjonctivo-graisseuse de glissement. Ils affleurent en dedans le Sternum, en dehors la partie inférieure du Bord axillaire antérieur qu'ils débordent communément.

Les deux Seins sont symétriques; mais il est d'observation banale d'en trouver un légèrement plus gros ou plus bas que l'autre, tantôt le droit, tantôt le gauche, sans aucune prédisposition de côté. La différence est parfois sensible. Une erreur souvent commise est de confondre grosseur et procidence : le Sein le plus bas n'est pas toujours le plus gros.

Constitution. — Le Sein est formé par une Glande doublée de Masses graisseuses et recouverte par la Peau. Au centre de la Glande, la Peau présente une saillie dite Mamelon, entourée d'une zone cutanée, de coloration particulière, dénommée Aréole ou Auréole.

GLANDE MAMMAIRE. — La Glande mammaire a la forme d'un cône étalé, dont le sommet se termine par une saillie cylindrique, le Mamelon, et dont la base s'appuie sur le Grand Pectoral. Glande en grappe, elle est composée de lobes indépendants, munis chacun d'un conduit excréteur. [10 à 14 (Sappey), 12 à 20 (Testut), 8 à 24 (Rieffel)].

En dehors de la période de lactation, elle n'offre pas l'aspect de la Glande en grappe que l'on peut disséquer et étaler dans ses contours. C'est une masse blanc grisâtre chez les nullipares, blanc jaunâtre chez les multipares, d'aspect fibreux, résistante à la coupe, sans netteté de limites, notablement plus épaisse au centre qu'à la périphérie. Sa surface externe, convexe, est caractérisée par son inégalité; d'aspect qu'on peut dire montagneux, elle présente des dépressions et des crêtes qui s'anastomosent entre elles. Les crêtes vont se perdre dans le tissu cellulaire sous-cutané et jusqu'à la peau, à laquelle elles adhèrent par de fins tractus conjonctifs.

Pendant la lactation, la Glande s'hypertrophie; les dépressions diminuent, comblées par le tissu glandulaire, et les lobes se dessinent.

MASSES GRAISSEUSES. — Le Tissu adipeux constitue un élément important du Sein. Le Pannicule adipeux sous-cutané, arrivé à la périphérie de la Glande, se divise en deux feuillets, antérieur et postérieur. Le postérieur, le moins développé, double la face profonde de la Glande ; au centre et dans la moitié inférieure, il forme un amas important. Le feuillet antérieur passe au-devant de la Mamelle dont il comble toutes les dépressions, qu'en raison de leur contenu Duret a justement nommées *Fosses adipeuses*. En plus, des prolongements graisseux pénètrent dans l'intérieur même de la Glande, entre les lobes et les lobules, jusque dans son centre.

Le Pannicule adipeux présente son maximum de développement à la partie inféro-externe du Sein, où il forme un stéatome (p. 184).

L'intrication entre les éléments glandulaires et les éléments graisseux est telle que l'ensemble forme un tout désigné sous le nom de *Corps de la Mamelle*. Quand la Glande n'a pas fonctionné, « on a sous les yeux un corps solide, homogène, très pauvre en éléments glandulaires, riche surtout en graisse et en fibres conjonctives » (Rieffel).

PEAU. — La Peau du Sein est remarquable par sa finesse et sa blancheur. Au centre du Sein, elle change d'aspect pour constituer l'Auréole.

AURÉOLE. — L'Auréole ou Aréole (*area*, aire) est le cercle cutané qui entoure le Mamelon et qui se différencie de la Peau avoisinante par sa coloration, son épaisseur, ses élevures, son rapport avec la Glande.

L'Auréole n'est jamais exactement circulaire. Le diamètre vertical est généralement supérieur au diamètre transversal de quelques millimètres : une différence de 4 à 7 millimètres est commune ; plus rarement le diamètre transversal l'emporte, mais seulement de 1 à 4 millimètres ; exceptionnellement, le cercle est régulier à 1 millimètre près. L'obliquité en dedans ou en dehors n'est pas rare ; dans ce cas, l'Auréole est nettement ovale, le grand axe dépassant le petit de 5 à 10 millimètres. Les diamètres de l'Auréole oscillent entre 30 et 55 mill. On peut diviser les Auréoles en grandes (50 mill. et au-dessus), moyennes (40 à 50 mill.), petites (30 à 40 mill.). Les moyennes sont les plus fréquentes. [Le sujet est supposé debout.]

La *Coloration* se présente sous trois aspects : 1° L'Auréole est café au lait plus ou moins foncé, brune, en rapport avec une pigmentation développée sous une influence de Race (méditerranéenne, sémite), de Type (celte brun), de Gestation ; c'est l'*Auréole pigmentée*, dont la couleur tranche d'autant plus sur la Peau voisine que celle-ci est particulièrement blanche chez les sujets vêtus que nous observons. Chez les nullipares, si on rapproche l'avant-bras, le poignet ou le dos de la main du bord inférieur de l'Auréole et qu'on cache le Mamelon et la Peau sus-auréolaire, on pourra remarquer souvent qu'il y a concordance et égalité de ton entre le revêtement cutané de l'Auréole et celui du segment de membre comparé, à la seule condition qu'avant-bras et main vivent à l'air libre. La pigmentation de l'Auréole est en rapport avec l'état foncé des cheveux et la matité de la peau ; à cheveux noirs et peau mate correspond une Auréole pigmentée. Plus les cheveux s'orientent vers le blond, plus la peau s'arborise de rose ou de violet (aux joues par exemple), — plus la pigmentation diminue et se double d'un ton rose. La Gestation augmente toujours la pigmentation ; cependant même après quelques accouchements, certaines Celtes, de type châtain clair, n'ont pas une Auréole très pigmentée (p. 518).

En examinant avec attention le pourtour de l'Auréole, on voit très facilement, sur nombre de femmes, la Peau comme pavée de petits cercles très blancs, de 2 millimètres de diamètre environ, chacun présentant un point noir au centre. Chaque cercle répond à une glande sébacée et le point noir à un orifice muni d'un poil imperceptible. Chez des sujets bruns, la Pigmentation de l'Auréole déborde facilement sur la Peau environnante, même chez de jeunes Vierges de dix-huit à vingt ans. Sur un très grand nombre de femmes brunes, la Pigmentation, qui augmente sur l'Auréole pendant la Gestation, infiltre également la Peau circumaréolaire. Mais les Glandes font obstacle à cette Pigmentation qui se coule dans leurs interstices, délimitant pour ainsi dire le « pavage » glandulaire de la Peau : d'où un aspect de taches blanches régulières et serrées sur un fond café au lait.

Chez la Vierge, la Pigmentation ne dépasse guère l'Auréole de plus d'un centimètre, quand elle la franchit : on trouve une couronne complète ou incomplète, plus ou moins régulière, de petites taches blanches séparées par les traînées pigmentaires parties de l'Auréole. Chez la Femme enceinte, la Pigmentation peut se borner à l'Auréole ; sur certaines brunes, elle est très marquée et elle envahit la Peau sur 4 à 5 centimètres de rayonnement et davantage.

La Pigmentation de la Peau périauréolaire n'est donc qu'une extension de la Pigmentation de l'Auréole. Elle varie avec les sujets. Elle s'observe chez des Vierges et elle est alors plus ou moins réduite. Elle présente son étendue maxima chez des brunes en gestation ou allaitant.

2° L'Auréole est apigmentée et présente une coloration rose analogue à celle des joues qu'elle reproduit. Les types Celtes blonds, roux, des Celtes châtains aux pommettes roses ont l'*Auréole apigmentée*.

3° L'Auréole est apigmentée et semblable à la Peau ; seules sa minceur et les élevures des Tubercules de Morgagni la différencient. Si la Peau en général, et en particulier celle des mains et des avant-bras, présente des marbrures violacées, l'Auréole a cette apparence marbrée. Si la Peau est pâle, anémique, l'Auréole lui ressemble également et, dans ce cas, se confond avec la zone périauréolaire, surtout s'il n'y a pas de Tubercules de Morgagni nombreux et bien apparents.

L'*Épaisseur* est faible. On s'en rend bien compte dans la position couchée ; sous l'excitation du froid ou du doigt, elle se plisse concentriquement en se rétractant vers le Mamelon qu'elle entoure de nombreux petits replis en accordéon, tassés les uns contre les autres.

Les *Élevures* sont de petites saillies dont les moindres sont comme une tête d'épingle et les plus grosses comme des grains de chènevis ; leur coloration pâle les fait souvent plus remarquer que leur saillie. Elles sont dues à des Glandes sébacées dites *Tubercules de Morgagni*. Tout autour de l'Auréole, les Glandes sébacées m'ont paru être en bien plus grand nombre que sur l'Auréole même, mais à ce niveau la Peau n'est pas amincie et les Glandes sont maintenues; au contraire, elles soulèvent aisément la pellicule cutanée de l'Auréole. La disposition des Tubercules est toujours irrégulière; leur nombre est limité et très variable; le chiffre de 8 à 10 est commun, ceux de 2 à 4 ou de 20 à 25 moins fréquents. Ils ne sont en rapport ni avec la pigmentation ni avec la dimension de l'Auréole. Tantôt les deux Seins sont également riches ou pauvres en Tubercules; tantôt l'un en présente 2 ou 3 fois plus que l'autre.

Le *Rapport de la Peau auréolaire avec la Glande* diffère totalement de celui de la Peau environnante par l'absence de tout tissu cellulaire graisseux sous-cutané. La Peau de l'Auréole repose directement sur un plan de fibres musculaires lisses de 2 millimètres d'épaisseur (Rieffel), constitué par le *muscle sous-aréolaire* de Sappey; ce sont les contractions de ce muscle qui font rider la Peau auréolaire sous l'influence d'une excitation physique. La Peau adhère à ce muscle qui lui-même fait corps avec la Glande.

Mamelon. — Le Mamelon, Bout du Sein ou du Teton est une saillie cylindrique, régulière ou irrégulière, formée par une charpente de fibres musculaires lisses, horizontales, verticales et obliques (muscle mamillaire) et de faisceaux conjonctifs et élastiques, dont l'ensemble soutient les canaux galactophores, le tout revêtu par la Peau.

Le Mamelon siège exceptionnellement au centre exact de l'Auréole; il est tantôt un peu au-dessous ou au-dessus, tantôt un peu en dedans ou en dehors. Dans la position debout, il est généralement cylindrique (à 1 mill. près) avec un diamètre de 10 à 15 mill. et une hauteur commune de 4 à 6 mill., avec des variantes de 0 à 12 mill. Quelquefois sa forme est évasée : le bout est plus large que la base par suite d'une éversion des bords et le centre est alors le plus ordinairement transversalement déprimé, en même temps que toute la surface est irrégulière.

Sous l'influence d'une excitation physique ou physiologique, le Mamelon se raidit et devient plus saillant (*thélotisme*, de θηλή, Mamelon, et ὠθτισμός, action de se pousser).

La *Couleur* du Mamelon est généralement celle de l'Auréole, à son pourtour, avec une valeur un peu plus forte. Si l'Auréole est pigmentée, le pourtour du Mamelon est un peu plus foncé et le sommet taché de rose ou de violet, ce qui le rend plus clair. Si elle est rose, le Mamelon l'est aussi et sa surface terminale est alors d'un rose vif.

La Peau mamelonnaire est riche en énormes *Glandes sébacées*, bien décrites pour la première fois par Sappey, mais qu'on ne voit pas. La surface terminale reçoit les embouchures des canaux galactophores qui ne sont pas davantage perçus sur la Glande au repos ; en revanche, elle présente assez souvent de petites croûtelettes jaunâtres minuscules.

Le Sillon auréolo-mamelonnaire montre assez souvent en quelque point une grosse Glande sébacée qui déforme la base du Mamelon.

La *Consistance* du Mamelon est ferme, en rapport avec sa charpente musculaire, conjonctive et élastique, et l'absence de tout élément adipeux.

Limites et dimensions. — Le Sein n'a *aucune Limite précise*. En haut, en dedans et en dehors, quelle que soit sa forme, il se continue directement avec les régions sous-claviculaire, sternale et axillaire; en bas, et surtout en dehors, existe un Pli constant, le Pli sous-mammaire mais le Sein le déborde et passe par-dessus dès qu'il chute.

Pli sous-mammaire. — Un pli fixe se forme sous le Sein, au fur et à mesure de son développement, d'abord en dehors, puis en dedans. Courbe et concave en haut, sa longueur est en rapport avec la procidence du Sein ; nul si la Mamelle est petite, il paraît en dehors lorsque le Sein prend du volume, puis gagne la ligne virtuelle mamelonnaire et la dépasse au premier mouvement de chute de la Glande. Arrêtée à son niveau, la Peau doit se plier pour que la masse mammaire descende, tout comme se plie la Peau abdominale dans sa chute au niveau du Pli sus-pubien. Par le Pli sous-mammaire se forme une poche cutanée, antéthoracique et pouvant devenir antéabdominale, logeant le corps de la Mamelle (fig. 95, p. 233).

Le degré de procidence peut s'évaluer par la mensuration de la distance entre le Pli sous-mammaire et le bord inférieur de la Mamelle. En admettant que chaque centimètre correspond à un degré, on peut établir une classification dans les procidences. Au-dessous de 2 degrés, le Sein est dit tombant; au-dessus il est procident. Dans le premier cas, le Corps mammaire reste en place, dans son ensemble, au-dessus du Pli ; dans le second, il glisse progressivement au-dessous.

Méthode de mensuration. — Dans les cas de Sein érecté ou droit, on peut au compas relever hauteur et longueur, à 1 centimètre près. Dès que survient la procidence, la mensuration en hauteur devient à peu près impossible : on tâche de sentir, du bout du doigt, l'extrémité supérieure de la Glande, mais une erreur est facile à commettre; la mensuration en largeur se prend en passant une règle centimétrique sous la Glande au ras du Pli sous-mammaire : le zéro étant au ras du bord du Sein d'un côté, on repère sur la règle le bord opposé.

Variétés morphologiques. — Le Sein est l'organe polymorphe par excellence; il présente une infinie variété d'aspects, commandée par des variations individuelles, par son fonctionnement, par l'hypertrophie ou l'hypotrophie de son élément glandulaire ou de ses éléments graisseux, par l'âge, par la qualité de l'ovaire.

Influence des variations individuelles. — Pour comprendre les variations de siège, de forme, de volume du Sein, il faut d'abord décrire, chez la jeune Nullipare, dans la Position debout, le Sein-Type non déformé.

Sein-Type non déformé. — Chez un très grand nombre de jeunes sujets, adultes et nullipares, la forme du Sein est sensiblement la même.

La Saillie mammaire répond à l'espace compris entre la 3e et la 5e côte; en dedans, elle se termine en mourant sur le bord du sternum; en dehors, elle surplombe légèrement le bord pectoral. Sa limite inférieure est esquissée par le Pli sous-mammaire à peine indiqué. Il n'existe pas de limite supérieure à la vue; au toucher on peut la reconnaître plus ou moins. La base est à peu près circulaire; la largeur l'emporte cependant d'environ 1 centimètre sur la hauteur, le diamètre transversal oscillant entre 11 et 13 centimètres et le diamètre vertical entre 10 et 12.

Sa forme est arrondie ou plus ou moins conique. Dans la Position debout, la partie supérieure est un peu plus plate que l'inférieure qui est légèrement convexe (fig. 28, p. 105; fig. 29, p. 107; fig. 30, p. 109).

Le Sein regarde un peu en dehors et l'axe du Mamelon est légèrement ascendant ou tout au moins horizontal, mais jamais descendant.

L'Auréole est à peu près circulaire, avec un diamètre de 3 à 4 cent.; le nombre des Tubercules de Morgagni varie de 5 à 10. Le Mamelon est cylindrique, à bout légèrement arrondi, d'une hauteur de 6 à 10 mill. La couleur de l'Auréole et du Mamelon est en rapport avec la pigmentation qui dépend elle-même du Type de Race (Voir p. 505 et p. 507).

Le Sein-Type ne doit pas être appelé normal. Il est régulier pour un certain nombre de Sujets et durant un certain nombre d'années; mais le

Sein procident est également normal chez la multipare ou chez l'adipeuse, par exemple. Des variétés tenant au siège, à la direction de la Glande, à sa procidence, à sa forme, sont tout aussi normales que le Sein-Type.

Variétés individuelles de place et d'orientation. — 1° Par rapport à l'emplacement du Sein sur la Poitrine, on distingue trois sortes de Seins : le Sein-Type ou commun décrit ci-dessus, le Sein haut et le Sein bas.

Sein haut. — Le Sein haut est inséré haut sur le Thorax (fig. 306, *a*, p. 520; fig. 51, p. 148 et 52, *a*, p. 149). La distance du Mamelon à l'Ombilic est grande et celle du Mamelon à la Clavicule courte relativement.

Sein bas. — Le Sein bas est dans la condition inverse (fig. 49, p. 143 : Sujet jeune, vigoureux; Seins bien développés, légèrement procidents et implantés bas; le Mamelon regarde en haut, surtout à gauche).

2° La direction de l'axe antéro-postérieur peut être oblique en haut, droite, oblique en bas : d'où trois variétés de Seins.

Sein érecté. — Je propose l'adjectif érecté (*erectus*, dressé) pour désigner le Sein dont l'axe de direction d'ensemble, et en particulier du Mamelon, passe au-dessus du plan horizontal. La contraction des Pectoraux renforce cette orientation en avant et en haut (fig. 118, *b*, p. 265).

Le Sein érecté est le Sein de la Beauté, de la Jeunesse. Il nécessite, puisqu'il se dirige en sens inverse de la pesanteur, des Tissus d'un tonus parfait, une Glande peu développée pour ne pas être trop lourde, une Masse graisseuse à la fois résistante et légère, une Peau d'une élasticité idéale, un Mamelon soutenu sans effort par des faisceaux musculaires, conjonctifs et élastiques en plein état de vie et de force. Il faut rapprocher de l'orientation du beau Sein de la Jeunesse celle de la Paroi abdominale, qui est obliquement ascendante à cet Age (fig. 118, *a*, p. 265), pour la même raison de l'excellence de tonicité des Tissus.

Le Sein érecté a une durée passagère. Au bout de peu d'années, il fléchit, devient droit et enfin tombant.

Sein droit. — Le Sein droit, dont l'axe antéro-postérieur est horizontal, est communément observé chez les nullipares en bon état de santé, à l'apogée du développement du Corps (fig. 84, p. 214) et exceptionnellement à la période de maturité (fig. 86, p. 217 et p. 218).

Sein tombant. — Sous des influences diverses, la masse du Sein tombe, et le Mamelon tend à regarder en bas. Le Pli sous-mammaire se creuse, la face antérieure du Sein commence à s'appuyer sur la Paroi thoracique. Le degré de procidence oscille entre quelques mill. et 2 cent. (p. 508).

3° La masse du Sein dans son ensemble glisse au-devant de la Poitrine : le Sein est dit procident.

Sein procident ou ptosique. — La chute du Sein s'est accentuée, l'Organe pend au-devant de la Paroi thoracique, la Mamelle tend à se pédiculiser. Sa face supérieure est devenue antérieure et sa face inférieure postérieure sur une bonne partie de son étendue. Les Seins très amaigris (fig. 135, p. 286) ou hypertrophiés sont très procidents (fig. 302 et 303).

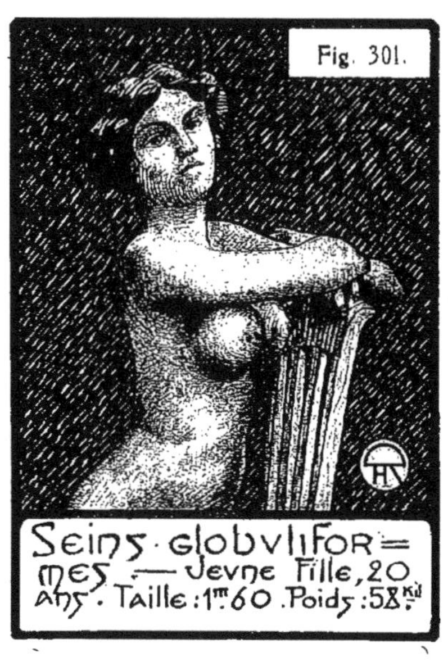

Seins globuliformes — Jeune Fille, 20 ans. Taille : 1m.60. Poids : 58 Kil.
Fig. 301.

VARIÉTÉS INDIVIDUELLES DE FORME. — La forme du Sein a fait établir les divers Types suivants, dont le nom décrit l'aspect.

Sein en globe ou globuliforme. — Le Sein est hémisphérique, Variété très rarement observée et d'un contour harmonieux (fig. 301).

Sein conique. — Le Sein a la forme d'un cône régulier qui surmonte le Mamelon, Variété fréquente chez les Jeunes Filles de 17 à 18 ans, à Tissus fermes et non adipeux. L'état conique répond à une phase de développement et, chez quelques Sujets, persiste quelques années.

Sein en pomme. — Le Sein est globuleux, mais légèrement aplati d'avant en arrière, rappelant la moitié d'une pomme coupée transversalement; variété commune, en rapport avec un Pannicule adipeux général un peu développé. La base du Sein est en somme légèrement élargie par les Masses graisseuses sous-cutanées. Le Sein en pomme est en même temps un Sein droit; il s'observe à l'apogée du développement du Corps.

Sein en poire ou piriforme. — Le Sein en poire est comparé à la moitié pédiculée d'une poire coupée transversalement, dont la queue figurerait le Mamelon. Il est surtout constitué par le développement de l'élément glandulaire combiné à la résorption du Tissu graisseux. Bien qu'on l'observe en dehors de l'allaitement et peut-être comme début d'une

Hypertrophie glandulaire, le Sein piriforme est plutôt l'apanage des Femmes nourricières (fig. 306, *c*, p. 520).

Sein à tête de brioche. — Je donne ce nom à une Variété caractérisée par la boursouflure de la région auréolaire qui surplombe le Sein à la façon d'une tête de brioche (fig. 306, *b*). Cet aspect correspond à une période de développement du Sein; on l'observe chez les Jeunes Filles de 15 à 18 ans de préférence et à un degré plus ou moins marqué. La figure 306 montre : en *a*, à droite, une boursouflure de la région auréolaire de moyen volume; en *b*, la vraie Saillie en tête de brioche. Cet aspect, très marqué sur la jeune Noire, est moins accentué chez les Jeunes Filles que nous observons en France. J'ai noté la persistance de cette disposition juvénile chez de Jeunes Femmes nullipares, à titre exceptionnel.

Cette Variété morphologique est due à la congestion hypertrophique de l'élément glandulaire qui, au niveau de l'Auréole, est en contact direct avec la Peau. Le matelas graisseux périphérique comprime et arrête la Glande sur tout le pourtour du Sein, excepté au niveau de l'Auréole.

Sein en galette. — Le Sein en galette est le contraire du Sein à tête de brioche. La Glande s'atrophie (fig. 304, *b*) et les Masses graisseuses périmammaires persistent. Il en résulte un aplatissement sans glissement important de la Glande. Le relief tient surtout à l'élément adipeux persistant. L'Auréole et le Mamelon, de saillants, deviennent plutôt rentrants.

Sein plat. — Le Sein plat ne fait plus aucune Saillie ou produit à peine une légère élévation à sa partie inféro-externe. L'Auréole et le Mamelon sont collés sur le Thorax. Cette Variété s'accompagne d'un amaigrissement général (fig. 134, p. 285).

L'état du Mamelon commande pour une part la forme du Sein; quand il est plat et, *a fortiori*, quand il s'invagine en dedans, l'aspect du Sein se trouve modifié. Je propose d'établir les variétés de Seins platythèle (πλατύς, aplati, écrasé; θηλή, Mamelon) et endothèle (ἔνδον, en dedans).

Sein platythèle. — Beaucoup de Mamelons sont aplatis, souvent irréguliers, ne font aucune Saillie ou ne s'élèvent que de 1 ou 2 millimètres. Je les ai observés dans le Sein droit comme dans le Sein procident, dans le Sein hyperadipeux comme dans le Sein maigre, chez la Vierge et chez la Nullipare comme chez la Pare.

Sein endothèle. — Le Mamelon, au lieu de faire saillie, s'invagine dans la Peau de l'Auréole; son emplacement est marqué par une dépression : tantôt le bout du Mamelon reste apparent, s'entoure d'un Sillon circulaire et le Mamelon peut être dit ombiliqué; tantôt il disparaît entièrement et la Peau de l'Auréole s'invagine sur lui en se plissant et en le recouvrant : on voit un Orifice en bourse à l'emplacement du Mamelon. Sous l'excitation, le Mamelon se raidit et sort. J'ai observé le Sein endothèle chez des Vierges, chez des Femmes pares, chez de vieilles Femmes. Sans être rare, il n'est pas commun comme le Sein platythèle.

INFLUENCE DU FONCTIONNEMENT DE LA GLANDE. — Dès le début de la Grossesse, le Sein présente des modifications importantes qui en font un signe de gravidité. Il augmente notablement de volume et sa zone auréolaire se boursoufle. Les élevures de l'Auréole se développent faisant une saillie comparable à celle d'un verre de montre et prennent le nom de *Tubercules de Montgomery*.

Ces Tubercules répondent à des Glandes sébacées ou à des Glandes mammaires rudimentaires décrites par Sappey. Rieffel propose de les différencier dans leur appellation : « Les Tubercules auréolaires de la femme grosse ou allaitante sont dus, les uns à des glandes sébacées hypertrophiées : ce sont les Tubercules de Morgagni; les autres résultent du développement de glandes mammaires accessoires : ce sont les seuls auxquels doit proprement s'appliquer le nom de Tubercules de Montgomery. »

Le Mamelon s'hypertrophie et prend une apparence grenue : « les bouts en deviennent plus gros, plus fermes et plus relevez; il s'y élève plusieurs petits boutons qui les font paraître fraisez » (Mauriceau, 1740).

La Coloration de l'Auréole et du Mamelon se fonce dès la première Grossesse, par suite d'une pigmentation importante.

La Pigmentation s'étend au delà de l'Auréole, plus ou moins loin, constituant parfois comme un second cercle au Mamelon, une autre Auréole. Cette seconde *Auréole* est appelée *secondaire*, la première prenant le nom d'*Auréole primitive*. Cette pigmentation diffuse peut atteindre une grande partie de la peau de la Mamelle; parsemée de points blancs très nombreux, elle donne l'impression de mouchetures, de taches, d'où les noms d'*Auréole tachetée, mouchetée, tigrée, pommelée*.

L'expression *Auréole secondaire*, des Accoucheurs, manque de justesse et mériterait d'être remplacée par *Pigmentation de la Peau périauréolaire* (p. 506).

Le *Réseau veineux* se développe en de grandes veines bleues se dessinant surtout au-dessus du Sein et au pourtour de l'Auréole, formant un cercle anastomotique dit Cercle de Haller, complet ou incomplet.

L'Allaitement contribue naturellement à l'*Hypertrophie de la Glande*

33

qui double ou triple de volume, arrivant à peser une livre et davantage. (Puech donne des chiffres de 800 à 900 grammes).

L'Allaitement fini, la Mamelle diminue, mais garde des signes ineffaçables de la distension subie : chute du Sein, parfois peu marquée après un ou même deux accouchements, surtout si la Femme ne nourrit pas ou n'allaite pas au delà de quelques mois; procidence du Sein et, si elle existait déjà, son accentuation. Relativement au volume, trois cas se produisent : 1° le Sein reste plus gros après la Parturition, et plus encore après l'Allaitement; c'est la règle commune; 2° il reprend son volume primitif; ce fait ne se produit que pour les premiers accouchements, et surtout s'il n'y a pas Allaitement; 3° il diminue; ce résultat s'observe chez de jeunes femmes adipeuses, lorsqu'elles maigrissent après l'Accouchement ou l'Allaitement.

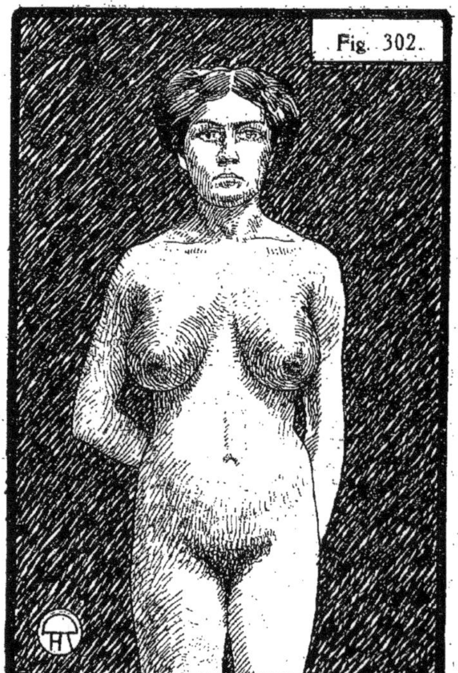

Fig. 302.

HYPERTROPHIE MAMMAIRE. — Femme de 22 ans, nullipare, ayant eu 2 fausses-couches, (4 mois et 3 mois); réglée à 16 ans, toujours en retard (8 jours), très peu abondamment, 3 jours. Ovarite double et rétroflexion.

La pigmentation de l'Auréole peut s'effacer un peu, mais ne disparaît pas.

A ces changements s'ajoutent la persistance de certaines veines sous-cutanées ou la formation de vergetures, bien marquées sur les Seins gras qui maigrissent.

La répétition des Grossesses accentue ces diverses modifications, et le Sein de la grande multipare est un Sein procident, gros, vergeturé, à Auréole pigmentée.

INFLUENCE DE L'HYPERTROPHIE GLANDULAIRE. — Dès la Puberté, la Glande prend quelquefois un développement hypertrophique considérable. A l'âge de 16-18 ans, les Mamelles sont devenues énormes. Les Seins sont naturellement procidents par leur poids; mais ils sont si volumineux qu'ils se présentent sous une forme cylindrique arrondie (fig. 302). L'Hypertrophie mammaire peut persister jusqu'à la ménopause (fig. 303).

Influence de l'Hypertrophie graisseuse. — Chez des sujets robustes musclés et en même temps adipeux, l'hypertrophie des masses graisseuses se traduit, du point de vue plastique, par un bon résultat : les Seins, bien que gras, restent droits (fig 304 *a*); mais, chez la plupart des Femmes, les *Seins gras* sont procidents parce que l'adipose s'accompagne régulièrement d'une diminution de tonicité des Tissus.

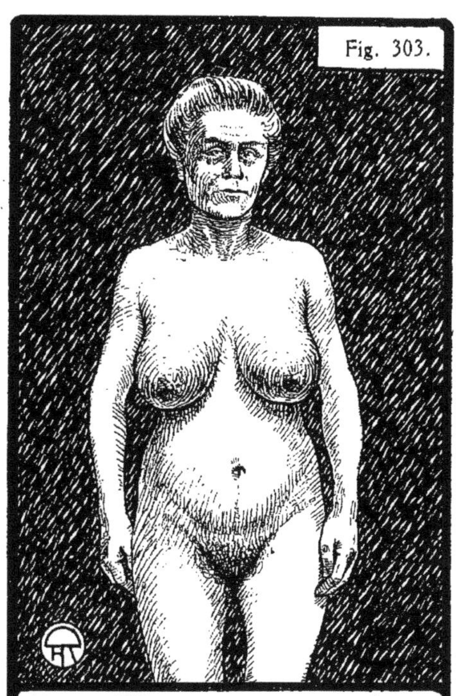

Dans la position debout, et plus encore dans la position couchée, le Sein gras se projette en dehors (fig. 39, p. 123; fig. 98, p. 236; fig. 105, p. 243; fig. 107, p. 245; fig. 108, p. 247).

Suivant l'âge, sa forme est différente. Chez la femme jeune (fig. 98, p. 236) le Sein, dans son ensemble, garde une forme arrondie; le Mamelon est près du bord inférieur sur la face antérieure, ou même franchement sur la face antérieure (fig. 39, p. 123). — A la Ménopause (fig. 88, p. 223) le Sein gras s'aplatit et sa déviation en dehors lui donne un aspect triangulaire. — Chez la vieille femme, ce même aspect se reproduit. Les Mamelons peuvent alors occuper le bord inférieur de la Glande (fig 91, p. 228).

En cas de superadipose, deux dispositions s'observent : dans l'une, le Sein, aplati, forme comme un immense repli graisseux avec son Mamelon au sommet du pli (fig. 107, p. 245); dans l'autre, le Sein, très séparé de son congénère, se continue directement, par la graisse latérale du Thorax, avec le Pannicule adipeux du dos (fig. 104, p. 242).

Influence de l'Hypotrophie glandulaire. — L'atrophie de la Glande produit des modifications de forme différentes suivant qu'elle s'accompagne ou non de la disparition des masses graisseuses du Sein. En ne perdant pas de vue ce point anatomique, qu'au niveau de l'Auréole la Glande est en contact avec la Peau alors qu'elle en est séparée sur le reste de la face antérieure et à son pourtour par du Tissu adipeux, on comprend que c'est au niveau de l'Auréole et du Mamelon qu'on pourra le mieux juger du retrait de la Glande. L'Auréole s'aplatit, puis rentre en dedans ; le Mamelon se comporte de même. Si le retrait n'est pas important, le Mamelon fait encore une légère saillie dans la Position debout; mais, dans la Position couchée, il s'invagine.

La persistance des Masses adipeuses et *a fortiori* leur hypertrophie masque en partie ou totalement l'atrophie de la Glande, d'autant mieux que le centre de la Glande comporte lui-même l'existence de paquets adipeux. Lorsque le Tissu adipeux conserve quelque importance et que le Tissu glandulaire se rétracte fortement, le *Sein* prend une forme discoïdale ou *en galette* : le pourtour, graisseux, persiste; le centre glandulaire s'affaisse.

Si l'atrophie de la Glande se double de l'atrophie des Masses graisseuses, le Sein se ratatine et se réduit à une petite masse dont le centre est déprimé : l'Auréole et le Mamelon s'invaginent : c'est le *Sein atrophique*.

Si la disparition des deux éléments est complète, le Sein s'aplatit complètement et la Peau, si elle n'a pas été trop distendue, s'applique contre le Thorax : on a le *Sein plat* (fig. 134, p. 285).

Influence de l'Hypotrophie graisseuse. — L'Hypotrophie graisseuse, jointe à l'Hypotrophie glandulaire donne le Sein atrophique. Si elle succède à l'Hypertrophie et ne se double pas d'atrophie de la Glande, le Sein ptose.

Influence de l'Age. — Le développement de la Glande mammaire, et par conséquent du Sein, commence avec la Puberté; l'étude est à faire des relations exactes entre la formation du Sein et l'apparition des Règles.

Le *Sein normal de la jeune fille* revêt deux formes : le Sein conique et le Sein en pomme ou en globe. Le Sein est d'abord conique chez presque toutes les fillettes et il le reste chez les jeunes filles possédant des tissus fermes et peu chargés de graisse. Le Sein en pomme ou en globe ne diffère du précédent que par un plus grand développement du tissu graisseux qui le capitonne et l'élargit. Ces deux types de Sein sont érectés et fréquemment en tête de brioche (p. 512 et fig. 306 *a* et *b*, p. 520).

Les Seins tombants, gras, hyperglandulaires, ne sont pas rares chez la jeune fille. Le Sein tombant est lié à de la maigreur et surtout à un défaut de tonicité des Tissus; la chute du Sein est naturellement limitée, mais on peut relever une procidence de 0,5 à 1,5 centim. — Le Sein gras s'observe chez de jeunes sujets adipeux; souvent il ne présente aucune procidence, les cas d'hyperadipose exceptés. — Le Sein hyperglandulaire peut s'observer chez des fillettes de treize à quatorze ans; les Mamelles sont déjà disproportionnées par rapport au Corps : fillettes et parents s'en enorgueillissent volontiers. Au début, le Sein hyperglandulaire est globuleux et non procident. Après 2 ou 3 ans, il est devenu énorme et a chuté.

Le *Sein normal de la jeune femme nullipare* (vingt à trente ans) est érecté, en globe ou en pomme. C'est le Sein représenté par les Artistes. Sa durée est si éphémère que, pour la Femme qui anoblit son nom, c'est-à-

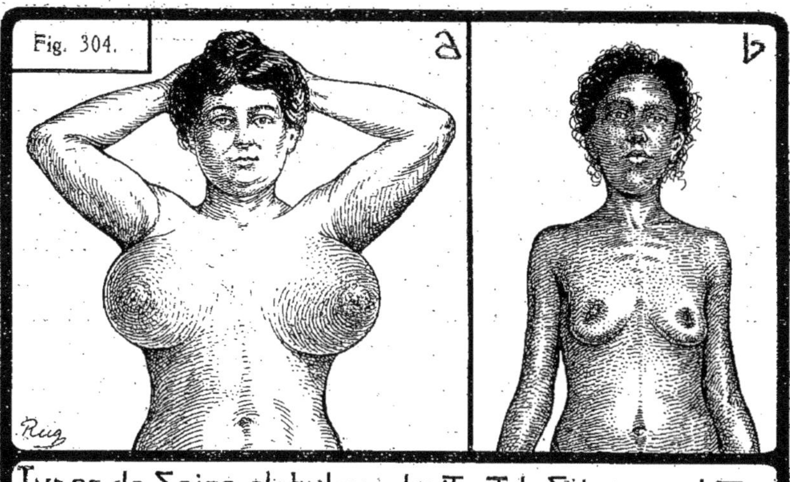

Fig. 304.

Types de Seins globuleux droits et de Seins en galette. — a. Femme de 35 ans, réglée à 16 ans, irrégulièrement, nullipare. Taille : 1m59. Poids : 75 kilos. Distance d'un mamelon à l'autre : 36 centim. Angevine. b. Vierge de 40 ans, réglée à 14 ans; régulièrement. Taille : 1m50. Poids : 43 kil. 7. Créole.

dire qui remplit ses fonctions naturelles de mère et de nourrice, la Mamelle doit plutôt être regardée comme un attribut disgracieux, mais infiniment respectable, que comme une parure de beauté. La procidence, l'hypertrophie s'accentuent, quand elles ont déjà commencé à l'époque de la virginité.

Le *Sein normal d'une jeune femme paucipare et non nourricière* est globuleux, droit et légèrement tombant. Il est caractérisé : par la perte de l'état érecté, si cet état existait ; par la pigmentation de l'Auréole ; par quelques vergetures, quelques veines, par une augmentation fréquente de volume.

Le *Sein normal de la femme multipare et nourricière* est volumineux et procident pendant l'allaitement. Après, il reste procident, mais ses dimensions et son aspect varient suivant l'état de ses masses graisseuses. Le Sein gras est rebondi et déjeté en dehors ; le Sein maigre est flasque et pendant au-devant de la poitrine.

Les modifications de l'Auréole portent sur sa coloration et sur ses dimensions. Par rapport à l'état virginal, l'Auréole s'accroît en coloration et en étendue du fait des gestations et de l'allaitement (V. p. 513) ; mais, par rapport à d'autres Auréoles, l'Auréole de la multipare n'est pas toujours plus pigmentée ni plus large : des vierges brunes, munies de gros Seins, montrent des Auréoles pigmentées de 5, 6 et 7 cent. de diamètre, alors que certaines multipares (Kimriques, Celtes types châtain-clair) possèdent des Auréoles peu pigmentées de 3 cent.

Le *Sein normal de la femme ménopausée* varie d'aspect suivant que la Femme est nullipare, paucipare, multipare, et qu'elle a ou non nourri. La Ménopause détermine l'atrophie de la Glande ; de ce chef, le Sein devrait être plus petit. Mais l'ensemble du Corps à cet âge se présente suivant 3 Types : le Type ordinaire, le Type adipeux et le Type maigre (V. p. 219-222 et p. 232). — Dans le Type ordinaire, les Masses graisseuses mammaires augmentent assez pour compenser et au delà la perte du Tissu glandulaire. Le Sein ne change donc pas beaucoup d'aspect ; il est plutôt un peu plus gros. Dans le Type adipeux, le Sein devient gros, énorme, parce qu'il participe à l'augmentation générale de l'élément graisseux du Corps. Dans le Type maigre, le Sein est flasque : graisse et glande se sont atrophiées. Dans les trois Types, le Sein est procident.

Le *Sein normal de la vieille femme* reproduit les trois degrés du Sein de la Femme ménopausée. A l'extrême vieillesse, le Sein atrophique est le plus fréquent, par suite de la sclérose rétractile générale et sans doute aussi de ce fait que les Sujets maigres résistent plus longtemps que les adipeux.

Relativement à l'Auréole, je ferai cette remarque que c'est sur des Seins de volume moyen de vieille femme que j'ai observé les Auréoles les plus larges, mesurant 7 à 8 centimètres de diamètre; la Pigmentation était faible, le pigment s'étant sans doute résorbé; l'Auréole avait un aspect comme cicatriciel, avec un contour très découpé.

INFLUENCE DE LA QUALITÉ DE L'OVAIRE. — Le fonctionnement de la Glande mammaire est lié à celui de la Glande ovarienne. Le Sein se forme dès que l'Ovaire commence sa ponte et ses éléments glandulaires s'atrophient avec la cessation de l'activité génitale. Je pense que les qualités des deux Glandes sont corrélatives. Dans un Organisme parfait, Glande ovarienne et Glande mammaire fonctionnent silencieusement et sans troubles : les Règles sont indolores, régulières, d'abondance et de durée normales; la Mamelle n'est jamais douloureuse. Si l'Ovaire est atteint, l'hémorragie menstruelle pèche par un ou plusieurs de ses caractères normaux; le Sein en subit le contre-coup, présente des poussées congestives et douloureuses dont les dates ordinaires sont la période prémenstruelle et le milieu du mois menstruel.

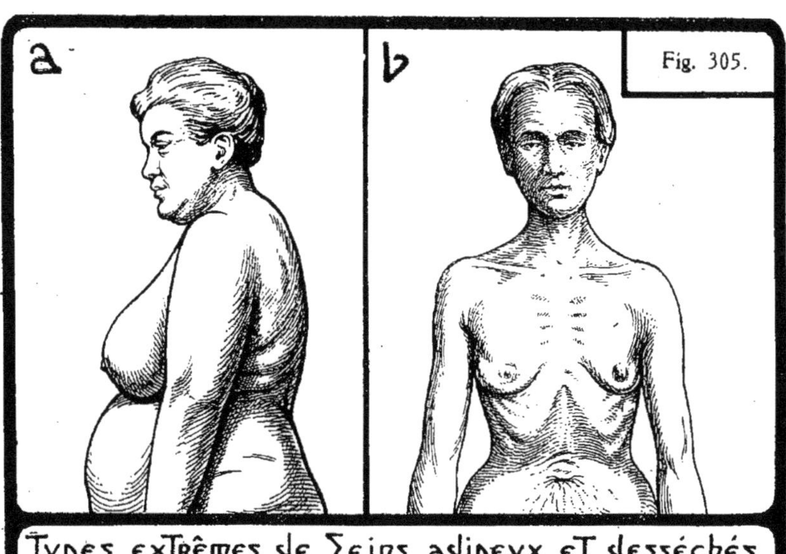

Fig. 305.

Types extrêmes de Seins adipeux et desséchés de Femmes vieilles. — a. Femme de 61 ans, réglée à 16 ans, mariée à 24 ans, nullipare, ménopausée à 47 ans, Taille : $1^{m}53$. Poids 82 kilos. b. Femme de 61 ans, V pare, ménopausée à 52 ans, Taille : $1^{m}50$. Poids : 43 kilos. A 18 ans, pesait 68 k. et avait de gros Seins.

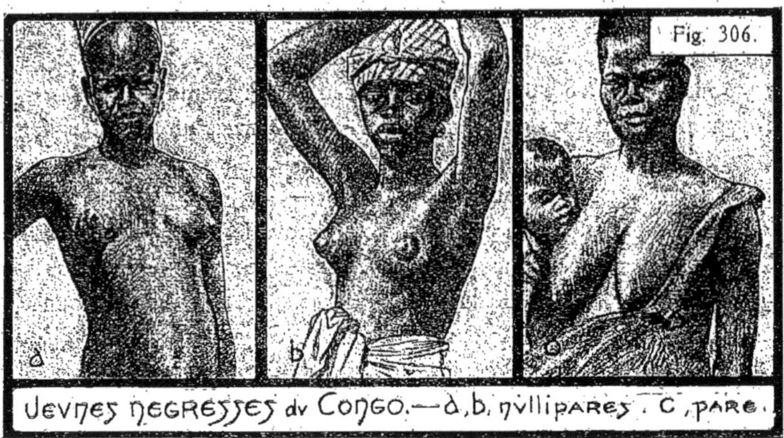
Fig. 306.

Jeunes Négresses du Congo. — a, b, nullipares. c, pare.

L'Hypertrophie glandulaire est généralement liée à un défaut de qualité de l'Ovaire. En particulier, la stérilité ou la paucinatalité sont fréquemment liées à cette variété de Glande mammaire.

Le Sein dans les Races noires. — Les documents me manquent pour ce Chapitre intéressant et je dois me borner aux remarques suivantes : 1° Le Sein de la Femme bosjesmane du Muséum se fait remarquer par une Auréole extrêmement étendue (fig. 35, p. 115). — 2° Le Sein haut paraît fréquent chez les jeunes sujets des Races noires de l'Afrique occidentale (fig. 51 et 52, p. 148). — 3° D'une façon générale, les Seins sont très développés dans ces Races, sans doute en raison de la lactation fréquente

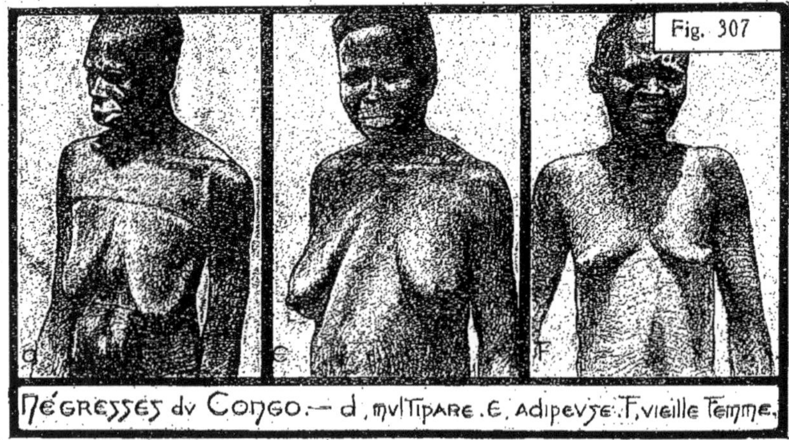
Fig. 307

Négresses du Congo. — d, multipare. e, adipeuse. f, vieille Femme.

et des parturitions multiples; la prédisposition héréditaire à l'allaitement s'est conservée. — 4° Toutes les formes du Sein des Races blanches se retrouvent chez les noires. — 4° L'Auréole est nettement boursouflée chez les jeunes qui présentent le Type parfait du Sein en Tête de brioche (fig. 306, *b*). La couleur de l'Auréole est toujours pigmentée, mais elle l'est plus ou moins, sans doute parce que, comme dans les Races blanches, il y a une pigmentation surajoutée. Quand la pigmentation est faible, la coloration noire se double d'un élément rose qui donne un ton indécis, noir-rose, noir-violet. S'il y a surpigmentation, l'Auréole est noir d'ébène.

Influence de la Position du Corps sur la Forme du Sein. — Le Sein n'a pas une rigidité suffisante pour se soustraire à l'influence de la Pesanteur. En fait, il n'a pas de forme constante.

Position couchée. — Dans la position couchée dorsale, le Sein s'affaisse. Son aplatissement est en rapport avec son volume. Un petit Sein conique, peu développé, de 2 centimètres d'épaisseur par exemple, ne change que peu de forme; *a fortiori*, le Sein plat. Ces cas exceptionnels mis à part, l'affaissement est notable, même chez les jeunes sujets (fig. 120, p. 267). Les Seins s'étalent; dans les formes non procidentes, leur démarcation devient impossible : la Peau se continue si directement des régions périmammaires sur le Sein que j'ai renoncé à toute mensuration.

La position couchée influe davantage sur le Sein procident. La masse mammaire non seulement s'affaisse, mais elle se déjette en dehors (fig. 124, p. 272; 129, p. 280; 138, p. 289). La hauteur du Sein est difficile à évaluer et se modifie peu si le Sein n'est pas gros; elle augmente de 1 ou 2 centimètres si le Sein est assez volumineux, la masse glandulaire s'étalant dans tous les sens; mais c'est surtout une augmentation de la largeur que l'on note, de 1 à 3 centimètres en moyenne.

L'Auréole se déforme, que le Sein soit procident ou non, parce que, dans les deux cas, la zone auréolaire s'aplatit. Le fait saillant, et à peu près constant, est la diminution de sa hauteur. Les Auréoles les plus grandes sont, en règle générale, celles qui perdent le plus de hauteur; elles siègent sur des Seins gros et sont comme étalées sous la poussée de la masse mammaire, dans la position debout; dans la position horizontale, elles reviennent donc sur elles-mêmes de 1, 1 1/2, 2, 3 centimètres. Les petites Auréoles de 30 millimètres sont fatalement moins influencées par le changement de position : leur diminution de hauteur ne dépasse guère 5 mill. et peut être nulle

Tableau I. — Mensurations de l'Auréole sur 10 Types différents.

Age	Taille	Poids	Enfants	Types		Largeur en millimètres — Debout	Largeur en millimètres — Couchée	Hauteur en millimètres — Debout	Hauteur en millimètres — Couchée
19	1^{m}58	50 k.	Vierge.	Thoracique Châtain-noir.	dr.	56	50	50	46
					g.	50	50	46	40
22	1^{m}62	79 k.	Vierge.	Abdominale Châtain.	dr.	44	44	46	39
					g.	46	50	50	40
22	1^{m}49	47 k.	I pare.	Musculaire Châtain clair.	dr.	33	33	40	24
					g.	40	40	42	26
24	1^{m}58	68 k.	0 pare.	Abdominale Châtain.	dr.	45	55	70	40
					g.	50	50	70	38
24	1^{m}53	65 k.	I pare.	Abdominale Châtain-noir.	dr.	45	45	53	40
					g.	38	38	45	35
25	1^{m}59	54 k.	0 pare.	Thoracique Châtain.	dr.	55	50	55	42
					g.	55	56	50	46
29	1^{m}62	65 k.	I pare.	Abdominale Châtain.	dr.	32	40	40	28
					g.	33	40	30	29
31	1^{m}62	80 k.	0 pare.	Abdominale Brune.	dr.	44	48	51	40
					g.	46	49	55	38
33	1^{m}63	55 k.	0 pare.	Thoracique Châtain-noir,	dr.	35	40	40	26
					g.	35	38	40	30
36	1^{m}57	60 k.	III pare.	Musculaire Châtain.	dr.	32	34	30	25
					g.	31	35	46	39

Tableau II. — Rapports des Mensurations de l'Auréole dans les positions debout et couchée.

Position debout — Haut.		Position debout — Larg.	Position couchée — Haut.		Position couchée — Larg.	Position debout — Haut.		Position debout — Larg.	Position couchée — Haut.		Position couchée — Larg.
30	×	33	29	×	40	45	×	38	35	×	38
30	×	32	25	×	34	46	×	44	39	×	44
40	×	33	24	×	33	50	×	55	40	×	48
40	×	32	28	×	40	51	×	44	40	×	45
40	×	35	26	×	40	53	×	45	38	×	49
40	×	35	30	×	38	55	×	46	40	×	55
						70	×	45	42	×	55
220	×	200	162	×	225	370	×	317	274	×	334

Position debout : Hauteur = 220 + 370 = 590 : 12 = 49 mm.
— Largeur = 200 + 317 = 517 : 12 = 43 mm.
Position couchée : Hauteur = 162 + 274 = 436 : 12 = 36 mm.
— Largeur = 225 + 334 = 559 : 12 = 46 mm.

Hauteur position debout, 49 mm. > Hauteur position couchée, 36 mm.
Largeur position debout, 43 mm. < Largeur position couchée, 46 mm.

ou presque nulle. Le Tableau I ci-contre vient à l'appui de ces remarques.

La largeur de l'Auréole augmente généralement de quelques millimètres ou reste semblable; mais comme la hauteur a toujours diminué, l'Auréole est finalement plus large que haute (V. Tableau II ci-contre).

Position de flexion du Corps. — Dans la Position de flexion du Corps sur les membres inférieurs, les Seins se détachent de la Paroi. Quand ils sont de moyen volume, ils prennent un aspect globulaire (fig. 121, p. 268). S'ils sont gros et adipeux, leur forme devient cylindrique (fig. 139, p. 290). S'ils sont flasques et maigres, ils tombent en une grande pendeloque (fig. 135 p. 286, à rapprocher de la figure 95, p. 233).

Positions diverses. — Dans l'abduction du bras, les Seins s'écartent un peu en dehors et dans l'adduction ils se portent en dedans.

La contraction des Muscles thoraciques et abdominaux les remonte et les rend plus saillants (fig. 118, p. 265).

Dans la Position déclive, ils obéissent à la pesanteur et se rapprochent de la région sous-claviculaire.

Dans la Position d'extension, le Sein non procident tend à se plaquer contre la poitrine. L'Hyperextension accroît cet aspect (fig. 123, p. 270).

La Suspension du Corps en extension rejette en dehors le Sein de moyen volume et non procident, par suite de l'abduction du bras (fig. 308).

Fig. 308.

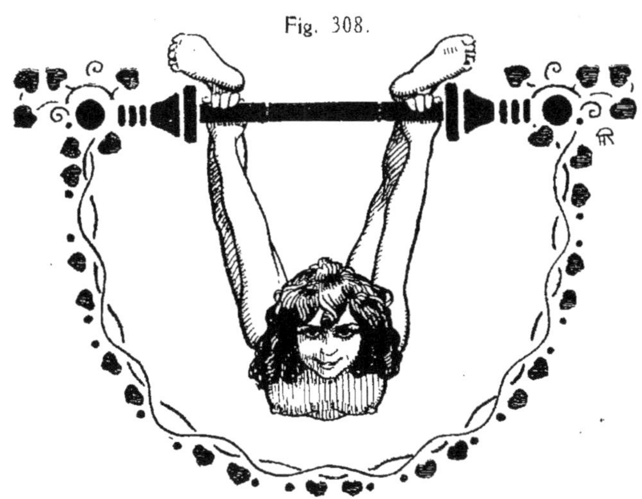

RÉFLEXIONS SUR LES TYPES DIVERS DE L'APPAREIL GÉNITAL

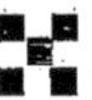

L'étude morphologique du Corps de la Femme conduit à l'établissement de Types féminins divers, conditionnés par les Races, les Milieux, les Habitudes de Famille, les Maladies (p. 152). La description des différentes parties constituantes de l'Appareil Génital amène également à reconnaître, pour chacune d'elles, des Types très variés. Il paraît évident que tous les Organes internes de l'économie se comportent comme les Organes externes. Si la Radioscopie permet un jour d'étudier, sur le vivant, le Cœur, le Poumon, le Cerveau, comme peut le faire le Morphologiste pour le Sein ou la Vulve, la notion s'établira de Types divers de Cœur, de Poumon, de Cerveau, Types dont la modalité de fonctionnement est commandée par leur construction anatomique.

L'Anatomie du Cadavre conduit, pour chaque Organe, à une description schématique d'où se dégage une idée d'Unité et d'Égalité. L'anatomie du Vivant montrera pour les Organes internes, comme elle le fait déjà pour les Organes externes, que la Diversité et l'Inégalité sont les caractéristiques propres des Organismes humains, conditionnés par les Races.

L'étude morphologique des Corps de Femme conduit à construire un Corps de la Femme de proportions régulières tenu pour le Type normal, dont la réalisation doit être entreprise pour assurer la Beauté et la Santé. Mais la Médecine qui doit connaître la Réalité aussi bien que l'Idéal ne peut se contenter de l'adoption d'un Type unique, sous peine de vivre dans une ignorance profonde de la Vérité. De même pour tous les Organes, et pour ceux de l'Appareil Génital externe féminin dont l'étude est ici entreprise, s'il existe un état harmonique caractéristique d'un développement parfait et dont l'obtention doit être cherchée par l'Eugénétique, le Médecin est cependant tenu de s'assurer la connaissance des Variétés de forme des divers Appareils du Corps humain.

Une seconde Idée générale qu'il convient de développer, c'est le Rapport entre la Forme ou l'Aspect d'un Organe et le Type du Corps. C'est un point important que d'avoir établi la diversité de développement du Système Pileux, la variabilité de dimensions des Nymphes, de l'Hymen, du Vagin et du Col, et toute la série morphologique des Seins féminins. Mais il reste à savoir si toutes ces formes sont l'effet du hasard ou si elles sont commandées par des Lois. Les caprices de la Nature sont souvent invoqués; il faut reconnaître pourtant que leur nombre va diminuant au fur et à mesure du perfectionnement de nos connaissances. Tout doit s'expliquer. Je n'ai garde d'avoir la prétention de démontrer la raison d'être de chacun des Types décrits des divers segments de l'Appareil Génital féminin; mais je voudrais indiquer dans quel sens doit se diriger l'étude de l'Anatomie morphologique et aussi de l'Anatomie dite descriptive.

Les Poils du pubis ne sont pas indifféremment abondants ou rares, droits ou frisés, roux ou noirs. Leur nombre est régi par le fonctionnement de certaines Glandes internes, leur forme et leur couleur par les influences de Races. Les Nymphes ne sont pas ou courtes ou membraniformes ou hypertrophiées; leurs dimensions sont commandées par des Hérédités familiales et l'état de leur Centre trophique, l'Ovaire. L'Auréole, chez les Blanches, n'est pas indifféremment pigmentée ou apigmentée; la pigmentation est conditionnée par le Type féminin dont relève le sujet observé. Le Sein de la jeune femme nullipare n'est pas au hasard glandulaire et conique, ou adiposo-glandulaire et arrondi; le premier ne s'observe guère chez l'Abdominale, ni le second chez la Thoracique.

S'il existe une harmonie de l'Ensemble du Corps et une harmonie de chaque Appareil, il y a aussi une harmonie de rapports entre le Corps et chaque Appareil; il s'agit d'envisager les Appareils sous cet angle particulier. Et si l'harmonie fait défaut, il importe d'en chercher et trouver la cause.

Peu nombreux sont encore les faits établis démontrant la raison de la forme des différents Organes de l'Appareil Génital. Mais je tiens les suivants pour incontestables.

1) Le Type hypertrophique des Nymphes est un caractère de Race. Il est vraisemblable d'admettre que cette hypertrophie est apparue comme variation brusque ou aberration accidentelle, à l'instar de la venue inattendue, en 1827, d'une toison soyeuse chez un agneau mâle d'un troupeau de mérinos ordinaire à Mauchamp, de la formation d'un bec court sur un pigeon en 1750, de la disparition des cornes sur un bovin, etc. La variation brusque peut être héréditaire : ainsi sont nées les Races de moutons mérinos à laine soyeuse, de pigeons culbutant courte-face, de bovins sans cornes, etc.

L'Hypertrophie des Nymphes doit reconnaître une origine analogue.

Elle s'est reproduite parce que, dans les pays déserts, la reproduction par consanguinité est la règle : un couple a fait une famille, une famille une tribu, une tribu une peuplade, toujours par voie de reproduction consanguine. On peut d'ailleurs remarquer qu'à l'état commun elle ne s'observe que dans certains Pays d'Afrique où elle est en quelque sorte caractéristique de peuplades (chez les Hottentots, p. 115, en Abyssinie, p. 394). Son origine est sans doute très reculée, comme la Stéatopygie qui l'accompagne si souvent. Or, j'ai pu établir la persistance de l'Hypertrophie fessière depuis l'âge du Renne jusqu'à nos jours : la figure 58 *a*, p. 174, montre une statuette stéatopyge datant de 20 à 30.000 ans; la figure 34, p. 114, reproduit une terre-cuite stéatopyge du IIe siècle avant notre ère; la figure 35, p. 115, est l'image de la Vénus Hottentote étudiée par Cuvier au début du XIXe siècle et la figure 155, p. 311, a été dessinée en 1913 à Montmartre.

Dans les Races blanches, l'Hypertrophie des Nymphes s'observe à l'état individuel, exceptionnellement, et sous une forme réduite : le Type aliforme. On peut l'expliquer soit comme une variation brusque qui ne se reproduit pas par suite de l'absence des mariages consanguins nécessaires et ne se généralise pas à cause de la limitation des produits, soit comme un caractère réversif atténué.

L'Hypertrophie des Nymphes peut s'accompagner de l'Hypertrophie des Fesses et de l'Hypertrophie des Seins (p. 115). Elle fait alors partie d'un ensemble et devient caractéristique d'un Type féminin.

2° La couleur du Système pileux génital est un caractère auquel il faut donner tout autant d'importance, même plus, qu'aux cheveux, pour le classement des Races. J'ai montré (p. 331), qu'il existe un Type roux-masqué qui ne se reconnaît qu'à l'examen des Poils pubiens. La signature du Type humain peut être au Pubis; elle n'échappera pas au Médecin averti. Et il est utile, en Pathologie, d'envisager les Malades du point de vue des Races.

3° L'aspect frisé du Poil génital en caractéristique de la Femme noire. Chez un Métis à peau blanche ou tendant vers le blanc, la frisure du Système pileux génital indique nettement l'hérédité noire.

4° Les Types féminins sont différenciés d'après leur Aspect général, d'après la prédominance d'un Système de l'économie sur un autre, d'après l'influence sur l'Organisme d'un Appareil glandulaire. L'Appareil Génital présente-t-il des particularités de forme en rapport avec ces Types divers? La réponse est affirmative à mon sens; pour le Sein, elle est démonstrative.

Les Types longs, courts et ronds ont des tendances à présenter : le

Type long, des Seins flasques; le Type court et trapu, des Seins glandulo-adipeux; le Type rond, des Seins gras.

La Femme de Type abdominal a une prédisposition adipeuse : le Sein s'en ressent dans sa forme; il s'arrondit comme tous les contours du Corps et, à son seul examen, un observateur attentif peut faire le diagnostic du Type du sujet. La Femme de Type thoracique est, dans sa jeunesse, fine dans ses attaches, et l'absence de toute hypertrophie graisseuse permet chez elle quelque relief des Organes sous-cutanés; le Sein conique, qui reproduit l'aspect pyramidal de la glande, trouve dans ce Type la condition essentielle de son développement. La Femme de Type crânien est remarquable par l'élongation et la maigreur des membres; on ne trouve chez elle ni le Sein adipeux, ni le Sein hypertrophique glandulaire. Ce tempérament sec ne donne que des Organes petits, à tendance plutôt atrophique.

Il n'est pas besoin d'insister sur les différences fatales que présentent, à l'endroit du Sein, les Femmes de Type adipeux et celles de Type maigre.

Ce n'est donc pas au hasard que le Sein est conique ou arrondi, qu'il est hypertrophié ou rétracté, riche en élément glandulaire ou en élément graisseux. Sa forme est en rapport avec celle du Type féminin; pour avoir une juste compréhension de cet Organe et même pour en prévoir l'évolution durant la vie, il importe au premier chef d'établir la caractéristique du Type de l'Organisme auquel il appartient.

5° Le développement de l'Appareil Génital subit, comme l'ensemble du Corps (p. 118), et peut-être davantage, l'influence des Glandes endocrines.

L'Ovaire est le centre trophique du Système. A Ovaire sain, correspond une Vulve dont tous les éléments indiquent force et puissance : le Système pileux est abondant, les Grandes Lèvres sont fermes et hautes, les Nymphes sont membraniformes et souvent riches en Plis paranymphéaux et commissuraux, l'Hymen forme une collerette élevée, le Vagin est riche en plis, sans brides et de bonne profondeur, le Col est régulier et muni d'un Orifice ni trop étroit ni trop large, les Seins sont du type glandulo-graisseux sans atrophie ni hypertrophie.

Si l'Ovaire est atteint d'Insuffisance, on observe à des degrés divers d'accentuation les aspects suivants : raréfaction du Système pileux, hypotrophie des Grandes Lèvres, Nymphes à Type court, Hymen rétracté, Vagin étroit avec parfois des brides, Col conique avec Sténose orificielle, Seins hypertrophiques glandulaires. Tous ces signes de déficience de la Glande Ovarienne peuvent s'observer au complet; la plupart du temps,

on n'en relève que quelques-uns, voire un seul, chez un même sujet.

Les Glandes Thyroïde, Hypophysaire et Surrénale exercent aussi une action certaine bien qu'encore mal établie. L'hypertrophie du Système pileux est parfois conditionnée par la Thyroïde et parfois par la Surrénale (p. 130). L'Infantilisme est lié tantôt à l'Hypothyroïdie (p. 124) ou à une altération de la Surrénale (p. 128), tantôt à un état Hypopituitarien (p. 130). Enfin, dans des cas d'Hermaphrodisme on a trouvé des modifications importantes de la glande Surrénale (p. 128). Les états pathologiques aident à comprendre la normalité : les Glandes endocrines ne peuvent dévier le développement de l'Appareil Génital que parce que la régularité de proportion est liée à la perfection de leur fonctionnement.

6° La Pigmentation de l'Auréole et du Mamelon des Femmes blanches est un caractère de Race, en ce sens qu'on l'observe à un degré marqué dans les Races méditerranéenne et sémite. Mais les Glandes endocrines doivent jouer un rôle pour les raisons suivantes : 1° l'apparition de la Pigmentation ou son augmentation à la première gestation coïncide avec une modification importante de la sécrétion interne de l'Ovaire et sans doute celle d'autres Glandes endocrines; 2° des Auréoles très peu pigmentées s'observent souvent chez des Femmes unipares ou paucipares, mais mal réglées; 3° le Vitiligo génital (p. 334) est lié à une déficience de l'Ovaire, d'après mes nombreuses observations; 4° les Seins hyperglandulaires présentent, même chez la jeune fille, une Auréole large et pigmentée.

L'état de pigmentation de l'Auréole, chez la Femme blanche de 20 à 40 ans, n'est pas un caractère banal; s'il est lié à une influence de Race, il est aussi en rapport, pour une part, avec l'état des Glandes endocrines.

Conclusion. — Les Aspects morphologiques divers de l'Appareil Génital sont conditionnés par les Races, les Types féminins, les Glandes endocrines. Leur étude mérite d'être poursuivie avec l'Idée d'établir des Rapports entre leurs formes et l'Hérédité, l'Organisme, le Système endocrinien.

INDEX DE REPÉRAGE

*

INDEX DE REPÉRAGE

INDEX DE REPÉRAGE

INDEX DE REPÉRAGE

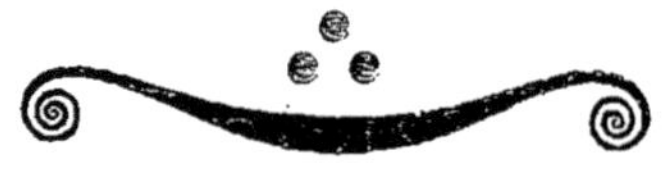

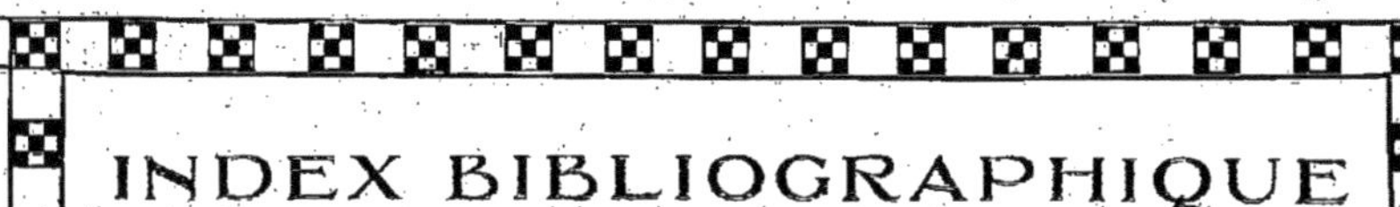

INDEX BIBLIOGRAPHIQUE

DES PRINCIPAUX OUVRAGES ET MÉMOIRES CONSULTÉS

AMBROISE PARÉ. — Œuvres complètes, édition Malgaigne. Paris, 1840.

APERT (E.). — Dystrophies variées en coïncidence avec des lésions des Capsules surrénales. *Bull. méd.*, 1910, 21 décembre, et tiré à part.

ARNAUD (George). — Mémoires de Chirurgie. Londres-Paris, 1768, p. 245 (dissertation sur les Hermaphrodites).

BERNARD (Léon), LANDOUZY (L.). — *Traité d'Anat. méd.* Article Surrénales. Paris, Masson, 1913.

BLANCHARD (Raphaël). — Étude sur la Stéatopygie et le Tablier des Femmes boschimanes. *Bull. Soc. zool. de France*, 1883, p. 34.

BRUCKE (E.). — Schœnheit und Fehler der menschlichen Gestalt, p. 111, et *in* Charpy, *Arch. méd. de Toulouse*, 1906, p. 231.

CHAILLOU (A.) et MAC-AULIFFE (Léon). — Morphologie médicale. Paris, 1912, Doin.

CHARPY (Adrien). — La largeur des Hanches. *Arch. méd. de Toulouse*, 1906.
— Bassins droits et Bassins évasés. *Bibliographie anatomique*. Paris-Nancy, 1908.
— L'évasement du Bassin. *Arch. méd. de Toulouse*, 1908.
— Étude d'Anatomie appliquée. Paris, 1892.
— Les proportions du Ventre. *Bibliographie anatomique*. Paris-Nancy, 1907.
— Le Coussinet graisseux lombo-fessier. *Bibliographie anat.* Paris-Nancy, 1907.
— Le Pli fessier. *Arch. méd. de Toulouse*, 1906.
— Les Plis de la peau. *Arch. méd. de Toulouse*, 1905.

CHAUVET (Stephen). — L'Infantilisme hypophysaire. *Thèse Paris*. 1914.

CLERGEAU (Paul). — Sur les Différenciations adipeuses et pigmentaires du Type féminin au point de vue de la Physiologie, de l'Art et de l'Anthropologie. *Thèse Paris*, 1902.

CORNIL et BROSSARD. — Un cas de coexistence dans la Tunique vaginale d'un Utérus, de deux Trompes et de deux Testicules. *Rev. de Gyn. et de Chir. abd.*, 1908, p. 195.

CREIGNOU. — L'Infibulation au pays Somali. *Institut français d'Anthropologie*, 20 novembre 1912, p. 111.

CUSHING (H.). The pituytary Body and its desorders. Philadelphia, 1912.

CUVIER (G.). — Extrait d'observations faites sur le cadavre d'une Femme hottentote. *Mém. du Muséum d'Hist. nat.*, t. III, p. 259, 274. Paris, 1817, in-4°.

DIEULAFOY (G.). — *Manuel de Pathologie interne*, 14e édit., 1904, p. 893.

DIONIS (Pierre). — Anatomie de l'Homme, 1690. Cours d'op. et de chir., 1707, et 4e édit., 1740.

DURER (Albert). — Les quatre livres d'Albert Durer, Peinctre et Geometrien très excellent. De la Proportion des parties et pourtraicts des Corps humains. Tradvicts par Loys Meigret Lionnois de langue Latine en Françoise, à Paris, chez Charles Perier, demeurant en la rue Sainct Jean de Beauuais, à l'enseigne de Bellerophon, 1557.

FIBIGER. — *Virchow's Archiv*, 1905, Bd. 181.

GALLARD (T.). — Leçons cliniques sur les Maladies des Femmes (2e édit., Paris, 1879), p. 190.

GARRÉ. — Hermaphroditismus verus *Deutsche med. Woch.*, 29 Januar 1903, n° 5. *In* WALTER SIMON. *Virchow's Archiv*, 1903, Bd. 172, S. 1.

GAYET et JALIFIER. — Pseudo-hermaphrodisme mâle externe. *Rev. de Gyn. et de Chir. abd.*, 1910, p. 513.

GERDY (P.-N.). — Anatomie des formes extérieures du Corps humain. Paris, Béchet jeune, 1829.

HALLER. — Elementa Physiologiæ, tomus septimus, pars. II, p. 79. Bernæ, 1745.

INDEX BIBLIOGRAPHIQUE

JAYLE (F.). — Etude bactériologique de 30 cas de Suppurations pelviennes. *Bull. Soc. anat.* 1895, avril.

— Résultats éloignés de la Castration chez la Femme; Opothérapie ovarienne. Mémoire déposé à l'Académie de Médecine le 27 février 1896.

— Opothérapie ovarienne. *La Presse médicale*, 1896, 9 mai et 29 août. — *Rev. de Gyn. et de Chir. abd.*, 1898, p. 239 et p. 649.

— Effets physiologiques de la Castration chez la Femme. *Rev. de Gyn. et de Chir. abd.*, 1897, p. 403.

— L'Examen gynécologique en Position déclive. *La Presse médicale*, 1898, 22 juin, p. 336; 1899, 15 février, p. 79. — *Rev. de Gyn. et de Chir. abd.*, 1899, p. 314; 1900, p. 824; 1902, p. 635.

— Études sur l'Ovaire considéré comme Glande à sécrétion interne; de la thérapeutique de cet Organe et de la thérapeutique par cet Organe. Mémoire déposé à l'Académie de Médecine, 1901 (Prix Buisson).

— La Forme des Petites Lèvres. *Rev. de Gyn. et de Chir. abd.*, 1907, p. 407.

— De l'influence des Ovaires sur l'état anatomique de la Vulve. *Bull. de la Soc. d'Internat*, juin 1909, p. 191.

— L'Hymen. *Rev. de Gyn. et de Chir. abd.*, 1909, p. 563, 755, 955; 1910, p. 417.

— Étude des Mensurations chez les Femmes atteintes d'affections gynécologiques. *Rev. de Gyn. et de Chir. abd.*, 1912, octobre, p. 289.

LAIGNEL-LAVASTINE. — La corrélation des Glandes à sécrétion interne et leurs symptômes pluriglandulaires. *Gaz. des Hôp.*, 1908, p. 1563.

LANGER (C.). — Anatomie der Ausseren Formen des Menschlichen Körpers. Wien, 1884, p. 164.

LAUNOIS. — Étude sur les Géants. Masson, 1904.

LAUNOIS, PINARD (Marcel) et GALLAIS. — Syndrome adipo-génital avec hypertrichose, troubles mentaux et nerveux d'origine Surrénale. *Gaz. des Hôp.*, n° 43, 1911, 13 avril.

LÉONARD DE VINCI. — Traité de la Peinture. Édition de Paris, 1716.

LÉVI (Léopold) et DE ROTHSCHILD (H.). — Étude sur la Physiologie pathologique du Corps thyroïde et de l'Hypophyse. Paris, 1908.

LUCKSCH. — Hermaphroditismus beim Menschen. *Neue Zeitsch. f. Heilkunde*, Bd. XXI, *neue Folge*, 1900. Bd. I, Nr. 7.

LUIGI DE CRECCHIO. — Sopra un caso d'apparenza virile in una Donna. *Il Morgani*, 1865, p. 151.

LUSCHKA. — Anatomie des Menschen.

MANOUVRIER (L.). — Étude sur les Rapports anthropométriques en général et sur les principales Proportions du Corps. *Bull. et Mém. Soc. d'Anthrop. de Paris; Mémoires*, t. II, 3e série, 3e fasc. Paris, 1902.

MAURICEAU (François). — Traité des Maladies des Femmes grosses. Paris, 1740.

MAUDE (Arthur). — A Case of Pseudo-Hermaphroditism. *The Brit. Gyn. Journal*, 1898, p. 429.

MORESTIN. — Appareil suspenseur du Pli interfessier, in *Thèse Paris*, 1894, p. 107.

NEUGEBAUER. — Hermaphroditismus beim Menschen. Leipzig, 1908.

PEILLON (Gabriel). — Étude historique sur les Organes génitaux de la Femme. *Thèse Paris*. Berthier, 1891.

PÉRON (F.) et LESUEUR (C.-A.). — Observations sur le Tablier des Femmes hottentotes. *Bull. Soc. zool. de France*, 1883, p. 15.

PERRIER (Edmond) [avec la collaboration de Verneau]. — La Femme dans la nature. Paris, maison d'édit. Bong et Cie.

PÉTREQUIN. — Anatomie médico-chirurgicale, 1844, p. 660.

PIETTE. — *In* MORTILLET, Musée préhistorique.

POUTRIN. — Les Négrilles du Centre africain. (*Extrait de l'Anthropologie*, t. XXII et XXIII.) Paris, 1911-1912.

POZZI (S.). — Traité de Gynécologie, 4e édit. (avec la collaboration de F. Jayle). Paris, Masson, 1905-1907.

— Neuf cas personnels de Pseudo-hermaphrodisme. *Rev. de Gyn. et de Chir. abd.*, mars 1911.

PRUNER-BEY. — *Mém. Soc. Anthrop.*, t. II, p. 78, et t. III, p. 1, 1863-1864.

QUETELET (Ad.). — Anthropométrie Paris, 1871, Baillière et fils.

INDEX BIBLIOGRAPHIQUE

REGNAULT (F.). — Essai sur les proportions du corps. *Bull. et Mém. de la Soc. d'Anthr. Paris*, t. IV, 5ᵉ sér., 1903, p. 276.
— Les Types humains d'après les principales proportions du Corps. *Rev. scientif.*, 1910, 28 mai, p. 683. Cf. *Rev. de Pathol. comp.*, 1911, p. 179; *Rev. scient.*, 1911, p. 714; *Progrès médical*, 1911, p. 369.

REINACH (S.). — Sur l'Infibulation et la Circoncision. *Inst. franç. d'Anthrop.*, 1912, p. 116.

REVERDIN (Jaques). — Accidents consécutifs à l'extirpation totale du Goitre. *Rev. méd. de la Suisse rom.*, 1882, p. 539.
— Contribution à l'étude du Myxœdème consécutif à l'extirpation totale ou partielle du Corps thyroïde. *Congrès franç. de Chir.*, 1886, et *Rev. méd. de la Suisse rom.*, 1887, t. VII, p. 275 et 318.
— et REVERDIN (Auguste). — Vingt-trois cas d'opérations de Goitres. *Rev. méd. de la Suisse rom.*, avril-mai-juin 1883.

REVOIL (G.). — Notes d'Archéologie et d'Ethnographie recueillies dans le Çomal. *Revue d'Ethnographie*, 1882, t. I, p. 5-21 et 235-247.

RICHER (Paul). — Anatomie artistique. Paris, 1890.

RIEFFEL (H.). — Traité d'Anatomie humaine (Poirier et Charpy), t. V. Paris, Masson, 1901.
— Affections congénitales de la région coccygienne. *Traité Chir.* Duplay-Reclus, t. VII, p. 89. Paris, Masson, 1899.

ROBERTS (G.). — « De Dehli à Bombay », fragment d'un Voyage dans les provinces intérieures de l'Inde, en 1841. Publié par la Société orientale. Paris, imp. F. Didot, 1843; in-8°, 92 pages.

ROGER (H.). — Anomalies génitales. *La Presse médicale*, 1902, p. 279.

ROLLET (Étienne). — De la Mensuration des Os longs des membres dans ses rapports avec l'Anthropologie, la Clinique et la Médecine judiciaire. Lyon, 1889.

ROSTAN (Léon). — Cours élémentaire d'Hygiène, t. 1ᵉʳ. Paris, 1822, Béchet.

RUELLE. — Notes anthropologiques sur quelques Races du deuxième territoire militaire de l'Afrique occidentale française. *L'Anthropologie*, t. XV, 1904, p. 520-647.

SAPPEY (Ph.-C.). — Traité d'Anatomie descriptive. Paris, 1867, Delahaye.

SIEGENBECK VAN HENKEULOM. — Ueber den tubulären u. glandulären Hermaphroditismus beim Menschen. *Zieglers Beiträge zur pathol. Anatomie*, 1898, t. XXII, p. 144.

SIGAUD (C.). — Traité clinique de la Digestion. Paris. Doin, 1908, p. 160-196.
— et VINCENT (Léon). — Les Origines de la Maladie. Paris, Maloine, 1906, p. 34 et 36.

STRATZ. — La Beauté de la Femme. Paris, Gaultier.

TESTUT (L.). — Traité d'Anatomie humaine. 4ᵉ édit. Paris, Doin, 1901.

TILLAUX. — Anatomie topographique. 5ᵉ édit. Paris, Asselin-Houzeau, 1887.

TOPINARD (Paul). — Éléments d'Anthropologie générale. Paris, 1885, Adrien Delahaye et Émile Lecrosnier.

TUFFIER (Th.) et LAPOINTE (A.). — L'Hermaphrodisme. Ses variétés et ses conséquences pour la pratique médicale. *Rev. de Gyn. et de Chir. abd.*, 1911, 1ᵉʳ mars, t. XVI, p. 209.

VERNEAU (R.). — Le Bassin suivant les Sexes et les Races. *Thèse Paris*, 1875.
— Les Caractères physiques de la Femme dans les Races, in *La Femme dans la nature*. Paris, Bong et Cⁱᵉ.

VITRUVE. — M. Vitruvii Pollionis de Architectura, livre III, chap. I, p. 69 et suiv. de l'édition Schneider. 2 vol. in-8°, Leipzig, 1807.

VROLIK. — Considérations sur la diversité des Bassins de différentes Races humaines, avec 8 pl. Édition française, Amsterdam, 1826.

ZAMBACO-PACHA (Démétrius-A.). — Les Eunuques d'aujourd'hui et ceux de jadis. Paris, 1911.

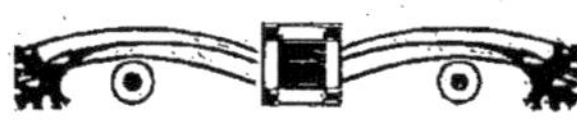

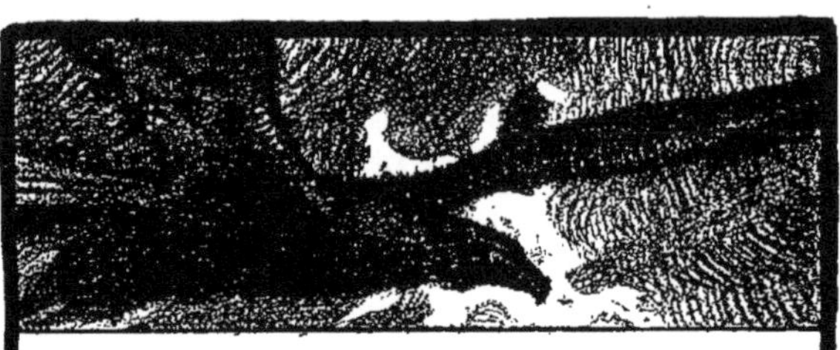

ACHEVÉ D'IMPRIMER
LE 22 SEPTEMBRE 1918

A L'IMPRIMERIE DE LA COUR D'APPEL
PAR AD. PETIT, CHEF-CONDUCTEUR
LOUIS MARETHEUX ÉTANT DIRECTEUR

Les Feuilles 1 à 19 ont été imprimées du 20 Juillet 1912 au 26 Août 1914 : les Feuilles 20 à 33 ont été écrites, composées et tirées de Mars à Septembre 1918, pendant le Bombardement de Paris.

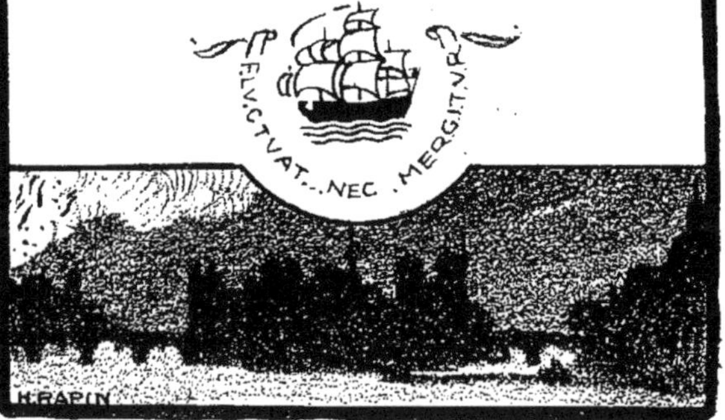

www.ingramcontent.com/pod-product-compliance
Ingram Content Group UK Ltd.
Pitfield, Milton Keynes, MK11 3LW, UK
UKHW021924210726
13857UKWH00008B/114